全国高级卫生专业技术资格考试习题集丛书

眼科学习题集

主　审　赵家良

主　编　王宁利

副主编　马建民　张　弘　钱　江

人民卫生出版社
·北京·

版权所有，侵权必究！

图书在版编目（CIP）数据

眼科学习题集/王宁利主编. —北京：人民卫生
出版社，2021.6（2024.1 重印）
（全国高级卫生专业技术资格考试习题集丛书）
ISBN 978-7-117-29759-2

Ⅰ. ①眼… Ⅱ. ①王… Ⅲ. ①眼科学－资格考试－习
题集 Ⅳ. ①R77-44

中国版本图书馆 CIP 数据核字（2021）第 111446 号

人卫智网	www.ipmph.com	医学教育、学术、考试、健康，
		购书智慧智能综合服务平台
人卫官网	www.pmph.com	人卫官方资讯发布平台

全国高级卫生专业技术资格考试习题集丛书
眼科学习题集
Quanguo Gaoji Weisheng Zhuanye Jishu Zige Kaoshi Xitiji Congshu
Yankexue Xitiji

主　　编：王宁利
出版发行：人民卫生出版社（中继线 010-59780011）
地　　址：北京市朝阳区潘家园南里 19 号
邮　　编：100021
E - mail：pmph @ pmph.com
购书热线：010-59787592　010-59787584　010-65264830
印　　刷：三河市潮河印业有限公司
经　　销：新华书店
开　　本：787 × 1092　1/16　印张：29　插页：8
字　　数：651 千字
版　　次：2021 年 6 月第 1 版
印　　次：2024 年 1 月第 2 次印刷
标准书号：ISBN 978-7-117-29759-2
定　　价：159.00 元

打击盗版举报电话：010-59787491　E-mail：WQ @ pmph.com
质量问题联系电话：010-59787234　E-mail：zhiliang @ pmph.com

编　委

出版说明

根据中共中央组织部、人事部、卫生部印发的《关于深化卫生事业单位人事制度改革的实施意见》（人发〔2000〕31号）、《关于加强卫生专业技术职务评聘工作的通知》（人发〔2000〕114号），全国高级专业技术资格采取考试和评审结合的办法取得，国家卫生健康委人才交流服务中心组织开展高级卫生专业技术资格考试。目前高级卫生专业技术资格考试开考专业共计114个，全国每年参加考试的人数近30万，并有逐年增长的趋势。

为进一步指导高级卫生人才评价工作，满足对医学创新理念、高精技术总结的需求，国家卫生健康委人才交流服务中心《中国卫生人才》杂志社与人民卫生出版社共同组织全国的权威专家，编写出版了全国高级卫生专业技术资格考试指导和习题集丛书。

"考试指导"在介绍基本理论知识和常用诊疗技术的基础上更注重常见病防治新方法、疑难病例综合分析、国内外学科前沿进展，不仅能指导拟晋升高级职称的应试者进行考前复习，还可以帮助医务工作者提高临床综合服务能力。

"习题集"的内容紧扣考试大纲，题型与真实考试保持一致，包括单选题、多选题和案例分析题。同时附有两套模拟试卷，以帮助考生熟悉考试形式，掌握题型特点。

全国高级卫生专业技术资格考试指导和习题集丛书由各专业知名专家编写，确保了内容的权威性、先进性、实用性和系统性。内容密切结合临床，既能满足考生备考的需求，又能指导广大医务工作者提高临床思维能力和处理疑难病症的能力，以高质量的医疗服务助力健康中国建设。

考生在使用本套丛书时如有任何问题和建议，欢迎将反馈意见发送至邮箱zcks@pmph.com。

题型介绍

国家卫生健康委人才交流服务中心为各省、自治区、直辖市提供高级卫生专业技术资格考试服务。考试多以计算机形式进行。副高级专业技术资格考试题型包括单选题、多选题、共用题干单选题和案例分析题4种;正高级专业技术资格考试题型包括多选题和案例分析题2种。

每个专业的具体考试题型和各题型所占比例在每次考试中会略有不同。考生在答题前应仔细阅读答题说明,以便在考试时能顺利作答。每个常见题型的格式相对固定,现简介如下。

一、单选题

单选题简称"A型题"。每道考题题干下面有5个备选答案。备选答案中只有1个正确答案,选对得分,选错不得分。

【机考示例】

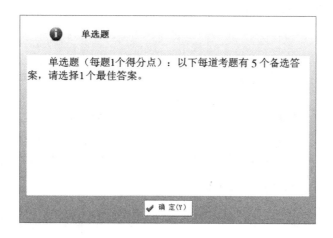

(一) A1 型题(单句型最佳选择题)

每道考题由1个题干和5个备选答案组成。备选答案中只有1个正确答案,其余4个均为干扰选项。干扰选项可以完全不正确或部分正确。

1. 与膀胱癌预后关系最密切的是

    A. 肿瘤的大小   B. 肿瘤的复发时间和频率

    C. 肿瘤的数目   D. 肿瘤的部位

    E. 肿瘤的病理分级和分期

【答案】E

【解析】膀胱癌的预后主要与肿瘤分级分期、肿瘤的大小、肿瘤复发时间和频率、肿瘤数目，以及是否存在原位癌等因素密切相关。其中肿瘤的病理分级和分期是影响预后的重要因素。

(二) A2 型题（病历摘要型最佳选择题）

每道考题由 1 个简要题干、1 个引导性提问和 5 个备选答案组成。备选答案中只有 1 个正确答案，其余 4 个均为干扰选项。干扰选项可以完全不正确或部分正确。

2. 患者男，50 岁。突然畏寒、发热、咳嗽、咳脓性痰，痰黏稠带血。血白细胞 18×10^9/L。X 线片示右上肺大片实变影，叶间隙下坠。经青霉素治疗无效。诊断可能为

    A. 肺炎球菌性肺炎   B. 肺炎克雷伯菌肺炎

    C. 葡萄球菌肺炎   D. 肺结核

    E. 渗出性胸膜炎

【答案】B

【解析】肺炎克雷伯菌肺炎的临床特点是起病急，高热、咳嗽、咳痰、胸痛，痰量较多，呈黏稠脓性，可带血，黄绿色或砖红色胶冻样。X 线片表现多样，为大叶实变，多见于右肺上叶，有多发性蜂窝状脓肿，叶间裂下坠。对庆大霉素及第三代头孢菌素敏感。

二、多选题

多选题简称"X 型题"。每道考题题干下面有 5 个备选答案。备选答案中至少有 2 个正确答案，选对得分，多选、少选、漏选均不得分。

【机考示例】

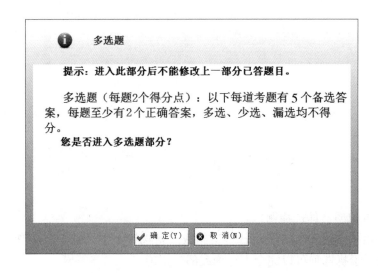

3. 关于单纯疱疹病毒性脑炎发病和病理变化的描述,正确的是
    A. 病变累及颞叶、岛叶、扣带回
    B. 大脑凸面、枕叶后部也可受累,基底节正常
    C. 双侧发生,但也可不对称
    D. 豆状核常受累
    E. 病程缓慢

【答案】ABC

【解析】单纯疱疹病毒性脑炎多数由Ⅰ型单纯疱疹病毒感染引起。临床常急性起病,伴发热、意识障碍、癫痫发作、弥漫性脑功能损害,通常有前驱期,多有上呼吸道感染的症状。病灶常位于双侧颞叶、岛叶及扣带回,呈对称或非对称性分布,以累及皮层灰质多见,亦可累及枕叶后部、脑干、小脑、丘脑,豆状核常不受累,岛叶病变与豆状核间有清楚的界限,凸面向外,如刀切样,是本病较具特征性的表现。

三、共用题干单选题

每组考题以 1 个叙述专业实践活动情景的题干作为共用题干,供下列多道考题使用。每道考题就共用题干进行提问,提问下面有 5 个备选答案。备选答案中只有 1 个正确答案,选对得分,选错不得分。其余 4 个均为干扰选项。干扰选项可以完全不正确或部分正确。

【机考示例】

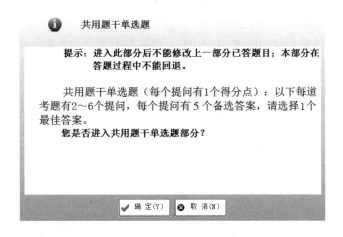

（一）A3 型题(病历组型最佳选择题)

每组考题的共用题干后面分别有 2~3 个提问,每个提问考查的要点之间相互独立。

(4~6 题共用题干)

患者男,72 岁。排尿困难 5 年,近 2 个月加重伴食欲缺乏。直肠指检前列腺明显增大,为 5cm×6cm;叩诊示膀胱已达脐下 3 横指。血 BUN 36mmol/L,Cr 340μmol/L。B 超示双肾中度积水。

4. 下列治疗措施最为合理的是
    A. 经尿道前列腺切除术
    B. 经尿道前列腺热疗

  C. 耻骨上经膀胱前列腺切除术

  D. 留置导尿管或耻骨上膀胱穿刺造瘘

  E. 服用 α 受体拮抗剂和 5α- 还原酶抑制剂

【答案】D

【解析】该患者患有严重的前列腺增生症,并出现并发症,即慢性尿潴留、双肾积水和肾功能不全。此时应立即行留置导尿管或耻骨上膀胱穿刺造瘘引流膀胱,缓解肾功能不全,待肾功能不全缓解后再行进一步处理。目前行外科手术治疗危险性大,不宜进行。此患者已经出现了严重的并发症,仅用药物治疗难以有效,药物治疗应在膀胱引流的基础上作为辅助治疗方法。

  5. 良性前列腺增生(BPH)患者**不宜**行手术治疗的情况是

   A. 伴有长期的、反复的下尿路感染 B. 伴有反复肉眼及镜下血尿

   C. 合并腹股沟斜疝   D. 有急性尿潴留病史

   E. 伴有尿道括约肌功能障碍

【答案】E

【解析】尿道括约肌功能障碍是手术的禁忌证,而其他选项均为前列腺增生症的手术适应证。前列腺增生症的手术适应证可分为 3 类:①症状明显,严重影响生活质量并且药物治疗效果不佳;②最大尿流率小于 10ml/s 和 / 或残余尿大于 60ml;③伴有并发症,如急、慢性尿潴留,膀胱结石,尿路感染及肾功能不全等。

  6. BPH 行经尿道前列腺切除术(TURP),下列**不是**手术后并发症的是

   A. 膀胱颈瘢痕挛缩   B. 尿道括约肌损伤

   C. 短暂的尿失禁现象   D. 尿路感染

   E. 术后高钠血症

【答案】E

【解析】TURP 手术的并发症包括 A、B、C、D 选项。手术时采用大量的非离子液体灌注冲洗,患者术后会出现稀释性低钠血症,而不是高钠血症。

(二) A4 型题(病历串型最佳选择题)

  每组考题的共用题干后面分别有 4~6 个相互独立的提问,每个提问可随情景的发展逐步增加部分新信息,以考查考生综合思考和应用的能力。

  (7~10 题共用题干)

  患者男,25 岁,农民。面色苍白、疲乏无力 1 年。血常规:RBC 2.0×10^{12}/L,Hb 60g/L,WBC 7.6×10^9/L,N 0.50,L 0.26,E 0.14;SF 10μg/L;血涂片中成熟红细胞中央淡染区扩大。拟诊为缺铁性贫血。

  7. 给患者口服硫酸亚铁,0.3g/ 次,3 次 /d,治疗 1 个月效果不佳,其原因为

   A. 诊断不正确   B. 病因未去除

   C. 所给铁剂剂量不够   D. 未合并应用维生素 C

   E. 未使用注射铁剂

【答案】B

【解析】患者有面色苍白、疲乏无力表现,Hb 60g/L,SF 10μg/L,血涂片中成熟红细胞中央淡染区扩大,支持缺铁性贫血诊断。经口服补铁治疗无效,其原因为病因未去除。

8. 该患者可能的病因为
    A. 营养不良　　　　　　　　　B. 吸收障碍
    C. 消化性溃疡　　　　　　　　D. 肠道钩虫病
    E. 胃肠道肿瘤

【答案】D

【解析】患者为男性,农民,嗜酸性粒细胞明显增高,提示该患者可能的病因为肠道寄生虫病。

9. 假设患者为女性,病史方面应补充的内容是
    A. 现病史　　　　　　　　　　B. 个人营养史
    C. 月经生育史　　　　　　　　D. 婚姻史
    E. 家族史

【答案】C

【解析】对于女性缺铁性贫血患者,病史方面应补充月经生育史,以了解是否存在慢性失血。

10. 假设此患者查出有胃肠道肿瘤,需手术治疗。手术前拟行铁剂注射,若患者体重50kg,其需铁剂总量约为
    A. 990mg
    C. 1 320mg
    E. 1 650mg
    B. 1 150mg
    D. 1 485mg

【答案】D

【解析】注射铁剂的总需要量(mg)=(需达到的血红蛋白浓度 − 患者的血红蛋白浓度)×患者体重(kg)×0.33。此患者注射铁剂的总量 =(150−60)×50×0.33=1 485mg。

四、案例分析题

每个案例分析题以1个叙述专业实践活动的情景为题干,后面至少有3个提问,每个提问有6~12个备选答案,其中正确答案有1个或几个。在所有备选答案中又分为正确选项、关键选项、无关选项和错误选项。每选择1个正确选项得1个得分点,每选择1个关键选项得2个得分点,每选择1个错误选项扣1个得分点,选择无关选项不得分也不扣分,直至扣至本提问得分点为0,即每个提问无得负分的情况。

【机考示例】副高级考试从11个案例中任选8个案例作答;正高级考试从15个案例中任选12个案例作答。

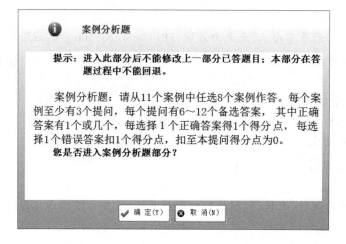

【案例1】患者女,14岁。偶然发现腹部包块。既往有急性胰腺炎病史。腹部超声发现胰尾部低回声包块,建议进一步检查。

第1问:患者下一步应进行的检查是

A. 腹部X线平片   B. 腹部CT

C. 腹部增强CT   D. 腹部MRI

E. 腹部增强MRI   F. 超声内镜

G. 立位腹部X线平片

【答案】C

【解析】患者超声检查发现低回声包块,说明有实性成分,应行腹部增强CT检查,发现病变及其强化方式,以判断病变性质。MRI为进一步的影像学检查。

[提示]患者行腹部增强CT检查发现,胰腺尾部有4cm×4cm的囊实性肿块,边界较清,病变实性成分和囊性成分分界清,实性成分增强可见强化。

第2问:该患者首先考虑的疾病是

A. 胰腺假性囊肿   B. 胰腺黏液性囊腺瘤

C. 胰腺实性假乳头状瘤   D. 胰腺浆液性囊腺瘤

E. 胰腺神经内分泌肿瘤   F. 胰腺转移瘤

【答案】C

【解析】根据患者发病年龄及影像学表现,考虑为胰腺实性假乳头状瘤。

第3问:关于胰腺实性假乳头状瘤的描述,正确的是

A. 良性病变

B. 好发于年轻女性

C. 好发于胰体

D. 病变实性成分表现为明显强化

E. 可以有局部浸润,但远处转移极少发生

F. 同时具有实性和假乳头两种组织学特点

G. 多见胰管扩张

H. 出血较常见

【答案】BEFH

【解析】胰腺实性假乳头状瘤好发于年轻女性,为低度恶性肿瘤。病变实性成分多表现为渐进性强化,可见局部浸润,但远处转移少见。胰腺实性假乳头状瘤同时具有实性和假乳头两种组织学特点,而实际上乳头状结构是由于肿瘤细胞的退行性变及细胞的黏着力下降和囊腔所形成的假乳头。病变引起胰管和胆管扩张少见,出血较常见。

第4问:最终患者确诊为胰腺实性假乳头状瘤,下一步应采取的治疗有

A. 定期随诊	B. 手术治疗
C. 放疗	D. 化疗
E. 放化疗	F. 放弃治疗
G. 手术 + 术后放化疗	H. 先放化疗后手术治疗

【答案】B

【解析】胰腺实性假乳头状瘤为低度恶性肿瘤,会发生恶变,手术是其首选的治疗手段。该患者现病变较大,需及时行手术治疗。

➕ **温馨提示**

多数考试机构在进行人机对话考试设计时,设置了"进入下一个题型模块后不能再修改上一部分已经提交的试题选项"的限定。希望考生考试时分配好各个模块的考试时间。

有些题型因为考试内容和目的决定了"没有机会反悔",从而设置了"同一组试题内答题过程不可逆"的限定。请考生认真阅读每个模块中的提示。

前　言

————

　　依据《医药卫生中长期人才发展规划（2011—2020 年）》的要求，为适应眼科学发展和眼科医师人才队伍建设的需要，受国家卫生健康委人才交流服务中心《中国卫生人才》杂志社与人民卫生出版社的委托，编写了"眼科学习题集"，旨在为我国眼科医师晋升高级职称提供考前复习和培训的参考资料，期望该书能够为考生顺利晋升提供帮助，为进一步提高眼科医师的临床诊疗水平发挥作用。

　　在本习题集的编写过程中，编者严格按照国家对高级职称卫生专业技术人员的资格要求，紧扣高级卫生专业技术资格考试大纲（眼科学专业）命题。在命题过程中，以基于考试大纲又略高于考试大纲为原则，以临床常见案例为基础，考核考生对疾病的认识和掌握情况及对疾病的实际诊治能力，包括对疾病的基本知识、基本理论的理解，对疾病的处理原则和诊疗措施的掌握等；同时对已获得公认的一些眼科学新观点、新进展、新技术等加以简述。

　　本习题集的题型与实际考试保持一致，包括单选题、多选题、共用题干单选题及案例分析题四种类型。部分涉及重点、难点的习题，尤其是案例分析题，附有答案解析和提示内容，以便于考生巩固有关专业知识。

　　为确保本习题集的科学性、实用性、准确性，在编写过程中，我们邀请具有良好医学教育背景、在临床和教育第一线工作、具有丰富临床经验和教育经验的眼科专家参与编写。每位编者都以高度负责、严谨细心的态度进行编写和审校。特别感谢赵家良教授，他认真复核专家们提出的每一个有争议的问题，以严谨求实的科学态度使得本书的质量得到了进一步提升。在此对所有专家的辛勤付出表示衷心的感谢。同时，也希望读者对本书不足和错误之处进行批评指正，请将反馈意见发送至邮箱 guigli@163.com，我们将在再版时改进和完善。

2021 年 5 月

目　录

第一章　眼的解剖和生理

━━━━━━━━━━━━━━━━━━━━━━━━━━━━

一、单选题

1. 患者，男性，28 岁。车工，以主诉"左眼视物不清 3 个月"而就诊。患者 3 个月前左眼溅入铁屑，当时左眼疼痛、视物模糊，诊断为"左眼角膜异物"，进行左眼角膜异物取出术及眼部药物治疗。3 个月来左眼痛消失，但仍然视物模糊。眼部检查：左眼无充血，视力 0.8。裂隙灯显微镜下可见角膜中央有白色瘢痕，提示患者角膜异物损伤深度达到
   A. 角膜上皮层
   B. 角膜前弹力层
   C. 角膜基质层
   D. 角膜后弹力层
   E. 角膜内皮层

2. 患者，女性，44 岁。主诉"双眼干涩不适 3 个月"，每天使用电脑工作超过 3 小时。眼部检查：双眼泪膜破裂时间（BUT）<5 秒，睑板腺开口处可见脂质栓塞，提示泪膜稳定性下降，诊断为干眼、睑板腺功能障碍。该患者泪膜稳定性下降的原因是
   A. 睑板腺分泌脂质成分异常
   B. 水性泪液分泌不足
   C. 黏蛋白合成不足
   D. 泪液循环动力学异常
   E. 患者雄激素分泌不足

3. 患儿，男性，出生 5 个月。因家长发现其"左眼流泪，有分泌物 5 个月"就诊。眼部检查：左眼结膜充血（+），挤压泪囊区有黏液性分泌物溢出。泪道冲洗，冲洗液体自下泪小点注入，自上泪小点反流；冲洗液体自上泪小点注入，由下泪小点反流，同时伴有黏液性分泌物流出。该患儿应诊断为
   A. 左眼结膜炎
   B. 左眼下睑内翻倒睫
   C. 左眼泪小管阻塞
   D. 左眼急性泪囊炎
   E. 左眼新生儿泪囊炎

4. 患者，女性，64 岁。因"双眼视力进行性下降，伴夜盲 30 年"就诊。否认维生素 A 缺乏病史。双眼晶状体轻度混浊，眼底可见色素紊乱，周边视网膜骨细胞样色素沉着。视网膜电图（ERG）检查提示明暗适应 ERG 反应呈熄灭状态。该患者为何种视网膜细胞受损
   A. 神经节细胞
   B. 视锥细胞
   C. 视杆细胞
   D. 视杆细胞、视锥细胞
   E. 双极细胞

5. 泪液中的黏蛋白成分来自
   A. 泪腺　　　　　　　B. 副泪腺

━━━━━━

答案：　1. C　2. A　3. E　4. D　5. D

C. 睑板腺　　　　D. 结膜杯状细胞

E. 角膜杯状细胞

6. 角膜的屈光力及其占总屈光力的比例分别是

A. 19D, 1/3　　　　B. 40D, 2/3

C. 43D, 3/4　　　　D. 20D, 3/5

E. 19D, 2/3

【解析】角膜是最主要的眼屈光介质，相当于 43D 的凸透镜，晶状体为另一主要的屈光介质，相当于 19D 的凸透镜，眼球在静息状态下的总屈光力一般认为是 58～60D 之间，故角膜占总屈光力的比例为 3/4 左右。

7. 患者，男性，52 岁。3 年前因右眼外伤晶状体脱位后植入前房型人工晶状体，术后右眼视力 0.5，矫正视力 0.8。3 个月前出现右眼视力下降，流泪，异物感，在当地县医院给予氧氟沙星滴眼液治疗，症状未见好转，再次就诊时裂隙灯显微镜检查发现右眼角膜上皮脱落，大泡样改变，伴角膜水肿，是因为

A. 损伤了角膜上皮层

B. 损伤了角膜后弹力层

C. 损伤了前房角

D. 损伤了角膜内皮细胞层

E. 损伤了角膜缘干细胞

【解析】角膜内皮细胞出生时约 100 万个，随着年龄增长而减少，通常不能再生及进行有丝分裂，损伤后主要靠相近细胞扩张移行修复填补。内皮细胞的主要功能是形成角膜 - 房水屏障功能，阻止房水进入角膜，并可能主动泵出水分以维持角膜相对脱水状况，维持角膜透明性，如果损伤过多，内皮失去代偿功能，可造成角膜大泡样病变。该患者主要是因为植入前房型人工晶状体，损伤了角膜内皮细胞，而出现以上情况。

8. 前房、后房容积分别是

A. 0.20ml, 0.06ml

B. 0.25ml, 0.07ml

C. 0.20ml, 0.07ml

D. 0.30ml, 0.06ml

E. 0.25ml, 0.05ml

【解析】前房指角膜后面与虹膜和瞳孔区晶状体前面之间的眼球内腔，容积约 0.2ml。后房为虹膜后面、睫状体内侧、晶状体悬韧带前面和晶状体前侧面的环形间隙，容积约 0.06ml。

9. 面神经麻痹可引起

A. 上睑下垂

B. 睑裂增宽

C. 下睑外翻

D. 睑裂不能闭合

E. 下睑内翻

【解析】眼轮匝肌是横纹肌，肌纤维走行与睑裂平行，呈环形，由面神经支配，司眼睑闭合。

10. 视神经孔内除视神经经过外，还通过

A. 眶下静脉

B. 第Ⅲ对脑神经

C. 第Ⅳ、Ⅵ对脑神经

D. 眼动脉和交感神经

E. 眼上静脉

【解析】视神经管由视神经孔向后内侧，略向上方通入颅腔，管中有视神经、眼动脉及交感神经纤维通过。

11. 患儿，男性，4 个月。家长发现其出生后左眼溢泪，无分泌物。检查发现左侧泪

答案： 6. C　7. D　8. A　9. D　10. D　11. B

道冲洗时有阻力，冲洗液全部反流，无吞咽动作，余未见异常。应诊断为

A. 泪总管阻塞

B. 鼻泪管阻塞

C. 鼻泪管狭窄

D. 慢性泪囊炎

E. 泪小管阻塞

【解析】泪道冲洗常可提示泪道阻塞部位。新生儿由于鼻泪管下端开口处的胚胎残膜在发育过程中不退缩引起继发性感染导致新生儿泪囊炎，又称先天性泪囊炎。

二、多选题

1. 由视神经孔内通过的重要组织包括

A. 眶下静脉

B. 第Ⅲ对脑神经

C. 第Ⅳ、Ⅵ对脑神经

D. 眼动脉和交感神经分支

E. 视神经

2. 视盘是视神经的始端，其特点是

A. 无光感受器细胞

B. 无视觉功能

C. 有血管

D. 无神经元细胞

E. 在视野中表现为生理盲点

3. 可以再生的角膜组织层次是

A. 角膜上皮层

B. 角膜前弹力层

C. 角膜基质层

D. 角膜后弹力层

E. 角膜内皮层

【解析】角膜组织的五层中，上皮细胞具有较强的再生能力，损伤后较快修复，不留瘢痕；而后弹力层由内皮细胞分泌形成，系Ⅳ型

胶原纤维，损伤后可以再生。而前弹力层、角膜基质层和内皮细胞在损伤后均无法再生。

4. 组织学上巩膜分为

A. 表层巩膜

B. 巩膜筛板

C. 巩膜实质层

D. 巩膜内血管丛

E. 棕黑板层

【解析】组织学上巩膜分为表层巩膜、巩膜实质层、棕黑板层。

三、共用题干单选题

（1～3题共用题干）

患者，男性，40岁。因"双眼视力进行性下降，伴夜盲5年"就诊。不伴有眼红眼痛等不适，曾行验光配镜检查，矫正视力不提高。否认腹泻、营养不良等病史。

1. 该患者需要选用的检查**不包括**

A. 直接检眼镜检查

B. 间接检眼镜检查

C. 视野

D. 视力

E. 激光共焦显微镜检查

2. 该患者最特异的检查方法是

A. 眼后段 OCT　　B. 视野

C. EOG　　　　　D. ERG

E. MRI

3. 该患者最可能发生病变的细胞为

A. 角膜上皮细胞

B. 晶状体上皮细胞

C. 视网膜神经节细胞

D. 视网膜色素上皮细胞

E. 血管内皮细胞

答案：　1. DE　2. ABCE　3. AD　4. ACE

　　　1. E　2. D　3. D

四、案例分析题

【案例1】患者，男性，23岁。因"双眼视力下降不能矫正3年"就诊。患者于5年前因双眼近视接受准分子激光角膜屈光手术（LASIK）治疗，手术后双眼裸眼视力正常，但双眼干涩，偶尔充血，间断给予人工泪液（0.1%玻璃酸钠滴眼液）、糖皮质激素滴眼液（0.1%氟米龙滴眼液）等治疗。近3年感觉双眼视力下降，曾在外院行验光配镜，矫正视力不佳，故来就诊。

第1问：该患者双眼视力下降的原因可能是

  A. LASIK术后视力回退

  B. 圆锥角膜

  C. 角膜白斑

  D. 糖皮质激素性青光眼

  E. 原发性开角型青光眼

  F. 视神经乳头炎

【解析】双眼缓慢无痛性视力下降的病因：如为年轻人应先考虑屈光不正，其中无法矫正者考虑圆锥角膜、LASIK术后视力回退、不规则散光等；同时还要考虑原发性开角型青光眼的诊断，而有糖皮质激素使用史的患者要考虑糖皮质激素性青光眼。

第2问：为了明确诊断，该患者首先选择的检查方法是

  A. 视力检查

  B. 裂隙灯显微镜检查

  C. 眼压测量

  D. 验光

  E. 泪膜破裂时间（BUT）测定

  F. 眼底检查

【解析】根据患者的病史和体征，首选常规检查方法，以评估视力水平，排除青光眼。

第3问：为了进一步明确诊断，该患者还可以采用的检查包括

  A. 角膜荧光素钠染色

  B. 角膜地形图检测

  C. 验光

  D. 视野检查

  E. 泪膜破裂时间（BUT）测定

  F. 视觉诱发电位（VEP）检测

【解析】答案中列出的检查法分别用于鉴别圆锥角膜、青光眼、干眼、视路病变，用于鉴别视力下降原因。

[提示]患者眼部检查：右眼视力0.8，左眼视力1.0；眼压：右眼12mmHg（1mmHg=0.133kPa），左眼11mmHg；双眼结膜充血（++）。泪膜破裂时间：右眼1秒，左眼2秒。角膜荧光素钠染色（+），呈现散在分布的点状着色。角膜基质可见角膜瓣边缘愈合痕迹，基质层间无明显瘢痕形成。

第4问：目前考虑患者的临床诊断是

  A. 双眼角膜炎

  B. 双眼糖皮质激素性青光眼

  C. 双眼干眼

  D. 双眼麻痹性角膜炎

  E. 双眼圆锥角膜

  F. 双眼屈光不正

【解析】患者目前视力轻度下降，角膜荧光素钠染色（+），泪膜破裂时间缩短，均支持干眼的诊断。

[提示]患者5年前曾实施LASIK手术矫正屈光不正。

第5问：采用LASIK手术矫正屈光不正的生理学基础是正常人角膜屈光力占眼睛总屈光力的比例约为

  A. 4/5　　　B. 3/4　　　C. 3/5

  D. 1/2　　　E. 1/3　　　F. 1/6

答案：【案例1】 1. ABDE　2. ABCF　3. ABCDEF　4. C　5. B

【解析】这是生理解剖学知识点，也是准分子激光角膜手术矫正屈光不正的理论基础。

第6问：该患者干眼的发病机制可能包括
   A. 手术损伤角膜神经
   B. 泪液分泌减少
   C. 黏蛋白分泌减少
   D. 泪液动力学异常
   E. 眼表形态学改变
   F. 长期、不规范使用含防腐剂的滴眼液

【解析】LASIK 手术过程是先切削角膜并形成一个角膜瓣，再行准分子激光消融部分角膜基质。因此会切断部分角膜感觉神经，从而引起反射性泪液分泌减少，同时瞬目减少可以导致泪液循环动力学异常。而角膜瓣的存在及角膜基质层厚度的改变使眼表的泪液分布发生改变。LASIK 手术中的负压吸引会损伤结膜杯状细胞，从而引起黏蛋白分泌减少。手术后较长时间应用含防腐剂的滴眼液也是诱发干眼的发病机制之一。

第7问：为鉴别患者是否为原发性干燥综合征，还需要进行的检查是
   A. 风湿全套、类风湿因子等免疫学检查
   B. 口腔黏膜活检
   C. 印迹细胞学检查
   D. 泪液分泌试验Ⅰ（SIT）
   E. 角膜知觉检测
   F. 活体角膜共焦显微镜检查

【解析】原发性干燥综合征患者存在 SIT 异常、免疫学检测指标异常，而口腔黏膜活检是诊断原发性干燥综合征的"金标准"。

第8问：泪液分泌试验Ⅰ主要反映其分泌功能的腺体是
   A. 泪腺   B. 副泪腺
   C. 睑板腺   D. 杯状细胞
   E. 蔡氏腺   F. 莫氏腺

【解析】泪液分泌试验Ⅰ（SIT）反映的是泪腺和副泪腺在静息状态下的泪液分泌功能，正常值≥10mm/5min。当干燥综合征发生并破坏泪腺和副泪腺的分泌功能时，SIT 值明显下降。

第二章 眼科检查法

一、单选题

1. 前部缺血性视神经病变的特点是
   - A. 视野缺损常表现为与生理盲点相连的扇形暗点
   - B. 多为年轻人发病
   - C. 晚期视盘多呈红色
   - D. 眼球运动时疼痛
   - E. 早期视盘表现多正常

2. 视觉诱发电位（VEP）检查时，视神经和视路疾病常表现为
   - A. P100 波振幅上升，潜伏期延长
   - B. P100 波振幅上升，潜伏期不变
   - C. P100 波振幅下降，潜伏期不变
   - D. P100 波振幅下降，潜伏期缩短
   - E. P100 波振幅下降，潜伏期延长

3. 视野鼻侧阶梯可见于
   - A. 球后视神经炎
   - B. 视网膜脱离
   - C. 早期青光眼
   - D. 中心性视网膜脉络膜病变
   - E. 视盘水肿

4. 对比敏感度反映的是
   - A. 不同物体的远近关系
   - B. 二维物体的形状和位置
   - C. 高对比度时的分辨能力
   - D. 空间、明暗对比二维频率的形觉功能
   - E. 视杆细胞的功能状态

5. 前部缺血性视神经病变的特点是
   - A. 视野缺损常表现为与生理盲点相连的扇形暗点
   - B. 多为年轻人发病
   - C. 晚期视盘多呈红色
   - D. 眼球运动时疼痛
   - E. 早期视盘表现多正常

6. 以下关于 Schirmer 试验的描述，正确的是
   - A. Schirmer 试验时将 5mm×35mm 的消毒滤纸条折叠端放于外侧 1/3 结膜穹窿处
   - B. Schirmer 试验前进行眼表面麻醉，主要是为评价基础分泌功能
   - C. Schirmer 试验前未进行眼表面麻醉，主要是为评价副泪腺的功能
   - D. Schirmer 试验正常值为滤纸湿润长度 5～10mm
   - E. Schirmer 试验前未进行眼表面麻醉，滤纸湿润长度 5mm 为正常

7. 患者，男性，49 岁。左眼视力下降 1 周，检查视力 0.6，眼底改变见图 2-1（彩图见文末彩插图 2-1），考虑患者的诊断是

答案： 1. A 2. E 3. C 4. D 5. A 6. B 7. D

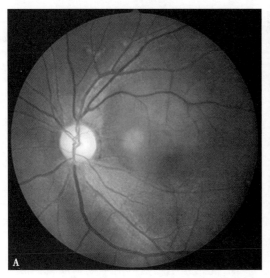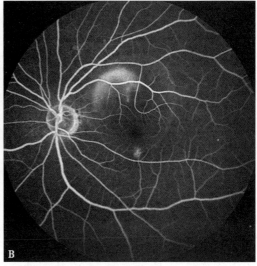

图 2-1

A. 福格特 - 小柳 - 原田综合征

B. 年龄相关性黄斑变性

C. 中心性渗出性视网膜炎

D. 中心性浆液性脉络膜视网膜病变

E. 囊样黄斑水肿

A. 黄斑裂孔

B. 先天性视杆细胞发育不良

C. 视网膜色素变性

D. 视神经萎缩

E. 先天性视锥细胞发育不良

8. 根据患者眼底改变,如图 2-2 所示(彩图见文末彩插图 2-2),最有可能的诊断是

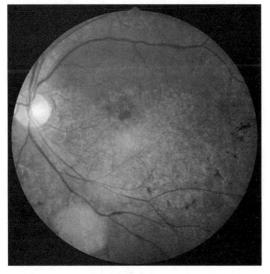

图 2-2

9. 请描述图 2-3 中的前房角结构形态

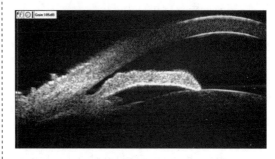

图 2-3

A. 瞳孔阻滞

B. 虹膜根部肥厚

C. 睫状体前位

D. 瞳孔阻滞 + 虹膜根部肥厚

E. 瞳孔阻滞 + 虹膜根部肥厚 + 睫状体前位

答案: 8. C　9. E

10. 视交叉病变最典型的视野改变是
    A. 黄斑分裂　　　B. 弓形暗点
    C. 双眼颞侧偏盲　D. 同侧偏盲
    E. 黄斑回避

11. 检查视野的方法**不包括**
    A. 对比法　　　　B. 自动视野计
    C. 弧形视野计　　D. Worth 4 点灯法
    E. Amsler 方格

12. 角膜映光法检查,反光点位于一眼瞳孔缘颞侧,斜视应为
    A. 外斜视　　B. 内斜视　　C. 上斜视
    D. 下斜视　　E. 上斜视
    【解析】患者注视33cm 处的点光源,根据反光点偏离瞳孔中心的位置判断斜视度,一眼发生内斜,反光点位于该眼瞳孔缘颞侧。

13. 对视力低于 0.1 的屈光介质混浊患者预测术后视功能时,结果较可靠的检测视功能的方法是
    A. 眼电图
    B. 图形视觉诱发电位
    C. 闪光视网膜电图
    D. 闪光视觉诱发电位
    E. 多焦视网膜电图
    【解析】视觉诱发电位可用于视神经视路疾病的辅助诊断、伪盲鉴别、检测弱视治疗效果、判断无语言能力儿童视力、对屈光间质混浊者预测术后视功能等。对于视力低于 0.1 或者配合不佳者多采用闪光视觉诱发电位,对视力高于 0.1 或固视较好者可采用图形视觉诱发电位。

14. 有关三面镜检查法的描述,**错误**的是
    A. 中央部分的凹面镜用于检查眼底的

　　后极部
    B. 75° 镜检查后极部到赤道部之间的区域
    C. 67° 镜用以检查周边部
    D. 59° 镜可看到锯齿缘
    E. 59° 镜不能用于检查前房角
    【解析】Goldmann 三面镜的 59° 镜用以检查锯齿缘、睫状体及前房角部位。

二、多选题

1. 下列关于视功能的叙述,正确的是
    A. 视觉诱发电位能较准确地评估患儿的视力
    B. 视网膜电图检测对早期诊断视网膜色素变性有意义
    C. 视野和视网膜电图检查为视功能的客观检查
    D. 注视反射和跟随反射能大致了解患儿视力
    E. 球后视神经炎可用眼电图检查

2. 下列关于暗适应检查的描述,正确的是
    A. 暗适应过程即视紫红质复原的过程
    B. 可对夜盲进行量化评价
    C. 属于主觉检查
    D. 检查法有对比法和暗适应计检查法
    E. 表明视锥细胞的功能状态

3. 符合视力特征的描述是
    A. 代表黄斑以外的视网膜功能
    B. 是分辨二维物体形状和位置的能力
    C. 用于检测形觉功能
    D. 是人眼的分辨能力
    E. 分远、近视力

4. 以下对于色盲的描述,正确的是
    A. 人体辨认颜色的能力下降

答案: 10. C　11. D　12. B　13. D　14. E
　　　1. ABD　2. ABCD　3. BCDE　4. BCDE

B. 分先天性与后天性两种

C. 常见为红绿色盲

D. 属视网膜锥体细胞功能障碍

E. 可有全色盲

5. 关于立体视觉的描述,正确的是

A. 以双眼单视为基础

B. 属视觉心理物理学检测法

C. 属于Ⅱ级双眼单视功能

D. 可采用立体测试图检查

E. 可采用同视机检查

6. 关于眼部检查方法的描述正确的是

A. Schiotz 眼压计测量眼压时最好应用 2 个不同重量的砝码测量以便矫正眼压

B. 非接触眼压计在眼压 >40mmHg 和 <8mmHg 时误差较大

C. 应用 Goldmann 压平眼压计测量眼压 是目前测量眼压的"金标准"

D. Goldmann 压平眼压计测量值受眼球壁硬度影响

E. 正常人 24 小时眼压波动范围不能 <5mmHg

7. 有关双目间接检眼镜特点的叙述中,**错误**的是

A. 双目间接检眼镜检查所看到的图像为倒像,上下反,左右不反

B. 双目间接检眼镜检查受屈光间质混浊影响较大

C. 双目间接检眼镜检查看到的图像有立体感

D. 双目间接检眼镜放大倍率低,可见眼底范围比直接检眼镜检查范围大

E. 三面镜检查时中央镜和三个反射镜看到的图像均为倒像

8. 视功能检查包括

A. 视力检测

B. 视野检查

C. 对比敏感度测定

D. 视觉电生理检查

E. 暗适应检测

9. 下列关于视功能的叙述,正确的是

A. 视觉诱发电位能较准确地评估患儿的视力

B. 视网膜电图检测对早期诊断视网膜色素变性有意义

C. 视野和视网膜电图检查为视功能的客观检查

D. 注视反射和跟随反射能大致了解患儿视力

E. 球后视神经炎可用眼电图检查

10. 关于立体视觉的描述,正确的是

A. 以单眼视为基础

B. 属视觉心理物理学检测法

C. 可采用立体图谱检查

D. 可采用同视机检查

E. 可感知物体的远近

11. 可以协助青光眼早期诊断的检查方法是

A. 计算机自动视野计检测

B. 眼部光学相干断层扫描(OCT)

C. 眼部 B 超

D. 荧光素眼底血管造影(FFA)

E. 眼底照相

12. 眼部超声生物显微镜(UBM)检查的适应证包括

A. 睫状体脱离 　　B. 前房角结构

C. 恶性青光眼 　　D. 前房异物

E. 睫状体肿物

答案: 5. ABDE　6. ABC　7. ABE　8. ABCDE　9. ABD　10. BCDE　11. ABE　12. ABCDE

13. 可用于黄斑部病变的检查方法是
    A. 荧光素眼底血管造影（FFA）
    B. 视觉电生理检查
    C. 眼部超声生物显微镜（UBM）检查
    D. 黄斑部光学相干断层扫描（OCT）
    E. 眼部B超

14. 以下对眼底光学相干断层扫描（OCT）的正确描述是
    A. 视网膜前界红色高反射层为神经纤维层
    B. 后界红色高反射层为视网膜色素上皮和脉络膜毛细血管层
    C. 后界红色高反射层前的暗色层为视锥、视杆细胞层
    D. 视网膜神经上皮脱离表现为视网膜神经上皮层半球形隆起，下方为无反射暗区
    E. 视网膜色素上皮脱离表现为视网膜色素上皮层半球形隆起，下方为无反射暗区

15. Amsler方格主要用于检查
    A. 视野范围
    B. 中心暗点
    C. 旁中心暗点
    D. 测定黄斑功能
    E. 测定视网膜光敏感度
    【解析】Amsler方格用于检查早期黄斑病变及其进展情况或者测定中心、旁中心暗点。

16. 下列可出现向心性视野缩小的疾病有
    A. 视网膜色素变性　B. 青光眼晚期
    C. 垂体病　　　　　D. 球后视神经炎
    E. 癔症
    【解析】出现向心性视野缩小的常见于

视网膜色素变性、青光眼晚期、球后视神经炎（周围型）、周边视网膜脉络膜炎等。还有癔症性视野缩小，色视野颠倒、螺旋状视野收缩等现象。

17. 荧光素眼底血管造影强荧光常见于
    A. 透见荧光
    B. 异常血管及其吻合
    C. 新生血管形成
    D. 视网膜渗漏
    E. 脉络膜渗漏
    【解析】荧光素眼底血管造影强荧光常见于透见荧光、异常血管及其吻合、新生血管形成、视网膜渗漏、脉络膜渗漏。

三、共用题干单选题

（1～3题共用题干）
　　患者，男性，30岁。体检发现眼底C/D大，否认视力下降、头痛和眼痛；5年前曾因双眼高度近视行双眼Lasik术，否认其他手术和外伤史，否认家族遗传疾病史。全身检查未见异常。眼部检查：右眼视力1.0，左眼视力1.0；Goldmann压平眼压：右眼16mmHg，左眼19mmHg；双眼角膜透明，前房深；瞳孔圆，直径3mm，对光反应灵敏；晶状体透明；双侧眼底视盘色泽正常，境界清晰，右C/D=0.6，左眼C/D=0.8，黄斑中心凹光反应正常。

1. 患者最可能的诊断为
    A. 正常眼压性青光眼
    B. 开角型青光眼
    C. 生理性大视杯
    D. 闭角型青光眼
    E. 视神经萎缩
    【解析】屈光矫正手术后眼压值需要考虑中央角膜厚度的影响，该患者的眼压测量

值虽然在正常范围内，但考虑其术后中央角膜厚度的下降，测量值远低于正常值，所以诊断为开角型青光眼。

2. 眼压测量方法基本中**不受**中央角膜厚度影响的是

   A. 非接触式眼压计

   B. Goldmann 压平眼压计

   C. 动态轮廓眼压计

   D. Tono-Pen 眼压计

   E. Perkins 压平眼压计

   【解析】除了动态轮廓眼压计，非接触式眼压计、Goldmann 压平眼压计、Tono-Pen 眼压计、Perkins 压平眼压计都受中央角膜厚度的影响，需结合其他临床检查进行正确的诊断及鉴别诊断，也可根据换算表进行校正。

3. 为了进一步明确诊断，还需要补充的检查**不包括**

   A. 中央角膜厚度测量

   B. 中心视野检查

   C. OCT

   D. 眼底照相

   E. 角膜地形图

   【解析】除了眼压和视盘结构的改变，中央角膜厚度测量、中心视野检查和OCT（神经纤维层和黄斑区神经节细胞复合体厚度）也是诊断开角型青光眼和评估病情严重程度的必要检查。

（4～6题共用题干）

患者，男性，60岁。高血压病史15年，左眼突发视物不清5天，无头痛，无恶心、呕吐。眼部检查：视力右眼0.1，不能矫正，左眼0.8，双眼无充血，角膜透明，晶状体轻度混浊，眼底可见视盘边界不清，视盘表面及附近视网膜可见浅层线状出血。视网膜动脉细，反光增强。黄斑中心反光点不清。

4. 该患者首先考虑

   A. 视网膜中央动脉栓塞

   B. 前部缺血性视神经病变

   C. 视盘血管炎

   D. 视盘水肿

   E. 急性球后视神经炎

5. 最有价值的辅助检查是

   A. 眼部 B 超　　　　B. 眼底血管造影

   C. 视野检查　　　　D. 颅脑 CT

   E. 颈动脉血流

6. 治疗措施中最重要的是

   A. 抗生素

   B. 激素

   C. 改善微循环，增加视神经血供

   D. 神经营养药物

   E. 视网膜光凝治疗

   【解析】该患者的病史、视力、眼底表现均提示前部缺血性视神经病变；典型的前部缺血性视神经病变表现为生理盲点相连的视野缺损；前部缺血性视神经病变的治疗主要是改善微循环，增加视神经血供。

四、案例分析题

【案例1】患者，男性，55岁。发现双眼外侧视物遮挡2天。眼科检查：双眼视力1.0，眼压双眼12mmHg，裂隙灯显微镜和眼底检查均未见明显异常。

第1问：下一步首选的检查是

   A. 视野检查　　　　B. OCT 检查

   C. 立体视觉检查　　D. FFA 检查

   E. VEP 检查　　　　F. 对比敏感度检查

答案：　2. C　3. E　4. B　5. C　6. C

【解析】患者主诉双眼外侧视物遮挡首先考虑做视野检查判断视野是否有缺损以及缺损的部位和特点。

第2问：视野检查结果如图2-4所示，患者的视野改变特征是

    A. 中心暗点　　　　B. 旁中心暗点

    C. 颞侧偏盲　　　　D. 环形暗点

    E. 鼻侧阶梯　　　　F. 管状视野

【解析】由视野图可见患者的视野改变特征是颞侧偏盲。

第3问：下一步首选检查是

    A. 头颅 CT 检查　　B. 头颅 MRI 检查

    C. 头颅 MRV 检查　D. 腰椎穿刺

    E. 脑电图检查　　　F. 经颅多普勒检查

【解析】视野检查显示典型的双眼颞侧偏盲，提示视交叉部位病变可能性大，故首选头颅 MRI 检查。

第4问：考虑患者可能罹患的疾病是

    A. 视束病变

    B. 视交叉病变

    C. 缺血性视神经病变

    D. 青光眼

    E. 癔症

    F. 高度近视

【解析】视野检查显示典型的双眼颞侧偏盲，提示视交叉部位病变可能性大。

【案例2】患者，男性，45岁。自觉左眼视物模糊1个月，否认头痛、眼痛，否认外伤史，否认家族遗传疾病史。全身检查未见异常。眼部检查：右眼视力1.0，左眼视力0.8；眼

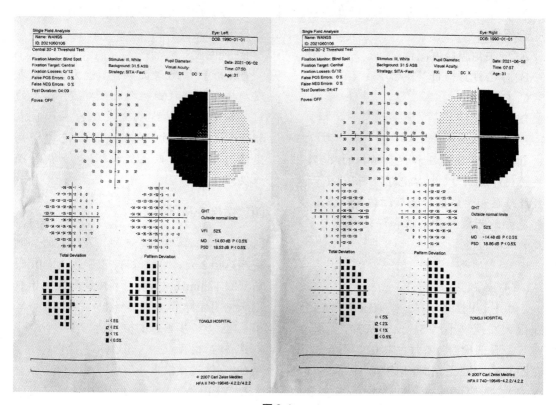

图 2-4

压：右眼 17mmHg，左眼 18mmHg；双眼角膜透明，前房深；瞳孔圆，直径 3mm，对光反应灵敏；晶状体透明；双侧眼底视盘色泽正常，境界清晰，黄斑中心凹光反应正常。

第1问：患者首先需要做哪些视功能检查

  A. 视野检查   B. 矫正视力检测

  C. 对比敏感度测定 D. 暗适应检查

  E. 色觉检测   F. 立体视觉检查

【解析】首先应判断患者视功能情况，包括矫正视力和视野检查。

[提示] 显然验光结果：左眼矫正视力仍为 0.8，视野检查为双眼颞下方局限性缺损。

第2问：考虑患者可能罹患的疾病是

  A. 黄斑病变

  B. 视路病变

  C. 缺血性视神经病变

  D. 视疲劳

  E. 屈光不正

  F. 癔症

【解析】左眼矫正视力不能达到 1.0，排除了屈光不正；眼底检查正常排除了黄斑病变；视野检查为双眼颞下方局限性缺损，排除了单眼的球后视神经炎和缺血性视神经病变，双眼的同侧性视野缺损表明病变位于视交叉以上的视路病变。因此，考虑患者可能患有视路疾病。

第3问：客观评价视功能的检查方法是

  A. 视力检测

  B. 视野检查

  C. 对比敏感度检测

  D. 眼底光学相干断层扫描（OCT）

  E. 暗适应检查

  F. 视觉电生理检查

【解析】视觉电生理检查是无创性客观视功能检查方法。

[提示] 视觉电生理检查结果：闪光视网膜电图（FERG）和图形视网膜电图（PERG）均正常，图形视觉诱发电位（PVEP）检查见图 2-5。

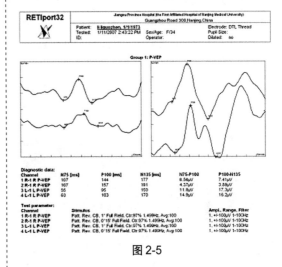

图2-5

第4问：根据电生理检查结果，患者可能发生的病变是

  A. 黄斑病变

  B. 视路病变

  C. 缺血性视神经病变

  D. 视疲劳

  E. 屈光不正

  F. 癔症

【解析】PVEP 降低说明是器质性病变；FERG 和 PERG 正常而 PVEP 降低，排除视网膜病变，病变在视路；眼底及视野检查排除了缺血性视神经病变。

第5问：患者需要进一步做的检查是

  A. 眼眶磁共振血管造影（MRA）

  B. 眼眶 MRI

  C. 眼眶数字减影血管造影（DSA）

  D. 颈动脉多普勒检查

  E. 头颅 MRI

答案：【案例2】 1. AB 2. B 3. F 4. B 5. BE

F. 腰椎穿刺

【解析】视路病变的检查首先应考虑头颅和眼眶的影像学检查。

【案例3】患者，男性，34岁。因眼发胀2年就诊。否认全身疾病史。眼部检查：双眼眼力均1.0；角膜透明，前房深；瞳孔圆，瞳孔直径均3mm，对光反应较灵敏，晶状体透明。左眼底正常，右眼底检查见图2-6（彩图见文末彩插图2-6）。

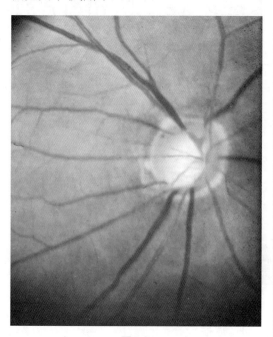

图2-6

第1问：患者最可能的疾病是

A. 视盘炎

B. 缺血性视神经病变

C. 青光眼

D. 视盘血管炎

E. 视神经萎缩

F. Leber遗传性视神经病变

【解析】患者视盘境界清，无水肿，C/D=0.7，下方盘沿明显窄，符合青光眼视盘改变特征。

［提示］测量患者眼压：右眼25mmHg，左眼20mmHg。

第2问：患者需要进一步做的检查是

A. 中心视野检查

B. 眼部B超

C. 24小时眼压曲线

D. 荧光素眼底血管造影

E. 双眼视觉电生理检查

F. 前房角检查

【解析】青光眼的最基本检查：①眼压（包括24小时眼压曲线）；②视盘结构改变（检眼镜检查和眼底照相）；③视功能检查，主要是中心视野检查；④前房角结构，如前房角镜和超声生物显微镜（UBM）。

［提示］右眼视野检查结果如图2-7所示。

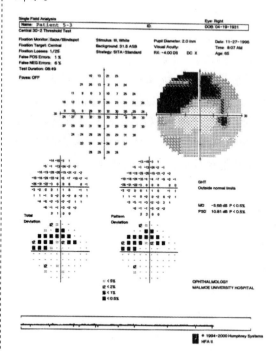

图2-7

第3问：患者的视野改变特征是

A. 中心暗点　　　　B. 旁中心暗点

答案：【案例3】 1. C　2. ACF　3. C

C. 弓形暗点　　　D. 环形暗点

E. 鼻侧阶梯　　　F. 管状视野

【解析】由视野图可见患者的视野改变特征是弓形暗点。

［提示］患者前房角镜的检查结果见图2-8（彩图见文末彩插图2-8）。

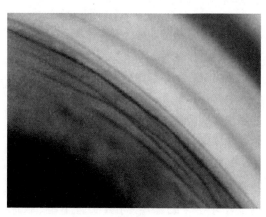

图 2-8

第4问：患者最终诊断是

A. 剥脱性青光眼

B. 原发性闭角型青光眼

C. 继发性青光眼

D. 色素性青光眼

E. 原发性开角型青光眼

F. 房角后退性青光眼

【解析】患者右眼眼压升高，视盘 C/D 比值增大和下方盘沿变窄，中心视野为弓形暗点，前房角为宽角，否认有其他特殊疾病史，由此应诊断为原发性开角型青光眼。

【案例4】患者，男性，76 岁。主诉：右眼突然睁不开、眼红、眼胀 1 个月，无进行性加重。否认青光眼家族史、眼外伤史。眼部检查：右眼视力 0.1，眼压 36.3mmHg；右眼上睑下垂，眼睑肿胀，角膜映光右眼 −15°，眼球各方向活动受限，巩膜血管扩张迂曲，前

房深，晶状体混浊（++），眼底 C/D=0.4。眼球突出度：右眼 16mm，左眼 12mm。

第1问：患者可能的诊断是

A. 可疑青光眼

B. 共同性外斜

C. 第Ⅲ、Ⅳ、Ⅵ对脑神经不全麻痹

D. 重症肌无力

E. 上睑下垂

F. 进行性眼外肌麻痹

【解析】眼压高考虑可疑青光眼；右眼上睑下垂，角膜映光右眼 −15°，眼球各方向活动差，为突然发病，但未进行性加重，考虑为第Ⅲ、Ⅳ、Ⅵ对脑神经不全麻痹。

第2问：为明确诊断，患者需要做的辅助检查是

A. 光学相干断层扫描（OCT）

B. 前房角镜检查

C. 眼部超声生物显微镜（UBM）检查

D. 角膜厚度测量

E. 中心视野检查

F. 眼部超声

【解析】由于患者眼压高，故需进行青光眼的各项排除检查。OCT 主要检查视网膜神经纤维层厚度。

［提示］患者中心视野和视网膜神经纤维层厚度正常，前房角为宽角开放，小梁网色素Ⅰ级，眼部超声未见特殊异常，角膜厚度为 520μm。追问病史，得知患者可听到耳内呼呼的响声，夜间更明显；听诊眶区可闻及收缩期吹风样杂音，压迫患侧颈动脉时，杂音消失。

第3问：根据患者目前情况，还需要进一步做的检查是

A. 眼部 OCT

B. 眼眶 CT

答案：　4. E　　【案例4】　1. ACE　2. ABCDEF　3. BCDE

C. 头颅数字减影血管造影（DSA）

D. 眼部磁共振血管造影（MRA）

E. 头颅 MRI

F. 眼部 UBM

【解析】"患者听到耳内呼呼的响声，夜间更明显"，听诊眶区可闻及收缩期吹风样杂音，压迫患侧颈动脉时，杂音消失。提示为海绵窦瘘。最具有诊断价值的是 DSA，头颅 MRI、眼眶 CT 及 MRA 也可有特征性的表现。

[提示] 眼眶 CT 检查见眼上静脉和眼外肌增粗，MRI 显示海绵窦增大，因为患者年龄较大，未进行 DSA 检查。

第4问：患者最终诊断为

A. 开角型青光眼

B. 硬脑膜海绵窦瘘

C. 第Ⅲ、Ⅳ、Ⅵ对脑神经不全麻痹

D. 重症肌无力

E. 上睑下垂

F. 进行性眼外肌麻痹

【解析】患者无外伤史，老年人突发性疾病多见于硬脑膜海绵窦瘘，可以引起第Ⅲ、Ⅳ、Ⅵ对脑神经麻痹，导致上睑下垂、眼球运动障碍；眼部静脉回流障碍导致眼压升高、眼外肌增粗、巩膜血管扩张迂曲、眼上静脉增粗和眼球突出。

第5问：硬脑膜海绵窦瘘的眼部表现是

A. 动眼神经麻痹性上睑下垂

B. 眼球运动障碍

C. 眼压升高

D. 巩膜血管扩张迂曲

E. 眼球突出

F. 眼外肌和眼上静脉增粗

【解析】硬脑膜海绵窦瘘可以引起第Ⅲ、Ⅳ、Ⅵ对脑神经麻痹，导致上睑下垂、眼球运动障碍；眼部静脉回流障碍导致眼压升高、眼外肌增粗、巩膜血管扩张迂曲、眼上静脉增粗和眼球突出。

答案： 4. B   5. ABCDEF

第三章 眼睑疾病

一、单选题

1. 关于带状疱疹病毒性睑皮炎，**错误**的是
   - A. 由水痘 - 带状疱疹病毒感染三叉神经半月节或某一支所致
   - B. 正在接受放射治疗或免疫抑制剂治疗者容易发生此病
   - C. 发病前在三叉神经分布区域常先有剧烈疼痛
   - D. 成簇的疱疹局限于面部的一侧，不超过中线
   - E. 若三叉神经第二支受累，疱疹分布于头部、额部及上睑皮肤

   【解析】若三叉神经第二支受累，疱疹分布于下眼睑，鼻翼，颧部及上唇的皮肤。

2. 患儿，男性，2 岁。左眼自出生起较右眼小，在咀嚼时左眼可睁大至右眼大小。检查：左眼睑裂高度 7mm，上睑缘位于瞳孔上缘水平，提上睑肌肌力 8mm，右眼睑裂高度 9mm。以下说法正确的是
   - A. 患儿的诊断是左眼先天性上睑下垂
   - B. 由于左眼无法睁大，可能发生形觉剥夺性弱视，建议尽快手术
   - C. 左眼在咀嚼时可以睁大至右眼大小，是由于三叉神经和动眼神经存在异常联系
   - D. 由于提上睑肌肌力 8mm，手术方式可以选择提上睑肌缩短术
   - E. 患儿年龄小，提上睑肌发育欠佳，应该选择额肌悬吊手术

   【解析】患儿左眼在咀嚼时可以睁大，应该诊断为下颌瞬目综合征。这类患儿随着年龄的增长，有一部分症状能够减轻，且咀嚼时睑裂可以开大，弱视发生率低，因此 5 岁以前不建议太早手术。手术目的是消除咀嚼与睁眼的联动，同时开大睑裂，因此不能选择常规的上睑下垂手术，目前常用的手术方式是提上睑肌分离节段切除联合额肌悬吊手术。

3. 先天性睑裂狭小综合征**不应**出现的表现是
   - A. 上睑下垂
   - B. 逆向内眦赘皮
   - C. 内眦距离过大
   - D. 上睑内翻
   - E. 睑裂缩小

   【解析】先天性睑裂狭小综合征临床表现典型的四联症包括：上睑下垂、逆向内眦赘皮、内眦距离过大、睑裂缩小。

4. **不符合**先天性眼睑缺损的临床表现是
   - A. 缺损的形状多为三角形，基底位于睑缘
   - B. 多为单眼发病
   - C. 多见于下睑
   - D. 缺损部位最常见于中央偏内侧
   - E. 缺损较大可引起角膜溃疡

答案：1. E 2. C 3. D 4. C

17

【解析】先天性眼睑缺损多为单眼,发生于上睑者多见,缺损部位以中央偏内侧者占绝大多数,缺损的形状多为三角形,基底位于睑缘。

5. 眼睑最常见的恶性肿瘤是
   A. 皮脂腺腺癌　　B. 恶性黑色素瘤
   C. 鳞状细胞癌　　D. 基底细胞癌
   E. 乳头状瘤

6. 对放射治疗最敏感的眼睑恶性肿瘤是
   A. 皮脂腺癌　　B. 基底细胞癌
   C. 色素痣　　　D. 鳞状上皮细胞癌
   E. 眼睑血管瘤

7. 好发于睑缘皮肤黏膜移行处的是
   A. 色素痣　　　B. 黄色瘤
   C. 基底细胞癌　D. 皮脂腺癌
   E. 鳞状细胞癌

8. 关于黄色肉芽肿,下列描述**错误**的是
   A. 是一种少见良性非朗格汉斯细胞组织增生症,病因尚不明确
   B. 根据发病年龄可分为幼年型和成年型
   C. 幼年型黄色肉芽肿常发生于 2 岁以下婴幼儿,多见于头颈部,可单发或多发,多数病灶可自然消失
   D. 成年型黄色肉芽肿较少见,病变一般不会自然消失,以皮肤黄色斑丘疹多见
   E. 眼部黄色肉芽肿可位于眼睑、眼眶、泪腺、结膜、角膜、虹膜睫状体、脉络膜和视网膜等,可引起葡萄膜炎、前房出血、青光眼、白内障或视网膜脱离。眼睑黄色肉芽肿与黄色瘤易于鉴别。

9. 关于皮脂腺癌**不正确**的是
   A. 皮脂腺癌好发于老年女性,上睑
   B. 常起源于睑板腺和睫毛的皮脂腺
   C. 可向眼眶内扩展,侵入淋巴管,并发生转移
   D. 恶性度高
   E. 对放疗敏感
   【解析】睑板腺癌对放疗不敏感。

10. 关于眼睑鳞状细胞癌**不正确**的是
    A. 是一种表皮角化细胞恶性新生物
    B. 多发于中老年人,好发于睑缘皮肤黏膜移行处
    C. 生长较慢,患者无疼痛感
    D. 可向周围和深部侵蚀,可经血液系统向远处转移
    E. 以手术治疗为主,术后辅助放疗
    【解析】眼睑鳞癌可经淋巴系统向远处淋巴结转移。

11. 关于眼睑基底细胞癌**不正确**的是
    A. 是我国最常见的眼睑恶性肿瘤,多见于中老年人,好发于下睑内眦部
    B. 光化学损伤是最重要的致病因素
    C. 生长缓慢,无疼痛感
    D. 罕见转移,如转移最常转移至肺、骨、淋巴结等
    E. 对放疗不敏感
    【解析】眼睑基底细胞癌对放疗敏感。

12. 患者,女性,49 岁。发现右眼上睑结膜肿物 10 年。眼科检查:右眼眼睑轻度肿胀,上睑下垂,眼睑可扪及条索样肿物,边界不清,质地较硬,睑结膜面可见结膜下多发新生物,黄白色,边界不清(图 3-1,彩图见文末彩插图 3-1),无触痛。最可能的临床诊断为

答案:　5. D　6. B　7. E　8. E　9. E　10. D　11. E　12. B

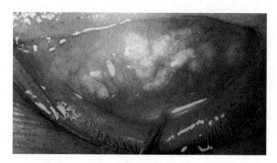

图 3-1

A. 结膜结石　　　B. 结膜淀粉样变性
C. 睑板腺癌　　　D. 鳞状细胞癌
E. 淋巴瘤

【解析】结膜淀粉样变性主要累及眼睑和结膜，累及眼睑时呈无痛性包块，睑板肥厚，上睑下垂；累及结膜时局限性或弥漫性增生肥厚，表面粗糙及结膜充血，累及眼肌者表现为眼球突出、复视等。

13. 好发于中老年人皮肤暴露区，临床表现为眼睑硬性结节，中央有火山口样溃疡，充满角化物质，基地部不向深部浸润的眼睑肿瘤是
    A. 鳞状细胞乳头瘤
    B. 基底细胞癌
    C. 角化棘皮瘤
    D. 鳞状细胞癌
    E. 钙化上皮瘤

【解析】角化棘皮瘤是低度恶性的鳞状细胞癌，多发于中老年皮肤暴露区，生长快，病程短，可自行消退遗留萎缩斑。

14. 临床上以儿童和青年女性多见，多为单侧眼睑受累，临床表现为上睑皮肤增宽，上睑皮下可触及质硬或软性包块，由于肿瘤的机械压迫可致上睑下垂、睑裂缩窄或眼睑外翻等，组织学表现为增

生的施万细胞和结缔组织呈丛状排列的疾病诊断为
    A. 眼睑黄色瘤
    B. 眼睑神经鞘瘤
    C. 眼睑神经纤维瘤
    D. 眼睑毛细血管瘤
    E. 眼睑皮脂腺癌

二、多选题

1. 眶蜂窝织炎的可能诱因是
    A. 泪囊炎
    B. 眼睑和面部疖肿
    C. 全身败血症，菌血症
    D. 眼部手术
    E. 眶壁骨膜下脓肿

【解析】泪囊炎、眼睑和面部疖肿，全身菌血症、败血症及急性传染病，眶壁感染，骨膜下脓肿经破溃的骨膜进入眶内软组织，也是引起眶蜂窝织炎的可能原因，此外，眼眶外伤后污染的异物、眼周皮肤表面或结膜囊内的致病菌可沿伤口进入眼眶软组织，而发生急性感染性炎症。眼部手术也是眼眶蜂窝织炎的诱因，如眼眶肿瘤切除术、斜视矫正术后感染均可引起眶蜂窝织炎。

2. 下列有关睑板腺囊肿的治疗方法中，正确的是
    A. 不能消退的肿块应在局部麻醉下行手术切除
    B. 早期肿块较小时可做热敷
    C. 一般在睑结膜面做与睑缘平行的切口
    D. 一般在皮肤面做与睑缘垂直的切口
    E. 应将囊肿内容物与囊壁一起清除干净

【解析】睑板腺囊肿有自愈可能，因此早期应保守治疗，小的囊肿可自行吸收消退，如果不能自愈且影响视力和外观时可行切

开刮除引流术。睑板腺囊肿要在睑结膜面行顺着睑板腺的纵切口,便于引流,避免睑板的横行瘢痕。

3. 下列关于眼睑结核的说法,正确的是
   A. 眼睑结核可通过淋巴播散
   B. 可通过眼睑皮肤损伤直接导致
   C. 眼睑结核可通过血液播散
   D. 如破溃形成溃疡或窦道,经久不愈,可形成瘢痕性睑外翻
   E. 需与皮肤睑板腺囊肿进行鉴别
   【解析】原发性眼睑结核多因眼睑皮肤受外伤后结核菌直接侵入所致,继发者因皮肤继发感染或血行播散所致,眼睑结核早期与皮肤睑板腺囊肿相似,需进行鉴别诊断;如破溃形成溃疡或窦道,经久不愈,可形成瘢痕性睑外翻。眼睑结核不会经淋巴播散。

4. 瘢痕性睑外翻的治疗原则是
   A. 治疗伴发的结膜炎和角膜炎
   B. 瘢痕性睑外翻必须手术矫正
   C. 增加眼睑前层的垂直长度
   D. 外眦切开眼睑水平紧缩
   E. 消除眼睑垂直方向的牵引力
   【解析】瘢痕性睑外翻必须手术治疗,术前应治疗结膜炎和角膜炎。手术原则为增加眼睑前层的垂直长度,消除眼睑垂直方向的牵引力。老年性睑外翻是由于眼睑水平张力减弱所致,可进行外眦水平紧缩,增加眼睑水平张力,以矫正眼睑外翻。

5. 关于双行睫的说法,错误的是
   A. 可散发或呈常染色体隐性遗传
   B. 是一种异型发育或返祖现象
   C. 附加睫毛由睑板腺变异形成,睑板腺被睫毛毛囊取代
   D. 只见于下睑

E. 出现角膜刺激症状的患者可采用电解附加睫毛毛囊或手术矫正内倒睫毛
【解析】双行睫可以散发或呈常染色体显性遗传,可见于双眼的上下睑。

6. 痉挛性睑内翻的可能病因是
   A. 提上睑肌无力   B. 下睑缩肌无力
   C. 下睑皮肤松弛   D. 上睑皮肤松弛
   E. 老年人眶脂肪减少
   【解析】痉挛性睑内翻是由于下睑缩肌无力,眶隔和下睑皮肤松弛失去牵制睑轮匝肌的收缩作用,以及老年人眶脂肪减少,眼睑后面缺少足够的支撑所致。

7. 患者,女性,62岁。发现右下睑肿物20年,渐增大,无痛,体检见右下睑内侧类圆形隆起肿物,约 11mm×8mm,边界清,表面呈黑褐色,血管扩张,其基底部较硬。临床诊断考虑为
   A. 眼睑色素痣   B. 基底细胞癌
   C. 黑色素瘤   D. 睑板腺囊肿
   E. 鳞状细胞癌

8. 患者,女性,55岁。右眼睑板腺囊肿刮出术后复发,其原因考虑为
   A. 手术未切除干净致睑板腺囊肿复发
   B. 皮脂腺癌可能
   C. 继发感染
   D. 局部瘢痕增生
   E. 睑板腺分泌旺盛

9. 关于鳞状细胞癌的说法,正确的是
   A. 多发于年轻人,男性多于女性
   B. 好发于睑缘皮肤黏膜移行处。发展快,侵袭性强
   C. 初起时呈疣状、结节状或乳头状,逐渐增大,成为菜花状

答案:　3. BCDE　4. ABCE　5. ACD　6. BCE　7. AB　8. ABCD　9. BCDE

D. 表面有溃疡,溃疡边缘饱满稍外翻

E. 可直接或沿神经浸润眼眶,扩散至周围淋巴结及远端转移

10. 关于基底细胞癌和鳞状上皮细胞癌的相似之处有

A. 紫外线(290~320nm)对皮肤的损害而引起

B. 表面可形成溃疡

C. 肿瘤侵及眶上神经、眶下神经时可出现疼痛

D. 晚期侵犯结膜、泪器、眼球、眼眶及鼻窦,很少向远处转移

E. 对放射治疗敏感

11. 成人眼眶黄色肉芽肿病各亚型描述正确的是

A. 成人型黄色肉芽肿:累及眼睑、眶前区真皮;皮肤发黄、隆起、可触及结节

B. 成人眼周黄色肉芽肿合并哮喘型:累及眼前后段,伴哮喘、淋巴结肿大、单克隆丙种球蛋白病

C. Erdheim-Chester 病:累及眼眶前后段;神经系统、长骨、腹膜后、肾、肺和心血管受累

D. 坏死性黄色肉芽肿:结节表面血管扩张和溃疡,伴纤维化;副蛋白血症、多发性骨瘤

E. 手术切除

12. 常见于眼睑的良性上皮性肿瘤包括

A. 鳞状细胞乳头瘤

B. 角化棘皮瘤

C. 皮角

D. 基底细胞乳头状瘤

E. 钙化上皮瘤

【解析】钙化上皮瘤常位于眉弓或上睑近眉弓深部,表现为单个实性或囊性可活动的皮下结节,表面皮肤正常,为眼睑毛囊肿瘤,不属于上皮性肿瘤。

13. 眼睑恶性上皮性肿瘤包括

A. 基底细胞癌

B. 鳞状细胞癌

C. 眼睑皮脂腺癌

D. 眼睑恶性黑色素细胞瘤

E. 鳞状细胞乳头瘤

【解析】眼睑皮脂腺癌属于眼睑腺体恶性肿瘤;眼睑恶性黑色素细胞瘤起源于痣细胞、表皮的黑色素细胞和真皮的黑色素细胞,不来源于上皮;鳞状细胞乳头瘤属于眼睑良性上皮性肿瘤。

14. 以下关于眼睑皮脂腺癌的描述,正确的是

A. 占眼睑恶性肿瘤第二位,多发于睑板腺和睑缘毛囊周围的 Zeis 腺

B. 多发于中老年女性、上睑,与睑板腺囊肿相似

C. 发生于眼睑的皮脂腺癌有全身转移倾向

D. 组织学上分 5 种类型:分化型、鳞状细胞型、基底细胞型、腺样型、梭形细胞型

E. 以手术切除为主,对放疗化疗均敏感

【解析】眼睑皮脂腺癌恶性程度高,对放疗化疗均不敏感。一经确诊,即考虑手术切除;只有对于手术禁忌或局部切除术后复发者可行眼部放射治疗。

三、共用题干单选题

(1~4题共用题干)

患者,男性,28岁。右眼痒,烧灼感20天。检查:右眼视力0.9,右眼睫毛根部可见散布小脓疱,有大量痂皮覆盖,去除痂皮

后有脓液渗出,并露出小溃疡。睫毛粘连成束,数十根睫毛脱落,部分睫毛乱生。球结膜中度充血,角膜上皮点状脱落。余检查未见异常。左眼视力 1.0,眼前节及眼底未见异常。

1. 患者最可能的诊断是
   A. 眦部睑缘炎
   B. 溃疡性睑缘炎
   C. 鳞屑性睑缘炎
   D. 睑腺炎
   E. 睑板腺囊肿

【解析】患者右眼痒烧灼感 20 天,右上睑睫毛根部有脓疱,提示患者为右眼睑缘炎,去除痂皮后有脓液渗出,并露出小溃疡。睫毛易脱落并可见倒睫。

2. 该病可能的病因**不包括**
   A. 金黄色葡萄球菌感染
   B. Koch-Weeks 杆菌感染
   C. 屈光不正
   D. 视疲劳
   E. 营养不良

【解析】溃疡性睑缘炎大多为金黄色葡萄球菌感染所引起,也可由鳞屑性睑缘炎遭受感染后转变为溃疡性。屈光不正、视疲劳、营养不良和不良卫生习惯也可能是诱因。

3. 该病的临床表现**不包括**
   A. 睫毛粘着成束,痂皮除去后,睫毛根部可见出血性溃疡及小脓包
   B. 毛囊被破坏,睫毛易脱落,不易再生,形成秃睫
   C. 病变长期拖延,可使睑缘肥厚变形
   D. 伴发慢性结膜炎、溢泪,周围皮肤湿疹,甚至下睑外翻等
   E. 不易形成倒睫,角膜无影响

【解析】睑缘皮脂腺分泌很多,干后结痂,并将睫毛粘着成束,痂皮除去后,睫毛根部可见出血性溃疡及小脓包。因病变深达皮脂腺及毛囊,毛囊被破坏,睫毛易脱落,不易再生,形成秃睫,即使再生位置也不正。附近瘢痕收缩,形成倒睫或睫毛乱生刺激角膜;病变长期拖延,可使睑缘肥厚变形。伴发慢性结膜炎、溢泪,周围皮肤湿疹,甚至下睑外翻等,导致溢泪加重,泪液又促使睑外翻和慢性结膜炎。溃疡性睑缘炎的临床表现比较严重,应及时进行治疗,以免病情加重并发其他炎症,而且也难以治愈,会影响美观。

4. 患者目前最适合的治疗方案**不包括**
   A. 每天用 3% 硼酸溶液或生理盐水清洗睑缘部
   B. 局部滴用抗生素滴眼液
   C. 去除脓痂及松脱睫毛,使毛囊中的脓液引流
   D. 局部滴用硫酸锌滴眼液
   E. 局部使用抗生素眼膏

【解析】溃疡性睑缘炎主要为金黄色葡萄球菌感染引起,故 D 是错误的。溃疡性睑缘炎比较顽固难治,应积极治疗,每天用 3% 硼酸溶液或生理盐水清洗睑缘部,去除脓痂及松脱睫毛,是毛囊中的脓液引流,局部使用抗菌药滴眼液及眼膏。

(5~8 题共用题干)

患者,女性,21 岁。发现左下睑小硬结 2 周就诊。眼部检查:左下睑皮肤未见红肿,不伴压痛,结膜面可见紫红色息肉样肿物,予以抗生素滴眼液滴眼治疗。4 天后左眼下睑突然红肿,伴压痛,余查体同前。右眼正常。

答案: 1. B 2. B 3. E 4. D

5. 患者最可能的诊断是
    A. 外睑腺炎　　　　B. 睑板腺囊肿
    C. 内睑腺炎　　　　D. 角膜炎
    E. 睑缘炎

【解析】睑板腺囊肿是在睑板腺排除管道被阻塞和分泌物滞留的基础上所形成的一种无菌慢性肉芽肿性炎症。小的肿块可自行吸收，也可长期不变或逐渐增大，有些囊肿逐渐产生肉芽组织，形成突出于结膜面的息肉，少数睑板腺囊肿可发生继发感染而转变为内睑腺炎，本例即属此种情况。

6. 下列疾病中需要与内睑腺炎相鉴别的是
    A. 睑板腺癌　　　　B. 睑板腺囊肿
    C. 泪腺炎　　　　　D. 睑缘炎
    E. 眼睑基底细胞癌

【解析】睑板腺囊肿可因继发感染而转变为内睑腺炎。眼睑皮肤呈局限性红、肿、热、痛等典型的急性炎症表现，触之有硬结，即为睑腺炎。发生在睑板腺的为内睑腺炎，发生在眼睑睫毛毛囊的皮脂腺或变态汗腺感染为外睑腺炎。本例患者有急性炎症表现，可与睑板腺囊肿想鉴别，而病变累及结膜面，又可与外睑腺炎相鉴别。

7. 该患者的正确处理方法包括
    A. 局部热敷
    B. 局部冷敷
    C. 滴用抗生素眼药水
    D. 出现脓点后可切开排脓
    E. 如病情加重，必要时全身应用抗生素

【解析】内睑腺炎的治疗：早期局部热敷，促使浸润，硬结吸收，或促进化脓。滴用抗生素滴眼液，结膜囊内涂抗生素眼膏有助于控制感染。脓肿形成后考虑切开排脓。症状较重者或发展为眼睑蜂窝织炎者需口

服或肌内注射抗生素，必要时静脉滴注抗生素，但本患者未发展至此程度，因此，可以不必全身应用抗生素。

8. 该患者行局部切开排脓手术，术后半年出现眼睑倒睫，其可能原因为
    A. 病变复发
    B. 睑板腺导管损伤过多
    C. 局部肉芽组织增生
    D. 切口累及睑缘形成切迹
    E. 睑板肥厚

【解析】内睑腺炎的治疗：脓肿形成后考虑切开排脓，内睑腺炎切口在结膜面，与睑缘垂直，可以避免损伤过多的 Meibomian 腺导管。应当注意，切口不能累及睑缘，以免愈合后留有切迹，严重者可引起倒睫。

四、案例分析题

【案例1】患者，男性，51 岁。发现右眼上睑结节 1 个月余就诊。眼部检查：左眼未见异常。右眼视力 1.0，右眼上睑皮下可扪及一黄豆大小圆形结节，边界清，质地较韧，与皮肤无粘连，无压痛；相应的睑结膜面结节呈紫红色，余无异常。

第 1 问：患者最可能的诊断是
    A. 睑腺炎　　　　　B. 眼睑皮脂腺囊肿
    C. 睑板腺囊肿　　　D. 眼睑皮样囊肿
    E. 睑缘炎　　　　　F. 眼睑色素痣

【解析】患者右眼上睑可扪及一黄豆粒大小包块，界清，与皮肤无粘连，无压痛，相应睑结膜面呈紫红色，符合睑板腺囊肿的临床诊断。

第 2 问：患者最佳的治疗方案是
    A. 热敷
    B. 滴用抗生素滴眼液

答案：　5. C　6. B　7. B　8. D
【案例1】　1. C　2. DF

C. 口服抗生素

D. 手术切除

E. 随访观察

F. 术后肿物送病理检查

【解析】治疗睑板腺囊肿的最佳方法是手术切除。由于患者年龄较大，最好取样做病理检查，以排除眼睑恶性肿瘤。

第3问：病例检查结果：无菌性慢性肉芽肿性炎症，其外由纤维组织包裹，囊内含睑板腺分泌物及慢性炎症细胞浸润。病例诊断为睑板腺囊肿。睑板腺囊肿最需要与以下哪种疾病相鉴别

A. 睑板腺炎

B. 眼睑皮脂腺囊肿

C. 眼睑皮脂腺癌

D. 眼睑基底细胞癌

E. 眼睑色素痣恶变

F. 眼睑鳞状上皮细胞癌

【解析】反复发生的睑板腺囊肿需要进行活检，注意睑板腺癌的可能。

第4问：皮脂腺癌的组织病理学特征是

A. 癌细胞是由小的、形状规则的细胞组成的坚固小叶组成，细胞嗜碱性，胞浆缺乏，细胞核为卵圆形，癌细胞形态一致，无退行性变，无有丝分裂象

B. 癌细胞含有小空泡，使胞质呈空泡状，核分裂象明显，且常呈高有丝分裂活性

C. 分化良好的肿瘤其细胞为多边形，具有丰富的嗜酸性胞质和明显深染的细胞核，细胞核大小不等，染色特性不一

D. 组织特征是异常角化和角化不良的细胞、角化珠和细胞间桥共存

E. 癌巢的外围细胞常呈放射状排列，称为"栅栏状"

F. 是无包膜的浸润性肿块，油红 O 染色可证实脂质的存在，免疫组化染色有助于诊断

【解析】皮脂腺癌组织病理学特征：无包膜的浸润性肿块，癌细胞含有小空泡，使胞质呈空泡状，核分裂象明显，且常有高有丝分裂活性。油红 O 染色可证实脂质的存在。免疫组化染色有助于皮脂腺癌的诊断。

【案例2】患者，男性，65 岁。双眼反复刺痛，异物感半年。检查：右眼视力 0.2，左眼视力 0.1，双眼上睑皮肤松弛，上睑缘内卷，睫毛倒向眼球摩擦角膜，翻转上睑可见睑板瘢痕，角膜中央浅灰白色混浊，上方角膜缘可见血管翳。双眼晶状体混浊。

第1问：该患者的诊断为

A. 痉挛性睑内翻

B. 角膜斑翳

C. 瘢痕性睑内翻

D. 沙眼

E. 年龄相关性白内障

F. 结膜松弛症

【解析】沙眼是引起上睑内翻最常见的原因，结合眼睑瘢痕形成，上方角膜缘血管翳，基本可以确定是沙眼导致的瘢痕性睑内翻。

第2问：关于瘢痕性睑内翻的正确描述是

A. 常见于沙眼瘢痕期

B. 也可发生于结膜烧伤、结膜天疱疮及面神经麻痹等病之后

C. 睑缘内卷，倒睫刺激角膜，可造成角膜溃疡和角膜混浊

D. 眼睑水平张力减弱所致

E. 可出现溢泪现象

F. 可伴有倒睫

【解析】瘢痕性睑内翻由睑结膜和睑板瘢痕性收缩弯曲所引起，常见于沙眼瘢痕

答案： 3. C   4. BF   【案例2】 1. BCDE   2. ACF

期,也可发生于结膜烧伤、结膜天疱疮及白喉性结膜炎等病之后。面神经麻痹是引起麻痹性睑外翻的原因之一。

第3问:下一步患者合理的治疗方案是
    A. 立即手术治疗:白内障超声乳化摘除 + 人工晶状体植入术
    B. 立即手术治疗:上睑皮肤松弛矫正术
    C. 患者年龄偏大,不考虑手术,选择药物治疗,给予局部抗生素滴眼液联合使用人工泪液
    D. 立即手术治疗:上睑倒睫矫正术,解除睑板瘢痕牵拉
    E. 手术治疗前可以短期使用药物治疗缓解症状
    F. 眼部药物治疗
【解析】瘢痕性睑内翻必须手术治疗,解除睑板瘢痕的牵拉。患者可行白内障摘除手术,但目前的手术时机不对,必须待眼睑内翻倒睫矫正后,才能行眼内手术。

第4问:关于睑内翻的说法正确的是
    A. 对引起睑内翻的原发病应及时治疗
    B. 瘢痕性睑内翻必须手术矫正
    C. 痉挛性睑内翻只能通过手术矫正
    D. 机械性睑内翻可试配义眼或羟基磷灰石义眼作人工眼球植入
    E. 如只有少数倒睫而无明显睑内翻,可用电解法、冷冻或激光破坏毛囊
    F. 老年性睑内翻首选药物治疗
【解析】痉挛性睑内翻可试行肉毒杆菌局部注射,无效则可手术治疗。

【案例3】患者,女性,65岁。双眼不自主频繁抽搐,睁眼困难1年余。检查:VOU:0.8,睑裂高度9mm,眼球各方向运动正常,提上睑肌肌力:双眼11mm,双眼睑板腺开

口轻度堵塞,分泌物混浊,BUT:5秒。

第1问:目前可能的诊断是
    A. 上睑下垂
    B. 痉挛性睑内翻
    C. 眼睑痉挛
    D. 干眼
    E. 睑裂闭合不全
    F. 瘢痕性睑外翻
【解析】患者为老年女性,眼睑不自主抽搐,睁眼困难,符合眼睑痉挛诊断。睑板腺开口堵塞,BUT为5秒,符合干眼诊断。

第2问:应采取的措施有
    A. 口服新斯的明
    B. 口服糖皮质激素
    C. 中医针灸治疗
    D. 局部A型肉毒毒素注射
    E. 人工泪液治疗
    F. 热敷,按摩睑板腺
    G. 手术治疗:提上睑肌缩短术
【解析】重度眼睑痉挛患者可试行A型肉毒毒素注射治疗,无效者可行手术治疗切除眼轮匝肌,睑板腺功能障碍引起的干眼可通过物理按摩、热敷加上人工泪液滴眼来治疗。

第3问:A型肉毒毒素注射引起的可能并发症有
    A. 上睑下垂   B. 瞬目减少
    C. 眼睑内翻   D. 眼睑闭合不全
    E. 干眼加重   F. 眼睑外翻
【解析】A型肉毒毒素注射引起的可能并发症有上睑下垂、瞬目减少、眼睑闭合不全、干眼、睑外翻等,但这些并发症可自然恢复。

第4问:关于蒸发过强型干眼的治疗,以下说法正确的是

答案: 3. DE 4. ABDE 【案例3】1. CD 2. DEF 3. ABDEF 4. ABC

A. 清洁眼睑 　　B. 口服抗生素

C. 人工泪液 　　D. 泪小点封闭

E. 口服必嗽平 　　F. 睑板腺按摩无效

【解析】蒸发过强干眼治疗主要是：①眼睑的物理清洁；②口服抗生素：四环素或多西环素口服；③局部药物应用：包括治疗睑缘炎的抗生素眼液、短期皮质类固醇激素眼液、不含防腐剂的人工泪液及局部治疗脂溢性皮炎的皮肤科药物。

【案例4】患者，女性，16岁。左眼外院行提上睑肌缩短术后20天，眼红、眼痛、畏光、流泪伴视力下降4天。检查：患者术前视力正常，目前左眼视力0.1，无法矫正提高。左眼睑裂高度11mm，上睑缘位于角膜缘上方2mm，眼睑闭合不全5mm。结膜混合充血，角膜中央白色混浊，约4mm大小，累及浅基质层。

第1问：患者可能的诊断是

A. 上睑下垂术后过矫

B. 暴露性角膜炎

C. 病毒性角膜炎

D. 屈光不正

E. 葡萄膜炎

F. 白内障

【解析】患者上睑下垂矫正术后，睑裂高度11mm，超出正常范围，正常情况上睑缘遮盖上方角膜缘1～2mm，该患者上睑缘位置过高，因此诊断为上睑下垂术后过矫。结合角膜异常体征，暴露性角膜炎诊断基本明确。

第2问：以下说法正确的是

A. 患者提上睑肌缩短量过大

B. 如果角膜感染无法控制，应及时拆除原手术缝线，放低上睑

C. 角膜炎只需要局部抗感染治疗都可以恢复

D. 额肌悬吊术不会发生暴露性角膜炎

E. 为了避免暴露性角膜炎的发生，上睑下垂术后可以下睑预置牵引缝线

F. 贝尔氏征阳性患者容易发生暴露性角膜炎

【解析】暴露性角膜炎是上睑下垂术后最严重的并发症，额肌悬吊手术和提上睑肌缩短术后都可以发生，尤其易发生在术后过矫的患者。当角膜感染无法控制时，需及时拆除原手术缝线联合睑缘缝合，促进角膜创面的恢复。

第3问：上睑下垂的治疗原则说法正确的有

A. 先天性上睑下垂以手术治疗为主，单侧性矫治宜早，以防形成弱视

B. 提上睑肌肌力≥5mm时，适合提上睑肌缩短术

C. 肌力<5mm时，应选择作额肌悬吊术

D. 后天性上睑下垂，应针对病因治疗

E. 后天性上睑下垂病因治疗3个月以上无效者可考虑手术治疗

F. 提上睑肌肌力<5mm时，适合提上睑肌缩短术

【解析】后天性上睑下垂，应针对病因治疗，治疗半年以上无效者再考虑手术。

第4问：先天性上睑下垂的病因主要包括

A. 动眼神经核发育不全

B. 交感神经疾病

C. 重症肌无力

D. 上睑炎性肿胀或新生物

E. 提上睑肌发育不良

F. 孕期病毒感染

【解析】先天性上睑下垂主要由于动眼神经发育不全或提上睑肌发育不良所致，后天性上睑下垂病因包括动眼神经麻痹、提上睑肌损伤、交感神经疾病、重症肌无力及机

械性的开睑运动障碍,如上睑的炎性肿胀或新生物等。

【案例5】患者,男性,46岁。发现左上睑结节1个月。检查:右眼未见异常。左眼视力1.0;左眼上睑皮下可扪及一枚黄豆大小的圆形结节,边界清,质地较韧,与皮肤无粘连,无压痛;相应的睑结膜面局部呈紫红色,余无异常。

第1问:患者最可能的诊断是

    A. 睑腺炎　　　　B. 眼睑皮脂腺囊肿

    C. 睑板腺囊肿　　D. 眼睑皮样囊肿

    E. 睑缘炎　　　　F. 眼睑色素痣

【解析】患者左眼上睑皮下可扪及一黄豆粒大小的包块,界清,与皮肤无粘连,无压痛,相应的睑结膜呈紫红色,符合睑板腺囊肿的临床诊断。

第2问:最佳的治疗方案是

    A. 热敷

    B. 局部抗生素滴眼液

    C. 口服抗生素

    D. 手术切除

    E. 观察随访

    F. 术后肿物送病理检查

【解析】治疗睑板腺囊肿的最佳方法是手术切除。由于患者年龄较大,最好取样做病理检查,以排除眼睑恶性肿瘤。

第3问:最需要与本病鉴别的是

    A. 睑板腺炎

    B. 皮脂腺囊肿

    C. 皮脂腺癌

    D. 基底细胞癌

    E. 色素痣恶变

    F. 鳞状上皮细胞癌

【解析】睑板腺囊肿最需要与皮脂腺癌相鉴别。

第4问:皮脂腺癌的组织病理学特征是

    A. 癌细胞是由小的、形状规则的细胞组成的坚固小叶构成,细胞嗜碱性,胞质缺乏,细胞核为卵圆形,癌细胞形态一致,无退行性变,无有丝分裂象

    B. 癌细胞含有小空泡,使胞质呈空泡状,核分裂象明显,且常呈高有丝分裂活性

    C. 分化良好的肿瘤其细胞为多边形,具有丰富的嗜酸性胞质和明显深染的细胞核,细胞核大小不等,染色特性不一

    D. 组织特征是异常角化与角化不良的细胞、角化珠和细胞间桥共存

    E. 癌巢的外围细胞常呈放射状排列,称"栅栏状"

    F. 是无包膜的浸润性肿块,油红O染色可证实脂质的存在,免疫组织化学染色有助于诊断

【解析】基底细胞癌组织病理学特点是:由小的、形状规则的细胞组成的坚固的小叶构成,细胞嗜碱性,胞质缺乏,癌细胞核为卵圆形,癌细胞形态一致,无退行性变,无有丝分裂象。癌巢的外围细胞常呈放射状排列,称"栅栏状"。其最主要的两种生长方式为局限性生长和浸润性生长。鳞状细胞癌组织病理学特点:分化良好的肿瘤其细胞为多边形,具有丰富的嗜酸性胞质和明显深染的细胞核,且细胞核大小不等,染色特性不一。组织特征是异常角化与角化不良的细胞、角化珠和细胞间桥共存。少见的组织变异包括梭细胞、腺样(腺棘皮癌或假腺管型)鳞状细胞癌。皮脂腺癌组织病理学特征:无包膜的浸润性肿块,癌细胞含有小空泡,使胞质呈空泡状,核分裂象明显,且常呈高有丝分裂活性。油红O染色可证实

答案:【案例5】1. C　2. DF　3. C　4. BF

脂质的存在。免疫组织化学染色有助于皮脂腺癌的诊断。

【案例6】患者，男性，17岁。发现左眼下睑结节1周。眼部检查：右眼未见异常。左眼视力1.0，左眼下睑有一小米粒大小、半透明、珍珠样小硬结，轻度隆起，无压痛，与局部皮肤无粘连，相应睑结膜无异常，余异常发现。

第1问：患者最可能的诊断是

A. 睑板腺囊肿

B. 眼睑皮脂腺囊肿

C. 眼睑皮样囊肿

D. 眼睑基底细胞癌

E. 眼睑色素痣

F. 眼睑鳞状上皮细胞癌

【解析】根据患者左眼下睑小硬结特征，初步考虑为眼睑皮脂腺囊肿

［提示］给予患者热敷治疗，1个月间肿物变大，由小米粒长至黄豆粒大，又继续增至玉米粒大，局部呈紫色，隆起、无压痛，周边较硬。

第2问：根据硬结生长特点，目前患者最可能的诊断是

A. 睑板腺囊肿感染

B. 眼睑皮脂腺囊肿感染

C. 眼睑皮脂腺癌

D. 眼睑基底细胞癌

E. 眼睑色素痣恶变

F. 眼睑鳞状上皮细胞癌

【解析】眼睑基底细胞癌多见于老年人，20～40岁偶发。男性多于女性。好发于下睑。病程长，发展慢，无疼痛不适。病变初起呈一轻度隆起、半透明、珍珠样小硬结，周围血管曲张，表面有痂皮、鳞屑，肿瘤前部可超出其血液供应过度生长，继而中央形

成溃疡，糜烂、出血。溃疡边缘隆起内卷，外观呈火山口状，表面有毛细血管及痂皮，揭之易出血。色素性基底细胞癌具有上述特征，而且富含色素，似黑痣恶变，易误诊为恶性黑色素瘤。溃疡可向深部发展，晚期侵犯结膜、泪器、眼球、眼眶及鼻窦，很少向远处转移。该患者虽年仅17岁，但根据局部硬结生长特点，不能排除基底细胞癌的诊断。

第3问：目前患者最佳的处理方案是

A. 热敷治疗

B. 局部抗生素滴眼液

C. 手术切除

D. 激光治疗

E. 口服抗生素

F. 病理学检查

【解析】手术切除和肿物病理学检查是目前最佳的处理方案。

［提示］进行下睑肿物切除术后，肿物组织送病理学检查。病理报告：左眼下睑基底细胞癌，癌细胞距切线近。

第4问：患者下一步的治疗方案是

A. 继续观察

B. 抗感染治疗

C. 速行眼睑肿物扩大切除术及组织病理学检查

D. 冷冻治疗

E. 放射治疗

F. 化学药物治疗

【解析】患者第一次手术切除不彻底，需尽快进行眼睑肿物扩大切除术，术中肿物需送快速病理检查，以确定切缘有无癌细胞，因癌细胞距切缘有一定的安全距离。基底细胞癌对放射治疗敏感。

答案：【案例6】 1. B 2. D 3. CF 4. CE

【案例7】患者，女性，53岁。右上睑结节3个月。曾在外院于眼部同一位置行"睑板腺囊肿"手术切除，术后复发。眼部检查：双眼视力1.0；右上睑中央皮下可触及一枚黄豆大小结节，质硬，边界清，与皮肤无粘连，无压痛，相应的睑结膜面可见黄白色结节隆起，呈不规则形，余无异常发现。左眼的眼前节及眼底均未见明显异常。

第1问：患者最可能的诊断是

A. 睑板腺炎

B. 睑板腺囊肿

C. 眼睑皮脂腺囊肿

D. 眼睑皮样脂肪瘤

E. 眼睑皮脂腺癌

F. 眼睑基底细胞癌

【解析】患者为中老年女性，右眼上睑反复出现硬结3个月，已在外院行"睑板腺囊肿刮除术"，术后复发。右眼上睑皮下可扪及黄豆大小不规则形硬结，边界清，与皮肤无粘连，无压痛，相应的睑结膜面局部见黄白色结节隆起。最可能的诊断为眼睑皮脂腺腺癌。

［提示］皮脂腺癌的临床特点和局部特征与睑板腺囊肿、慢性睑缘炎等有相同之处

第2问：确诊为皮脂腺癌的依据是

A. 女性多发

B. 年龄在50岁以上

C. 结节呈圆形、单发、实性，局部无压痛，位于皮下、无蒂、附着于睑板

D. 眼睑单侧弥散性增厚

E. 反复发作

F. 组织病理学特表现为：无包膜的浸润性肿块，癌细胞含有小空泡，使胞质呈空泡状，核分裂象明显，且高度有丝分裂活性。

【解析】皮脂腺癌的诊断依据应为组织病理学检查结果。眼睑皮脂腺腺癌是眼睑恶性度较高的肿瘤，平均病程1年，可转移至耳前淋巴结或下颌下淋巴结。5%的患者经者经血液可向肝和肺转移。

第3问：该患者最佳的治疗方案是

A. 继续观察

B. 热敷治疗

C. 局部用抗生素滴眼液治疗

D. 尽快行眼睑肿物彻底性切除术

E. 术中肿物组织送快速冰冻切片病理检查

F. 放射治疗

【解析】眼睑皮脂腺腺癌需早期诊断及广泛手术切除，术后病理检查证实无肿瘤细胞残留后，再行眼睑成形术

第4问：患者正确的治疗方案是

A. 手术彻底切除联合眼睑成形

B. 切除肿瘤时应用冷冻切片监测或行Mohs显微外科术

C. 为预防发，建议切除肿瘤边缘组织5mm以上

D. 病变广泛者需行眶内容摘除和淋巴结清扫术

E. 病程超过6个月，有广泛的肿瘤转移和浸润，不完全肿物切除均为预后不良的提示，可进行化学药物治疗

F. 皮脂腺癌对放疗敏感，无法手术者可行放射治疗

【解析】皮脂腺癌对放射治疗和化学治疗不敏感。

【案例8】患者，女性，39岁。因双眼睑肿物8个月就诊。患者8个月前无诱因双眼上下睑出现淡黄色丘疹，略高起于表面，皮损渐增大，就诊。发病以来，无发热、眼部疼痛

答案：【案例7】 1. E 2. F 3. DE 4. ABCD

及视力减退,身体健康,否认家族成员中有类似病史。眼科检查:视力右 1.0,左 1.0;眼压:右 13mmHg,左 15mmHg;双眼上、下睑皮肤轻度水肿,可见弥漫性淡黄色扁平丘疹,表面光滑,边界欠清,质韧,触之较硬,无波动感,无新生血管。双结膜无充血。双眼角膜清,KP(-),前房深度正常,房水闪辉(-);虹膜纹理清晰、色正常,未查及结节及新生血管;瞳孔圆,直径约 3m,对光反应灵敏;晶状体透明;眼底正常。

第 1 问:该患者的诊断可考虑为

    A. 眼睑黄色瘤

    B. 眼睑皮脂腺癌

    C. 眼睑基底细胞癌

    D. 黄色肉芽肿

    E. 甲状腺相关眼病

    F. 睑板腺囊肿

【解析】成人眼眶黄色肉芽肿临床表现主要有双眼睑皮肤局限或弥漫的黄色浸润,似眼睑黄色瘤样改变,可伴眼睑水肿、泪腺肿大、眼外肌肥大等,需与眼睑黄色瘤,甲状腺相关眼病等鉴别,故答案选择 ADE。

第 2 问:为明确诊断,需进一步做的检查是

    A. 眼部 B 超

    B. 眼前节 OCT

    C. 眼眶 MRI

    D. 荧光素眼底血管造影

    E. 眼眶 CT

    F. 病理学检查

【解析】成人眼眶黄色肉芽肿病在临床上较为罕见,诊断主要根据眼睑皮肤、眼眶的临床表现,表现为双眼睑皮肤局限或弥漫的黄色浸润,似眼睑黄色瘤样改变,可伴泪腺肿大、干眼等体征。辅助检查包括眼眶 B 超、CT 或 MRI、血清蛋白水平检测,疑

似合并血液系统疾病时需行骨髓细胞学、骨扫描检查。明确诊断需依赖病理学检查结果。

[提示]病理切片光学显微镜下可见真皮和皮下组织内大量增生的组织细胞和Touton(杜顿)多核巨细胞,胞质丰富,核圆形,深染,呈花环状排列,周围可见泡沫细胞。

第 3 问:通过上述病理检查结果,该患者可诊断为

    A. 基底细胞癌　　　B. 黄色瘤

    C. 淋巴瘤　　　　　D. 炎性假瘤

    E. 黄色肉芽肿　　　F. 甲状腺相关眼病

【解析】病理学是确诊黄色肉芽肿病的金标准,主要特点为泡沫状组织细胞、Touton(杜顿)多核巨细胞、淋巴细胞、浆细胞浸润。故对正确答案应选择 E。

第 4 问:成人眼眶黄色肉芽肿病可根据不同的亚型和病情采取的治疗方法是

    A. 应用糖皮质激素

    B. 应用非甾体类药物

    C. 应用免疫抑制剂

    D. 应用化疗药物

    E. 冷冻治疗

    F. 放射治疗

    G. 手术

    H. 激光治疗

【解析】成人眼眶黄色肉芽肿病分为 4 个亚型,各亚型治疗方法如下:成人型黄色肉芽肿有自限性,可手术切除;成人眼周黄色肉芽肿合并哮喘型应用糖皮质激素,病变局限者可手术;Erdheim-Chester 病应用糖皮质激素＋免疫抑制剂,手术不推荐;坏死性黄色肉芽肿应用糖皮质激素＋免疫抑制剂治疗。故正确的治疗方案应选择ACG。

答案:【案例8】1. ADE　2. ACEF　3. E　4. ACG

【案例9】患者，男性，72 岁。主诉：发现右眼内眦皮肤肿物 5 年，增大伴反复溃破 2 个月。现病史：患者 5 年前无明显诱因发现内眦区一黄豆大小结节，周围皮肤可见黑色色素沉着。近 2 个月肿物增大明显且表面反复溃破，边缘卷曲（图 3-2，彩图见文末彩插 3-2）。

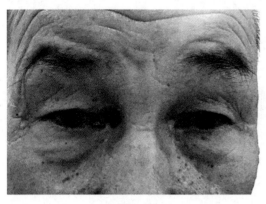

图 3-2

第 1 问：该患者临床诊断可能是
    A. 老年性角化病
    B. 眼睑基底细胞癌
    C. 眼睑鳞状细胞癌
    D. 眼睑恶性黑色素瘤
    E. 眼睑皮脂腺癌
    F. 眼睑黄色瘤

【解析】根据患者上述病史及体征，眼睑基底细胞癌可能性较大，且患者术后病理：基底细胞癌。

第 2 问：该病的临床特点为
    A. 多见于中老年人
    B. 恶性度高
    C. 局部生长为主
    D. 常发生远处转移
    E. 与长期紫外线照射、日晒、外伤、免疫缺陷、局部炎症和使用腐蚀剂等有关
    F. 生长迅速

【解析】眼睑基底细胞癌的临床特点为：为常见的眼睑恶性肿瘤，多见于中老年人，恶性度低，以局部生长为主，不易发生远处转移；长期紫外线照射、日晒、外伤、免疫缺陷、局部炎症和使用腐蚀剂等是诱发本病的重要原因。

第 3 问：该病临床亚型的分型为
    A. 结节型　　　　B. 溃疡型
    C. 弥漫型　　　　D. 浅表型
    E. 色素型　　　　F. 混合型

【解析】眼睑基底细胞癌的形态学分型为：结节型、溃疡型、色素型、弥漫型、浅表型。

第 4 问：该病的治疗方式为
    A. Moths 法手术切除
    B. 不能完全切除或怀疑未能完全切除的患者可采取局部放疗
    C. 有凝血功能障碍或者全身性疾病不能耐受手术者，可考虑冷冻治疗
    D. 光化学疗法
    E. 化疗
    F. 肿瘤特异性抗体治疗

【解析】基底细胞癌对化疗不敏感，目前尚无肿瘤特异性抗体治疗。

答案：【案例 9】 1. B　2. ACE　3. ABCDE　4. ABCD

第四章 泪器疾病

一、单选题

1. 先天性泪道阻塞患者年龄多大可以考虑行泪道探通术
   A. 1个月　　　　　B. 3个月
   C. 6个月　　　　　D. 1周岁
   E. 2周岁

2. 泪道鼻腔吻合术使泪液流入
   A. 下鼻道　　　　　B. 中鼻道
   C. 上鼻道　　　　　D. 中鼻甲
   E. 下鼻甲

3. 患者，女性，53岁。右眼流泪伴分泌物增多2周。查体：右眼视力正常，泪囊区皮肤红肿，隆起，明显压痛，按压泪囊区，可见大量脓性分泌物自泪小点排除，鼻侧结膜充血。下列处理**错误**的是
   A. 局部滴用抗生素滴眼液
   B. 口服抗生素
   C. 局部热敷
   D. 有脓肿形成时，切开排脓
   E. 尽快行鼻腔泪囊吻合术
   【解析】手术一般等待炎症控制后才进行。

4. 鼻泪管探通时，如探针方向错误，在何部位阻抗感更强烈，原因是
   A. 泪囊和鼻泪管交界处，因为此处明显狭窄
   B. 鼻泪管上段，因为此段与骨性结构结合不紧密，容易从骨质剥离
   C. 鼻泪管下段，因为此段与骨性结构牢固黏附，不容易从骨质剥离
   D. Maier 窦，因为此处是上下泪小管汇合处
   E. RosenMuller 瓣膜，因为此瓣膜有防止泪液反流的作用

5. 成人鼻泪管阻塞的位置常见于
   A. RosenMuller 瓣膜处
   B. 泪囊和鼻泪管交界处
   C. Hasner 瓣膜处
   D. 鼻泪管下部
   E. 鼻泪管上部

6. 急性泪囊炎的主要致病菌是
   A. 大肠埃希菌
   B. β- 溶血性链球菌
   C. 流感嗜血杆菌
   D. 金黄色葡萄球菌
   E. 摩 - 阿双杆菌

7. 患者，女性，53岁。右眼流泪伴分泌物增多2周。查体：右眼视力正常，泪囊区皮肤红肿，隆起，明显压痛，按压泪囊区，可见大量脓性分泌物自泪小点排除，鼻侧结膜充血。下列处理**错误**的是
   A. 局部滴用抗生素滴眼液

答案：　1. C　2. B　3. E　4. C　5. B　6. D　7. E

B. 口服抗生素

C. 局部热敷

D. 有脓肿形成时,切开排脓

E. 尽快行鼻腔泪囊吻合术

【解析】手术一般等待炎症控制后才进行。

8. 目前下列病原在我国慢性泪囊炎中检出率最高的是

　　A. 肺炎链球菌　　　B. 棒状杆菌

　　C. 肺炎克雷伯菌　　D. 流感嗜血杆菌

　　E. 金黄色葡萄球菌

9. 慢性泪囊炎最佳手术时机是

　　A. 合并角膜溃疡时

　　B. 一经发现应尽早手术

　　C. 不必急于手术,有内眼手术需求时完成即可

　　D. 急性发作期

　　E. 最好大于 65 岁

10. 关于鼻腔泪囊吻合术的正确说法是

　　A. 术前需将蘸有麻醉药和血管收缩药物的纱条填塞至鼻腔内下鼻道和下鼻甲前

　　B. 鼻腔填塞纱条可减少术中出血,但会影响术中解剖结构的辨认

　　C. 在泪囊窝的后上部造骨孔,因其与中鼻道前部毗邻

　　D. 充分发育的泪骨薄而脆弱,手术时易在此造口,而泪骨发育差可使造口困难

　　E. 鼻内镜下的手术成功率已远远超过传统的经皮肤外路鼻腔泪囊吻合术,成为金标准

11. Mikulicz 综合征除了泪腺肿大外,最常出现肿大的腺体是

　　A. 乳腺　　B. 胸腺　　　C. 腮腺

　　D. 甲状腺　　E. 肾上腺

12. 泪腺腺样囊性癌多发对象是

　　A. 儿童　　　　　　B. 23～60 岁女性

　　C. 23～60 岁男性　　D. 老年女性

　　E. 老年男性

13. 关于泪腺多形性腺瘤的影像学表现,__不正确__的是

　　A. 泪腺窝肿瘤

　　B. B 超显示中高回声、边界不清楚的肿物

　　C. B 超显示肿物加压不变形

　　D. CT 显示泪腺窝扩大

　　E. CT 显示肿块呈结节状,可有钙化

【解析】泪腺多形性腺瘤的 CT 一般显示泪腺窝半球形或椭圆形高密度块影,边界清楚,密度多均匀,少数伴有囊性变或钙化而密度不均匀,可被造影剂强化,因肿瘤生长长期压迫,造成泪腺窝扩大,眶骨凹陷,严重者可造成眼眶上壁局部骨质缺损,形成边缘硬化。泪腺多形性腺瘤 B 型超声:表现泪腺区类圆形或半球形病变,边界清楚,肿瘤内可见中等或较强回声,肿块加压不变形。

二、多选题

1. 能够引起泪小管阻塞的药物包括

　　A. 氟尿嘧啶　　　B. 多西他赛

　　C. 玻璃酸钠　　　D. 左氧氟沙星

　　E. 碘苷

2. 泪囊窝的主要组成骨是

　　A. 泪骨　　　　　B. 鼻骨

　　C. 上颌骨　　　　D. 腭骨

　　E. 额骨

答案:　8. E　9. B　10. D　11. C　12. B　13. B

　　　 1. ABE　2. AC

3. 慢性泪囊炎的主要症状**不包括**
   A. 疼痛可放射到颈部
   B. 泪囊区红、肿、热、痛,结膜充血
   C. 形成脓肿
   D. 溢泪
   E. 全身发热,耳前淋巴结肿大

4. 关于药物引起泪小管阻塞的正确描述是
   A. 全身应用化疗药物可引起泪小管闭塞
   B. 可引起泪小管狭窄或闭塞的药物如氟尿嘧啶、紫杉醇、碘苷
   C. 滴用糖皮质激素滴眼液和人工泪液可防止发生泪小管阻塞
   D. 早期植入泪道支架可以阻止泪小管狭窄的进展
   E. 滴用碘磷灵、毒扁豆碱滴眼液不会引起泪小管狭窄

5. 关于急性泪囊炎的诊治,下列**不正确**的是
   A. 急行泪道冲洗或探通术
   B. 滴用抗生素滴眼液是最直接有效的治疗方法
   C. 对于伴有糖尿病或免疫功能抑制的患者,医生需特别考虑革兰氏阳性菌感染的可能
   D. 脓肿形成时需切开引流,并尽早关闭伤口以防瘘管形成
   E. 口服抗生素治疗对绝大部分泪囊炎患者有效,特别是伴发眶蜂窝织炎的患者

6. 对于慢性泪囊炎的描述,下列**不正确**的是
   A. 女性多于男性
   B. 主要由于鼻泪管阻塞,泪液积聚于泪囊,细菌繁殖所致
   C. 最常见致病菌为 β- 溶血性链球菌和流感嗜血杆菌

   D. 对于已排除肿瘤所致的慢性泪囊炎,则不必进一步探查证实鼻泪管阻塞的情况
   E. 慢性泪囊炎的首选治疗方法是泪囊摘除术

7. 泪腺恶性肿瘤的临床表现有
   A. 眼球运动受限
   B. 眼球突出迅速发展
   C. 上睑下垂
   D. 视功能受到影响
   E. 局部疼痛

8. 关于急性泪腺炎的临床特点,以下描述正确的是
   A. 临床上十分常见
   B. 上睑呈 S 形弯曲,皮肤红肿,上睑下垂
   C. 耳前淋巴结肿大
   D. CT 示泪腺扩大,边缘不规则
   E. 局部炎症,极少出现发热,体温升高

9. 关于慢性泪腺炎的临床表现,以下描述正确的是
   A. 眼睑外上方分叶状无痛性包块
   B. 可有上睑下垂
   C. 有时眼球突出
   D. 眼球向外上方运动受限
   E. 多为双侧,也可单侧发病

10. 患儿,男性,生后1周。左眼内眦韧带下部可见蓝色肿块,首先应考虑的诊断是
    A. 继发于先天性鼻泪管阻塞的泪囊黏液囊肿
    B. 泪囊扩张和鼻腔囊肿,CT 或 MRI 有助于诊断
    C. 如肿块位于内眦韧带上方,可能为脑膜膨出

答案: 3. ABCE 4. ABCD 5. ABCDE 6. CE 7. ABCDE 8. BCD 9. ABCDE 10. ABCD

D. 如考虑为泪囊膨出，其内容物为羊水或黏液

E. 1～2 个月的保守治疗无效或继发感染可行泪道探通术

三、共用题干单选题

（1～3 题共用题干）

患者，女性，50 岁。主诉：右眼迎风流泪偶伴有分泌物增多半年。查体：右眼视力正常，右侧泪道冲洗时有阻力，冲洗液全部由另一泪点反流，伴有中等量的脓性分泌物，余未见异常。

1. 可能的诊断是

A. 泪总管阻塞

B. 泪小管炎

C. 鼻泪管狭窄

D. 鼻泪管阻塞伴有慢性泪囊炎

E. 泪小管阻塞

2. 此病好发于

A. 中年男性　　　　B. 青年男性

C. 中年女性　　　　D. 青年女性

E. 青少年

3. 治疗首选

A. 压迫泪囊　　　　B. 反复泪道冲洗

C. 泪道激光探通　　D. 热敷

E. 鼻腔泪囊吻合术

（4～6 题共用题干）

患者，男性，45 岁。发现右上睑外侧包块 5 个月，无眼痛、复视。查体：双眼视力 1.0，右眼球向鼻下方突出。右眼睑外上方可触及实性肿物，大小约直径 1.5cm，质硬，无压痛。右眼球结膜轻度水肿充血，角膜透明，余无明显异常。

4. 患者最可能的诊断时

A. 多形性腺瘤　　　　B. 泪腺炎

C. 炎性假瘤　　　　　D. Graves 眼病

E. 海绵状血管瘤

5. 患者为明确诊断还需做的辅助检查是

A. 眼部 B 超　　　　B. 超声生物显微镜

C. 眼眶 CT　　　　　D. 视网膜电图

E. 眼底照相

6. 本病的治疗方案是

A. 口服抗生素治疗

B. 大剂量糖皮质激素治疗

C. 手术切除

D. 放疗

E. 无需治疗

四、案例分析题

【案例 1】患儿，男性，出生 4 个月。家长发现其出生后右眼溢泪，无分泌物。检查发现右眼泪道冲洗有阻力，冲洗液全部由另一泪点反流，不伴分泌物，无吞咽动作，余未见异常。

第 1 问：患者可能诊断为

A. 泪总管阻塞　　　　B. 鼻泪管阻塞

C. 鼻泪管狭窄　　　　D. 慢性泪囊炎

E. 急性泪囊炎　　　　F. 泪小管阻塞

G. 泪小点狭窄

【解析】新生儿最常见的泪道阻塞部位是鼻泪管下部 Hasner 瓣膜。

［提示］患儿出生后 4 个月，父母未曾带其就医，未行任何保守治疗。

第 2 问：下列关于治疗方法和预后的叙述，**不正确**的是

A. 尽快手术治疗

答案：1. D　2. C　3. E　4. A　5. C　6. C
【案例 1】1. B　2. A

B. 挤压泪囊区

C. 滴用抗生素滴眼液

D. 半岁后行泪道探通术

E. 坚持按摩泪囊区数周

F. 部分患儿可自愈

【解析】该疾病有一定自愈率,应先采用保守治疗,不必急于手术。

[提示]患儿无明显结膜充血。

第3问:如泪道冲洗结果是冲洗液全部由另一泪小点反流并伴黏液脓性分泌物时,应考虑的疾病是

A. 泪总管阻塞

B. 鼻泪管阻塞伴炎症

C. 鼻泪管狭窄

D. 泪道通畅

E. 泪小管阻塞

F. 泪小点狭窄

【解析】当有泪囊炎时,可产生黏液脓性分泌物。当冲洗泪道时,由于鼻泪管阻塞,冲洗液会从另一泪小点反流,泪囊中的黏液脓性分泌物也会随之排出。

第4问:此时应对该患儿采取的正确治疗方案是

A. 禁行泪道冲洗或探通

B. 可考虑扩张术

C. 考虑行鼻腔泪囊吻合术

D. 保守治疗无效可考虑泪道探通

E. 局部冷敷

F. 应用糖皮质激素滴眼液

【解析】在保守治疗无效的情况下,泪道探通术即可以达到有效治疗目的。

【案例2】患者,男性,66岁。左眼迎风流泪,偶伴分泌物3个月。泪道冲洗结果提示左侧泪道冲洗时有阻力,冲洗针头可碰及骨壁,冲洗液全部由另一泪小点反流,伴中等量脓性分泌物,余未见异常。

第1问:患者可能的诊断是

A. 泪总管阻塞

B. 泪小管炎

C. 鼻泪管狭窄

D. 鼻泪管阻塞伴慢性泪囊炎

E. 泪小管阻塞

F. 慢性结膜炎

【解析】阻塞位置位于泪囊下,泪囊内有脓性分泌物,考虑为鼻泪管阻塞伴慢性泪囊炎。

第2问:此病好发人群是

A. 中年男性　　　B. 青年男性

C. 中年女性　　　D. 青年女性

E. 青少年　　　　F. 老年男性

【解析】虽然本例为老年男性患者,但该病更易多发于中年女性。

[提示]患者为老年男性,追问病史得知其相似症状持续数年。

第3问:对该患者首选的治疗方法是

A. 压迫泪囊　　　B. 反复冲洗泪道

C. 泪道激光探通　D. 热敷

E. 泪囊鼻腔吻合术　F. 口服抗生素

【解析】成年人鼻泪管阻塞应尽早手术治疗。

第4问:患者手术前最需要进行的检查项目是

A. 泪膜破裂时间检测

B. 角膜荧光素染色

C. 泪囊造影

D. 眼眶磁共振检查

E. 泪液分泌试验

F. 鼻腔检查

答案:　3. B　4. D　【案例2】1. D　2. C　3. E　4. C

【解析】术前可以通过泪囊造影了解到泪囊的大小和位置。

【案例3】患者，女性，22岁。双眼内眦部流泪、流脓1年，冲洗泪道提示泪道不通，有脓性分泌物，予以抗生素眼液滴眼，多次泪道冲洗无好转。

第1问：此时应对该患者采取的处理措施是

  A. 血常规检测

  B. 泪道探通

  C. 鼻腔检查

  D. 泪道造影

  E. 泪小点切开引流

  F. 行鼻腔泪囊吻合术

【解析】医疗实践中往往易忽略鼻腔检查，对于特殊病例如年轻、双眼发病患者，应先考虑进行鼻腔检查，以提供更多临床信息。

［提示］患者近期咳嗽、咳痰，但无鼻塞、流涕症状。鼻部检查结果提示双侧下鼻甲轻度增大，其前端附有干痂，取除干痂后易出血。

第2问：此时患者的可能诊断是

  A. 伴有泪道阻塞的鼻结核

  B. 伴有泪道阻塞的鼻梅毒

  C. 伴有泪道阻塞的过敏性鼻炎

  D. 伴有泪道阻塞的鼻肿瘤

  E. 伴有泪道阻塞的鼻甲畸形

  F. 伴有泪道阻塞的鼻出血

【解析】根据患者临床表现和鼻部检查结果考虑可能为伴有泪道阻塞的鼻结核。

第3问：患者此时应进行的检查和治疗是

  A. 胸部X线摄片

  B. 鼻分泌物涂片

  C. 鼻腔肉芽组织病理检查

  D. 全身与局部用药并行

  E. 结膜-泪囊-鼻腔吻合术

  F. 泪小点切开并植入人工泪管

【解析】胸部X线摄片以排除肺结核，因为鼻结核常继发于肺部感染。鼻分泌物涂片以查找结核分枝杆菌，鼻腔肉芽组织病理检查以明确结核感染的典型病理改变，以上检查均为明确结核感染之病因。全身与局部联合应用抗结核药物，因为单纯局部用药效果不佳。

第4问：对伴有泪道阻塞的鼻结核描述，正确的是

  A. 原发于鼻部、眼部的结核少见

  B. 继发于全身疾病的可能性小

  C. 病情只可控制不可治愈

  D. 局部治疗效果好

  E. 症状典型，临床多见

  F. 常遗留后遗症

【解析】原发性鼻结核少见，常继发于肺部感染，因表现多样常被漏诊、误诊。

【案例4】患者，女性，53岁。诉右眼红肿、疼痛，伴分泌物增多2周。眼部检查：右眼上下睑皮肤高度肿胀，下睑触痛，睑结膜、球结膜充血，以鼻侧明显，结膜囊多量黏液脓性分泌物。

第1问：诊疗过程中还应注意观察患者

  A. 视力、光感、光定位

  B. 眶压

  C. 瞳孔对光反应

  D. 眼压

  E. 前房角

  F. 泪道冲洗结果

【解析】患者的症状与体征属于外眼甚至眼眶的急性炎症，不需要进行前房角检查，禁忌冲洗泪道。

答案：【案例3】 1. CD　2. A　3. ABCD　4. A 　【案例4】 1. ABCD

［提示］患者生命体征平稳，神志清晰，右眼睑皮温高，眶压++。

第2问：结合上述体检结果，患者最有可能的诊断是

　　A. 急性结膜炎

　　B. 睑腺炎

　　C. 睑缘炎

　　D. 急性泪囊炎伴眶蜂窝织炎

　　E. 急性泪腺炎

　　F. 慢性泪囊炎伴急性结膜炎

【解析】患者眼睑肿胀明显，皮温高、眶压高，提示感染蔓延至眼眶；球结膜充血以鼻侧明显，提示感染源自泪道。

第3问：在以下的处理中，**错误**的是

　　A. 滴用抗生素滴眼液

　　B. 口服抗生素

　　C. 加压包扎患眼

　　D. 有脓肿形成时切开排脓

　　E. 尽快行泪囊鼻腔吻合术

　　F. 行泪道冲洗检查

【解析】急性泪囊炎应先控制炎症，避免炎症扩散，因此，错误的处理是加压包扎患眼、手术和泪道冲洗。

第4问：如果施行眼分泌物涂片和细菌培养，结果存在多种可能，其中可能性最大的检查结果是

　　A. 肺炎双球菌　　　B. 流感嗜血杆菌

　　C. 表皮葡萄球菌　　D. 粪球菌

　　E. 金黄色葡萄球菌　F. 沙眼衣原体

【解析】金黄色葡萄球菌是急性泪囊炎最常见致病菌。

【案例5】患者，女性，75岁。右眼视力下降2年，不伴视物变形，无眼红、眼痛症状。眼部检查：右眼视力0.1，睑、球结膜无充血，角膜透明，前房中等深度，晶状体皮质混浊，晶状体核硬度为Ⅲ级，后囊膜下混浊，眼底窥不清。门诊诊断为右眼年龄相关性白内障，拟行手术治疗。术前冲洗泪道，自下泪点进针，可触及骨壁，冲洗液由上泪点反流，伴黏液脓性分泌物，冲洗液未进咽喉部。

第1问：此时患者的诊断是

　　A. 青光眼　　　　　B. 泪腺炎

　　C. 急性泪小管炎　　D. 急性泪囊炎

　　E. 慢性泪囊炎　　　F. 玻璃体混浊

【解析】患者无急性炎症的症状和体征，泪囊中有黏液脓性分泌物，所以考虑为慢性泪囊炎。

第2问：患者最佳的治疗方案是

　　A. 应用抗生素注射液冲洗泪道

　　B. 滴用抗生素滴眼液

　　C. 暂停白内障手术，继续滴用抗生素滴眼液

　　D. 立即行泪点栓塞及白内障手术

　　E. 应用抗生素注射液冲洗泪道后，行白内障手术

　　F. 暂停白内障手术，应先治疗炎症

【解析】先进行泪道手术，去除感染源，保证白内障手术安全。

［提示］患者行泪囊碘油造影提示泪囊明显萎缩，余无异常。该患者既往有心脏病史，遇惊吓、疼痛时，出现一过性的心绞痛。

第3问：对患者实施的最佳手术方案是

　　A. 泪囊鼻腔吻合术

　　B. 泪囊摘除术

　　C. 泪道探通术

　　D. 泪道激光术

　　E. 人工泪管植入术

　　F. 泪小点切开术

答案：　2. D　3. CEF　4. E　　【案例5】1. E　2. F　3. B

【解析】患者行泪囊碘油造影提示泪囊明显萎缩,既往有心脏病史,遇惊吓、疼痛时,出现一过性的心绞痛,为避免患者不能耐受泪囊鼻腔吻合术,所以最佳选择是泪囊摘除术。

[提示]患者接受泪囊手术后1年,术后下眼睑间歇性红肿,鼻侧结膜充血,压迫下睑内侧可见少量脓性分泌物溢出,泪小点水肿。

第4问:根据患者术后的眼部表现,目前该患者最可能的诊断是
  A. 急性结膜炎 B. 溃疡性睑缘炎
  C. 眦部睑缘炎 D. 泪小管炎
  E. 睑腺炎 F. 泪囊切除不全
【解析】泪囊摘除术后常见并发症是泪小管炎。

【案例6】患者,女性,50岁。因右眼睑外上方包块1年,视力下降、复视1个月就诊。患者于1年前,发现右眼睑肿大,后触及一软性包块且缓慢增大。近1个月,出现眼球突出、视力下降、复视情况。眼部检查:右眼视力0.6,左眼视力1.0。右眼球向鼻下方突出,眼球突出度15mm,向颞上方转动受限。右眼睑外上方可触及实质性包块,无压痛。右眼球结膜轻度水肿、充血,角膜透明,前房深度正常,晶状体透明,眼底检查未见异常。

第1问:患者最可能的诊断是
  A. Graves眼病 B. 急性泪腺炎
  C. 炎性假瘤 D. 泪腺多形性腺瘤
  E. 泪腺腺瘤 F. 泪腺腺样囊性癌
【解析】患者为泪腺区肿物,其生长缓慢,无压痛,考虑为良性肿物,而在泪腺肿物中,泪腺多形性腺瘤发病率较高。

第2问:为明确诊断,患者应做的眼部检查是
  A. 眼部B超

  B. 眼部超声活体显微镜检查
  C. 眼眶CT扫描
  D. 荧光素眼底血管造影
  E. 眼眶核磁共振检查
  F. 视觉诱发电位检查
【解析】对于泪腺区肿物最有诊断价值的是CT、B超及核磁共振检查。

[提示]患者检查结果:眼眶CT:右眼眶泪腺区类圆形、边界清楚软组织肿物,内密度均匀,泪腺窝轻度扩大,泪腺窝骨质变薄。由此高度怀疑为泪腺多形性腺瘤。

第3问:对于泪腺多形性腺瘤的治疗方案是
  A. 术前需行活组织病理学检查,以明确肿物性质后再行手术治疗
  B. 仅应用抗生素治疗
  C. 静脉应用皮质类固醇治疗
  D. 手术完整切除泪腺肿物
  E. 局部放射治疗
  F. 术后辅助化疗
【解析】对于泪腺多形性腺瘤,如果术前行活组织病理学检查,可增加其复发概率及癌变的概率,一般高度怀疑泪腺多形性腺瘤的患者不建议术前行活组织病理学检查。泪腺多形性腺瘤最主要的治疗方法是手术完整切除肿物。一般术后不行放疗及化疗。

第4问:对于泪腺多形性腺瘤的正确描述是
  A. 多发生于青年女性
  B. 怀疑为多形性腺瘤的患者,术前需行活组织病理学检查
  C. B超显示泪腺区类圆形或半球形病变,边界清楚,肿瘤内回声中等或较强回声
  D. CT扫描显示泪腺窝半球形或椭圆形高密度块影,边界清楚,均质或不均

答案: 4. D 【案例6】1. D 2. ACE 3. D 4. CDEF

质,可被造影剂强化,因肿瘤长期压迫,泪腺窝可扩大,泪腺窝骨壁变薄,甚至缺失,少数可呈虫噬样。

E. 多采用外侧开眶术,在手术显微镜下细心从骨膜外完整切除肿瘤及其导管包膜,以减少复发或恶变

F. 一般病程较长,肿瘤生长缓慢,无疼痛;少数患者可有压痛或自发痛

【解析】泪腺多形性腺瘤的高发人群为中年人,男性略多。术前行活组织病理检查,可能增加其复发、癌变的概率,治疗方法主要是外侧开眶术,在手术显微镜下细心从骨膜外完整切除肿瘤及其导管包膜,以减少复发或恶变。泪腺多形性腺瘤生长缓慢,B超可显示泪腺区类圆形或半球形病变,边界清楚,肿瘤内回声中等或较强回声。CT扫描显示泪腺窝半球形或椭圆形高密度块影,边界清楚,均质或不均质,可被造影剂强化,因肿瘤长期压迫,泪腺窝可扩大,泪腺窝骨壁变薄,甚至缺失。

[提示]该患者5年后,右眼睑外上方再次出现包块,肿物生长迅速,触之疼痛,行眼眶CT检查,显示眶缘骨质明显破坏。

第5问:该患者初步拟诊为

A. 泪腺多形性腺瘤

B. 急性泪腺炎

C. 炎性假瘤

D. Graves眼病

E. 泪腺腺瘤

F. 泪腺多形性腺癌

【解析】泪腺多形性腺瘤于5年后复发,肿物生长迅速,触之疼痛;眼眶CT扫描显示有骨质改变,此时应考虑有恶变的可能。

第6问:目前该患者的治疗方案是

A. 激光治疗

B. 仅应用抗生素治疗即可

C. 仅应用糖皮质激素治疗即可

D. 手术彻底切除肿物

E. 术后局部外放射治疗

F. 术后辅助应用化疗药物

【解析】泪腺多形性腺癌的恶性程度很高,患者预后很差,一旦怀疑为该病,术中应行冰冻病理检查,确诊后再行根治性手术,切除范围较大,术后可辅助放疗。

【案例7】患者,女性,50岁。因左眼睑外上方包块2个月,伴有局部肿胀、疼痛就诊。患者于2个月前,发现左眼睑外上方硬性肿块,生长速度较快,伴有疼痛,口服消炎药物,未见好转。眼部检查:右眼视力1.0,左眼视力0.6。左眼睑肿胀,球结膜水肿,眼球向前下方突出,眼球突出度17mm,转动受限,球结膜充血,水肿,角膜上皮缺损,干燥;眼睑外上方可触及质硬包块(图4-1,彩图见文末彩插图4-1),有触痛。右眼未见异常。

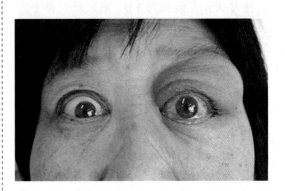

图4-1

第1问:对该患者最有诊断意义的检查是

A. 眼眶CT扫描

B. 血常规检查

C. 心电图检测

D. 视野检测

答案: 5. F　6. DE　【案例7】1. ABF

E. 眼底照相

F. 泪腺 B 超检查

【解析】首先应考虑患者病变组织为泪腺，根据其肿瘤的发展速度，考虑为恶性肿瘤的可能性较大。故应立即行眼眶 CT 扫描、泪腺 B 超检查，以明确肿物性质。另外，为排除因炎症引起的泪腺疾病，应行血常规检查，以发现白细胞计数是否明显增高。

[提示] 眼眶 CT（图 4-2）：示左眼泪腺区不规则肿物，边界不清，密度不均匀，并向眶尖部生长，外上方眶壁骨质破坏。

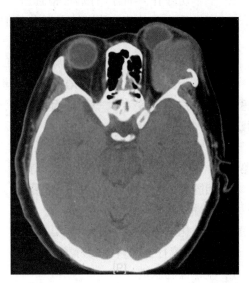

图 4-2

第 2 问：患者最可能的诊断是

A. 多形性腺瘤

B. 急性泪腺炎

C. 炎性假瘤

D. Graves 眼病

E. 泪腺腺瘤

F. 泪腺腺样囊性癌

【解析】该患者为 50 岁女性，泪腺区肿物生长速度较快，局部疼痛，肿物质硬，活动度差；眼眶 CT 示右眼泪腺区不规则肿物，边界不清，密度不均匀，外上方眶壁骨质破坏。所以高度怀疑为恶性肿瘤。

第 3 问：该患者拟诊为泪腺腺样囊性癌后，应行必要的检查及处置是

A. 头颅核磁共振检查

B. 于眼睑切口，取肿物组织行病理检查，以明确肿瘤性质

C. 肺部 CT 扫描

D. 肝脏 B 超

E. 鼻窦 CT 扫描

F. 颈部浅表组织 B 超

【解析】泪腺恶性肿瘤一般恶性程度较高，可向鼻窦、颈部淋巴组织、颅内、肺脏、肝脏等脏器转移，所以接诊后应对一些器官进行排查，观察肿瘤是否已经转移。为明确肿物性质，应立即行活组织病理检查。

[提示] 肿瘤活组织病理检查，诊断为泪腺腺样囊性癌。

第 4 问：该患者应采取的治疗措施是

A. 立即行眶内容物摘除及破坏骨质的彻底切除术

B. 局限切除肿瘤，保留眼球组织，以保留患者的视功能

C. 术后局部放射治疗

D. 术后给予大量糖皮质激素冲击治疗

E. 术中禁忌眶尖、眶上切迹及泪腺凹等部位有肿瘤组织残留

F. 术后不需要放疗和化疗

【解析】该患者肿瘤体积较大，范围较广，一经诊断为泪腺腺样囊性癌，应立即行根治性治疗，将眼内容物及破坏的骨质彻底切除，术中一定要注意眶尖、眶上切迹及泪腺凹等部位的肿物残留情况，术后辅助放疗。

答案：2. F 3. ABCDEF 4. ACE

【案例8】患者,女性,22 岁。双眼红,分泌物增多 4 天,左眼上睑颞侧肿胀 1 天就诊。患者于 4 天前,双眼红,分泌物增多,自行抗生素滴眼液治疗,效果不佳,近 1 天,左眼上睑颞侧肿胀明显,皮肤充血,疼痛。查体:视力右眼 1.0 左眼 1.0,左眼上睑颞侧皮肤充血,肿胀,皮温升高,上睑下垂,呈横"S"形,上睑颞侧触及肿大包块状改变,触痛明显。结膜充血,颞上充血明显,其余眼前节检查未见异常。双眼球无突出,运动好,无明显受限。

第1问:初步考虑患者是

A. 睑腺炎

B. 急性泪腺炎

C. 泪腺良性淋巴上皮病变

D. 泪腺多形性腺瘤

E. 眶蜂窝织炎

F. 泪腺腺样囊性癌

【解析】患者眼睑颞侧泪腺部肿胀,有明显红、肿、热、痛的炎症性表现,所以有可能的诊断为睑腺炎、急性泪腺炎和眶蜂窝织炎。

第2问:为明确诊断,患者应做的检查是

A. 分泌物细菌培养和药物敏感试验

B. 眼部超声活体显微镜

C. 眼眶 CT 扫描

D. 荧光素眼底血管造影

E. 眼部 MRI

F. 血常规白细胞计数

【解析】对于泪腺部的炎性改变,最可能是急性泪腺炎。临床上行分泌物细菌培养和药物敏感试验、眼部 MRI 和 CT 以及血常规白细胞计数对疾病的性质、病变部位做出明确诊断。

［提示］血常规检查白细胞计数明显升高,眼眶 MRI 表现:左侧睑部泪腺炎症性表现,T_1WI 呈低信号,T_2WI 为高信号。左眼眶 CT 检查:显示泪腺肿大、边缘不规则,相应眼睑肿胀。考虑患者为左眼急性泪腺炎。

第3问:目前该患者的治疗方法有

A. 激光治疗

B. 应用广谱抗生素静脉治疗

C. 仅应用糖皮质激素治疗即可

D. 暂不用药,待患者分泌物细菌培养和药物敏感试验结果,选择敏感药物

E. 手术切除肿大泪腺,行病理检查

F. 应进行全身检查,寻找是否存在其他感染灶

【解析】该患者考虑为急性泪腺炎,病程 1 天,可给予广谱抗生素静脉治疗,暂不考虑激素治疗,需要全身做一个全面检查,寻找是否有其他感染灶。

第4问:关于急性泪腺炎常见的病因有

A. 泪腺外伤创口或邻近组织炎症蔓延

B. 急性结膜炎

C. 远处化脓性病灶血行转移感染

D. 麻疹、流行性感冒等病毒感染

E. 流行性腮腺炎

F. 良性淋巴上皮病变

【解析】急性泪腺炎多由细菌、病毒感染所致,真菌罕见。致病菌以金黄色葡萄球菌或淋病双球菌常见。病原体可经泪腺外伤创口或邻近组织炎症蔓延而来,也可从远处化脓性病灶经血行转移而来,除此之外而无明确原因导致的泪腺急性炎症更为常见。儿童急性泪腺炎可伴有感染性单核细胞增多症、麻疹、流行性腮腺炎及流行性感冒等传染性疾病。良性淋巴上皮病变为慢性泪腺炎的病因。

答案:【案例8】 1. ABE 2. ACEF 3. BF 4. ABCDE

第 5 问：如该患者治疗不及时，或患者抵抗力差，可出现的并发症是

A. 泪腺脓肿

B. 海绵窦血栓形成

C. 基底脑膜炎

D. 败血症

E. 脓毒血症

F. 眶蜂窝织炎

【解析】眶周的感染性病灶，如处理不及时，或患者抵抗力较差，常会出现感染进一步加重，形成以上更为严重并发症。

答案： 5. ABCDEF

第五章 结膜疾病

一、单选题

1. 关于结膜囊内正常菌群的描述，**不正确**的是
   - A. 大约 90% 的正常人群结膜囊内可分离出细菌
   - B. 35% 人群的结膜囊可分离出一种以上的细菌
   - C. 结膜囊的正常菌群主要是金黄色葡萄球菌、类白喉杆菌和厌氧痤疮丙酸杆菌
   - D. 结膜囊正常菌群可释放抗生素样物质，保护结膜不受致病菌侵袭
   - E. 干眼、长期使用糖皮质激素可破坏结膜囊正常菌群的防御功能

【解析】本题考查考生对正常菌群的了解，结膜囊内的正常菌群主要是表皮葡萄球菌、类白喉杆菌和厌氧痤疮丙酸杆菌，在结膜囊内共同发挥营养、拮抗和免疫等生理作用。金黄色葡萄球菌也是结膜囊内的定植细菌，但数量较少，因此答案为 C。

2. 超急性细菌性结膜炎的常见菌种是
   - A. 流感嗜血杆菌和脑膜炎奈瑟菌
   - B. 金黄色葡萄球菌和假单胞菌属
   - C. 金黄色葡萄球菌和肺炎链球菌
   - D. 淋病奈瑟菌和假单胞菌属
   - E. 淋病奈瑟菌和脑膜炎奈瑟菌

【解析】超急性细菌性结膜炎由奈瑟菌属细菌引起，主要包括淋病奈瑟菌和脑膜炎奈瑟菌，其特征为潜伏期短，病情进展迅速，结膜充血水肿伴有大量脓性分泌物。

3. 关于慢性细菌性结膜炎的描述，**不正确**的是
   - A. 由急性结膜炎演变而来，或毒力较弱的病原菌感染所致
   - B. 多见于慢性泪囊炎或睑板腺功能异常者
   - C. 金黄色葡萄球菌和摩拉克菌是最常见的两种病原体
   - D. 由于病程长，需长期用药，在确定致病菌前不建议使用广谱抗生素
   - E. 表皮葡萄球菌不是常见的病原体

【解析】慢性细菌性结膜炎治疗基本原则与急性结膜炎相似，在等待实验室结果时，应开始局部使用广谱抗生素，确定病原菌属后给予敏感抗生素。

4. 以下疾病的体征中**不包含**耳前淋巴结肿大的是
   - A. 包涵体性结膜炎
   - B. 流行性角结膜炎
   - C. 儿童睑板腺感染
   - D. 淋球菌性结膜炎
   - E. 金黄色葡萄球菌性结膜炎

【解析】耳前淋巴结肿大是病毒性结膜

答案： 1. C 2. E 3. D 4. E

炎的重要体征,除此之外,包涵体性结膜炎,儿童睑板腺感染,淋球菌性结膜炎也可伴有耳前淋巴结肿大。因此答案为 E。

5. 患者,男性,21 岁。双眼异物感、畏光、流泪 1 天来诊。眼部检查可见结膜充血,滤泡形成,点片状结膜下出血,伴有耳前淋巴结肿大和压痛,发病前有发热不适和肌肉酸痛等全身症状。该患者首先考虑的诊断是
   A. 淋球菌性结膜炎
   B. 沙眼
   C. 流行性出血性结膜炎
   D. 包涵体性结膜炎
   E. 流感嗜血杆菌性结膜炎
   【解析】流行性出血性结膜炎潜伏期短,常见症状为眼痛,畏光,流泪,异物感等,结膜下点片状出血,多数患者有滤泡形成,伴有耳前淋巴结肿大,起病前可有发热、不适等全身症状,该患者均符合。淋球菌性结膜炎分泌物呈脓性;沙眼为慢性病程;包涵体性结膜炎为黏液脓性分泌物;流感嗜血杆菌性结膜炎发病前也可有发热等全身症状,其分泌物多为黏液脓性,因此 ABDE 均不作为首先考虑的诊断。

6. 关于病毒性结膜炎的描述,**不正确**的是
   A. 腺病毒感染型结膜炎主要表现为急性滤泡性结膜炎
   B. 通常有自限性
   C. 流行性角结膜炎、水痘 - 带状疱疹性睑结膜炎、咽结膜热属于急性病毒性结膜炎
   D. 腺病毒性角结膜炎主要表现为流行性角结膜炎和咽结膜热两大类型
   E. 流行性出血性结膜炎是由 70 型肠道病毒引起

【解析】水痘 - 带状疱疹性睑结膜炎属于慢性病毒性结膜炎。

7. 关于沙眼,以下描述**错误**的是
   A. 是一种慢性传染性角膜结膜炎
   B. 是导致盲目的主要疾病之一
   C. 感染率和严重程度同当地的卫生习惯密切相关
   D. 目前仍是我国的常见结膜病之一
   E. 地方流行性沙眼多由 D-K 型所致
   【解析】随着我国生活水平的提高、卫生常识的普及和医疗条件的改善,沙眼的发病率大大降低,但仍然是常见的结膜病之一,也是导致盲目的主要疾病之一。地方性沙眼多由 ABC 或 Ba 抗原型所致,D-K 型主要引起包涵体性结膜炎。因此答案为 E。

8. 关于包涵体性结膜炎,以下描述正确的是
   A. 是由 A、B、C 型沙眼衣原体引起
   B. 通过性接触或产道传播,游泳池不会传播本病
   C. 成人包涵体性结膜炎常有浆液样分泌物,可有结膜滤泡和乳头形成
   D. 新生儿包涵体性结膜炎不形成假膜,常伴耳前淋巴结肿大
   E. 新生儿包涵体性结膜炎上皮细胞的胞质内容易检出嗜碱性包涵体

【解析】包涵体性结膜炎由 D-K 型沙眼衣原体引起,通过性接触或产道传播,游泳池可间接传播本病,成人包涵体性结膜炎常有黏液脓性分泌物,新生儿包涵体性结膜炎严重者可形成假膜,其上皮细胞的胞质内容易检出嗜碱性包涵体。

9. 关于过敏性结膜炎,下列说法**不正确**的是
   A. 眼痒

答案: 5. C　6. C　7. E　8. E　9. C

B. 结膜充血、水肿,睑结膜乳头增生、滤泡形成

C. 耳前淋巴结肿大

D. 眼部瘙痒、眼睑水肿

E. 严重者可引起结膜上皮剥脱

10. 关于过敏性结膜炎的正确描述是
    A. 只表现为Ⅳ型变态反应
    B. 不出现角膜损害
    C. 结膜囊分泌物涂片发现嗜酸性粒细胞增多是诊断过敏性结膜炎的可靠方法
    D. 抗组胺及细胞稳定剂滴眼液不能减轻症状
    E. 药物不会引发过敏性结膜炎

11. 可累及角膜的眼病是
    A. 睑腺炎　　　　B. 干眼
    C. 睑裂斑　　　　D. 内眦赘皮
    E. 眦部睑缘炎

12. 水液缺乏性干眼的主要治疗方法**不包括**
    A. 泪液成分替代治疗
    B. 促进泪液分泌
    C. 缩短泪液在眼表的停留时间
    D. 抗炎与免疫抑制治疗
    E. 手术治疗

13. 治疗睑板腺功能障碍的**不正确**方法是
    A. 长期使用糖皮质激素滴眼液
    B. 眼睑的物理清洁
    C. 口服抗生素
    D. 不含防腐剂的人工泪液
    E. 抗生素滴眼液

14. 下列**不属于**结膜肿瘤的是
    A. 结膜色素痣　　B. 翼状胬肉

C. 结膜皮样瘤　　D. 结膜血管瘤

E. 结膜恶性黑色素瘤

15. 下列有关结膜结石的描述,**不正确**的是
    A. 结石位于睑结膜表面
    B. 结石质硬、境界清楚
    C. 应及时挑出
    D. 结石多见于中老年慢性结膜炎患者
    E. 严重者可擦伤角膜

二、多选题

1. 急性细菌性结膜炎分泌物的主要特征是
    A. 脓性　　　　　B. 水样
    C. 浆液性　　　　D. 黏液脓性
    E. 黏稠丝状

【解析】不同类型的结膜炎其分泌物各具特征,是进行临床诊断和鉴别诊断的重要依据之一,细菌性感染的分泌物主要呈脓性和黏液脓性,病毒性感染的分泌物主要呈水样或浆液性,黏稠丝状分泌物提示过敏性结膜炎。

2. 有关结膜充血的描述,正确的是
    A. 是急性结膜炎最常见的体征
    B. 原因是结膜血管循环受阻
    C. 特点是表层新生血管增多,扩张,以穹窿部明显
    D. 充血的表层结膜血管可随结膜机械性移动而移动
    E. 局部滴用肾上腺素后充血消失

【解析】结膜充血可有多种刺激因素引起,是急性结膜炎最常见的体征,特点是表层血管充血,以穹窿部明显,向角膜缘方向充血减轻,充血的表层结膜血管可随结膜机械性移动而移动,局部滴用肾上腺素后充血消失。因此答案为 ADE。

答案:　10. C　11. B　12. C　13. A　14. B　15. C
　　　　1. AD　2. ADE

3. 关于细菌性结膜炎的临床表现，描述正确的是
   A. 急性滤泡状结膜炎伴有卡他性或黏液脓性渗出物是多数细菌性结膜炎的特征性表现
   B. 最初单眼发病，通过手接触传播后波及双眼
   C. 分泌物早期多为黏稠丝状，随病情进展便呈黏液性或脓性
   D. 偶有眼睑水肿，累及角膜时可有视力下降
   E. 白喉杆菌可引起睑结膜真膜形成，去除易出血，愈合后不留瘢痕

【解析】急性乳头状结膜炎伴有卡他性或黏液脓性渗出物是多数细菌性结膜炎的特征性表现，最初单眼发病，通过手接触传播后波及双眼，偶有眼睑水肿，累及角膜时可有视力下降，分泌物早期为较稀的浆液状，随着杯状细胞分泌黏液及炎症细胞和坏死上皮细胞的增加，分泌物变成黏液性及脓性。白喉杆菌可引起结膜真膜形成，去除后创面粗糙，易出血，由于损伤往往累及结膜基质层，因此常有结膜瘢痕形成。

4. 关于病毒性结膜炎，以下描述正确的是
   A. 病变程度因个人免疫状况、病毒毒力大小不同而存在差异
   B. 具有自限性，因此用药目的为减轻后遗症，并不影响病程进展
   C. 临床分为急性和慢性病程，以前者多见
   D. 滤泡性结膜炎是主要体征之一
   E. 疾病早期均有耳前淋巴结肿大和压痛，是和其他类型结膜炎的重要鉴别点

【解析】病毒性结膜炎的病变程度因个人免疫状况、病毒毒力大小不同而存在差异，临床分为急性和慢性病程，以前者多见，滤泡性结膜炎是主要体征之一。常有耳前淋巴结肿大，是和其他类性结膜炎的重要鉴别点，但疾病早期或症状轻者无此表现，具有自限性，合理用药可以缩短病程，减轻后遗症。

5. 以结膜滤泡形成为主要体征的结膜疾病包括
   A. 病毒性结膜炎
   B. 沙眼
   C. 新生儿包涵体结膜炎
   D. 药物（碘苷、地匹福林、缩瞳剂等）导致的结膜炎
   E. 春季角结膜炎睑结膜型

【解析】大多数病毒性结膜炎、除新生儿包涵体结膜炎之外的衣原体结膜炎，一些寄生虫引起的结膜炎、碘苷、地匹福林、缩瞳剂等药物引起的结膜炎都造成滤泡形成。春季角结膜炎睑结膜型以乳头增生为主，受累结膜一般观察不到滤泡反应。

6. 关于流行性角结膜炎，正确的描述包括
   A. 又称"阿波罗11号结膜炎"
   B. 常合并角膜病变
   C. 出现角膜上皮下浸润时角膜敏感性正常
   D. 出现角膜上皮下浸润时禁忌使用糖皮质激素
   E. 常出现眼部开始受累侧较为明显的耳前淋巴结肿痛

【解析】阿波罗11号结膜炎特指由70型肠道病毒（偶由A24型柯萨奇病毒）引起的一种暴发流行的自限性眼部传染性结膜炎，因此A不正确，其余选项均为流行性角结膜炎的正确描述。

答案： 3. BD 4. ACD 5. ABD 6. BCE

7. 沙眼的特有体征包括
   A. 垂帘状角膜血管翳
   B. Herbert 小凹
   C. Vogt 线
   D. 睑结膜乳头增生
   E. Arlt 线

【解析】沙眼性角膜血管翳及睑结膜瘢痕，如 Herbert 小凹和 Arlt 线为沙眼的特有体征，因此答案为 ABE。

8. WHO 要求诊断沙眼的标准中包括
   A. 上睑结膜 5 个以上滤泡
   B. 典型的球结膜瘢痕
   C. 角膜缘滤泡或 Herbert 小凹
   D. 不同程度的角膜混浊
   E. 广泛的角膜血管翳

【解析】WHO 要求诊断沙眼时至少符合下述标准中的 2 条：①上睑结膜 5 个以上滤泡；②典型的睑结膜瘢痕；③角膜缘滤泡或 Herbert 小凹；④广泛的角膜血管翳。

9. 关于春季角结膜炎的正确描述是
   A. Ⅰ型超敏反应和Ⅳ型超敏反应共同作用
   B. 多为双眼发病，主要症状是眼部奇痒，夜间加重
   C. 临床上把春季角结膜炎分为睑结膜型、角结膜缘型及混合型
   D. 发病时可给予热敷及抗组胺类药及血管收缩剂
   E. 可局部应用非甾体抗炎药、糖皮质激素治疗

10. 有关泡性角结膜炎的正确描述是
    A. 是由微生物蛋白质引起的迟发型免疫反应性疾病
    B. 多见于女性、青少年及儿童，春夏季好发

C. 常见致病微生物包括：结核分枝杆菌、金黄色葡萄球菌、白念珠菌等
D. 初起为实性，隆起的红色小病灶周围有充血区
E. 角膜缘处可见三角形病灶，顶端易溃烂形成溃疡，多在 10～12 天内愈合，可留瘢痕

11. 2013 年中华医学会眼科分会角膜病学组提出了我国干眼的分类，将其分为
    A. 水液缺乏型
    B. 泪液动力学异常型
    C. 蒸发过强型
    D. 混合型
    E. 黏蛋白缺乏型

12. 干眼的检查方法有
    A. 眼轴长度测量　　B. 泪河高度
    C. 泪液分泌试验　　D. 泪膜稳定性检查
    E. 眼表印记细胞学检查

13. 诊断干眼的主要依据是
    A. 干涩感、异物感、烧灼感等症状
    B. 泪膜不稳定
    C. 泪液分泌量不足
    D. 泪液渗透压增加
    E. 眼表细胞的损害

14. 关于睑裂斑的正确描述是
    A. 睑裂斑常发生在睑裂部角膜缘两侧
    B. 睑裂斑呈黄白色，是由于脂肪沉着引起的
    C. 睑裂斑患者一般无自觉症状
    D. 睑裂斑影响视力
    E. 局部有炎症或影响美观可进行睑裂斑处理

答案： 7. ABE　8. ACE　9. ABCE　10. ABCD　11. ABCDE　12. BCDE　13. ABCDE　14. ACE

15. 有关翼状胬肉的正确描述是
    A. 翼状胬肉常见于颞侧睑裂部球结膜
    B. 翼状胬肉生长并深入角膜范围较大时可影响视力
    C. 按照翼状胬肉进展情况可将病变分为进行期和静止期
    D. 早期翼状胬肉患者多无自觉症状
    E. 翼状胬肉不会自行消退

三、共用题干单选题

（1～4题共用题干）

患者，男性，28岁。因双眼先后"红、怕光"3天来诊，自述1周前曾经有过"红眼病"接触史。目前患者视力：右眼1.0，左眼0.8，双眼眼睑水肿，结膜充血水肿，伴水样分泌物增多，耳前淋巴结肿大、压痛。

1. 该患者最可能的诊断是
    A. 春季角结膜炎
    B. 溃疡性睑缘炎
    C. 沙眼
    D. 急性卡他性结膜炎
    E. 流行性角结膜炎

【解析】该患者有过"红眼病"接触史，双眼先后发病，视力无明显下降，结膜充血，水样分泌物，耳前淋巴结肿大、压痛，根据病史和临床表现，最可能的诊断是急性起病，具有传染性的流行性角结膜炎，因此正确选项是E。急性卡他性结膜炎虽然同为急性起病，具有传染性，然而往往是黏液脓性分泌物，不伴耳前淋巴结肿痛，因此排除D选项。

2. 关于本病病原体的正确描述是
    A. 属于腺病毒感染
    B. 腺病毒血清型6感染者居多，所致结膜炎较重

C. 最常见的致病菌是肺炎双球菌、金黄色葡萄球菌和流感嗜血杆菌
    D. 目前已证明病原体在人体具有潜伏性
    E. 眼血清型包括A、B、Ba、C四个血清型

【解析】根据题干的病史和临床表现，该患者最可能的诊断是流行性角结膜炎，病原体为腺病毒，导致人类腺病毒性角结膜炎最多见的是血清型8，目前并未证明在人体具有潜伏性，C和E分别是细菌性和衣原体性结膜炎的病原体特征，因此正确选项是A。

3. 本病的临床表现**不包括**
    A. 结膜假膜（有时真膜）形成，可导致扁平瘢痕、睑球粘连
    B. 角膜出现弥散的斑点状上皮损害，可融合，并可形成上皮下浸润
    C. 角膜敏感性下降
    D. 少数情况下角膜浸润形成瘢痕，影响视力
    E. 较少伴上呼吸道感染

【解析】该患者为腺病毒性角结膜炎，通常不影响角膜敏感性，可有假膜形成，后期导致结膜瘢痕，和急性卡他性结膜炎不同，本病常累及角膜，形成点状角膜炎，发展为角膜浸润，极少数可形成角膜瘢痕而造成永久性视力下降，较少伴高热及上呼吸道感染。

4. 关于本病的治疗，**不正确**的说法是
    A. 早期足量广谱抗生素，根据病原学检查结果调整用药
    B. 采取措施减少感染传播，75%医用酒精擦拭是最简便有效的消毒方法
    C. 使用广谱抗病毒药物

答案：　15. BCDE
　　　　1. E　2. A　3. C　4. A

D. 结膜假膜形成是糖皮质激素使用指征

E. 外科治疗包括假膜去除和角膜上皮病变激光治疗

【解析】该患者为腺病毒性角结膜炎,具有强传染性,一经发现,必须采取措施减少感染传播,75% 医用酒精擦拭是最简便有效的消毒方法,治疗上选择广谱抗病毒药物,出现假膜时可考虑使用皮质类固醇滴眼液,可采用的外科治疗包括假膜去除和角膜上皮病变激光治疗。

(5~8 题共用题干)

患者,女性,30 岁。主诉:双眼红、烧灼感、畏光、流泪 3 天。晨起分泌物糊住眼睑,无明显视力下降,无发热及呼吸道症状,家庭其他成员有类似症状。

5. 根据该患者的病史、症状,首先考虑的诊断是

A. 沙眼　　　　B. 春季角结膜炎

C. 咽结膜热　　D. 流行性角结膜炎

E. 急性卡他性结膜炎

【解析】患者为急性病程,无发热等前驱症状,眼部黏液脓性分泌物增多,结合家庭成员有类似症状。

6. 有关该患者的病原体检测,以下描述**不正确**的是

A. 分泌物涂片和结膜刮片

B. 结膜刮片革兰氏染色

C. 分泌物涂片吉姆萨染色

D. 分泌物细菌培养和药物敏感实验

E. 角膜刮片检测病原体

【解析】此患者的病原体检测主要通过分泌物涂片和结膜刮片,角膜并非病损组织,不作为取材部位。因此正确选项是 E。

[假设]该患者的结膜刮片和分泌物涂片通过革兰氏和吉姆萨染色,可在显微镜下发现大量多形核白细胞和细菌。

7. 该患者应选择的治疗措施是

A. 本病具有自限性,无需治疗

B. 在等待实验室结果时,不应使用广谱抗生素,避免造成抗生素耐药

C. 在等待实验室结果时,给予局部足量广谱抗生素治疗

D. 包扎患眼,减轻眼部刺激症状

E. 为缩短病程,给予局部足量广谱抗病毒药物联合治疗

【解析】根据患者的病史和症状,最可能的诊断是急性细菌性结膜炎,在等待实验室结果时,应给予局部足量广谱抗生素治疗,实验室结果提示细菌感染,因此无需抗病毒联合用药。

8. 本病常见的体征包括

A. 后期常导致睑球粘连

B. 角膜敏感性下降

C. 耳前淋巴结肿大、压痛

D. 角膜上皮内囊肿形成,角膜上皮糜烂反复发作

E. 分泌物为黏液脓性,较少累及角膜

【解析】根据患者的病史、症状和实验室检查,该患者诊断是急性细菌性结膜炎,最常见的体征是黏液脓性分泌物增多,较少累及角膜,因此正确选项是 E。

四、案例分析题

【案例 1】患者,男性,30 岁。主诉:双眼红,伴晨起分泌物增多 2 天。无明显视力下降,发病前无体温升高,身体不适等全身症状,近期无全身用药史。同事中有类似症状者。

第1问：该患者就诊后，**不适合**进行的检查包括

  A. 视力检查   B. 裂隙灯检查

  C. 压平眼压   D. 眼底检查

  E. 指测眼压   F. 眼部B超

【解析】从该患者的病史分析，结合同事中有类似疾病者，考虑急性细菌性结膜炎的可能性大，且可能具有传染性，因此，不适合进行接触性眼部检查，如压平眼压，眼部B超等，以免污染检查器械，造成院内感染传播。

［提示］检查结果：双眼视力1.0，右眼睑略肿胀，球结膜明显充血，结膜囊可见较多黏液脓性分泌物，左眼睑无肿胀，结膜轻度充血，未见明显分泌物，双眼角膜透明，前房常深、房水清亮、瞳孔圆，对光反应灵敏，晶状体透明，眼底未见异常。

第2问：该患者此时最可能的诊断是

  A. 急性病毒性结膜炎

  B. 急性细菌性结膜炎

  C. 过敏性结膜炎

  D. Stevens-Johnson综合征

  E. 沙眼

  F. 脓漏眼

【解析】从患者急性发病的病史，结膜囊内大量黏液脓性分泌物，结膜充血，角膜透明等体征，首先考虑的诊断为急性细菌性结膜炎。病毒性结膜炎分泌物大多呈水样或浆液性，过敏性结膜炎分泌物呈黏稠丝状，Stevens-Johnson综合征常有全身用药史，沙眼为慢性病程，脓漏眼为超急性起病，特指新生儿淋球菌性结膜炎。

第3问：为明确诊断，需要做的辅助检查包括

  A. 结膜分泌物涂片细菌培养

  B. 结膜分泌物涂片真菌培养

  C. 结膜活检

  D. 结膜刮片

  E. 结膜分泌物涂片检查革兰氏染色和吉姆萨染色

  F. 结膜分泌物涂片药物敏感试验

【解析】为了病因诊断和正确治疗，需要进行病原学检查。结膜炎的病原学检查主要有结膜分泌物涂片和结膜刮片，行革兰氏染色和吉姆萨染色，必要时可作细菌和真菌的培养、药物敏感试验等。结膜活检常用于病理诊断，为干扰选项。

［提示］该患者结膜分泌物涂片检查革兰氏染色和吉姆萨染色可见大量多形核白细胞和细菌，未见真菌菌丝。细菌培养和药物敏感试验未回报。

第4问：该患者首诊治疗包括

  A. 滴用抗生素滴眼液

  B. 全身应用抗生素

  C. 等待实验室结果回报后，给予敏感抗生素治疗

  D. 包扎右眼，防止交叉感染

  E. 首选广谱氨基糖苷类或喹诺酮类药物，但不推荐联合使用，以免药物相互作用影响疗效

  F. 本病有自限性，故无需隔离

【解析】根据患者的病史、症状和体征，该患者应诊断为急性细菌性结膜炎，其治疗原则为去除病因、抗感染治疗。在等待实验室结果时，首诊医生即应开始给予局部应用广谱抗生素滴眼液，可联合使用氨基糖苷类和喹诺酮类药物以尽快控制感染，确定致病菌属后给予敏感抗生素，必要时全身用药，急性期忌包扎患眼，应进行隔离。因此，正确选项为A。细菌性结膜炎一经发现，应去除病因，抗感染治疗，在等待实验室结果

答案：【案例1】1. CF 2. B 3. ABDEF 4. A

时,开始使用广谱抗生素,可联合使用氨基糖苷类和喹诺酮类药物,以增强疗效,确定致病菌后再给予敏感抗生素。

【案例 2】患儿,男性,足月顺产后 4 天。自出生后开始发生双眼红,眼部大量脓性分泌物,伴畏光,流泪,逐日加重。

第 1 问:该患儿最可能的诊断为

    A. 沙眼

    B. 新生儿泪囊炎

    C. 淋球菌性结膜炎

    D. 过敏性结膜炎

    E. Stevens-Johnson 综合征

    F. 急性病毒性结膜炎

【解析】根据患儿产道生产史、急性病程、结膜囊大量脓性分泌物等临床表现,最可能的诊断是"淋球菌性结膜炎"。

第 2 问:有关患儿感染的病原体,以下描述正确的是

    A. 奈瑟菌属细菌　　B. 脑膜炎球菌

    C. 淋球菌　　　　　D. 金黄色葡萄球菌

    E. 包涵体　　　　　F. 铜绿假单胞菌

【解析】结合病史和临床表现,本题的各提问均针对新生儿淋球菌性结膜炎,致病菌为奈瑟菌属细菌(淋球菌),脑膜炎球菌结膜炎也可以引起超急性细菌性结膜炎,但多见于儿童。

第 3 问:该患儿可伴有的体征包括

    A. 耳前淋巴结肿大和压痛

    B. 结膜高度水肿,突出于睑裂之外

    C. 树枝状角膜溃疡

    D. 角膜浸润

    E. 角膜穿孔

    F. 前房积脓

    G. 全身皮肤多形性红斑

【解析】新生儿淋球菌性结膜炎可伴有耳前淋巴结肿大和压痛,结膜高度水肿,突出于睑裂之外,角膜浸润,治疗不及时可发生角膜穿孔,其他并发症包括前房积脓性虹膜炎、泪腺炎和眼睑脓肿。树枝状角膜溃疡为病毒性角膜炎的特征性损伤,全身皮肤多形性红斑提示药物反应,如 Stevens-Johnson 综合征。

第 4 问:有关新生儿淋球菌性结膜炎的治疗,以下描述**不正确**的是

    A. 等待实验室确定病原菌后进行全身和局部抗生素治疗

    B. 冲洗结膜囊

    C. 包扎患眼,以免不慎伤及角膜

    D. 青霉素 G 10 万 U/(kg·d),静脉滴注或分 4 次肌注,共 7 天

    E. 头孢曲松钠或头孢噻肟钠静脉滴注或肌注

    F. 本病青霉素治疗有效,因此药物敏感试验的重要性不被强调

【解析】新生儿淋球菌性结膜炎的治疗原则为早期局部充分使用广谱抗生素,而不应等待病原菌确定后再进行治疗,急性期忌包扎患眼,本病进展迅速,可累及多器官,虽然青霉素治疗有效,然而近年来,奈瑟菌属出现青霉素耐药菌群,因此药物敏感试验仍非常重要。

【案例 3】患者,男性,35 岁。电脑程序员,以双眼红、痒、视疲劳、干涩,流泪 4 个月为主诉来诊,面部可见痤疮和酒糟鼻。否认糖尿病、高血压病史,否认类风湿关节炎、强直性脊柱炎等自身免疫性疾病病史。

第 1 问:为明确诊断,该患者需要进行的检查包括

    A. 视力检查

答案:【案例 2】 1. C　2. AC　3. ABDEF　4. ACF　　【案例 3】 1. ABCDEFG

B. 裂隙灯检查

C. Schirmer 试验

D. 泪膜稳定性检查

E. 眼表上皮活性染色

F. 泪道冲洗

G. 结膜刮片进行革兰氏和吉姆萨染色

【解析】该患者慢性起病，主诉：眼干、眼红、流泪，面部可见痤疮和酒糟鼻。结合患者的职业，考虑存在干眼、睑板腺功能障碍，视疲劳，不排除泪道阻塞，因此，首诊检查应包括与以上疾病相关的检查内容。

[提示] 检查结果：双眼裸眼视力 0.3，矫正视力 1.0；双眼结膜充血，睑缘部可见中量泡沫状分泌物，睑缘增厚，睑板腺开口可见脂栓（图 5-1）；BUT：双眼 2 秒，Schirmer 试验双眼 7mm，角膜荧光素染色未见着染；泪道冲洗双眼通畅。

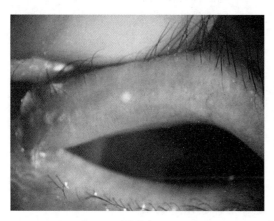

图 5-1

第 2 问：该患者此时的诊断可能包括

A. 屈光不正

B. 慢性细菌性结膜炎

C. 干眼

D. 睑板腺功能障碍

E. 病毒性角膜炎

F. 慢性泪囊炎

【解析】从该患者的视力检查可以诊断屈光不正，其慢性病程和结膜充血等体征可诊断慢性细菌性结膜炎，有干眼症状伴 BUT<5 秒，可诊断干眼，睑缘部泡沫状分泌物伴睑板腺开口脂栓形成提示睑板腺功能障碍。

第 3 问：该患者发生慢性结膜炎的病因**不包括**

A. 视疲劳

B. 泪道疾病

C. 睑板腺功能障碍

D. 干眼

E. 既往曾有急性结膜炎

F. 长时间使用电脑

G. 脂溢性皮炎、酒糟鼻

【解析】该患者慢性细菌性结膜炎可由急性结膜炎演变而来，或毒力较弱的病原菌感染所致，如睑板腺功能异常，而脂溢性皮炎和酒糟鼻与睑板腺功能障碍的发病密切相关，视疲劳、干眼和长时间使用电脑都将降低结膜的正常防御功能，导致慢性结膜炎的发生，虽然慢性泪囊炎是慢性细菌性结膜炎的病因之一，但患者泪道冲洗无异常所见，因此泪道疾病证据不足。

第 4 问：有关该患者的结膜刮片检查，以下说法正确的是

A. 革兰氏染色可见大量淋巴细胞和阳性球菌

B. 革兰氏染色可见大量多形核白细胞和阳性杆菌

C. 革兰氏染色可见大量多形核白细胞和球菌

D. 吉姆萨染色可见大量单核细胞和阳性球菌

E. 吉姆萨染色可见大量多形核白细胞和球菌

答案： 2. ABCD 3. B 4. E

F. 吉姆萨染色可见大量单核细胞和杆菌

【解析】本题考查考生对于革兰氏染色和吉姆萨染色的了解，革兰氏染色用于鉴别细菌种属，吉姆萨染色用于分辨细胞形态和类型，细菌性结膜炎涂片以多形核白细胞占多数，因此只有E是正确的描述。

第5问：该患者的治疗包括

A. 验光配镜

B. 人工泪液

C. 眼部热敷，睑板腺按摩

D. 需长期治疗

E. 本病有自限性

F. 口服多西环素

G. 局部使用糖皮质激素眼液

【解析】根据患者的诊断，进行相应的治疗，包括验光配镜缓解视疲劳；人工泪液、睑板腺热敷按摩、口服多西环素和局部使用糖皮质激素眼液治疗干眼、睑板腺功能障碍和酒糟鼻；慢性结膜炎无自限性，需长期治疗，但应注意药物的眼表毒性。

【案例4】患者，男性，30岁。主诉：双眼红、疼痛、畏光伴水样分泌物增多3天。双眼先后起病，起病前2天有发热和咽喉肿痛史，伴有耳前淋巴结肿大和压痛，无明显视力下降。

第1问：该患者就诊后，为明确诊断，需要进行的检查包括

A. 视力检查

B. 裂隙灯检查

C. 压平眼压

D. 角膜荧光素染色

E. 结膜刮片进行革兰氏和吉姆萨染色

F. 眼部B超

【解析】患者急性发病，具有眼红，水样分泌物增多，伴耳前淋巴结肿大压痛等临床表现，可初步判断患者为急性病毒性结膜炎，应进行视力、裂隙灯，角膜荧光素染色等常规检查，结膜刮片进行革兰氏和吉姆萨染色进行病原学诊断。为防止传染，避免接触性眼科检查，如压平眼压、眼部B超。

［提示］检查结果：双眼视力1.0，双眼结膜充血水肿，可见结膜下滤泡和结膜下出血，上睑结膜可见膜性渗出物，剥离时创面出血，角膜透明，荧光素染色阴性，前房常深、房水清亮，瞳孔圆，对光反应灵敏，晶状体透明。

第2问：该患者此时最可能的诊断是

A. 春季角结膜炎

B. 急性卡他性结膜炎

C. 流感嗜血杆菌性结膜炎

D. 包涵体性结膜炎

E. 病毒性角结膜炎

F. Stevens-Johnson综合征

【解析】根据急性病程，水样分泌物，耳前淋巴结肿大等临床表现可诊断为病毒感染。随疾病的发展，腺病毒结膜炎已代替白喉棒状杆菌和β-溶血性链球菌性结膜炎成为膜形成的最常见病因。

第3问：该患者结膜刮片进行革兰氏和吉姆萨染色的结果可能是

A. 多形核白细胞占多数

B. 淋巴细胞占多数

C. 中性粒细胞和淋巴细胞各占一半

D. 可见大量嗜酸性粒细胞

E. 可见包涵体

F. 可见大量革兰氏阳性球菌

G. 可见大量革兰氏阴性杆菌

【解析】不同类型的结膜炎，其细胞反应也不相同。细菌性结膜炎涂片多形核白细

胞占多数，病毒性结膜炎则是单核细胞特别是淋巴细胞占多数，假膜形成时中性粒细胞增多，提示结膜坏死，衣原体性结膜炎涂片中性粒细胞和淋巴细胞各占一半，过敏性结膜炎涂片可见嗜酸和嗜碱性粒细胞。该患者为病毒性结膜炎，结膜刮片不可见包涵体和大量细菌。

［提示］该患者结膜刮片进行革兰氏和吉姆萨染色可见淋巴细胞占多数。

第4问：以下局部用药方案中，适合该患者的是

A. 左氧氟沙星滴眼液 + 妥布霉素滴眼液

B. 莫西沙星滴眼液 + 妥布霉素滴眼液

C. 肥大细胞稳定剂 + 抗组胺剂

D. 更昔洛韦眼用凝胶 + 干扰素滴眼液

E. 糖皮质激素滴眼液 + 左氧氟沙星滴眼液

F. 更昔洛韦眼用凝胶 + 非甾体抗炎药

【解析】本例所描述的症状、体征和实验室检查为病毒性结膜炎的典型临床表现，诊断病毒性结膜炎，急性期可使用抗病毒药物抑制病毒复制如阿昔洛韦、更昔洛韦眼用制剂和干扰素滴眼剂，可辅以非甾体抗炎药减轻症状。

［提示］患者使用更昔洛韦眼用凝胶 + 干扰素滴眼液后眼部红痛感减轻，但2周后突然出现畏光加重，伴视力下降，角膜中央部可见多灶性圆点状上皮下浸润，荧光素染色阳性。

第5问：此时对于该患者的治疗，正确的是

A. 加大局部抗病毒药物用量

B. 联合使用全身用抗病毒药物

C. 加用抗细菌滴眼液

D. 加用糖皮质激素滴眼液

E. 禁用糖皮质激素滴眼液

F. 加用抗真菌滴眼液

【解析】腺病毒结膜炎发病数天后角膜可出现弥散的斑点状上皮损害，2周后可发展为以角膜中央部为主的多灶性圆点状上皮下浸润，伴视力下降和眼部刺激症状加重。上皮下浸润由迟发性过敏反应引起，主要是淋巴细胞在前弹力层和前基质层的浸润，使机体对病毒抗原的免疫反应，此时可考虑在抗病毒的基础上加用糖皮质激素滴眼液，病情好转后逐渐减量，同时注意激素的副作用。

【案例5】患者，男性，30岁。主诉：双眼经常发红、烧灼感和异物感1年。眼科检查：双眼视力1.0，结膜充血，结膜肥厚，乳头增生，滤泡模糊，以上穹窿及睑板上缘结膜显著，上睑结膜的睑板下沟处结膜少量线状瘢痕，可见垂帘状角膜血管翳。

第1问：根据该患者的病史、症状和体征，首先考虑的诊断是

A. 慢性细菌性结膜炎

B. 春季结膜炎

C. 沙眼

D. 包涵体性结膜炎

E. 巨乳头性结膜炎

F. 瘢痕性类天疱疮

【解析】患者为慢性病程，垂帘状角膜血管翳及睑结膜瘢痕为沙眼的特有体征，因此首先考虑的诊断是C。

第2问：有关该患者的病原体检测，以下描述正确的是

A. 结膜刮片后行吉姆萨染色简单易行，但无法显示包涵体

B. 沙眼衣原体培养为确诊金标准，且技术要求不高，可广泛使用

C. 改良的 Diff-Quik 染色可检测包涵体

答案： 4. DF 5. D 【案例5】1. C 2. CDF

D. 荧光标记的单克隆抗体试剂盒检测细胞刮片衣原体抗原具有高度敏感性和特异性

E. 结膜刮片后行革兰氏染色可以显示包涵体

F. 结膜刮片的吉姆萨染色涂片中淋巴细胞和中性粒细胞各占一半

【解析】沙眼患者结膜刮片后，进行吉姆萨（Giemsa）染色可显示包涵体，涂片中淋巴细胞和中性粒细胞各占一半；改良的Diff-Quik染色将检测包涵体的时间缩短至几分钟；荧光标记的单克隆抗体试剂盒检测细胞刮片衣原体抗原具有高度敏感性和特异性；沙眼衣原体的培养是重要的实验室检查，但技术要求高，不能广泛应用；革兰（Gram）氏染色用于鉴别细菌种属，不能显示包涵体。

第3问：该病常见的并发症包括

A. 睑内翻与倒睫、上睑下垂、睑球粘连

B. 实质性结膜干燥症、角膜营养不良、干眼

C. 实质性结膜干燥症、慢性泪囊炎、角膜混浊

D. 角膜前弹力层被玻璃样或弹性组织代替，干眼

E. 角膜上皮内囊肿形成，角膜上皮糜烂反复发作

F. 角膜板层毛刷状新生血管，角膜溶解

【解析】沙眼的常见并发症包括睑内翻与倒睫、上睑下垂、睑球粘连、角膜混浊、实质性结膜干燥症、慢性泪囊炎等；角膜营养不良为基因异常所致疾病，角膜上皮内囊肿形成、角膜上皮糜烂反复发作与角膜营养不良相关；角膜板层毛刷状新生血管是角膜基质炎的并发症之一，均非沙眼的并发症。

第4问：关于该患者的治疗，正确的是

A. 本病具有自限性，无需治疗

B. 该患者为沙眼非活动期，仅需局部用药

C. 该患者的局部治疗疗程至少10～12周

D. 该患者需全身应用抗生素治疗，疗程3～4周

E. 培养良好的卫生习惯，避免接触传染

F. 治疗缓解后可不发生再度感染，无需重复治疗

【解析】沙眼是持续时间长的慢性传染性疾病，已有600万～900万人因沙眼致盲。相应治疗和改善卫生环境后，沙眼可缓解或症状减轻，避免严重并发症。沙眼的局部治疗至少10～12周，该患者为活动期沙眼，应联合全身抗生素治疗，疗程3～4周。在流行地区，再度感染常见，需要重复治疗。

【案例6】患儿，男性，10岁，小学生。双眼异物感伴奇痒3天就诊（患儿家长代诉），患儿近几年双眼反复发作痒、红、流泪、有黏稠状分泌物，眼部检查：右眼视力0.5，左眼视力0.4；双眼结膜充血、水肿，上睑结膜有铺路石样巨乳头增生，角膜上皮可见弥漫型点状角膜炎。

第1问：需要考虑的诊断是

A. 春季角结膜炎

B. 流行性角结膜炎

C. 急性卡他性结膜炎

D. 淋球菌性结膜炎

E. 慢性卡他性结膜炎

F. 巨乳头性角结膜炎

【解析】春季角结膜炎是一种个体特异反应性、慢性、双侧性结膜炎症，表现为结膜充血、水肿，多见于儿童和青少年，免疫

反应特征为Ⅰ型和Ⅳ型变态反应。注意与巨乳头性角结膜炎相鉴别,后者有明确的角膜接触镜佩戴史,常为眼内缝线、义眼和异物等所引起。

第2问:以下关于春季角结膜炎的正确描述是

    A. 可危害角膜,严重时影响视力

    B. 主要患者为青少年,春季较重

    C. 结膜活检可发现嗜酸性粒细胞

    D. 每年春季发病,需终身用药

    E. 一般无家族过敏史

    F. 应用糖皮质激素可以减轻症状

【解析】春季角结膜炎一般多为青少年发病,成年后可自愈,可引起角膜炎,进而影响视力,发病时应按照普通过敏性结膜炎治疗,病情严重时可滴用糖皮质激素滴眼液。

第3问:按照病变部位可分为以下哪几种类型

    A. 睑结膜型   B. 球结膜型

    C. 角结膜缘型   D. 混合型

    E. 速发型   F. 迟发型

【解析】临床将春季角结膜炎分为睑结膜型,角结膜缘型及混合型。睑结膜型临床特点:睑结膜呈粉红色,上睑结膜呈巨大乳头状铺路石样排列:乳头形状不一,外观扁平,包含有毛细血管丛;下睑结膜可出现弥散的小乳头。角结膜缘型临床特点:常见于黑色人种,主要表现是角结膜缘有黄褐色或污红色胶样增生,以上方角膜缘明显。混合型临床特点:睑结膜和角膜同时出现上述两型检查所见。

  [提示]经进一步检查,发现患儿眼分泌物中有大量嗜酸性粒细胞,过敏原检查显示患儿对花粉、烟尘等过敏。

第4问:对该患儿应采取的正确治疗措施是

    A. 避免接触过敏原

    B. 选用抗组胺类药物

    C. 热敷以减轻症状

    D. 必要时全身用药

    E. 选用糖皮质激素滴眼液

    F. 未发病季节也可局部预防性用药

【解析】患者避免接触过敏原是治疗关键。眼部冷敷能够使局部温度降低,血管收缩,减轻瘙痒,灼热等症状。眼部用药是最常见的治疗方法,根据药物作用机制,主要分为下述几类:抗组胺药,肥大细胞稳定剂,非甾体抗炎药,糖皮质激素类等药物,病情较重的患者可使用免疫抑制剂。口服药物主要为抗组胺药,一般可提高患者用药的顺应性,在大多数情况下应用有效。

【案例7】患者,女性,52岁。近一年来感觉双眼干涩,异物感,睁眼困难,同时伴有口干,关节痛,皮肤皮疹等症状。眼部检查:右眼视力0.5,左眼视力0.3;裂隙灯显微镜检查:可见双眼无分泌物;结膜干燥;角膜上皮点状混浊,晶状体轻度混浊;眼底未见异常。

第1问:患者最可能的诊断是

    A. 结膜炎   B. 角膜炎

    C. Sjögren 综合征   D. 角膜异物

    E. 干眼   F. 虹膜睫状体炎

【解析】Sjögren 综合征又称干燥综合征,是一个主要累及外分泌腺体的慢性炎症性自身免疫性疾病,又名自身免疫性外分泌腺体上皮细胞炎或自身免疫性外分泌病。临床除有唾液腺和泪腺受损,致其功能下降,从而出现口干,眼干外,尚有其他外分泌腺及腺体外其他器官受累,进而出现多系统损害症状。该患者为更年期女性,除双眼干涩

答案: 2. ABCF   3. ACD   4. ABDEF   【案例7】1. C

外,还存在口干,关节痛等全身症状,应考虑诊断为 Sjögren 综合征。

第 2 问:该患者还需要做的检查是
 A. 泪膜破裂时间
 B. 心电图检测
 C. 泪液分泌试验
 D. 角膜荧光素染色
 E. 风湿免疫科会诊
 F. 眼部超声生物显微镜(UBM)检查

【解析】Sjögren 综合征除了做干眼检查外,还应请风湿免疫科会诊,有利于干眼的治疗。

[提示]眼部检查和风湿免疫科会诊结果:该患者口干,眼干持续 3 个月以上,吞咽干性食物困难,每日需用人工泪液滴眼 3 次或 3 次以上,Schirmer I 试验阳性,角膜荧光染色阳性,抗 SSA 阳性,确诊为干燥综合征。

第 3 问:对于 Sjögren 综合征引起的眼干燥症状,可以采取的治疗措施是
 A. 佩戴眼罩减少泪液蒸发
 B. 使用自家血清滴眼
 C. 应用人工泪液
 D. 封闭泪小点
 E. 使用促进泪液分泌药物
 F. 重症患者使用绷带型角膜接触镜

第 4 问:患者平时生活中应注意的问题是
 A. 规律生活,劳逸结合
 B. 避免长时间使用空调
 C. 调节自身免疫力
 D. 热水洗脸
 E. 药店买保健滴眼液
 F. 尽量避免眼部在空气中暴露时间过长

【解析】Sjögren 综合征患者应尽量增加泪液分泌和减少泪液蒸发,如使用人工泪液,减少空调和暖气的使用,避免眼部在空气中暴露时间过长,佩戴硅胶眼罩及湿房镜,轻症患者还可以使用绷带性角膜接触镜。

【案例 8】患者,女性,53 岁。主因双眼干涩不适 10 年就诊。眼部检查:右眼视力 0.4,左眼视力 0.5;双眼无分泌物,球结膜充血并穹窿部干燥,无泪河,角膜清,晶状体无混浊,眼底未见异常。泪膜破裂时间(BUT)为 5 秒,泪液分泌试验 I:右眼滤纸润湿长度 6mm,左眼滤纸润湿长度 5mm。

第 1 问:该患者最可能的诊断是
 A. 虹膜炎   B. 角膜炎
 C. 干眼   D. 白内障
 E. 玻璃体混浊 F. 青光眼

【解析】干眼是指任何原因造成的泪液质或量异常或动力学异常,导致泪膜稳定性下降,并伴有眼部不适和 / 或眼表组织病变的多种疾病的总称,又称干眼。常见症状包括眼部干涩,易疲倦,眼痒,有异物感,灼热感,分泌物黏稠,怕风,畏光,对外界刺激敏感;有时眼部太干,基本泪液不足,反而刺激反射性泪液分泌,造成时长流泪现象;较严重者眼部红肿,充血,角质化,角膜上皮破损且有丝状物黏附,这种损伤日久可造成角结膜病变,并影响患者视力。该患者眼部充血且无分泌物,应首先考虑为干眼。

第 2 问:下列属于干眼的检查结果是
 A. Schirmer I 试验显示滤纸湿润长度小于 5mm
 B. 泪膜破裂时间小于 10 秒
 C. 结膜充血
 D. 丝状角膜炎
 E. 泪道不通

答案: 2. ACDE 3. ABCDE 4. ABCDF 【案例 8】1. C 2. ABCDF

F. 角膜荧光素染色阳性

【解析】Schirmer I 试验正常值为 10～15mm，小于 10mm 为低分泌，小于 5mm 为干眼。泪膜破裂时间小于 10 秒为泪膜不稳定。荧光素染色阳性代表角膜上皮缺损。还可以观察泪河的高度。干眼和角膜接触镜佩戴者的泪液渗透压较正常人增加 24mOsm/L，如大于 312mOsm/L，可诊断为干眼。角膜改变有上皮角化、水疱、丝状角膜炎、溃疡、混浊等。结膜有充血、乳头增生、结膜囊松弛堆积形成皱褶等异常表现。

第3问：关于干眼的正确描述是

  A. 首先确定病因，对症治疗

  B. 最常用的治疗药物为人工泪液

  C. 不会引起角膜疾病

  D. 分泌物较多

  E. 可能影响视力

  F. 可能与生活习惯有关

【解析】干眼可能与生活习惯或全身状况有关，平时应注意用眼习惯和用眼卫生，避免疲劳用眼和熬夜。干眼可能引起角膜炎，进而影响视力。因此，要及时治疗，首要治疗方式为局部应用人工泪液滴眼。

[提示] 干眼的病因多种多样，可能与自身泪腺分泌不足有关，也可能与生活环境与生活方式有关，因此，病因治疗是关键。

第4问：干眼的正确治疗方法是

  A. 遵医嘱滴用人工泪液

  B. 减少户外活动，避免因空气流动引起的泪液蒸发

  C. 佩戴硅胶眼罩

  D. 减少在空调房间停留的时间

  E. 注意用眼卫生

  F. 寻找病因，个性化对症治疗

【解析】干眼是慢性疾病，多需长期治疗，首先应消除诱因，如避免长时间使用电脑，少接触空调及烟尘环境等。泪液成分的替代疗法是应用自体血清或人工泪液，严重者应尽量使用不含防腐剂的人工泪液。佩戴湿房镜，硅胶眼罩，治疗性角膜接触镜等。以延长泪液在眼表的停留时间，还应注意避免服用可减少泪液分泌的药物，如降血压药，抗抑郁药，阿托品类药等；有免疫因素参与的干眼类型可加用免疫抑制剂或短期局部应用糖皮质激素滴眼液。

【案例9】患者，女性，50 岁。渔民。患者左眼鼻侧球结膜表面赘生物多年，因无明显自觉症状，故未做任何治疗。近 3 个月发现赘生物生长迅速，且已伸入角膜内，故来院就诊。眼部检查：双眼视力均 0.8；左眼鼻侧球结膜充血，肥厚，呈束状深入角膜缘内 1.5mm；双眼前房房水清亮；晶状体及眼底均正常。

第1问：患者最可能的诊断是

  A. 睑裂斑　　　　B. 结膜炎

  C. 翼状胬肉　　　D. 角膜炎

  E. 睑腺炎　　　　F. 结膜结石

【解析】翼状胬肉为睑裂部球结膜与角膜表面的一种赘生组织，侵犯角膜后日渐增大，甚至可覆盖至瞳孔区而严重影响视力；使睑裂部球结膜及结膜下组织发生变性、肥厚、增生，向角膜内发展，呈三角形。多见于户外劳动者，以渔民、农民发病最多，可能与风、尘、日光、烟雾等长期的慢性刺激有关。

第2问：翼状胬肉可能会影响视力，其原因是

  A. 散光

  B. 远视眼

  C. 翼状胬肉的头部遮盖瞳孔区

答案：　3. ABEF　4. ABCDEF　【案例9】1. C　2. AC

D. 近视眼

E. 老视眼

F. 弱视

【解析】翼状胬肉发展到一定程度后会影响患者视力，主要由于其头部侵入角膜，遮盖瞳孔区而使视力下降。翼状胬肉头部侵入角膜后，可以产生一定程度的散光而影响视力。

第3问：目前适当的处理方式是

A. 挑除胬肉

B. 手术切除

C. 对合并感染性结膜炎的患者局部应用抗生素滴眼液

D. 冷冻

E. 滴用非甾体抗炎药滴眼液

F. 佩戴防护眼镜

【解析】翼状胬肉是球结膜组织病变所致的呈三角形侵入角膜的薄层纤维血管组织，属于眼科的常见病和多发病。此患者胬肉较小，刚长入角膜，可以不予切除，局部应用抗炎药抑制生长即可。进行期或接近瞳孔区且影响视力的胬肉应予以手术切除。

［提示］近1周患者出现眼部充血、干涩、流泪症状。

第4问：目前对患者实施的正确处理方法是

A. 不需要进行处理

B. 滴用抗生素滴眼液

C. 手术切除

D. 冷敷

E. 热敷

F. 滴用非甾体抗炎药滴眼液

G. 全身应用抗生素

【解析】小而静止的翼状胬肉无需治疗，进行期或接近瞳孔区且影响视力的胬肉应给予适当治疗。

【案例10】患者，男性，55岁。左眼翼状胬肉十余年，平时常觉眼部干涩、流泪，未进行特别处理，近期到本院就诊。眼部检查：右眼视力0.5，左眼视力0.3；左眼鼻侧球结膜肥厚、充血，隆起部已接近瞳孔缘，前房，晶状体及眼后节均未见异常。

第1问：该患者的最佳治疗方案是

A. 挑除胬肉

B. 局部应用抗生素滴眼液

C. 手术切除＋角膜缘干细胞移植术

D. 不做任何处理

E. 佩戴角膜接触镜

F. 行羊膜移植术

【解析】手术切除＋角膜缘干细胞移植术是通过患眼健侧角膜缘干细胞植片的增殖、分化及细胞的向心性移行来修复，稳定受损伤的角膜表面，组织新生血管的侵入有利于阻止胬肉的再次复发。

第2问：手术治疗前应向患者交代可能出现的问题有

A. 术中出血，术后出血感染

B. 术中切除不净，二次手术

C. 术后复发

D. 内直肌损伤，眼球运动受限

E. 角膜溃疡穿孔

F. 角膜斑翳形成

G. 睑球粘连，眼球运动受限

【解析】翼状胬肉切除术应注意以下问题：在切开、分离角膜面的胬肉组织时，一定要彻底完整；剥离胬肉组织后的角膜表面要干净、平整，这是防止复发的有效措施。清除角膜表面残留组织时，应尽量减少对角膜实质层的损害，否则术后可能会因角膜瘢痕的形成而使角膜发生变形，从而出现散光。从角膜表面剥离胬肉组织时，剥离部位不能太深，以免进入角膜深层，更不能穿

答案：　3. BCEF　4. BF　【案例10】1. C　2. ABCDEFG

通角膜。在切除胬肉组织时，应注意保护内直肌，且无损伤内直肌。做好术前准备和术后护理，尽量减少手术并发症的发生。

［提示］患者术后 2 年来院复查，裂隙灯显微镜下可见右眼内眦部结膜充血肥厚，翼状胬肉复发，而且有部分胬肉已经达到瞳孔边缘。患者自述近期右眼常干涩、流泪，有异物感。

第 3 问：如果术后胬肉复发，应采取的治疗措施是

　　A. 局部应用抗生素滴眼液

　　B. 使用药物保守治疗

　　C. 再次行手术切除

　　D. 行结膜移植术

　　E. 行自体角膜缘干细胞移植术

　　F. 行羊膜移植术

　　G. 切除较深的胬肉并进行板层角膜移植术

【解析】翼状胬肉易复发，复发后生长较快，手术中应彻底清除，尽量避免再次复发，若复发应以手术治疗为主。

第 4 问：减少术后复发的有效治疗措施是

　　A. 术后局部应用非甾体抗炎药

　　B. 术后局部应用丝裂霉素 C 滴眼液

　　C. 术后 1 周局部应用激素类滴眼液

　　D. 术后应用抗生素类滴眼液

　　E. 术后应用 β 射线照射

　　F. 术后应用人工泪液

【解析】为了防止术后复发，可选用以下预防措施：①β 射线放射治疗：应用剂量应当适宜，不能太大。②术后 1 周内每天滴用 1% 醋酸泼尼松龙每 3 小时 1 次，每次 1 滴，5 天减量，直至停药。③术后 5 天内，每日滴用 0.1mg/ml 丝裂霉素滴眼液，每日 2 次，每次 1 滴。

答案：　3. CDEF　4. BCE

第六章　角　膜　疾　病

一、单选题

1. 铜绿假单胞菌性角膜溃疡的潜伏期是
   A. 12～24 小时　　B. 24～48 小时
   C. 2～3 天　　　　D. 3～5 天
   E. 1 周

2. 治疗细菌性角膜炎的关键是
   A. 全身大剂量应用抗生素
   B. 散瞳
   C. 应用胶原酶抑制剂
   D. 频繁滴用高浓度的抗生素滴眼液
   E. 治疗性角膜移植

3. 对于细菌性角膜炎,在我国占首位的病原体是
   A. 克雷伯菌
   B. 淋球菌
   C. 表皮葡萄球菌
   D. 金黄色葡萄球菌
   E. 铜绿假单胞菌

4. 下列治疗真菌性角膜炎的措施**不正确**的是
   A. 全身应用抗真菌药物
   B. 忌用糖皮质激素
   C. 保守治疗无效时可以手术治疗
   D. 滴用抗真菌药物
   E. 并发虹膜睫状体炎者,可以应用1%
   毛果芸香碱滴眼液

5. **不能**用糖皮质激素滴眼液的角膜病是
   A. 病毒性角膜炎内皮型
   B. 角膜基质炎
   C. 真菌性角膜炎
   D. 蚕食性角膜溃疡
   E. 泡性角结膜炎

6. 伴有前房积脓的最常见角膜溃疡是
   A. 棘阿米巴性角膜炎
   B. 蚕食性角膜溃疡
   C. 真菌性角膜溃疡
   D. 单纯疱疹病毒性角膜溃疡
   E. 边缘性角膜溃疡

7. 可以出现角膜知觉障碍的疾病是
   A. 匐行性角膜溃疡
   B. 蚕食性角膜溃疡
   C. 暴露性角膜炎
   D. 单纯疱疹病毒性角膜炎
   E. 真菌性角膜炎

8. 角膜老年环是由于类脂质沉着于角膜周边部的哪一层内
   A. 上皮层　　　　B. 前弹力层
   C. 基质层　　　　D. 后弹力层
   E. 内皮层
   【解析】角膜老年环是角周边部基质层内的类脂质沉着。老年环通常是一种有遗传倾向的退行性改变,但有时也可能是高脂

答案: 1. A　2. D　3. E　4. E　5. C　6. C　7. D　8. C

蛋白血症(尤其是低密度脂蛋白)或血清胆固醇增高的眼部表现。

9. 角膜老年环是由于什么物质沉着于角膜周边的基质层所致
   A. 蛋白质　　　　　B. 异物
   C. 类脂质　　　　　D. 多糖
   E. 结晶

【解析】角膜老年环是角周边部基质层内的类脂质沉着。老年环通常是一种有遗传倾向的退行性改变,但有时也可能是高脂蛋白血症(尤其是低密度脂蛋白)或血清胆固醇增高的眼部表现。

10. 下列关于角膜老年环的**不正确**描述是
    A. 是最常见的边缘性角膜混浊
    B. 可能与异常的高血脂有关
    C. 40 岁出现老年环是诊断冠心病的指标之一
    D. 单眼老年环十分多见
    E. 本病无自觉症状,不影响视力,无需治疗

【解析】角膜老年环见于老年人,双眼发病。起初混浊在角膜上下方,逐渐发展为环形。该环呈白色,通常约 1mm 宽,外侧边界清楚,内侧边界稍模糊,与角膜缘之间有透明角膜带相隔。

11. 有关圆锥角膜的说法,**不正确**的是
    A. 常造成高度不规则近视散光,晚期会出现急性角膜水肿,形成瘢痕,视力显著下降
    B. 常伴有其他先天异常
    C. 为常染色体显性遗传
    D. 多为双眼发病,但可先后发生
    E. 特征性体征是角膜向前锥状突起的圆锥,角膜基质在圆锥顶端明显

【解析】圆锥角膜病因不明。较多学者认为本病为常染色体隐性遗传。组织学上发现圆锥处纤维板层减少,胶原纤维直径并未改变,故认为可能是纤维板层间黏合不够,板层相互滑脱,导致变薄。遗传及变态反应性疾病也是其可能诱因。

12. **不属于**圆锥角膜的临床表现的是
    A. Axenfeld 征　　B. Vogt 条纹
    C. Munson 征　　 D. Stocker 线
    E. Fleischer 环

【解析】Stocker 线是在翼状胬肉头部附着的角膜上,可见淡黄色的沉积于胬肉头部前端的角膜上皮内的铁质沉着线。而 Fleischer 环是围绕圆锥角膜锥底的角膜上皮层内的环形淡棕色铁质沉着。圆锥角膜初期的中央角膜变敏感,而到完成期感觉变得迟钝,称为 Axenfeld 征。

13. 关于角膜皮样瘤的描述,**不正确**的是
    A. 组织学上属于复合鳞状上皮
    B. 可表现为 Goldenhar 综合征
    C. 肿物多位于颞下方角膜缘处
    D. 位于角膜中央者,应尽早手术切除,以防弱视
    E. 皮样瘤可侵及全层角膜

【解析】角结膜皮样瘤是一种类似肿瘤的先天性异常,肿物由纤维组织和脂肪组织构成,来自胚胎性皮肤典型的迷芽瘤,被覆着复层鳞状细胞。组织病理学检查可见一种胚胎性皮肤样组织的错位生长。肿物出生时就存在,随年龄增长和眼球发育略有增大。肿物多位于角巩膜颞下方,少数侵犯全角膜。外表如皮肤,边界清楚,可有纤细的毛发存在。较大者常可造成角膜散光,视力下降。中央部位的皮样瘤可造成弱视,应尽早手术切除以防弱视。可表现为 Goldenhar

综合征,伴有上睑缺损、副耳或其他异常。

14. 角膜皮样瘤病变一般最深会侵及角膜的哪一层
    A. 前弹力层　　　B. 后弹力层
    C. 全层　　　　　D. 基质层
    E. 内皮层
    【解析】角膜皮样瘤不会侵及角膜内皮层。

15. 关于角膜原位癌的**错误**说法是
    A. 病情进展缓慢
    B. 好发于角膜中央部
    C. 可呈灰白色半透明隆起
    D. 可伴有伞状溃疡灶
    E. 肿瘤细胞局限于上皮内而不突破基底膜
    【解析】角膜原位癌又叫上皮内上皮癌,Bowen 病,病情进展展缓慢,睑裂区之角膜缘为其最常见的发病部位。肿瘤细胞局限于上皮内而不突破基底膜,临床形态可以表现为灰白色半透明隆起,伴有伞状溃疡灶。

16. 关于眼表鳞状上皮瘤,下列叙述正确的是
    A. 临床上多表现角膜缘灰白色隆起,无蒂,肿物表面不光滑。形状有乳头状、菜花状、结节状、草莓状。肿物常伴随丰富的血管
    B. 组织病理学可见大量形态不一的非典型鳞状细胞
    C. 在共聚焦显微镜下可观察到多形性上皮细胞,上皮高反光,肿瘤与正常细胞之间的分界线,在基底层高反光细胞核(星空外观)
    D. 前节 OCT 典型的图像表现为上皮增厚并且高反光,正常上皮与异常上皮明显的边界

E. 化疗是治疗眼表鳞状上皮瘤最常用的辅助治疗手段
    【解析】眼表鳞状上皮瘤临床上多表现角膜缘灰白色隆起,无蒂,肿物表面不光滑。形状有乳头状、菜花状、结节状、草莓状。肿物常伴随丰富的血管。组织病理学可见大量形态不一的非典型鳞状细胞。在共聚焦显微镜下可观察到多形性上皮细胞,上皮高反光,肿瘤与正常细胞之间的分界线,在基底层高反光细胞核(星空外观)。前节 OCT 典型的图像表现为上皮增厚并且高反光,正常上皮与异常上皮明显的边界。化疗是治疗眼表鳞状上皮瘤最常用的辅助治疗手段。

17. 角膜皮样瘤内可含有的组织是
    A. 脂肪组织　　　B. 皮脂腺
    C. 汗腺　　　　　D. 毛囊
    E. 毛发
    【解析】角膜皮样瘤内可含有脂肪组织、皮脂腺、汗腺、毛囊、毛发。以脂肪组织为主要内容的皮样瘤又叫皮脂瘤。

18. 角结膜的上皮样肿瘤包括
    A. 鳞状细胞乳头状瘤
    B. 角化棘皮瘤
    C. Bowen 病
    D. 鳞状细胞癌
    E. 良性遗传性角化不良
    【解析】鳞状细胞乳头状瘤、角化棘皮瘤、Bowen 病、鳞状细胞癌、良性遗传性角化不良都属于角结膜的上皮样肿瘤。

二、多选题

1. 可以应用糖皮质激素滴眼液治疗的细菌性角膜炎是
    A. 淋球菌性角膜炎

答案:　14. D　15. B　16. ABCDE　17. ABCDE　18. ABCDE
    1. CD

B. 铜绿假单胞菌性角膜炎

C. 金黄色葡萄球菌性边缘性角膜炎

D. 细菌性角膜炎消退期

E. 肺炎链球菌性角膜炎

2. 细菌性角膜炎的临床特点包括

A. 起病急，常在外伤后 4～48 小时起病

B. 眼痛、畏光、流泪

C. 眼睑水肿，睫状充血

D. 早期出现边界不清的角膜溃疡

E. 伴有脓性分泌物

3. 真菌性角膜炎的诱发因素包括

A. 长期大量使用糖皮质激素

B. 长期大量使用广谱抗生素

C. 植物性角膜外伤

D. 长期大量使用免疫抑制剂

E. 长期佩戴角膜接触镜（隐形眼镜）

4. 真菌所致角膜溃疡的临床特点包括

A. 浸润密度浓淡不一

B. 溃疡呈不规则形状

C. 坏死组织呈苔垢白色

D. 溃疡表面呈白色、灰白色或乳白色外观

E. 溃疡表面湿润有光泽

5. 病毒性角膜炎的临床特点包括

A. 多在发热性疾病后起病

B. 可以反复发作

C. 早期出现前房积脓

D. 可伴有角膜知觉减退

E. 反复发作可发生角膜深层新生血管

6. 治疗单纯疱疹病毒性角膜炎的药物包括

A. 应用 0.1% 阿昔洛韦滴眼液

B. 口服阿昔洛韦

C. 应用 0.15% 更昔洛韦眼用凝胶

D. 口服磺胺类药物

E. 口服更昔洛韦

7. 关于树枝状和地图状角膜炎的正确治疗方法包括

A. 可全身应用抗病毒药物

B. 必要时可全身应用干扰素

C. 滴用阿昔洛韦滴眼液等

D. 适量应用糖皮质激素

E. 局部涂红霉素眼膏

8. 病毒性角膜炎的临床特征包括

A. 溃疡呈匐行性扩张

B. 角膜向前呈圆锥状突起

C. 溃疡呈树枝状

D. 溃疡呈大片状坏死

E. 溃疡呈地图状

9. 关于角膜老年环，下列说法正确的是

A. 多数是双侧发病

B. 一般对视力无影响

C. 多见于老年人

D. 无特殊治疗

E. 初发时出现在角膜上、下方，逐渐发展成环状

【解析】角膜老年环见于老年人，双眼发病。起初混浊在角膜上、下方，逐渐发展为环形。该环呈白色，通常约 1mm 宽，外侧边界清楚，内侧边界稍模糊，与角膜缘之间有透明角膜带相隔。

10. 关于角膜老年环，说法正确的是

A. 环与角膜缘之间有一条透明带相隔，是为 Bowman 层止端处

B. 脂质主要沉着于周边角膜，而以 Bowman 层为最多，其次为 Descemet 膜

C. 角膜环为油滴状脂质构成

答案： 2. ABCE 3. ABCDE 4. ABCD 5. ABDE 6. ABCE 7. ABCE 8. CE 9. ABCDE 10. ABCDE

D. 角膜环的脂质为低密度脂蛋白

E. 发生频率与年龄密切相关

【解析】角膜老年环见于老年人，环与角膜缘之间有一条透明带相隔，是为 Bowman 层止端处。角膜环为油滴状脂质构成，脂质为低密度脂蛋白。脂质主要沉着于周边角膜，而以 Bowman 层为最多，其次为 Descemet 膜。

11. 治疗圆锥角膜的方法有

A. 佩戴框架眼镜

B. 佩戴软性角膜接触镜

C. 行板层角膜移植术

D. 进行穿透性角膜移植术

E. 佩戴硬性角膜接触镜

【解析】根据病情的进展，在疾病的早期，单纯眼镜就可矫正。当角膜表面变成不规则散光时，应要佩戴接触镜。目前一般通过 RGP（一种隐形眼镜）矫正，但 RGP 不能阻止病情发展。患者晚期急性角膜水肿后，形成瘢痕并且对视力造成显著影响的，需考虑接受角膜移植。患者晚期急性角膜水肿后，形成瘢痕并且对视力造成显著影响的，需考虑接受角膜移植。主要包括穿透性角膜移植术（PKP）、深板层角膜移植术（DLK）、前弹力层移植。

12. 下列关于圆锥角膜的叙述，正确的是

A. 圆锥角膜可以分为前部型圆锥角膜和后部型圆锥角膜

B. 前部型圆锥角膜分为潜伏期、初期、完成期和瘢痕期

C. RGP 不可以阻止病情发展

D. 当角膜瘢痕形成，严重影响视力时需要做角膜移植手术

E. 当圆锥角膜发展到急性期时可进行角膜交联手术

【解析】圆锥角膜可以分为前部型圆锥角膜和后部型圆锥角膜，临床上要注意后部型圆锥角膜的存在。前部型圆锥角膜分为潜伏期、初期、完成期和瘢痕期（有的书上叫变性期）。当角膜表面变成不规则散光时，应要佩戴接触镜。目前一般通过 RGP（一种角膜接触镜）矫正，但 RGP 不能阻止病情发展。患者晚期急性角膜水肿后，形成瘢痕并且对视力造成显著影响的，需考虑接受角膜移植。患者晚期急性角膜水肿后，形成瘢痕并且对视力造成显著影响的，需考虑接受角膜移植。角膜交联术是控制圆锥角膜进展的方法，不能用于急性圆锥角膜的治疗。

三、共用题干单选题

（1~4 题共用题干）

患儿，女性，10 岁。患儿自 10 年前出生时，家长即发现右眼颞侧部角结膜有 1 枚白色的小肿物，未予诊治，患儿视物未见明显异常，无其他不适症状。肿物随年龄增长，故来本院就诊。眼部检查：右眼视力 0.2，左眼视力 0.8。裂隙灯显微镜检查：右眼颞侧角巩膜缘处可见一粉白色隆起肿物，直径约 5mm，侵及角膜基质层，表面光滑；前房房水清亮，瞳孔对光反应（+），晶状体透明，眼底未见明显异常。

1. 患者的初步诊断是

A. 角膜白斑　　　B. 角膜皮样瘤

C. 角膜溃疡　　　D. 角膜原位癌

E. 角膜鳞状细胞癌

【解析】根据家长叙述患儿无不适症状，首先考虑排除角膜感染性病变。根据查体所见的肿瘤特点（为粉白色肿物，表面光滑），可暂时排除恶性肿瘤的可能性。肿物隆起、肿瘤特征明显，考虑排除角膜变性。

答案：11. ABCDE　12. ABCD

1. B

2. 患者需进行的检查**不包括**

　　A. 眼前节照相

　　B. 验光

　　C. 荧光素眼底血管造影

　　D. 眼前节光学相干断层扫描（OCT）

　　E. 角膜共焦显微镜检查

　　【解析】如诊断为角膜肿瘤，需评估肿瘤大小、体积、表面情况等，需进行眼前节照相，留存图像可为患者手术恢复后做对比。肿瘤会影响角膜曲率，需进行验光以评估肿瘤对角膜及视力的影响。角膜共焦显微镜检查以分析病变特征，眼前节光学相干断层扫描判断肿瘤浸润深度。

3. 患者电脑验光，右眼：SPH −0.50，CYL −4.50；左眼：SPH −1.00，CYL −0.50。综合验光：右眼 0.6（−0.50DS/−4.00DC×168°），左眼 1.0（−0.25DS/−0.50DC×180°）。患者眼前节照相如图 6-1 所示（彩图见文末彩插图 6-1）。根据以上检查结果，**不建议**患者选择的治疗方案是

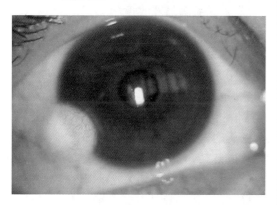

图 6-1

　　A. 无需特殊治疗

　　B. 手术切除肿瘤组织

　　C. 若肿瘤侵及较深，可行联合板层角膜移植术

　　D. 肿瘤切除行病理检查

　　E. 术后矫正散光

　　【解析】患者右眼散光度数较大，矫正视力不佳，患儿配镜不适，建议手术切除肿物，切除后需行病理切片以判定肿瘤类型。由于肿瘤侵及部位较深，应行板层角膜移植覆盖患处，术后应矫正散光。

4. 以下关于该患者病理切片特征的正确描述**不包括**

　　A. 位于角巩膜缘

　　B. 是胚胎性皮样组织

　　C. 内含纤维和脂肪组织

　　D. 囊性肿块

　　E. 可见上皮组织

　　【解析】ABCE 的描述均为角膜皮样瘤的组织病理学典型检查结果。

四、案例分析题

【案例 1】患儿，男性，出生 1 个月。因"左眼红、流泪，伴黑眼睛变白 25 天"就诊。患儿足月顺产，出生后 5 天发现左眼发红、流泪，即到当地医院就诊，诊断为"左眼角膜炎"，给予抗生素滴眼液治疗（0.3% 诺氟沙星滴眼液，4 次/d），效果不佳，瞳孔区逐渐变白，症状加重 25 天，即到本院就诊。眼部体征如图 6-2 所示（彩图见文末彩插图 6-2）。

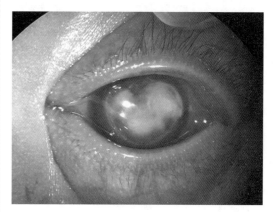

图 6-2

第1问：初步考虑该患者的临床诊断是

　　A. 真菌性角膜炎

　　B. 蚕食性角膜溃疡

　　C. 角膜基质炎

　　D. 细菌性角膜溃疡

　　E. 棘阿米巴角膜炎

　　F. 病毒性角膜炎

【解析】患者为新生儿，眼部体征提示左眼角膜灰白色浸润、溃疡，病变几乎累及整个角膜，表面可见灰白色稀薄分泌物附着，最有可能是细菌性角膜溃疡。

第2问：为了明确诊断，该患儿最优先考虑的检查包括

　　A. 角膜刮片，革兰氏染色检查病原体

　　B. 细菌培养＋药物敏感试验

　　C. 活体角膜共焦显微镜

　　D. 聚合酶链反应（PCR）病原学检查

　　E. 真菌培养＋药物敏感试验

　　F. 角膜组织切除病理学检查

【解析】考虑细菌性角膜溃疡的患者，应首选角膜刮片，革兰氏染色检查病原体，如阳性病例发现球形或杆状菌，提示细菌性角膜溃疡，这种方法具有快速诊断的优势。但是细菌培养＋药物敏感试验则是诊断细菌性角膜溃疡的"金标准"。

第3问：根据患儿眼部表现，其细菌类型最有可能的两种是

　　A. 铜绿假单胞菌

　　B. 金黄色葡萄球菌

　　C. 表皮葡萄球菌

　　D. 淋球菌

　　E. 大肠埃希菌

　　F. 克雷伯菌

【解析】新生儿角膜对细菌性感染的抵抗力较低，其中铜绿假单胞菌和淋球菌最为常见。患儿为顺产，因此，不除外淋球菌感染。

第4问：如果考虑该患儿为淋球菌性角膜溃疡，除进行细菌培养＋药物敏感试验外，首选的检测项目是

　　A. 活体角膜共焦显微镜检查

　　B. PCR病原学检查

　　C. 真菌培养＋药物敏感试验

　　D. 患儿母亲淋球菌检测

　　E. 眼部B超检查

　　F. 眼前节光学相干断层扫描（OCT）检查

【解析】对淋球菌角膜炎的新生儿，应首先检测其母亲是否有淋球菌感染史，本患儿为顺产，具备母婴传播条件。

　［提示］患儿细菌培养＋药物敏感试验证实为铜绿假单胞菌感染。

第5问：对该患儿首选的治疗措施是

　　A. 全身大剂量应用抗生素

　　B. 阿托品滴眼液散瞳

　　C. 应用胶原酶抑制剂

　　D. 频繁应用高浓度的抗生素滴眼液

　　E. 0.5%碘附溶液烧灼溃疡面

　　F. 角膜清创术

【解析】细菌性角膜炎的临床特点是病情进展迅速，这是因为大多数细菌可以产生胶原溶解酶，而且细菌繁殖迅速。因此，在确诊之前，应当使用高浓度的抗生素滴眼液频繁滴眼，以迅速达到杀菌的药物浓度，杀灭细菌病原体。

第6问：对该患儿应采用的治疗方案包括

　　A. 全身应用敏感抗生素

　　B. 散大瞳孔

　　C. 自家血清滴眼液

答案：【案例1】　1. D　2. AB　3. AD　4. D　5. D　6. ABDF

D. 频繁滴用高浓度的敏感抗生素滴眼液

E. 应用糖皮质激素类滴眼液

F. 治疗性角膜移植

【解析】细菌性角膜炎的治疗措施包括全身和局部应用抗生素以杀灭细菌，散大瞳孔预防虹膜粘连等治疗。对药物治疗无效、进展为角膜穿孔的患者，应该实施治疗性角膜移植手术。一般认为，活动期铜绿假单胞菌性角膜炎患者应该避免使用糖皮质激素类滴眼液，以免感染加重。

【案例2】患者，女性，23 岁。学生。因"左眼畏光流泪，伴视物模糊 2 天"来诊。患者既往双眼屈光不正，佩戴隐形眼镜约 10 年。近一周因学习任务重，曾佩戴隐形眼镜过夜 2 次。2 天前突发左眼畏光流泪伴视物模糊，瞳孔中央出现白点并迅速扩大。眼部检查：右眼裸眼视力 0.15，左眼裸眼视力 0.05。左眼体征如图 6-3 所示（彩图见文末彩插图 6-3）。

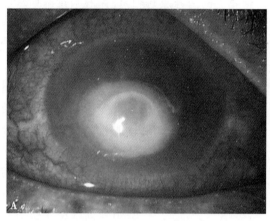 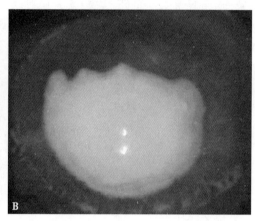

图 6-3

第1问：考虑该患者的临床诊断是

A. 真菌性角膜炎

B. 蚕食性角膜溃疡

C. 角膜基质炎

D. 铜绿假单胞菌性角膜溃疡

E. 棘阿米巴角膜炎

F. 感染性角膜炎

【解析】根据患者佩戴隐形眼镜（角膜接触镜）的诱发因素、起病急、进展快、迅速引起角膜穿孔等临床特点，结合图片所示位于角膜中央的溃疡穿孔、表面有稀薄的分泌物，本例符合细菌性角膜炎的诊断，而首位的致病菌为铜绿假单胞菌。

第2问：诊断的主要依据是

A. 隐形眼镜佩戴史

B. 年轻女性

C. 起病急、进展快，迅速引起角膜中央穿孔

D. 病变部位在角膜中央区域

E. 溃疡表面稀薄脓性分泌物

F. 溃疡边界较平滑

【解析】佩戴隐形眼镜是诱发细菌性角膜炎的常见原因，铜绿假单胞菌是最常见的致病菌，其特点为起病急，病情进展快，迅速引起中央角膜穿孔，溃疡表面可有稀薄脓性分泌物，而溃疡边界较真菌性角膜炎平滑。

第3问：佩戴隐形眼镜是细菌性角膜炎的重要诱发因素，其原因包括

答案：【案例2】 1. D　2. ACDEF　3. ABCD

A. 影响泪液循环，降低其对眼表的清洁作用

B. 隐形眼镜保存液污染

C. 影响角膜氧气代谢

D. 损伤角膜上皮

E. 角膜新生血管

F. 角膜知觉减退

【解析】佩戴隐形眼镜对角膜的影响应包括上述前 5 大因素（ABCDE 选项），但前 4 项因素易降低角膜抵抗力，从而诱发细菌感染；而角膜新生血管（E 选项）是角膜对缺氧的代偿作用，不会增加角膜感染风险。佩戴隐形眼镜不会导致角膜知觉减退。

第 4 问：为明确诊断，还需要选择的检查方法是

A. 角膜刮片、革兰氏染色检查病原体

B. 细菌培养 + 药物敏感试验

C. 活体角膜共焦显微镜检查

D. 角膜刮片于显微镜下检查菌丝及阿米巴病原体

E. 聚合酶链反应（PCR）病原学检查

F. 真菌培养 + 药物敏感试验

【解析】虽然根据患者体征考虑细菌性角膜炎的可能性大，但是一定不能忽略真菌和阿米巴角膜炎的诊断。活体角膜共焦显微镜作为无创性检查方法，在诊断真菌和阿米巴方面具有特殊的应用价值。PCR 病原学检查虽然具有较高的敏感性，但尚未在临床推广使用。

[提示] 该患者 24 小时后细菌培养阳性，鉴定为铜绿假单胞菌。

第 5 问：正确的治疗方案包括

A. 治疗性角膜移植术

B. 0.3% 左氧氟沙星滴眼液 +0.3% 妥布霉素滴眼液联合用药，1 次 /2h

C. 应用 0.3% 左氧氟沙星滴眼液，1 次 /2h

D. 应用 0.3% 左氧氟沙星眼用凝胶，每晚睡前用 1 次

E. 覆盖右眼

F. 2 000U/ml 硫酸庆大霉素溶液冲洗右眼结膜囊，1 次 /d

【解析】细菌性角膜炎的治疗原则为早期、足量使用敏感抗生素，对角膜穿孔的患者应尽早实施治疗性角膜移植术，以挽救眼球。眼部覆盖会加重细菌感染，这与细菌性结膜炎的治疗原则相同，而且应该避免压迫眼球，以免眼内容物脱出，因此不应采用结膜囊冲洗等操作。

【案例 3】患者，男性，52 岁，建筑工人。因"左眼红痛视物不清 8 天"就诊。患者 10 余天前在建筑工地劳动时，似乎左眼进入异物，曾经用手揉眼睛试图缓解，但是左眼出现异物感时轻时重，一直未到医院就诊。8 天前因出现左眼红、痛伴视力下降在当地医院就诊，诊断为"左眼角膜炎"，给予抗生素滴眼液治疗（0.3% 诺氟沙星滴眼液，4 次 /d），效果不佳，左眼红、眼痛、等症状逐渐加重，伴有灰白色分泌物，因此转诊上级医院收住院。眼部体征如图 6-4、图 6-5 所示（彩图见文末彩插图 6-4、彩插图 6-5）。

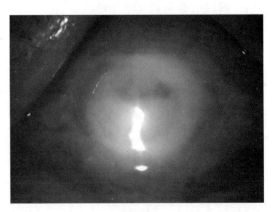

图 6-4

答案：　4. ABCDF　5. ABCD

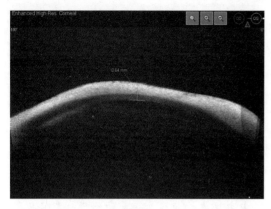

图 6-5

第1问：初步考虑该患者的临床诊断是

A. 真菌性角膜炎

B. 细菌性角膜溃疡

C. 角膜基质炎

D. 蚕食性角膜溃疡

E. 棘阿米巴角膜炎

F. 病毒性角膜炎

【解析】患者为工人，眼部体征提示左眼角膜灰白色浸润、溃疡，病变几乎累及整个角膜，表面可见灰白色稀薄分泌物附着，最有可能是细菌性角膜溃疡。

第2问：为了明确诊断，该患者最优先考虑的检查包括

A. 活体角膜共焦显微镜

B. 细菌培养＋药物敏感试验

C. 角膜刮片，革兰氏染色检查病原体

D. 聚合酶链反应（PCR）病原学检查

E. 真菌培养＋药物敏感试验

F. 角膜组织切除病理学检查

【解析】考虑细菌性角膜溃疡的患者，应首选角膜刮片，革兰氏染色检查病原体，如阳性病例发现球形或杆状菌，提示细菌性角膜溃疡，这种方法具有快速诊断的优势。但是细菌培养＋药物敏感试验则是诊断细菌性角膜溃疡的"金标准"。

第3问：根据患者眼部表现，从流行病学角度考虑其细菌类型最有可能的是

A. 铜绿假单胞菌

B. 金黄色葡萄球菌

C. 表皮葡萄球菌

D. 淋球菌

E. 大肠埃希菌

F. 克雷伯菌

【解析】根据中华医学会眼科分会角膜病学组"感染性角膜病临床诊疗专家共识（2011年）"细菌性角膜炎专家共识，我国排名前三位的细菌性角膜炎病原菌依次为铜绿假单胞菌、表皮葡萄球菌和金黄色葡萄球菌。

［提示］患者细菌培养＋药物敏感试验证实为铜绿假单胞菌感染。

第4问：对该患者首选的治疗措施是

A. 频繁应用高浓度的抗生素滴眼液

B. 阿托品滴眼液散瞳

C. 应用胶原酶抑制剂

D. 全身大剂量应用抗生素

E. 0.5%碘附溶液烧灼溃疡面

F. 角膜清创术

【解析】细菌性角膜炎的临床特点是病情进展迅速，这是因为大多数细菌可以产生胶原溶解酶，而且细菌繁殖迅速。因此，在确诊之前，应当使用高浓度的抗生素滴眼液频繁滴眼，以迅速达到杀菌的药物浓度，杀灭细菌病原体。

第5问：对该患者应采用的治疗方案包括

A. 全身应用敏感抗生素

B. 散大瞳孔

C. 治疗性角膜移植

D. 频繁滴用高浓度的敏感抗生素滴眼液

E. 应用糖皮质激素类滴眼液

F. 自家血清滴眼液

答案：【案例3】 1. B　2. BC　3. ABC　4. A　5. ABCD

【解析】细菌性角膜炎的治疗措施包括全身和局部应用抗生素以杀灭细菌，散大瞳孔预防虹膜粘连等治疗。对药物治疗无效，进展为角膜穿孔的患者，应该实施治疗性角膜移植手术。一般认为，活动期铜绿假单胞菌性角膜炎患者应该避免使用糖皮质激素类滴眼液，以免感染加重。

【案例4】患者，男性，53岁，农民。因"左眼畏光、流泪，伴视物模糊10天"就诊。患者于10天前在农田劳动时被麦秸划伤左眼，当时感眼痛、畏光流泪，未行特殊处理。10天来左眼畏光流泪症状加重，伴视物模糊，3天前发现角膜出现"白色斑块"并逐渐扩大，曾在村卫生室接受头孢他啶注射液2g静脉滴注，每天1次，同时给予0.3%氧氟沙星滴眼液，每2小时1次，但左眼红、痛症状逐渐加重，伴左侧头痛。眼部检查：右眼视力1.0，左眼视力0.02；眼压：右眼Tn，左眼T+1。眼部体征如图6-6所示（彩图见文末彩插图6-6）。

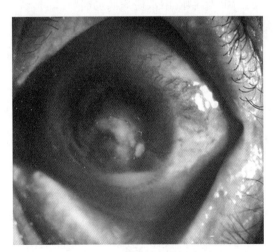

图6-6

第1问：考虑该患者的临床诊断是
　　A. 急性闭角型青光眼

B. 急性结膜炎
C. 葡萄膜炎
D. 细菌性角膜炎
E. 病毒性角膜炎
F. 真菌性角膜炎
G. 棘阿米巴角膜炎
H. 巩膜炎

【解析】根据患者植物性外伤后发病、亚急性进行性加重的发病特点，结合图示的角膜中央区灰白色溃疡、表面干燥、伴有卫星病灶和黏稠前房积脓等特点，本例最符合真菌性角膜炎的诊断。

第2问：患者的诊断依据是
　　A. 植物性外伤史　　B. 角膜溃疡
　　C. 表面灰白色外观　D. 前房积脓
　　E. 伪足　　　　　　F. 混合充血

【解析】根据患者植物性外伤史和典型真菌性角膜炎体征（角膜溃疡、灰白色角膜浸润灶、黏稠的前房积脓、菌丝苔被、伪足、卫星病灶、混合充血），首先应考虑真菌性角膜炎的诊断。

第3问：真菌性角膜炎需要与下列疾病相鉴别的是
　　A. 急性闭角型青光眼
　　B. 急性结膜炎
　　C. 葡萄膜炎
　　D. 细菌性角膜炎
　　E. 病毒性角膜炎
　　F. 棘阿米巴角膜炎

【解析】根据患者植物性外伤史及典型体征，考虑真菌性角膜炎可能性大，但是作为感染性角膜炎，应与细菌性、棘阿米巴性、病毒性角膜炎进行鉴别。细菌性角膜炎发病急，在4～48小时潜伏期后急骤发病，分泌物多且稀薄。病毒性角膜炎有反复发

答案：【案例4】　1. F　2. ABCDEF　3. DEF

作病史，本患者不具备病毒性角膜炎的典型体征。棘阿米巴性角膜炎可能具有环形浸润灶，多数眼痛剧烈。

第4问：下列有利于明确病因的检查是

　　A. 角膜刮片，10%KOH 湿片检查真菌

　　B. 角膜刮片、吉姆萨染色检查细菌

　　C. 细菌培养＋药物敏感试验

　　D. 真菌培养＋药物敏感试验

　　E. 棘阿米巴培养

　　F. 活体共焦显微镜检查

　　G. 结膜刮片查嗜酸性粒细胞

　　H. 病毒抗体检测

【解析】真菌性角膜炎首选角膜刮片检查，并做真菌培养＋药物敏感试验，以明确病因，指导临床用药。活体共焦显微镜检查是一种无创性检查，对真菌性角膜炎的诊断有帮助。另外，对细菌、阿米巴的检测有利于鉴别诊断。本例患病毒性角膜炎的可能性小，可以不做病毒抗原检测。嗜酸性粒细胞常见于过敏性结膜炎。

　　[提示] 患者真菌培养为黄曲真菌如图6-7所示（彩图见文末彩插图6-7）。

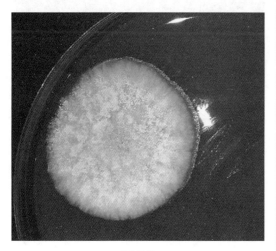

图6-7

第5问：对该患者正确的治疗方案包括

　　A. 全身应用抗真菌性药物，如氟康唑注射液 0.2g，静脉滴注，1 次/d

　　B. 抗真菌性药物局部应用，如 5% 那他霉素滴眼液，每 2 小时 1 次

　　C. 角膜清创治疗

　　D. 角膜清创后结膜瓣遮盖术

　　E. 治疗性角膜移植术

　　F. 缩瞳

　　G. 散瞳

　　H. 给予促进角膜上皮修复药物

　　I. 应用非甾体抗炎药

　　J. 应用糖皮质激素

【解析】真菌性角膜炎的治疗包括全身和局部应用抗真菌药物、非甾体抗炎、促进角膜上皮修复的药物等治疗，禁用糖皮质激素类药物。可以采用清创、结膜瓣遮盖、角膜移植等手术治疗。因为患者合并前房炎症反应、前房积脓，所以需要采用散瞳药物治疗，一般应用短效的散瞳药，以预防瞳孔后粘连和继发性青光眼。

第6问：该患者眼痛、同侧头痛的发病机制是

　　A. 角膜溃疡致感觉神经暴露

　　B. 葡萄膜炎症刺激感觉神经

　　C. 角膜神经减退

　　D. 角膜感觉神经敏感

　　E. 继发性青光眼

　　F. 偏头痛

【解析】角膜分布大量敏感的感觉神经末梢，在炎症刺激下可以产生严重疼痛症状，当继发眼压升高时则产生眼胀及同侧头痛。

【案例5】患者，女性，42 岁，农民。因"左眼红痛，视物不清 10 余天"就诊。患者于 10 余天前感觉异物飞入左眼，异物性质不

答案：　4. ABCDEF　5. ABCDEGHI　6. ABDE

详。之后出现眼红、异物感、流泪，于当地医院就诊，检查未见明显异物，诊断"左眼角膜炎"，予以全身及局部抗生素药物治疗，但左眼红、痛症状逐渐加重，伴视力下降。眼部检查：右眼视力 1.5，左眼视力 HM/40cm，0.02；眼压：右眼 15mmHg，左眼 Tn。眼部体征如图 6-8 所示（彩图见文末彩插 6-8）。

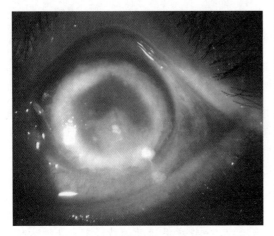

图 6-8

第 1 问：考虑该患者的临床诊断首选的是

  A. 急性结膜炎　　　B. 细菌性角膜炎

  C. 真菌性角膜炎　　D. 病毒性角膜炎

  E. 棘阿米巴角膜炎　F. 巩膜炎

【解析】根据患者植物性外伤后发病、亚急性进行性加重的发病特点，结合图 6-8 显示的角膜灰白色溃疡、免疫环等特点，本例最符合真菌性角膜炎的诊断，但是细菌性角膜炎也可以出现灰白色浸润，而棘阿米巴角膜炎则有环形角膜浸润的特征，因此在此阶段要全面考虑，并注意进行鉴别诊断。

第 2 问：为了进一步明确诊断，该患者还需要进行的检查是

  A. 角膜刮片，10%KOH 湿片检查真菌

  B. 角膜刮片、吉姆萨染色检查细菌

  C. 细菌培养＋药物敏感试验

  D. 真菌培养＋药物敏感试验

  E. 棘阿米巴培养

  F. 活体共焦显微镜

【解析】真菌性角膜炎首选角膜刮片检查，并做真菌培养＋药物敏感试验，以明确病因，指导临床用药。活体共焦显微镜检查是一种无创性检查，对真菌性角膜炎的诊断有帮助。另外，对细菌、阿米巴的检测有利于鉴别诊断。本例患病毒性角膜炎的可能性小，可以不做病毒抗原检测。嗜酸性粒细胞常见于过敏性结膜炎。

第 3 问：如图 6-9 为下列检查的检查结果

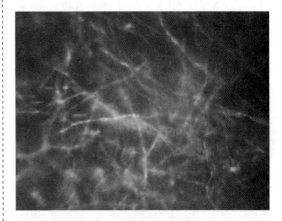

图 6-9

  A. 裂隙灯显微镜照相

  B. UBM

  C. 活体共焦显微镜检查

  D. 眼前节 OCT

  E. ERG

  F. 角膜地形图

第 4 问：上图 6-9 的结果提示本患者为何种病原体感染

  A. 细菌　　　　　　B. 真菌

答案：【案例 5】 1. BCE　2. ABCDEF　3. C　4. B

C. 病毒　　　　D. 棘阿米巴

E. 衣原体　　　F. 螨虫

【解析】图6-9显示角膜基质中大量菌丝样结构，结合照片和体征，该患者为真菌性角膜炎。

［提示］患者真菌培养为黄曲霉菌。

第5问：图6-10（彩图见文末彩插图6-10）是何种检查的检查结果，提示的信息是

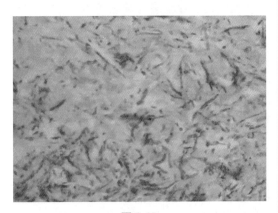

图 6-10

A. 角膜刮片，10%KOH 湿片检查真菌，提示真菌菌丝阳性

B. 角膜刮片，PAS 染色，提示真菌菌丝阳性

C. 真菌培养，提示真菌菌丝阳性

D. 细菌培养，革兰氏染色，提示革兰氏阳性细菌

E. 角膜移植术后组织切片，PAS 染色，提示真菌菌丝阳性

F. 棘阿米巴培养

【解析】真菌的细胞壁富含多糖，可以被过碘酸希夫（PAS）染成紫红色，从而更容易被观察到。感染性角膜炎患者行治疗性角膜移植术中切下的病变角膜，应常规做细菌、真菌培养和药敏试验外，同时应行组织切片，PAS 染色，真菌菌丝阳性提示真菌性角膜炎诊断，有助于明确诊断。

【案例6】患者，女性，36岁。服装厂工人，因"左眼红、流泪，伴视力下降2周"就诊。患者近1个月来劳动强度大，有间歇性感冒症状。2周前开始左眼红、流泪，分泌物不多，一直未诊治。因症状逐渐加重，伴有视力下降而就诊。眼部检查：右眼裸眼视力1.2，左眼裸眼视力0.8。左眼睫状充血(++)，角膜荧光素染色呈地图状外观，如图6-11所示（彩图见文末彩插图6-11）。

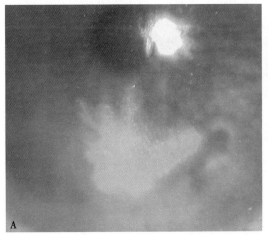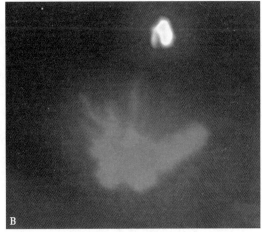

图 6-11

答案：　5. E

第1问：首先考虑该患者的临床诊断是

  A. 真菌性角膜炎

  B. 蚕食性角膜溃疡

  C. 地图状角膜炎

  D. 细菌性角膜溃疡

  E. 棘阿米巴角膜炎

  F. 麻痹性角膜炎

【解析】根据患者发热性疾病后起病、缓慢进展的病程特点，结合图显示角膜中央偏下方地图状上皮缺损和浅基质层浸润，本患者最符合地图状病毒性角膜炎的诊断。

第2问：主要诊断依据包括

  A. 左眼红、流泪，伴视力下降2周

  B. 劳累、感冒后发病

  C. 睫状充血（++）、角膜溃疡呈地图状

  D. 可伴角膜知觉减退

  E. 脓性分泌物

  F. 不伴有前房积脓

【解析】该患者角膜病变特征为地图状角膜溃疡，病变侵犯角膜上皮、前弹力层及浅层基质，荧光素钠染色阳性。根据患者症状、体征，临床诊断为地图状角膜炎。地图状病毒性角膜炎多伴有角膜知觉减退。脓性分泌物是细菌性角膜炎的特征，病毒性角膜炎一般不伴有前房积脓，但是不作为诊断依据。

第3问：地图状角膜炎需要与下列哪些角膜疾病相鉴别

  A. 真菌性角膜炎

  B. 蚕食性角膜溃疡

  C. 盘状角膜炎

  D. 细菌性角膜溃疡

  E. 棘阿米巴角膜炎

  F. 金黄色葡萄球菌边缘性角膜炎

【解析】地图状角膜炎属于病毒性角膜炎上皮型，因此，需要与真菌、细菌、棘阿米巴性角膜炎相鉴别。蚕食性角膜溃疡属于免疫性角膜病变，位于周边角膜，伴有疼痛、进行性溃疡。金黄色葡萄球菌边缘性角膜炎位于周边部透明角膜，溃疡局限，与机体的自身免疫有关，需要进行鉴别。

第4问：该患者还可以进行的检查包括

  A. 活体角膜共焦显微镜检查

  B. 聚合酶链反应（PCR）病原学检查

  C. 角膜刮片检测病毒包涵体

  D. 角膜刮片进行单纯疱疹病毒（HSV）抗原免疫荧光染色

  E. 病毒分离和培养

  F. 细菌培养＋药物敏感试验

【解析】病毒性角膜炎的确诊可以采用PCR病原学检查、角膜刮片行病毒包涵体和HSV病毒抗原免疫荧光染色检测、进行病毒分离和培养等方法。

［提示］该患者角膜刮片检测到上皮细胞内病毒包涵体，角膜刮片行HSV病毒抗原免疫荧光染色显示HSV-Ⅰ型（＋），提示为HSV性角膜炎上皮型-地图状角膜炎。

第5问：对该患者实施的正确治疗方案**不包括**

  A. 全身应用抗病毒药物

  B. 局部应用抗病毒药物

  C. 给予促进角膜上皮修复药物

  D. 滴用糖皮质激素类滴眼液

  E. 覆盖患眼

  F. 治疗性角膜移植

【解析】地图状角膜炎的治疗应避免使用糖皮质激素类滴眼液，一般不采用患眼覆盖疗法，不需要实施角膜移植术。

【案例7】患者，男性，56岁。因"右眼红、流泪，伴视力下降1个月"就诊。患者20年来反复出现右眼红、流泪，伴视力下降症

状,经治疗后好转。近 1 个月来感冒后再次出现右眼红、流泪,伴视力下降。眼部检查:右眼视力 0.3,左眼视力 1.2。右眼混合充血(++),鼻上象限角膜可见不规则灰白色混浊病灶,如图 6-12 所示(彩图见文末彩插 6-12)。

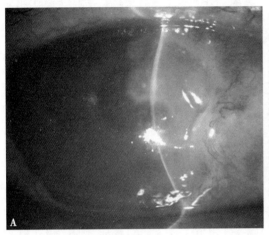
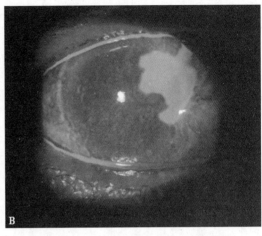

图 6-12

第 1 问:该患者的临床诊断可能包括

  A. 真菌性角膜炎

  B. 复发性角膜上皮糜烂

  C. 病毒性角膜炎

  D. 细菌性角膜溃疡

  E. 棘阿米巴角膜炎

  F. 暴露性角膜炎

【解析】本患者具有病情反复发作、逐渐进展的临床特点,角膜溃疡形态不规则,符合病毒性角膜炎及复发性角膜上皮糜烂的特征。但是应考虑真菌、细菌及阿米巴感染的可能性。

第 2 问:为了明确诊断,该患者应进行的检查是

  A. 角膜刮片、革兰氏染色检查病原体

  B. 细菌培养 + 药物敏感试验

  C. 活体角膜共焦显微镜检查

  D. 角膜刮片行单纯疱疹病毒(HSV)抗原免疫荧光染色

  E. 真菌培养 + 药物敏感试验

  F. 角膜知觉仪检查

【解析】对于此患者应进行全面检查、鉴别各种病原体。如考虑细菌性角膜溃疡的患者,首选角膜刮片、革兰氏染色检查病原体;如为阳性患者可以发现球形或杆状菌,提示细菌性角膜溃疡,此种检测方法具有快速诊断的优势。但是细菌培养 + 药物敏感试验则是诊断细菌性角膜溃疡的"金标准"。角膜知觉减退是病毒性角膜炎的特征之一。

[提示] 角膜知觉仪检查提示该患者左眼角膜知觉明显减退,角膜刮片进行 HSV 病毒抗原免疫荧光染色提示 HSV-Ⅰ型(+),角膜刮片未见细菌、真菌和棘阿米巴,细菌和真菌培养均为阴性。

第 3 问:此时患者应诊断为

  A. 真菌性角膜炎

  B. 角膜上皮营养不良

  C. 病毒性角膜炎

  D. 铜绿假单胞菌性角膜溃疡

  E. 蚕食性角膜溃疡

答案:【案例 7】 1. ABCDE　2. ABCDEF　3. C

F. 麻痹性角膜炎

【解析】病毒性角膜炎反复发作可以损害角膜感觉神经，导致角膜知觉减退。本例患者排除其他感染性角膜炎诊断，应诊断为病毒性角膜炎。

第4问：该患者正确的治疗方案包括

A. 全身应用抗病毒药物

B. 局部应用抗病毒药物

C. 给予促进角膜上皮修复的药物

D. 局部应用非甾体抗炎药

E. 局部应用糖皮质激素类滴眼液

F. 实施治疗性角膜移植术

【解析】病毒性角膜溃疡的治疗应包括全身及局部应用抗病毒药物，给予促进角膜上皮修复的药物，局部应用非甾体抗炎药，一般不使用糖皮质激素类滴眼液。病毒性角膜炎首选药物治疗，当药物治疗无效、面临穿孔危险的患者属于角膜移植术的适应证。

第5问：导致病毒性角膜溃疡反复发作是由于HSV潜伏于

A. 三叉神经节   B. 面神经

C. 滑车神经   D. 睫状神经节

E. 角膜组织   F. 眼轮匝肌

【解析】HSV潜伏的部位包括三叉神经和角膜组织。

第6问：HSV能够在角膜组织内潜伏，提示角膜组织发育源于

A. 表皮外胚层

B. 神经外胚层

C. 中胚层

D. 表皮外胚层和中胚层

E. 表皮外胚层和神经外胚层

F. 中胚层和神经外胚层

【解析】早期的教科书描述角膜的发育源于中胚层，但是新的研究发现穿透性角膜移植术有助于降低HSV性角膜炎的复发率，而HSV的潜伏部位应该是神经外胚层来源的组织，这一临床现象支持角膜组织发育源于神经外胚层组织的学说。

【案例8】患者，男性，71岁。因"双眼角膜发白10年"就诊。患者10年前角膜边缘变白，逐渐加重，呈环形。近5年白色部分加深明显，伴轻度视力下降，不伴眼痛、眼红、异物感等症状。患者无糖尿病及其他全身疾病史。眼部检查：右眼视力0.5，左眼视力0.4。双眼角膜缘可见白色环形角膜混浊，约1mm宽，中心部角膜透明，角膜上皮光滑；前房正常深度，房水透明，瞳孔对光反应（+），晶状体皮质混浊，眼底未见明显异常。眼压：TR 15mmHg，TL 17mmHg。

第1问：首先考虑患者的诊断是

A. 蚕食性角膜溃疡

B. 角膜老年环

C. 细菌性角膜炎

D. 角膜软化症

E. 年龄相关性白内障

F. 角膜营养不良

【解析】患者为老年人，角膜边缘混浊，角膜上皮光滑，不伴有眼痛、眼红、异物感等症状，首先考虑诊断为角膜老年环。患者伴有轻度视力下降，但角膜中央部透明，晶状体皮质混浊，可诊断为白内障。

第2问：患者需要进一步完善的检查是

A. 验光

B. 眼后节光学相干断层扫描（OCT）

C. 荧光素眼底血管造影（FFA）

D. 角膜共聚焦显微镜

E. 眼部B超

F. 视野检查

答案： 4. ABCD 5. AE 6. B   【案例8】1. BE 2. ADE

【解析】需要找出患者视力下降的原因，可通过验光和眼部 B 超检查患者屈光状态及玻璃体情况。共聚焦显微镜可以详查患者角膜混浊原因，这是角膜疾病诊断的重要标准。

［提示］患者电脑验光：右眼：−1.00DS，左眼：−1.50DS。眼部 B 超：双眼玻璃体混浊。共聚焦显微镜检查：角膜缘处基质层内可见类脂质沉积。

第3问：该患者应明确诊断为
A. 角膜老年环
B. 年龄相关性白内障
C. 玻璃体混浊
D. 角膜炎
E. 玻璃体后脱离
F. 角膜变性

【解析】验光结果可能受白内障晶状体变化的影响，可忽略不计。角膜共聚焦显微镜检查结果证实角膜老年环的诊断。查体见晶状体混浊，不伴其他全身病，可诊断为年龄相关性白内障。眼部 B 超检查显示双眼玻璃体混浊。

第4问：对该患者的正确治疗方法是
A. 角膜抗炎治疗　　B. 不做特殊治疗
C. 角膜清创手术　　D. 角膜移植手术
E. 白内障手术治疗　F. 人工泪液滴眼

【解析】患者无自觉症状，视力 0.3 以上，不影响生活质量，可不做特殊治疗。

【案例9】患者，男性，18 岁。因左眼视力下降，配镜视力不提高 1 年就诊。患者于 11 年前双眼视力下降，在当地医院检查，双眼近视度约为 −1.0D，给予配镜矫正，佩戴眼镜后视力提高。近 1 年左眼视力下降迅速，佩戴原眼镜无法提高视力，特来本院就诊。眼部检查：右眼裸眼视力 0.1，矫正视

力 0.8；左眼裸眼视力 0.06，矫正视力 0.1。裂隙灯显微镜检查：左眼角膜光滑透明，向前呈锥状突起，以角膜中下部明显。前房水清，瞳孔对光反应(+)，晶状体透明，眼底未见明显异常。右眼眼前节及眼底检查均未见显著征。

第1问：患者的初步诊断是
A. 近视眼　　　　B. 远视眼
C. 老视眼　　　　D. 散光
E. 圆锥角膜　　　F. 斜视

【解析】本例患者左眼角膜光滑透明，向前呈锥状突起，角膜中下部明显，是圆锥角膜特异性体征，可初步诊断。圆锥角膜可在裂隙灯显微镜下观察到，患者直视45°时裂隙灯显微镜照射光带弯曲，向下视时可见角膜中央部锥形突出。根据既往的验光诊断为近视眼。

第2问：如需确诊还应进行的检查是
A. 眼部 B 超
B. 验光
C. 荧光素眼底血管造影
D. 角膜地形图检测
E. 眼前节光学相干断层扫描(OCT)
F. 眼部超声生物显微镜(UBM)检查

【解析】患者一般以视力下降就诊，裂隙灯显微镜下检查怀疑圆锥角膜需进一步确定其分期及程度，以指导后续治疗。需行验光以判断其屈光状态和矫正视力；角膜地形图检查是诊断圆锥角膜的"金标准"。前节 OCT 可以显示角膜形态、前后表面情况和全角膜厚度。

［提示］患者电脑验光，右眼：SPH −4.50D，CYL −2.50D；左眼：SPH −5.00D，CYL 测不出。综合验光：右眼 0.8（0.1：−4.00DS/ −2.50DC×168°），左眼 0.1（0.06：−4.50DS/ −5.50DC×157°）。左眼角膜地形

图检查结果显示最大角膜曲率为 48.18D，如图 6-13 所示（彩图见文末彩插图 6-13）。

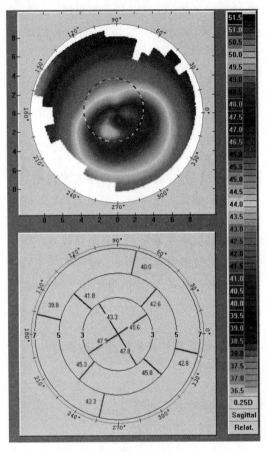

图 6-13

第 3 问：根据以上检查结果，该患者左眼圆锥角膜所属时期是

　　A. 潜伏期　　　　B. 初期

　　C. 完成期　　　　D. 瘢痕期

　　E. 恢复期　　　　F. 角膜后圆锥期

【解析】圆锥角膜分为四期：①潜伏期，圆锥角膜不明显，角膜曲率<48D，常一只眼确诊为圆锥角膜，另一只眼出现屈光不正时考虑此期；②初期，以屈光不正为主，角膜曲率一般为 48～50D 之间，开始为近视，逐渐发展成为散光或不规则散光；③完成期，出现典型的圆锥角膜症状，视力明显

下降，角膜曲率>50D，中央角膜明显变薄；④瘢痕期，一般在中央角膜圆锥顶部形成丝网状及片状混浊，为白色瘢痕，视力下降明显。根据患者病史及角膜地形图检查结果（角膜曲率 48.18D，下方角膜曲率增加），可判断患者圆锥角膜属于初期。

第 4 问：根据患者相关检查结果，建议给予的治疗方法是

　　A. 佩戴框架眼镜

　　B. 佩戴软性角膜接触镜

　　C. 佩戴硬性角膜接触镜

　　D. 进行准分子激光原位角膜磨镶术（LASIK）

　　E. 进行准分子激光上皮下角膜磨镶术（LASEK）

　　F. 进行角膜移植手术

【解析】患者矫正视力不佳，不建议佩戴框架眼镜和软性角膜接触镜，软性角膜接触镜无法矫正大度数散光。患者角膜无瘢痕，散光度数较大，可选择硬性角膜接触镜，以延缓圆锥角膜的发展。如患者可耐受硬性角膜接触镜且矫正视力良好，可暂不考虑手术，以避免手术带来的并发症。

【案例 10】患者，男性，25 岁。因右眼视力下降 4 年，加重伴眼痛、畏光 1 个月就诊。患者于 4 年前，无明显诱因右眼视力渐进性下降，曾诊断为近视散光，近视散光度数不断增加，佩戴眼镜矫正视力不佳；1 个月前病情突然加重，右眼不能视物，并出现眼痛、畏光症状，特来本院就诊。眼部检查：右眼视力 0.08，矫正不佳；左眼视力 0.3，矫正视力 0.5。裂隙灯显微镜检查：右眼结膜睫状充血，角膜中央部及外下方隆起呈 Munson 症，中央角膜全层混浊水肿，上皮层呈现小水疱状，该区域角膜内皮表面前

凸;前房深,瞳孔隐约可见,呈圆形,直径3mm;眼底无法看清。左眼未见明显异常。

第1问:初步考虑患者的诊断是

  A. 双眼屈光不正

  B. 斜视

  C. 老视

  D. 右眼圆锥角膜初期

  E. 右眼圆锥角膜瘢痕期

  F. 右眼急性圆锥角膜

【解析】根据患者病史可诊断为屈光不正;角膜中央部及外下方隆起呈 Munson 症,这是圆锥角膜特异性体征。角膜全层混浊水肿,上皮层呈现小水疱状,该区域角膜内皮表面前凸;患者眼痛、视力急速下降可视为急性发作。故应诊断为急性圆锥角膜。

[提示]患者曾被诊断为双眼开角型青光眼,曾用降眼压滴眼液维持眼压,自行停药。目前眼压:右眼 35mmHg,左眼 12mmHg。

第2问:需对患者进行的紧急处理是

  A. 滴用抗炎滴眼液

  B. 滴用降眼压滴眼液

  C. 静脉滴注甘露醇

  D. 促进角膜修复治疗

  E. 佩戴硬性角膜接触镜

  F. 行角膜移植手术

【解析】患者眼压升高,需紧急降眼压,以防止角膜穿孔。促进角膜修复,以减轻患者症状。

第3问:患者经紧急处理后,需进一步做的检查是

  A. 验光

  B. 荧光素眼底血管造影

  C. 角膜地形图检查

  D. 角膜共焦显微镜检查

  E. 眼压测量

  F. 眼后节光学相干断层扫描(OCT)

【解析】验光可评估其目前屈光状态和矫正视力,以指导治疗。角膜地形图检查可详细分析角膜突出位置、角膜曲率。应用降眼压药物后测量眼压可指导下一步治疗。

[提示]患者电脑验光,右眼视力测不出,左眼:SPH −3.75D,CYL −9.00D。综合验光:右眼无法矫正,左眼视力 0.5(0.3:−3.50DS/−9.00DC×100°)。眼压:右眼 6mmHg,左眼 10mmHg。角膜地形图检查结果如图 6-14 所示(彩图见文末彩插图 6-14):右眼角膜中央部偏下异常高耸,角膜曲率 54.9D;左眼角膜曲率 50D。

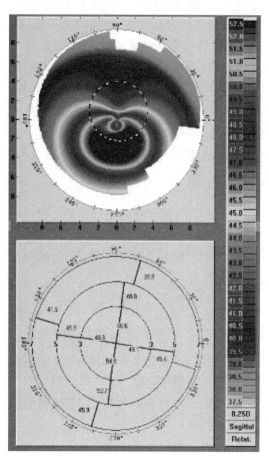

图6-14

答案:【案例10】　1. AF　2. BCD　3. ACE

第4问：患者应明确诊断为

A. 右眼急性圆锥角膜

B. 左眼急性圆锥角膜

C. 右眼圆锥角膜初期

D. 左眼圆锥角膜初期

E. 左眼圆锥角膜潜伏期

F. 双眼屈光不正

【解析】圆锥角膜分为四期：①潜伏期：圆锥角膜不明显，角膜曲率<48D，常一只眼确诊为圆锥角膜，另一只眼出现屈光不正时考虑为此期；②初期：以屈光不正为主，角膜曲率一般为48～50D之间，开始为近视，逐渐发展成为散光或不规则散光；③完成期：出现典型的圆锥角膜症状，视力明显下降，角膜曲率>50D，中央角膜明显变薄，其中包括急性圆锥角膜，突然视力下降，眼部不适，角膜中央明显水肿、混浊，上皮下大量水疱；④瘢痕期：一般在中央角膜圆锥顶部形成丝网状及片状混浊，呈白色瘢痕，视力下降明显。电脑验光结果协助诊断为双眼屈光不正。

［提示］经紧急处理后，患者病情稳定，角膜水肿消退。

第5问：后期应给予患者进一步的正确治疗措施是

A. 右眼行板层角膜移植术，左眼佩戴框架眼镜

B. 右眼行板层角膜移植术，左眼佩戴硬性角膜接触镜

C. 右眼依据前节OCT的结果决定行穿透性或者板层角膜移植术，左眼佩戴硬性角膜接触镜

D. 右眼行全层角膜移植术，左眼佩戴框架眼镜

E. 双眼行板层角膜移植术

F. 双眼行全层角膜移植术

【解析】患者右眼矫正视力不佳，角膜水肿消退后会留下角膜瘢痕。由于瘢痕位于角膜光学区，会严重影响患者视力，故可行角膜移植术。具体行穿透还是板层角膜移植手术要依据后弹力层的恢复情况而定，如果后弹力层恢复良好，可以行深板层角膜移植以减少术后排斥反应及用药；但如果后弹力层破坏较大，则行穿透线角膜移植手术。左眼散光度数较大，角膜透明，可选择硬性角膜接触镜，或者软硬混合接触镜。如患者可耐受角膜接触镜且矫正视力良好，可暂不考虑手术，以避免手术带来的并发症。

【案例11】患者，男性，63岁。因左眼角膜边缘斑点6年就诊。患者于6年前发现左眼角膜边缘处一小斑点，无自觉症状，未予诊治。肿物逐年增长，近1年生长迅速，特来本院就诊。眼部检查：双眼视力均0.8。裂隙灯显微镜检查：左眼颞侧上方角巩膜缘处可见一白色半透明隆起浸润灶，边界清晰，表面欠光滑，周围可见少量新生血管；前房水清，瞳孔对光反应（+），晶状体皮质轻度混浊，眼底未见明显异常。

第1问：患者的初步诊断是

A. 角膜白斑 　　B. 角膜皮样瘤

C. 角膜溃疡 　　D. 角膜原位癌

E. 角膜薄翳

【解析】患者无不适症状首先应排除角膜感染性病变。根据查体描述的肿瘤特点，为白色半透明隆起浸润灶，边界清晰，表面欠光滑，浸润灶可见新生血管，应高度怀疑为角膜原位癌。

第2问：患者需进行的检查是

A. 眼前节光学相干断层扫描（OCT）

B. 验光

C. 荧光素眼底血管造影

D. 眼前节照相

E. 角膜共焦显微镜检查

【解析】角膜肿瘤需评估其肿瘤大小、体积、表面情况等；需行眼前节照相分析并留存图像，为患者手术恢复后做对比；眼前节OCT和角膜共焦显微镜检查可以观察肿物侵蚀深度及病变特征等情况。

［提示］患者眼前节照相如图 6-15 所示（彩图见文末彩插图 6-15）。

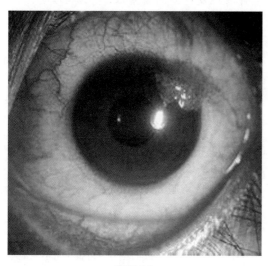

图 6-15

第 3 问：建议患者选择的治疗方案是

A. 手术切除范围应距离肿物 2mm 以外

B. 术中可加冷冻治疗

C. 如侵犯角膜基质层，可行联合板层角膜移植术

D. 肿瘤切除行病理检查

E. 术后抗感染对症治疗

【解析】角膜原位癌应尽早手术，肿物切除后需行病理切片以判定肿瘤类型，肿瘤侵及较深者应行板层角膜移植覆盖患处，术后抗感染对症治疗，矫正散光。早期诊断、早期治疗有助于避免癌症转移。

第 4 问：下列有关角膜上皮肿瘤组织病理学分期特征的正确描述是

A. 轻度角结膜内上皮瘤内有少量不典型增生的鳞状上皮细胞，未侵及上皮基底膜

B. 中度角结膜内上皮瘤内有少量不典型增生的鳞状上皮细胞，未侵及上皮基底膜

C. 重度角结膜内上皮瘤内有少量不典型增生的鳞状上皮细胞，未侵及上皮基底膜

D. 原位癌中有部分不典型增生的鳞状上皮细胞，未侵及上皮基底膜

E. 鳞状上皮癌的病变处角结膜上皮均为不典型增生的鳞状上皮细胞，突破上皮基底膜

【解析】角膜上皮肿瘤的组织病理学分期：Ⅰ期中度角结膜内上皮瘤，有少量不典型增生的鳞状上皮细胞，未侵及上皮基底膜；Ⅱ期严重角结膜内上皮瘤，有部分不典型增生的鳞状上皮细胞，未侵及上皮基底膜，称原位癌；Ⅲ期鳞状上皮癌，即病变处角结膜上皮均为不典型增生的鳞状上皮细胞，突破上皮基底膜。

【案例 12】患者，女性，57 岁。因左眼红、痛，有大量分泌物，伴视力下降 3 天就诊。患者于 3 年前发现左眼角膜边缘处灰白色结节，逐渐向角膜生长，无自觉症状，未给予治疗。就诊 3 天前眼红、痛，可见大量分泌物，伴视力下降，特来本院就诊。眼部检查：右眼视力 0.8，左眼视力 0.5。裂隙灯显微镜检查：右眼未见异常。左眼结膜囊内有大量黄色脓性分泌物，结膜混合性充血；颞侧下方角巩膜缘处可见一菜花状肿物，基底较宽，表面溃疡，周围血管扩张明显并有粗大的血管伸向瘤体，角膜水肿；前房水

答案： 3. ABCDEF 4. BDE

清，瞳孔对光反应（+），晶状体密度较高，眼底未见明显异常。

第1问：患者的初步诊断是

　　A. 角膜皮样瘤　　B. 角膜原位癌

　　C. 角膜上皮肿瘤　D. 角膜溃疡

　　E. 角膜白斑　　　F. 角膜变性

【解析】根据查体描述的肿瘤特点，患者为角巩膜缘处菜花状肿物，肿物基底较宽，可见滋养血管，高度怀疑角膜上皮癌的可能性。结膜囊内大量黄色脓性分泌物，表面有溃疡，周围血管明显扩张，角膜水肿，提示为继发感染。

第2问：对明确诊断最有价值的检查法是

　　A. 组织病理学检查

　　B. 眼前节照相

　　C. 角膜共焦显微镜检查

　　D. 角膜地形图检查

　　E. 电脑验光

　　F. 综合验光

【解析】组织病理学检查是肿瘤分型、分期及诊断的"金标准"。

[提示] 组织病理切片报告：可见鳞状细胞呈乳头状增生，细胞大小不一，排列紊乱，可见核分裂象，癌细胞侵犯角膜基质层。

第3问：根据患者的组织病理学检查结果，应确诊为

　　A. 角膜皮样瘤

　　B. 角膜原位癌

　　C. 角膜鳞状上皮癌

　　D. 结膜乳头状瘤

　　E. 角膜溃疡

　　F. 角膜白斑

【解析】癌细胞侵犯角膜基质层是角膜鳞状上皮癌最重要的病理诊断条件，同时患者伴有继发感染的溃疡灶，可明确诊断。

第4问：该病的治疗原则是

　　A. 早期诊断，尽早切除

　　B. 切除板层角膜、巩膜及球结膜组织

　　C. 手术结合冷冻处理

　　D. 侵及小梁网者可联合放疗

　　E. 行眼球摘除术

　　F. 术后矫正散光

【解析】角膜鳞状上皮癌应尽早手术切除，肿物切除后需行病理切片以判定肿瘤类型，肿瘤侵及较深者应行板层角膜移植覆盖患处，术后抗感染对症治疗，矫正散光，早期诊断、早期治疗有助于避免癌症转移。

答案：【案例12】1. CD　2. A　3. CE　4. ABCDF

第七章 巩 膜 病

一、单选题

1. 结节性巩膜外层炎的发病部位是
   - A. 赤道与视神经之间
   - B. 赤道与角膜缘之间
   - C. 赤道部
   - D. 视神经穿过的筛板部位
   - E. 上斜肌附着处

2. 巩膜外层炎通常不会出现的临床表现是
   - A. 结膜弥漫性充血
   - B. 结膜水肿
   - C. 周期性发作
   - D. 渗出性视网膜脱离
   - E. 结膜局限性结节样隆起

3. 结节性巩膜外层炎的炎症持续2周后，其结节的变化特征是
   - A. 结节呈暗红色
   - B. 结节呈扁平粉红色
   - C. 结节顶端呈黄色
   - D. 结节有波动感
   - E. 结节呈菜花状糜烂

4. 酒渣鼻合并结节性巩膜外层炎时，变态反应的主要类型是
   - A. Ⅰ型变态反应
   - B. Ⅱ型变态反应
   - C. Ⅲ型变态反应
   - D. Ⅳ型变态反应
   - E. 混合型变态反应

5. 坏死性巩膜炎是由血管炎造成的巩膜慢性炎症、血栓形成，进而导致血管壁纤维素坏死，其介导源是
   - A. 过敏原刺激
   - B. K细胞产生
   - C. 大分子免疫复合物介导
   - D. 中分子免疫复合物介导
   - E. 小分子免疫复合物介导

6. 诊断 Wegener 肉芽肿最具特异性的抗体是
   - A. 抗核抗体（ANA）
   - B. 抗中性粒细胞胞质抗体（ANCA）
   - C. 人类白细胞抗原 B27（HLA-B27）
   - D. HLA-138
   - E. 抗核糖核蛋白抗体（RNP）

7. 后巩膜炎的临床表现**不包括**
   - A. 眼胀痛
   - B. 视力下降
   - C. 眼球运动障碍和／或复视
   - D. 近视出现或度数加深
   - E. 程度不一的头痛

8. 先天性巩膜异常增厚的原因是
   - A. 胚裂发育异常

答案：1. B　2. D　3. B　4. D　5. D　6. B　7. D　8. D

B. 去氧半乳糖累积

C. 葡萄糖磷酸异构酶异常

D. 氨基多糖异常沉着

E. 黏蛋白异常沉着

9. 蓝色巩膜只有在出生后多久仍持续为蓝色时才被视为病理状态

　A. 5 年　　　B. 3 年　　　C. 2 年

　D. 1 年　　　E. 4 年

10. 巩膜色素斑多见于穿出巩膜处的血管是

　A. 睫状前动脉　　B. 睫状后动脉

　C. 睫状前静脉　　D. 眼上静脉

　E. 涡静脉

11. 绝对期青光眼的常见并发症是

　A. 赤道部巩膜葡萄肿

　B. 前巩膜葡萄肿

　C. 后巩膜葡萄肿

　D. 眼内炎

　E. 并发性白内障

12. 由于发育延迟造成先天性巩膜扩张的胚胎组织是

　A. 神经外胚叶　　B. 表层外胚叶

　C. 中胚叶　　　　D. 脏壁中叶

　E. 胚裂

13. 胚胎第几周巩膜开始形成

　A. 第 6 周　　　　B. 第 8 周

　C. 第 12 周　　　D. 第 14 周

　E. 第 15 周

14. 无需治疗的巩膜病是

　A. Horner 综合征

　B. Sjögren 综合征

C. Marchesani 综合征

D. Posner-Schlossman 综合征

E. 巩膜黑变病

二、多选题

1. 浅层巩膜炎的病理表现是

　A. 病灶中央区纤维蛋白坏死

　B. 浅层巩膜血管充血

　C. 淋巴管扩张

　D. 局部巩膜变薄、扩张

　E. 肉芽肿性炎症

2. 巩膜外层炎的常见眼部合并症是

　A. 角膜炎

　B. 前葡萄膜炎

　C. 青光眼

　D. 视网膜及视神经炎

　E. 急性结膜炎

3. 巩膜疾病的病理改变主要包括

　A. 胶原纤维的变性、坏死

　B. 出血

　C. 炎性细胞浸润

　D. 肿瘤性病变

　E. 肉芽肿性增殖反应

4. 患者，女性，38 岁。反复出现腹痛、腹泻，双眼反复出现紫红色巩膜充血，视力下降，可能的诊断是

　A. 溃疡性结肠病　　B. Wegener 肉芽肿

　C. 白塞综合征　　　D. Crohn 病

　E. 慢性肠炎

5. 坏死性巩膜炎的药物治疗包括

　A. 全身和 / 或球后注射糖皮质激素

　B. 全身和 / 或局部应用非甾体抗炎药

答案：　9. B　10. C　11. A　12. C　13. B　14. E
　　　　1. BCE　2. ABC　3. ACE　4. AD　5. ABDE

C. 球结膜下注射糖皮质激素

D. 全身应用免疫抑制剂

E. 必要时全身和 / 或局部使用抗生素

6. 坏死性巩膜炎可能合并的疾病是

　　A. 酒渣鼻　　　　　B. 类风湿关节炎

　　C. 系统性红斑狼疮　D. 复发性多软骨炎

　　E. Wegener 肉芽肿

7. 前巩膜葡萄肿的常见病因为

　　A. 高度近视

　　B. 巩膜炎症

　　C. 先天性巩膜发育不良

　　D. 眼外伤

　　E. 眼前节手术后巩膜变薄

8. Vander-Hoeve 综合征主要临床表现

　　A. 蓝巩膜现象　　　B. 脆骨

　　C. 耳聋　　　　　　D. 韧带松弛

　　E. 牙齿变化

9. 巩膜交联法治疗巩膜葡萄肿的原理是

　　A. 改变胶原的变性温度

　　B. 改变胶原的机械强度

　　C. 改变胶原抗蛋白降解能力

　　D. 改变巩膜细胞合成能力

　　E. 改变巩膜降解细胞外基质成分的能力

10. 眼部先天性疾病是

　　A. 视网膜劈裂症　B. Coats 病

　　C. Eales 病　　　 D. 牵牛花综合征

　　E. 蓝色巩膜

11. 临床上巩膜葡萄肿分为以下哪几种类型

　　A. 前葡萄肿和后葡萄肿

　　B. 赤道部葡萄肿

　　C. 中间葡萄肿

D. 全巩膜葡萄肿

E. 睫状体葡萄肿

12. 真性小眼球的症状及体征通常包括

　　A. 高度近视　　　 B. 小角膜

　　C. 青光眼　　　　 D. 低眼压

　　E. 厚巩膜

13. 出生后 6 个月眼球生长最快的部分是

　　A. 角膜　　　　　 B. 巩膜

　　C. 前房角　　　　 D. 玻璃体

　　E. 晶状体

三、共用题干单选题

（1～3 题共用题干）

患者，男性，26 岁。左眼揉眼后眼红、异物感来院就诊。左眼自幼失明、眼压高。左眼部检查：左眼外斜视约 30°。视力：无光感，眼压：眼指测 T+3，球结膜混合充血，上方巩膜见 6 个大小不一的暗黑色隆起，角膜上皮雾状水肿，虹膜表面见新生血管，瞳孔散大、上移，直径约 6mm，对光反应消失，晶状体皮质混浊，眼底窥不见，如图 7-1 所示（彩图见文末彩插图 7-1）。右眼查体未见异常。

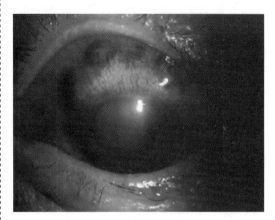

图 7-1

答案：　6. ABCDE　7. BDE　8. ABCDE　9. ABC　10. ABDE　11. ABD　12. BCE　13. AB

1. 左眼初步诊断**不包括**
   A. 多发前巩膜葡萄肿
   B. 并发性白内障
   C. 新生血管性青光眼
   D. 知觉性外斜视
   E. 废用性外斜视

【解析】患者自幼左眼失明，出现废用性外斜视。虹膜表面新生血管，眼压升高，球结膜混合充血，晶状体混浊，为新生血管性青光眼及并发性白内障表现。在高眼压作用下，巩膜及深层葡萄膜向外扩张膨出，形成巩膜葡萄肿。

2. 患者入院后需要进行的处理**不包括**
   A. 异体巩膜修补术
   B. 降低眼压药物治疗
   C. 引流管植入术
   D. 白内障摘除术
   E. 小梁切除术

【解析】巩膜葡萄肿治疗方式主要采用局部修补加固术，多选用同种异体巩膜作为修补材料。结合本患者，可同时选择降低眼压药物治疗，异体巩膜覆盖引流管降低眼压，同时摘除混浊晶状体避免后期因晶状体因素引起的继发性青光眼。

3. 如该患者不积极治疗，将会出现的并发症**不包括**
   A. 巩膜穿孔　　　　B. 眼内炎
   C. 青光眼绝对期　　D. 眼球萎缩
   E. 视网膜脱离

【解析】巩膜葡萄肿潜在危害是葡萄肿的发展和扩大将会发生穿孔，导致眼内炎、眼内容物的流失甚至眼球萎缩等，引起严重后果。另一方面，高眼压持续损害会导致青光眼绝对期的表现。

答案：　1. D　2. E　3. E
【案例1】　1. BCDG

四、案例分析题

【案例1】患者，女性，25 岁。2 天前突然出现右眼部轻微疼痛，视力下降，轻度眼球转动痛。既往无近视眼史。眼部检查：右眼视力 0.1，针孔镜 0.5；左眼视力 1.0。双眼球运动正常。双眼球突出度正常。右眼颞侧结膜充血如图 7-2 所示（彩图见文末彩插 7-2），轻度水肿、压痛；角膜透明，前房深度正常，房水轻度混浊；瞳孔直径 2mm，对光反应迟钝；晶状体透明；眼底视盘边界清，C/D=0.3，血管行径清，未见视网膜出血及渗出。左眼正常。外院给予地塞米松 10mg 静脉滴注 3 天后，右眼视力 0.6，眼球转动痛改善，停止静脉用药后，改为口服泼尼松龙 30mg，治疗 2 天后，视力再次下降至 0.3，眼痛复发。

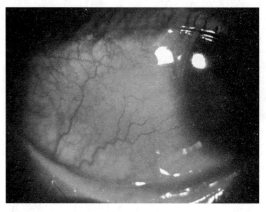

图 7-2

第 1 问：需要考虑该患者的诊断是
   A. 急性结膜炎
   B. 球后视神经炎
   C. 巩膜外层炎
   D. 急性虹膜睫状体炎
   E. 眶蜂窝织炎
   F. 急性眼眶炎性假瘤
   G. 近视眼

H. 急性坏死性巩膜炎

I. 后巩膜炎

【解析】患者急剧视力下降,伴有眼球转动痛,眼底检查未见视盘异常,全身静脉滴注糖皮质激素后症状改善,糖皮质激素减量后复发,不能排除球后视神经炎的可能性;患者缺少全身症状,无眶区疼痛和眼睑红肿和眼球运动障碍,因此,眶蜂窝织炎和急性眼眶炎性假瘤的可能性不大。上方穹窿结膜充血及压痛说明存在巩膜外层炎的可能性。房水混浊及瞳孔改变支持急性虹膜睫状体炎的诊断。

第2问:为明确诊断,应进一步做的眼部检查是

A. 眼部 B 超

B. 眼眶 CT

C. 散瞳检影验光

D. 视觉电生理检查

E. 结膜囊内滴入 1:1 000 肾上腺素观察结膜充血改变

F. 荧光素眼底血管造影(FFA)

G. 眼部超声生物显微镜检查

H. 电脑视野检查

【解析】进行散瞳检影验光、视觉电生理检查、电脑视野检查,可了解患者视神经功能,以确诊有无球后视神经炎的可能;行眼部 B 超、眼眶 CT 检查,可明确有无眼眶肿物;行结膜囊内滴入血管收缩剂检查,可确定有无巩膜外层炎。

[提示] 各项检查结果:右眼视力 0.3,−4.00DS=1.0;球结膜充血水肿,滴入 1:1 000 肾上腺素后,见上方表层巩膜血管放射状充血;角膜透明,房水清,瞳孔对光反应好;晶状体及玻璃体透明;眼底检查同前。给予复方托吡卡胺滴眼液散瞳后,查右眼裸眼视力为 0.8。双眼 B 超及眼眶 CT 检

查未见异常。双眼视觉诱发电位检查未见异常。电脑视野检测:双眼未见明显视野缺损。

第3问:通过上述检查,该患者可诊断为

A. 急性结膜炎

B. 球后视神经炎

C. 巩膜外层炎合并睫状肌痉挛

D. 急性虹膜睫状体炎

E. 眶蜂窝织炎

F. 急性眼眶炎性假瘤

【解析】患者右眼结膜充血水肿,表层巩膜血管充血,伴轻度眼球转动痛及暂时性近视,考虑可能是巩膜外层炎伴睫状肌痉挛所致的暂时性近视。视觉电生理及电脑视野检查未见异常,可排除球后视神经炎的可能性。眼眶 CT 检查未见眶内有炎性改变,可排除眼眶炎性假瘤的可能性。瞳孔及房水的改变说明巩膜炎累及虹膜引起炎症反应。

第4问:针对患者目前临床表现,可采用的治疗措施是

A. 应用糖皮质激素滴眼液

B. 应用非甾体抗炎药滴眼液

C. 应用短效睫状肌麻痹剂滴眼液

D. 必要时全身适当使用糖皮质激素

E. 必要时全身使用非甾体抗炎药

F. 全身使用免疫抑制剂

G. 球结膜下注射糖皮质激素

【解析】巩膜外层炎是一种良性复发性眼病,有自限性。该患者炎症累及睫状肌,说明炎症浸润较深,可全身和/或局部使用糖皮质激素及非甾体类药物。由于炎症累及睫状肌导致暂时性假性近视,可加用短效睫状肌麻痹剂滴眼液以改善视力,但无全身免疫性疾病,因此不需要全身使用免疫抑制

答案: 2. ABCDEH 3. CD 4. ABCDE

剂。球结膜下注射糖皮质激素可能造成巩膜穿孔，视为禁忌。

【案例2】患者，女性，55岁。因双眼交替反复红痛不适2年，左眼红肿复发1周就诊。患者诉2年来双眼反复出现不适，有轻微刺痛及灼热感，严重时见眼部有结节样隆起，无明显眼部分泌物。3年来患者颜面部大片红斑、脱屑，毛细血管扩张，鼻尖部皮肤结节肿胀且可见新生血管。否认长期全身服用药物史。眼部检查：右眼视力0.5，−2.00DS=1.2；左眼视力0.2，−3.00DS=1.0。左眼颞侧睑裂部球结膜充血明显，局部浸润水肿，可见一暗红色圆形柔软结节，直径4mm，有压痛，其他部位球结膜及穹窿结膜无充血；角膜透明，前房水清；瞳孔对光反应好；晶状体及玻璃体透明；眼底未见异常。

第1问：患者可能的诊断是
　　A. 玫瑰痤疮（酒渣鼻）
　　B. 药物诱发痤疮
　　C. 巩膜炎
　　D. 急性结膜炎
　　E. 泡性结膜炎
　　F. 结节性巩膜外层炎
　　G. 弥漫性前巩膜炎
　　H. 近视眼

【解析】患者有鼻部皮肤结节等典型的酒渣鼻表现，并否认全身长期服用可能诱发痤疮的药物，故排除B，眼部表现为球结膜局限性充血水肿及结节增生，未影响视力，目前临床证据无法完全区分巩膜炎、结节性巩膜外层炎。但由于球结膜无弥漫性充血，可排除急性结膜炎及弥漫性前巩膜炎的可能，因球结膜充血且局部浸润水肿，结节为暗红色柔软结节，泡性结膜炎的结膜充血颜色鲜红，无浸润水肿及压痛，故可排除E。

第2问：为了鉴别诊断，需要做的眼部检查是
　　A. 眼部超声生物显微镜（UBM）检查
　　B. 结膜囊内滴入1∶1 000肾上腺素，以观察结膜充血改变
　　C. 眼眶MRI检查
　　D. 荧光素眼前节血管造影
　　E. 推动结节上之球结膜，观察球结膜与结节的关系
　　F. 荧光素眼底血管造影（FFA）
　　G. 检影验光

【解析】患者无视力下降及眼球转动痛等临床表现，因此，无病情波及眼眶内组织及眼后节的表现，可不必进行眼眶MRI及FFA检查，故排除C、D及F选项。因结节性巩膜外层炎有增生，裂隙灯显微镜下无法分辨病灶准确情况，故需行UBM检查加以区分。

［提示］检影验光结果与上述结果相同。裂隙灯显微镜下推动结节上的球结膜，可见结膜可推动，但未越过结节；结膜囊内滴入肾上腺素后，见结膜及表层巩膜血管收缩，充血明显减少。UBM检查显示表层巩膜局限性增厚，内回声减低，未见巩膜改变。

第3问：根据患者现有临床表现及检查结果，可明确诊断为
　　A. 玫瑰痤疮（酒渣鼻）
　　B. 药物诱发痤疮
　　C. 后巩膜炎
　　D. 急性结膜炎
　　E. 泡性结膜炎
　　F. 结节性巩膜外层炎
　　G. 弥漫性前巩膜炎
　　H. 近视眼

【解析】根据患者病史，可明确诊断为玫

答案：【案例2】 1. ACFH　2. ABEG　3. AFH

瑰痤疮(酒渣鼻)。检影验光确诊为近视眼。裂隙灯显微镜下观察有结节形成及滴入肾上腺素后结膜血管收缩情况,可确诊为结节性巩膜外层炎。急性结膜炎表现为球结膜弥漫性充血而非局限性充血,因此,可排除D选项;泡性结膜炎的表现为结节表面结膜可推动且可越过结节,因此,可排除E选项;病变部位局限于左眼外眦睑裂部,非弥漫性病变,故可排除G选项。

第4问:酒渣鼻合并结节性巩膜外层炎时,主要的变态反应类型是

  A. Ⅰ型变态反应

  B. Ⅱ型变态反应

  C. Ⅲ型变态反应

  D. Ⅳ型变态反应

  E. 混合型变态反应

  F. 与变态反应无关

【解析】在4种类型的变态反应中,只有Ⅲ型和Ⅳ型变态反应在巩膜炎的发病机制中发挥重要的作用,而Ⅲ型变态反应为免疫复合物介导的变态反应,常见于系统性血管性疾病,酒渣鼻是由Ⅳ型变态反应所致且以皮肤表现为特征的慢性病。

第5问:目前患者应采取的治疗措施是

  A. 在皮肤科医师指导下进行面部及全身药物治疗

  B. 应用非甾体抗炎药滴眼液

  C. 全身应用非甾体抗炎药

  D. 眼部热敷

  E. 眼部冷敷

  F. 滴用糖皮质激素类滴眼液

  G. 全身应用糖皮质激素

【解析】酒渣鼻合并结节性巩膜外层炎为迟发型变态反应,局部热敷可能会加重病情,故可排除D选项;患者全身及眼部症状较轻,可滴用糖皮质激素类滴眼液治疗,无全身用药指征,故可排除G选项。

【案例3】患者,女性,45岁。1周前开始出现右眼红、痛,双耳郭红、肿、痛,右膝关节肿痛,活动轻度受限,喉软骨压痛,喘鸣,无发热及咳嗽。既往史:右眼反复红、痛5年。眼部检查:右眼视力0.4,−1.50DS=1.0;左眼0.5,−1.25DS=1.0。双侧眼压正常。右眼球结膜及其深层组织呈紫红色充血,如图7-3所示(彩图见文末彩插图7-3),以颞侧明显,伴有睫状区压痛,巩膜无明显结节,上方见巩膜色素沉着,角膜、前房、虹膜、瞳孔、晶状体、玻璃体及眼底检查未见异常。左眼无异常。耳鼻咽喉科检查:双耳郭表皮充血、肿胀,耳郭增厚变硬,压痛明显。

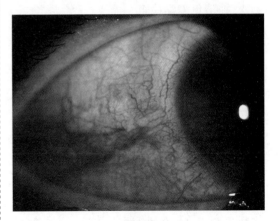

图7-3

第1问:根据患者上述临床表现,可初步诊断为

  A. 坏死性巩膜炎

  B. 巩膜外层炎

  C. 虹膜睫状体炎

  D. 近视眼

  E. 复发性多软骨炎

  F. 类风湿关节炎

  G. 耳软骨炎

H. 喉软骨炎

I. 气管、支气管狭窄

J. 急性结膜炎

【解析】复发性多软骨炎主要累及全身多处软骨组织及结缔组织，一般可出现双耳复发性软骨炎、非侵蚀性多关节炎、鼻软骨炎、眼部炎症、喉和/或气管软骨炎、耳蜗和/或前庭受损等病变，该患者已出现耳、关节、肺及眼部四个部位的病变，应考虑为自身免疫性疾病。患者无巩膜坏死、变薄等表现，故可排除 A 选项；结膜充血为局限性，且前房及虹膜无炎性改变，故可排除 C、J 选项。

第 2 问：为了明确诊断，患者需进行的检查是

A. 血清免疫学检查

B. 结膜囊内滴入 1∶1 000 肾上腺素后，观察眼部充血的变化情况

C. 支气管镜检查

D. 肺部影像学检查

E. 眼部 A/B 超

F. 耳郭组织活检

G. 巩膜组织活检

H. 眼部超声生物显微镜检查

【解析】目前患者处于炎症急性期，不应行病变部位（耳及眼）组织活检，以免加重病情。

［提示］结膜囊滴入肾上腺素后，见结膜血管无充血，表层巩膜血管充血怒张。实验室检查：外周血白细胞计数 12.5×10⁹/L，血红细胞沉降率 40mm/h，类风湿因子阴性。支气管镜检查及肺部影像学检查：显示喉 - 气管 - 支气管狭窄。

第 3 问：根据患者临床表现及上述检查结果，目前可明确诊断为

A. 坏死性巩膜炎

B. 复发性多软骨炎合并巩膜外层炎

C. 类风湿关节炎

D. 近视眼

E. 急性结膜炎

F. 虹膜睫状体炎

【解析】患者类风湿因子检查呈阴性，可排除 C 选项；结膜囊滴入肾上腺素后仅见表层巩膜血管充血怒张，无局部变薄及结膜弥漫性充血的表现，故可排除 AE 选项；患者前房未见炎症反应，可排除 F 选项。

第 4 问：目前患者应采取正确的治疗措施是

A. 全身应用糖皮质激素

B. 全身应用非甾体抗炎药

C. 全身应用免疫抑制剂

D. 应用非甾体抗炎药滴眼液

E. 应用糖皮质激素类滴眼液

F. 应用两种抗生素滴眼液

G. 球结膜下注射糖皮质激素

【解析】该病为自身免疫性疾病，故应全身及局部应用糖皮质激素类及非甾体抗炎药，必要时全身应用免疫抑制剂。如眼部无细菌感染的表现，不应局部过量使用抗生素滴眼液，局部注射糖皮质激素可能会加重巩膜的损害，造成巩膜溶解穿孔等严重并发症，因此，禁止球结膜下注射糖皮质激素。

【案例 4】患者，男性，70 岁。2 周前因左眼翼状胬肉行胬肉切除联合羊膜移植术，术后 1 周术眼红、痛，无分泌物，3 天前来院就诊。既往有类风湿关节炎 5 年，间断性双膝部疼痛、僵硬，自服吲哚美辛肠溶片可缓解。自诉近 1 周来双膝部疼痛加剧。眼部检查：右眼未见异常。左眼视力 0.5；翼状胬肉切除区近角膜缘处巩膜有一个

答案： 2. ABCDEH　3. BD　4. ABCDE

2mm×2mm 溃疡灶,病灶底平坦,色苍白,无分泌物,溃疡灶周围血管充血扩张;球结膜水肿,角膜透明,上皮已完全修复;前房深度正常,房水清亮;瞳孔对光反应好;晶状体及玻璃体透明;眼底见视网膜平伏,未见出血及渗出。

第1问:需要考虑的诊断是

A. 左眼坏死性前部巩膜炎

B. 类风湿关节炎

C. 左眼穿孔性巩膜软化症

D. 左眼急性结膜炎

E. 左眼真菌性巩膜炎

F. 左眼翼状胬肉切除联合羊膜移植术后

【解析】患者有翼状胬肉切除手术史及类风湿关节炎病史,目前于切除部位的巩膜有溃疡病灶,无分泌物及穿孔,故可排除 CDE 选项。

第2问:患者需要完善的检查是

A. 眼部 A/B 超

B. 眼部超声生物显微镜检查

C. 局部取材行细菌及真菌涂片及培养

D. 血红细胞沉降率检测

E. 自身抗体检测

F. 类风湿因子检测

G. C 反应蛋白检测

H. 视觉电生理检查

【解析】患者起病急,病程短,术眼红痛,但无明显眼分泌物,无细菌及真菌感染的临床表现,局部取材可能加重巩膜溃疡的发展,不建议进行该项检查。患者无明显视力下降,可不必行视觉电生理检查。

[提示]超声生物显微镜检查:示溃疡区巩膜变薄,周围巩膜增厚。

第3问:随着病情进展,患者可能出现的合并症是

A. 眶蜂窝织炎

B. 巩膜穿孔

C. 巩膜葡萄肿

D. 交感性眼炎

E. 急性虹膜睫状体炎

F. 急性视神经炎

G. 角膜溃疡

H. 开角型青光眼

【解析】病灶位于角膜缘,无明显眼眶肿胀,可排除 A 选项;因目前未发生巩膜穿孔,故可排除 D 选项;病变位于眼前节,但对前房角结构未造成损害,患者眼底检查未见异常,眼压正常,故可排除 FH 选项;巩膜变薄即可能发生巩膜葡萄肿,病情严重时甚至可能穿孔;炎症向前及向内波及邻近的角膜及葡萄膜组织,可刺激引起角膜溃疡及虹膜睫状体炎的发生。

第4问:该患者主要的治疗措施包括

A. 全身使用糖皮质激素

B. 全身使用非甾体抗炎药

C. 应用非甾体抗炎药滴眼液

D. 全身使用免疫抑制剂

E. 异体巩膜移植术

F. 应用糖皮质激素类滴眼液

G. 应用抗病毒类滴眼液

【解析】因该病为自身免疫性疾病,故需全身及局部应用糖皮质激素、非甾体抗炎药,必要时全身使用免疫抑制剂。由于目前患者未发生巩膜穿孔,故暂不考虑行异体巩膜移植术,可排除 E 选项。目前患者无病毒感染的征象,故可排除 G 选项。

【案例5】患者,男性,49 岁。因左眼反复红、肿、痛及视物模糊 5 年,加重 3 天就诊。既往有类风湿关节炎 9 年,常有腕、手、足

答案:【案例4】 1. ABF 2. ABDEFG 3. BCEG 4. ABCDF

及膝关节疼痛，近2周加重。全身检查：双腕关节肿胀变形，活动轻度受限。眼部检查：右眼视力 0.8，左眼视力 0.05；眼压：右眼 18mmHg，左眼 48mmHg。双眼球无转动痛，各方向运动正常。右眼未见异常。左眼睑轻度水肿痉挛，结膜混合充血，血管怒张，下方结膜水肿；角膜轻度雾样水肿；中央及周边前房极浅，房角镜检查显示前房角全周关闭（右眼宽房角）；瞳孔直径 5mm，对光反应迟钝，瞳孔区未见明显渗出；晶状体周边皮质楔形混浊；眼底视盘边界清，C/D=0.3，颞侧视网膜见放射状水肿，黄斑中心凹光反射消失。

第1问：患者可能的诊断是

A. 闭角型青光眼

B. 类风湿关节炎

C. 急性视神经炎

D. 开角型青光眼

E. 虹膜睫状体炎

F. 脉络膜视网膜炎

G. 白内障

H. 巩膜炎

I. 眼眶炎性假瘤

【解析】患者无瞳孔相对传导阻滞，视盘边界清楚，可排除 C 选项，中央及周边前房极浅，可排除 D 选项，瞳孔直径 5mm，前房无渗出，可排除 E 选项，眼球无转动痛，可排除 I 选项。因患者结膜血管混合充血，血管怒张，下方结膜水肿，相应部位视网膜水肿，结合患者有类风湿关节炎的病史，应考虑巩膜炎症。

第2问：为了明确诊断，应进行的辅助检查是

A. 超声生物显微镜检查

B. 眼部 B 超

C. 眼眶 CT

D. 荧光素眼底血管造影（FFA）

E. 血清免疫学检查

F. 膝关节影像学检查

G. 视觉电生理检查

H. 眼前节 OCT

I. 电脑视野检测

【解析】患者突然出现左眼高眼压，结膜充血水肿明显，为了解眼球及眼眶内病变，应行眼部影像学检查如眼眶 CT 或 MRI 等，为了解目前类风湿关节炎病变情况及其活动性，应行病变关节的影像学检查及血清免疫学检查，故选 BCF。为观察患者前房角、睫状体等眼前节情况，可行 AH 等项检查。因患者瞳孔直径达 5mm，已满足 FFA 检查的要求，无需散瞳亦可行 FFA 检查，由于患者出现视网膜水肿，应行 FFA 检查以明确视网膜及脉络膜血管的病变情况，故选 D。由于眼部检查未发现视盘水肿等急性视神经炎表现，可不必行 G 检查。

［提示］UBM 检查显示左眼前房深度 0.2mm，晶状体厚度 4mm，周边前房角关闭，虹膜膨隆，全周睫状体水肿，睫状上腔渗液，眼部 B 超示左眼球后巩膜增厚，脉络膜水肿，呈"T"形征，眼眶 CT 示左眼球后壁增厚，边缘模糊，未见肿物。FFA 检查：左眼动静脉早期弱荧光，未见荧光素渗漏。电脑视野检查：示散在暗点。血清免疫学检查：示抗核抗体（−），抗中性粒细胞浆抗体（−），血红细胞沉降率 58mm/h，类风湿因子（+），血尿酸 265μmol/L。双腕关节 X 线检查：示关节侵蚀性缺损，周围骨质疏松。

第3问：结合上述检查结果，可确诊为

A. 急性原发性闭角型青光眼

B. 急性眼眶炎性假瘤

答案：【案例5】 1. ABFGH　2. ABCDEFHI　3. CEG

C. 后巩膜炎合并继发性闭角型青光眼

D. 急性视神经炎

E. 类风湿关节炎

F. 急性脉络膜视网膜炎

G. 白内障

H. Wegener 肉芽肿

I. 痛风

【解析】A/B 超显示典型的后巩膜炎影像学改变，结合 CT 检查可排除 BD 选项；UBM 检查发现全周睫状体水肿，睫状上腔渗液引起了继发性的前房角关闭，可排除 A 选项；FFA 证实左眼无荧光素渗漏，可排除 F 选项，全身检查结果可排除 HI 选项。

第 4 问：该患者出现高眼压的可能机制是

A. Schlemm 管周围淋巴细胞浸润，影响房水流出速度

B. 前房中炎性细胞浸润阻塞小梁网及前房角

C. 睫状体脉络膜渗出导致虹膜 - 晶状体隔前移，致使周边前房角关闭

D. 周边虹膜前粘连及前房角新生血管形成

E. 房水黏滞性增加

F. 晶状体肿胀

【解析】患者前房角镜检查未发现前房角新生血管形成，UBM 检查示晶状体厚度正常（4mm）。

第 5 问：根据上述诊断，应酌情采用的药物治疗是

A. 全身使用皮质类固醇制剂

B. 全身使用脱水剂和 / 或碳酸酐酶抑制剂

C. 滴用散瞳眼液

D. 滴用毛果芸香碱滴眼液

E. 滴用皮质类固醇眼液

F. 滴用非甾体类抗炎眼液

G. 滴用降眼压眼液

H. 全身使用非甾体抗炎药

【解析】该患者患有类风湿关节炎、后巩膜炎及继发性青光眼，因此，可全身及局部应用皮质类固醇及非甾体抗炎药。由于患者眼压高，可使用降眼压眼液，但其高眼压是由于睫状体脉络膜渗出导致了虹膜 - 晶状体隔前移，进而引起继发性前房角关闭，如使用毛果芸香碱滴眼液将加重病情，因此禁用此类缩瞳药物。使用散瞳眼液可改善瞳孔阻滞，缓解虹膜 - 晶状体的前移，从而使眼压下降。

【案例 6】患者，女性，68 岁。右眼发作性眼痛 2 年。全身检查无异常，右眼视力 0.2，矫正不能提高，左眼视力 0.8，双眼前房浅，周边前房 1/4CT，眼压右：23mmHg，左 18mmHg。右眼上方角巩缘呈灰黑色变，表面无隆起；左眼无此改变。双眼晶状体皮质混浊。眼底：右 C/D>0.6，左正常。前房角镜右眼 N4（粘连闭合>180°），左眼 N3（开）。夜间眼压右眼眼压波动范围 22～29mmHg。左眼 15～22mmHg。

第 1 问：初步诊断是

A. 慢性闭角型青光眼

B. 隐匿性巩膜葡萄肿

C. 年龄相关性白内障

D. 急性闭角型青光眼

E. 球后视神经炎

F. 视神经乳头水肿

【解析】患者眼压升高，房角关闭范围大于 180°，眼底 C/D 大，夜间眼压升高，为慢性闭角型青光眼。右眼上方角巩缘呈灰黑色变提示在高眼压作用下，巩膜及深层葡萄膜向外扩张膨出，形成巩膜葡萄肿。

答案： 4. ABCE 5. ABCEFGH 【案例6】1. ABC

第2问：患者入院后需要进行的处置是

　　A. 异体巩膜修补术　B. 小梁切除手术

　　C. 引流管植入术　　D. 白内障摘除术

　　E. 斜视矫正术　　　F. 睫状体光凝治疗

【解析】巩膜葡萄肿治疗方式主要采用局部修补加固术，多选用同种异体巩膜作为修补材料。结合本患者，可同时选择异体巩膜覆盖引流管降低眼压，同时摘除混浊晶状体避免后期因晶状体因素引起的继发性青光眼。

第3问：如该患者不积极治疗，将会出现的并发症是

　　A. 巩膜穿孔　　　　B. 眼内炎

　　C. 脉络膜脱离　　　D. 眼球萎缩

　　E. 绝对期青光眼　　F. 恶性青光眼

【解析】巩膜葡萄肿潜在危害是葡萄肿的发展和扩大将会发生穿孔，导致眼内炎、眼内填充物的流失甚至眼球萎缩等，引起严重后果。

第4问：该患者的药物治疗可以采用

　　A. 人工泪液

　　B. 1% 毛果芸香碱滴眼液

　　C. 眼部激素治疗

　　D. 全身激素治疗

　　E. 眼部免疫抑制剂

　　F. 散瞳

【解析】针对患者高眼压的状况，为了预防损害加重，可以采用缩瞳孔降低眼压治疗；针对巩膜炎的常见病因，给予激素和免疫抑制剂治疗也是合理的选择。双眼前房浅，周边前房1/4CT，不宜扩瞳。

【案例7】患者，男性，31 岁。右眼视力下降 1 周。1 周前搬桶装水后突然感觉左眼视力下降伴眼前固定黑影遮挡，无眼红、眼痛等不适，休息后症状不缓解。双眼近视 −10.0D；既往体健；1 年前曾有类似视力下降情况。检查：V_{OD} 0.02，矫正不提高，V_{OS} 0.05，矫正 0.8（−10.50D），双眼眼压正常，双眼前节未见明显异常，右眼底如图 7-4 所示（彩图见文末彩插图 7-4）。

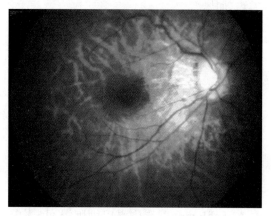

图 7-4

第1问：根据上述病史及眼底所见，考虑右眼诊断为

　　A. 高度近视眼底出血

　　B. 飞蚊症

　　C. 玻璃体混浊

　　D. 特发性脉络膜新生血管

　　E. 黄斑囊样水肿

　　F. 视网膜色素变性

【解析】患者双眼高度近视，负重后出现右眼视力下降，眼底彩照可见右眼黄斑区类圆形出血灶，符合高度近视眼底出血诊断。

第2问：高度近视常见眼底并发症有

　　A. 近视弧形斑

　　B. 豹纹状眼底

　　C. 黄斑新生血管形成

　　D. 周边视网膜变性

　　E. 后巩膜葡萄肿

　　F. 永存原始玻璃体增生

答案：　2. ACD　3. ABDE　4. ABDE　【案例7】1. A　2. ABCDE

【解析】高度近视常见眼底并发症有近视弧形斑、豹纹状眼底、黄斑新生血管形成，视网膜色素沉着，周边视网膜变性，玻璃体液化、玻璃体后脱离，眼球后极部扩张，后巩膜葡萄肿形成等。

第3问：为了明确诊断，需完善的检查是

A. 眼科B超

B. OCT

C. FFA

D. VEP

E. 激光视网膜视力

F. 激光共焦显微镜检查

【解析】高度近视眼底出血根据是否合并有脉络膜新生血管（CNV）可分为高度近视单纯出血和CNV性高度近视出血。OCT可以从视网膜的二维图像中区分视网膜下出血和CNV，根据FFA晚期图像是否出现荧光素渗漏，可以判断出血性质。

第4问：患者右眼早期及晚期FFA图像见图7-5，下一步治疗是

A. 观察随访，暂无特殊治疗

B. 立即手术治疗

C. 激光治疗

D. 光动力治疗

E. 抗新生血管治疗

F. 口服激素治疗

【解析】FFA早期至晚期黄斑区病灶表现为边界清晰的类圆形遮蔽荧光，且无荧光素染料渗漏，提示为高度近视单纯出血。高度近视单纯出血多在3～6个月内自行吸收，且大多预后较好，可随访观察，故暂不给予特殊治疗。

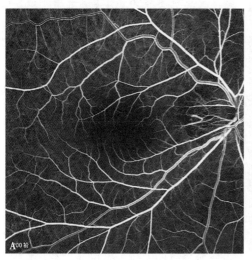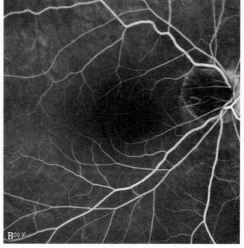

图7-5

答案： 3. BC 4. A

第八章　葡萄膜疾病

一、单选题

1. 以下关于葡萄膜炎的描述, **错误**的是
   - A. 葡萄膜富含血管与色素, 是眼球的中层组织
   - B. 目前国际上通常将发生于视网膜、玻璃体的炎症也通称为葡萄膜炎
   - C. 创伤与理化损伤也可以引起葡萄膜炎
   - D. Busacca 结节是发生于瞳孔缘的结节, 可见于肉芽肿性炎症
   - E. KP 是指炎症细胞或色素沉积于角膜后表面

   【解析】此题重点是测试葡萄膜炎所引起的 3 种虹膜结节, Koeppe 结节是发生于瞳孔缘的结节, 可见于非肉芽肿性或肉芽肿性炎症。而 Busacca 结节是发生于虹膜实质的结节, 并不发生于瞳孔缘, 表现为白色/灰白色半透明结节, 主要见于肉芽肿性炎症, 另一个是虹膜肉芽肿, 是发生于虹膜实质中的红色/粉红色不透明的结节, 多见于结节病引起的葡萄膜炎。

2. 前葡萄膜炎急性发作时的临床表现是
   - A. 睫状充血、KP(+)、前房纤维蛋白渗出(+)、虹膜纹理不清、瞳孔缩小
   - B. 睫状充血、色素性 KP(+)、虹膜节断性萎缩、瞳孔散大
   - C. 混合状充血、羊脂状 KP、虹膜纹理不清、瞳孔缩小
   - D. 混合状充血、KP(−)、虹膜纹理清晰、瞳孔无变化
   - E. 睫状充血、尘状 KP(+)、前房纤维蛋白渗出(+)、虹膜纹理不清、瞳孔散大

   【解析】前葡萄膜炎急性发作时临床可表现为眼痛、畏光流泪、睫状充血、可出现角膜后沉着物 KP(+)、大量前房纤维蛋白渗出(+)、虹膜纹理不清、瞳孔缩小并可能出现虹膜后粘连, 散瞳后可出现花瓣样改变。故正确答案为 A, 其他选项测试急性闭角型青光眼、急性结膜炎等相关鉴别诊断与干扰选项。

3. 以下关于 Vogt-Koyanagi-Harada syndrome, 正确的是
   - A. 单侧肉芽肿性全葡萄膜炎
   - B. 双侧肉芽肿性后葡萄膜炎
   - C. 单侧肉芽肿性后葡萄膜炎
   - D. 双侧肉芽肿性全葡萄膜炎
   - E. 双侧非肉芽肿性全葡萄膜炎

   【解析】Vogt-Koyanagi-Harada syndrome, 也称福格特 - 小柳 - 原田综合征, 是以双侧肉芽肿性全葡萄膜炎为主要特征的疾病, 常伴有脑膜刺激征、听力障碍、毛发变白、白癜风等。

4. **不属于**白塞综合征临床表现的是
   - A. 前房积脓
   - B. 视网膜血管炎

答案: 1. D　2. A　3. D　4. E

C. 在发生前房积脓时可不出现睫状充血

D. 玻璃混浊

E. 羊脂样 KP

5. 下列有关 Fuchs 综合征的**错误**描述是

A. 中等大小或星形 KP

B. 虹膜脱色素

C. 可发生虹膜后粘连

D. 易发生并发性白内障

E. 白内障手术后视力预后好

6. 下列有关交感性眼炎的**错误**描述是

A. 双侧肉芽肿性全葡萄膜炎

B. 伤后 2 周～2 个月为发生交感性眼炎的最危险阶段

C. 可出现渗出性视网膜脱离、晚霞样眼底和 Dalen-Fuchs 结节等改变

D. 发病与外伤或手术导致的抗原暴露和自身免疫反应有关

E. 外伤或手术眼称为交感眼

7. 成年人最常见的眼内恶性肿瘤是

A. 脉络膜骨瘤

B. 脉络膜黑色素瘤

C. 视神经脑膜瘤

D. 眼眶炎性假瘤

E. 脉络膜转移癌

【解析】脉络膜黑色素瘤是葡萄膜恶性肿瘤最多的一种,也是成年人较常见的眼内恶性肿瘤,其患病率在我国居眼内恶性肿瘤中的第二位,仅次于视网膜母细胞瘤。

8. 常发于青年女性,肿瘤多位于视盘附近,呈青白色或橘红色扁平隆起,可见色素斑沉积的疾病是

A. 脉络膜骨瘤

B. 脉络膜血管瘤

C. 脉络膜恶性黑色素瘤

D. 脉络膜转移癌

E. 脉络膜脱离

【解析】本病好发女性,女:男约 4:1,多发于健康青年人,眼底常见视盘黄斑区有黄白椭圆形或地图状轻微隆起的肿物,病变周围部分橙红色,边界圆钝不整齐,如伪足状。

9. 肿瘤位于视盘及后极部,表现为淡红色的圆形或近似球形隆起,也可呈弥漫性隆起,易引起视网膜脱离的疾病

A. 脉络膜骨瘤

B. 脉络膜血管瘤

C. 脉络膜恶性黑色素瘤

D. 脉络膜转移癌

E. 脉络膜脱离

【解析】脉络膜血管瘤是在先天血管发育不良的基础上发展的良性肿瘤,可孤立出现,也可弥漫浸入脉络膜,发展慢,自觉症状少,眼底见淡红色的圆形或近似球形隆起。

10. 肿瘤位于后极部,为局限性,呈灰褐色肿块,该疾病最有可能是

A. 脉络膜骨瘤

B. 脉络膜血管瘤

C. 脉络膜恶性黑色素瘤

D. 脉络膜转移癌

E. 脉络膜脱离

【解析】脉络膜黑色素瘤是成人常见的眼内恶性肿瘤,眼底见扁平或稍微隆起的孤立色素肿瘤,色素深浅不均匀一致,呈棕色或灰色。

11. 葡萄膜恶性黑色素瘤最常见的转移部位是

A. 骨髓　　　B. 脑　　　C. 肺

答案: 5. C　6. E　7. B　8. A　9. B　10. C　11. D

D. 肝　　　　E. 颈部淋巴结

【解析】肝脏血运丰富，根据流行病学调查，葡萄膜恶性黑色素瘤最常见的转移部位是肝，约64.86%。

12. 葡萄膜恶性黑色素瘤预后最好的类型是

A. 上皮细胞型　　B. 梭形细胞型

C. 混合细胞型　　D. 坏死型

E. 气球状细胞型

【解析】该题为基本概念题，葡萄膜恶性黑色素瘤根据组织病理学特点分为5型：上皮细胞型、梭形细胞型、混合细胞型、坏死型、气球状细胞型，其中梭形细胞型恶性度最低，预后最好。

13. 脉络膜转移癌最常见的原发肿瘤，男性与女性患者分别是

A. 肝癌、卵巢癌　　B. 肝癌、乳腺癌

C. 肺癌、卵巢癌　　D. 肺癌、宫颈癌

E. 肺癌、乳腺癌

【解析】根据流行病学调查，男性脉络膜转移癌最常见的原发肿瘤为肺癌（44%），其次为消化道肿瘤（7%），女性乳腺癌转移最多（77%）。

14. 以下关于先天性无虹膜的叙述，错误的是

A. 通常累及双眼

B. 自幼即视力差

C. 常表现为畏光、眯眼和眼球震颤

D. 均为单独发病，不伴有眼部或全身异常

E. 多呈常染色体显性遗传

【解析】先天性无虹膜是少见的眼部先天异常，多呈常染色体显性遗传，常累及双眼，可伴有角膜、前房、晶状体、视网膜和视神经异常。临床表现主要为畏光、视力差和眼球震颤。

15. 下列关于葡萄膜先天异常的叙述，**不正确**的是

A. 通常累及双眼

B. 永存瞳孔膜通常不影响视力

C. 先天性虹膜缺损多位于上方

D. 先天性脉络膜缺损多位于视盘鼻下方

E. 先天性无虹膜可以合并角膜、晶状体和视神经异常

【解析】葡萄膜先天异常通常累及双眼，先天性无虹膜和脉络膜缺损多合并眼内其他组织，如晶状体、视网膜和视神经异常，故多伴有视力差。先天性虹膜缺损和先天性脉络膜缺损是由胚裂闭合不全所致，前者多位于下方，后者多位于视盘鼻下方。永存瞳孔膜通常不影响视力。

16. 下列关于先天性脉络膜缺损的叙述，**不正确**的是

A. 通常双眼受累

B. 可分为典型性和非典型性

C. 病变多位于视盘鼻下方

D. 非典型先天性脉络膜缺损可发生于眼底任何部位

E. 非典型先天性脉络膜缺损一般不影响视力

【解析】先天性脉络膜缺损可分为典型性和非典型性。典型的先天性脉络膜缺损多见，多为双眼发病，多位于视盘鼻下方。非典型先天性脉络膜缺损少见，多为单眼发病，可发生于眼底任何部位，以黄斑部脉络膜缺损最为常见，因而影响视力。先天性脉络膜缺损常伴有小眼球，以及虹膜、晶状体、视神经和黄斑发育异常（缺损）。

17. 先天性瞳孔异位常有的遗传倾向为

A. 常染色体显性遗传

答案：　12. B　13. E　14. D　15. C　16. E　17. A

B. 常染色体隐性遗传

C. X 性联显性遗传

D. X 性联隐性遗传

E. Y 染色体遗传

【解析】先天性瞳孔异位有常染色体显性遗传的倾向。

二、多选题

1. 中间葡萄膜炎的并发症包括

A. 并发性白内障

B. 黄斑囊样水肿

C. 增殖性玻璃体视网膜病变

D. 视盘水肿

E. 黄斑前膜

【解析】中间葡萄膜炎是一组累及睫状体扁平部、玻璃体基底部、周边视网膜及脉络膜的炎症性与增殖性病变，故其并发症包括：并发性白内障，黄斑囊样水肿，黄斑前膜与裂孔，增殖性玻璃体视网膜病变，玻璃体积血、视盘水肿和视神经萎缩等。

2. 国际白塞综合征研究组制定的白塞综合征诊断标准为：①复发性口腔溃疡（1 年复发 3 次以上）；②以下哪四项中的两项

A. 复发性生殖器溃疡或瘢痕

B. 神经系统损害

C. 皮肤损害

D. 眼部损害

E. 皮肤过敏反应试验阳性

【解析】国际白塞综合征研究组制定的诊断标准为：①复发性口腔溃疡（1 年复发 3 次以上）；②其他四项中的两项，包括复发性生殖器溃疡或瘢痕、皮肤损害、眼部损害、皮肤过敏反应试验阳性。虽然白塞综合征可以出现神经系统损害，但不被包括在国际白塞综合征研究组制定的诊断标准中。

3. 葡萄膜炎的病因与发病机制包括

A. 自身免疫与免疫遗传因素

B. 感染因素

C. 维生素缺乏

D. 理化损伤

E. 花生四烯酸代谢产物的作用

【解析】葡萄膜炎的病因与发病机制主要包括四个部分：感染因素，自身免疫因素，创伤与理化损伤，其中花生四烯酸代谢产物被激活而引起炎症。维生素缺乏不包括在其中。

4. 感染导致急性视网膜坏死综合征的病毒是

A. 巨细胞病毒

B. 风疹病毒

C. 水痘 - 带状疱疹病毒

D. 单纯疱疹病毒

E. EB 病毒

5. 导致渗出性脉络膜脱离的情况是

A. 炎症导致脉络膜血管扩张和通透性增加

B. 内眼手术导致低眼压

C. 脉络膜血液回流障碍

D. 低蛋白血症

E. 降眼压药物

6. 强直性脊柱炎伴发的葡萄膜炎特征包括

A. 主要表现为急性虹膜睫状体炎

B. 易双眼反复交替发作

C. 尘状 KP

D. 大部分患者 HLA-B27 阳性

E. 发病初期可因为小梁网炎症出现眼压升高

7. 与脉络膜黑色素瘤的预后有关的因素是

A. 肿瘤的细胞学类型

B. 肿瘤突破 Bruch 膜

答案： 1. ABCDE 2. ACDE 3. ABDE 4. CD 5. ABCDE 6. ABCD 7. ABCDE

C. 肿瘤的大小

D. 肿瘤的发生部位

E. 瘤细胞侵犯巩膜导管

【解析】影响该病预后的因素很多，肿瘤基底直径大于12mm、年龄大者、巩膜外有肿瘤侵及或侵及睫状体者，眼球摘除、放射治疗及局部切除术预后均不佳。

8. 下列发生于葡萄膜的肿瘤包括

A. 脉络膜恶性黑色素瘤

B. 脉络膜血管瘤

C. 脉络膜骨癌

D. 脉络膜转移癌

E. 虹膜痣

【解析】脉络膜恶性黑色素瘤、脉络膜血管瘤、脉络膜骨癌、脉络膜转移癌和虹膜痣均为发生于葡萄膜的肿瘤。

9. 目前，关于脉络膜恶性黑色素瘤的治疗，说法正确的是

A. 肿瘤体积小，厚度1mm，直径3mm，可定期观察

B. 肿瘤位于后极部，厚度7mm，直径15mm，可行激光光凝术

C. 肿瘤位于赤道部，厚度5mm，直径8mm，可行放射性敷贴治疗

D. 肿瘤位于周边部，厚度2mm，直径7mm，可局部切除

E. 以上均正确

【解析】初诊患者肿瘤体积小或中等大小并生长缓慢者，可定期观察。

激光光凝术的肿瘤高度不应超过5D，范围不超过30°、不能近视盘或在视网膜中央血管环内。放射治疗适用于较小的生长活跃的肿瘤、中等或更大但远离黄斑及视盘的肿瘤、一眼已失明患眼仍有一点视力的肿瘤。脉络膜黑色素瘤局部切除适应证：

①经过观察生长活跃，瘤体大小尚未超过4个睫状突范围。②瘤体逐渐增大位于眼球后极而近赤道或赤道部前，直径不超过15mm者。

10. 葡萄膜易受到自身免疫、感染、代谢、血源性、肿瘤等因素影响，与下列有关因素是

A. 富含黑色素相关抗原

B. 视网膜、晶状体含有多种致葡萄炎活性的抗原

C. 脉络膜血管丰富

D. 脉络膜血流缓慢

E. 玻璃体浓缩

【解析】葡萄膜富有血管和色素，分布有较多的免疫活性物质，血管面积广，容量大，血流缓慢，小血管密集，通透性强，容易使血流中各种免疫物质沉积。葡萄膜的色素细胞、基质及Bruch膜都含有抗原成分，眼内的其他抗原物质如晶状体抗原，视网膜抗原等都容易诱发自身免疫性葡萄膜炎。

11. 脉络膜转移癌的特点包括

A. 患者可有明显视力下降，眼痛和头痛症状

B. 眼底见多发黄色病灶

C. 可伴有浆液性视网膜脱离

D. 脉络膜血流缓慢

E. 预后较好

【解析】脉络膜转移生长较快80%可因肿瘤位于后极部而产生视力下降，压迫睫状神经从而有剧烈的眼痛头痛。视网膜下一个或几个灰黄色或黄白色结节状的扁平实性隆起。多为细胞团块，少间质及血管。晚期可发生渗出性网脱。预后差。

12. 关于虹膜睫状体肿瘤，说法正确的是

A. 中老年人多发

答案：　8. ABCDE　9. ACD　10. ABCDE　11. ABCD　12. ABCDE

B. 体征取决于瘤体的大小和位置

C. 扩瞳检查通常能发现肿瘤

D. UBM 能显示肿瘤的大小和范围

E. 可继发前葡萄膜炎

【解析】虹膜睫状体瘤中老年人多发，体征取决于瘤体的大小和位置，扩瞳常用来发现肿瘤，UBM 能显示肿瘤的大小和范围，可继发前葡萄膜炎等。

13. 常见的葡萄膜先天异常包括

A. 无虹膜

B. 虹膜缺损

C. 虹膜新生血管

D. 脉络膜色素痣

E. 脉络膜缺损

【解析】常见的葡萄膜先天异常包括：永存瞳孔膜、无虹膜、虹膜缺损和脉络膜缺损。

14. 下列关于先天性无虹膜的叙述，正确的是

A. 多呈常染色体显性遗传

B. 多为 PAX6 基因突变所致

C. 患者往往视力差

D. 可以合并多种眼内组织先天异常

E. 典型表现为畏光、眯眼和眼球震颤

【解析】先天性无虹膜是少见的眼部先天异常，多呈常染色体显性遗传，多为 PAX6 基因突变所致。病变常累及双眼，可伴有角膜、前房、晶状体、视网膜和视神经异常。临床表现主要为畏光、视力差和眼球震颤。

15. 以下关于先天性脉络膜缺损的叙述，正确的是

A. 可分为典型性和非典型性

B. 典型先天性脉络膜缺损多累及双眼

C. 非典型先天性脉络膜缺损多累及单眼

D. 常伴有小眼球，以及虹膜、晶状体、视神经和黄斑发育异常

E. 一般无需特殊处理，合并视网膜脱离时应行手术治疗

【解析】先天性脉络膜缺损可分为典型性和非典型性。典型的先天性脉络膜缺损多见，多为双眼发病，多位于视盘鼻下方。非典型先天性脉络膜缺损少见，多为单眼发病，可发生于眼底任何部位，以黄斑部脉络膜缺损最为常见，通常明显影响视力。先天性脉络膜缺损常伴有小眼球，以及虹膜、晶状体、视神经和黄斑发育异常（缺损），一般无需特殊处理，合并视网膜脱离时应行手术治疗。

16. 关于永存瞳孔膜的叙述，正确的是

A. 少数患者可为遗传性病例

B. 是由于瞳孔部的第一和第二中央动脉弓及其伴同的中胚叶组织，在胚胎发育过程中萎缩和消失不全所致

C. 一般始于虹膜小环，也有发于睫状区边沿者

D. 永存瞳孔膜一般不影响瞳孔的运动

E. 一般不影响视力

17. 关于先天性虹膜肌肉异常，说法正确的是

A. 先天性虹膜肌肉异常经常表现为小瞳孔

B. 瞳孔开大肌缺如

C. 有常染色体显性遗传倾向

D. 多双眼患病，两侧大小不同

E. 瞳孔对光反应甚微或缺如

三、共用题干单选题

（1～4题共用题干）

患者，男性，6岁。自出生后即畏光、

答案：　13. ABE　　14. ABCDE　　15. ABCDE　　16. ABCDE　　17. ABCDE

睁眼困难，否认早产、吸氧史。眼部检查：双眼视力 0.04，矫正无改善。双眼无充血，角膜透明，前房深，全周虹膜缺如，晶状体透明，周边部悬韧带清晰可见，双眼底检查：直接检眼镜下未见明显异常。双眼球位正，呈水平性震颤，各方向运动良好。

1. 该患者目前的主要诊断是
   A. 双眼球震颤
   B. 双眼先天性无虹膜
   C. 双眼先天性青光眼
   D. 双眼弱视
   E. 双眼结膜炎

【解析】根据患者症状和眼科检查，目前可以诊断为：双眼先天性无虹膜、双眼球震颤，主要诊断为双眼先天性无虹膜。

2. 该患者下一步应首先注意明确是否合并
   A. 脉络膜缺损
   B. 虹膜睫状体炎
   C. 先天性青光眼
   D. 弱视
   E. 结膜炎

【解析】先天性无虹膜可以合并多种眼内组织先天异常，如先天性角膜、晶状体、视网膜和视神经异常，以及先天性青光眼。根据该患者目前眼科检查结果，可以排除角膜和晶状体病变、虹膜睫状体炎和先天性脉络膜缺损，故下一步应首先行眼压检查，以排除先天性青光眼。

3. 该患者下一步应首先进行的检查是
   A. 眼部 B 超
   B. 角膜地形图
   C. 角膜内皮细胞计数
   D. 眼压
   E. 眼底彩色照相

4. 下述关于先天性无虹膜的治疗方案，**不正确**的是
   A. 佩戴有色眼镜
   B. 佩戴有色角膜接触镜
   C. 合并白内障的患者，可以考虑白内障摘除联合带虹膜隔人工晶状体植入术
   D. 合并青光眼患者，可以考虑降眼压药物或手术治疗
   E. 无需任何处理，单纯门诊随访即可

【解析】先天性无虹膜目前尚无有效治疗，但可以根据患者病情采取相应的措施以缓解患者症状。可以佩戴有色眼镜或角膜接触镜，以缓解畏光症状。并白内障的患者，可以考虑白内障摘除联合带虹膜隔人工晶状体植入术。合并青光眼患者，可以考虑降眼压药物或手术治疗。

（5～6 题共用题干）

患者，男性，15 岁。因视力差，无法学习，要求来眼科检查。V_{OD} 0.01，OS 0.02，双眼 −2.5D 可矫正至 0.05。眼压 OD 16mmHg，OS 15mmHg。双眼水平眼球震颤，角膜、晶状体透明，未见玻璃体混浊，左眼眼底像见图 8-1（彩图见文末彩插图 8-1），右眼底像和左眼底相似。

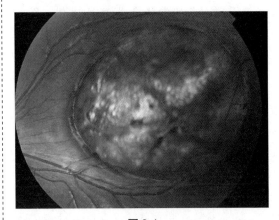

图 8-1

5. 该患者最可能的诊断是
   A. 黄斑部脉络膜转移癌
   B. 黄斑部脉络膜血管瘤
   C. 先天性黄斑缺损
   D. 黄斑裂孔
   E. 黄斑部猪囊尾蚴病

【解析】根据患病史、及眼底照相现，最可能的诊断是"先天性黄斑缺损"。

6. 关于先天性黄斑缺损的描述，下列说法**不正确**的是
   A. 先天性黄斑缺损为眼底典型性葡萄膜缺损
   B. 有部分病例显示家族遗传性
   C. 患者视力差，几乎都为近视
   D. 偶伴有视盘缺损
   E. 病理检查缺损区无脉络膜或脉络膜无毛细血管

【解析】先天性黄斑缺损为眼底非典型性葡萄膜缺损。

(7～10题共用题干)

患者，男性，50岁。因左眼逐渐视力下降半年就诊，患者既往有近视，未坚持戴镜。患者全身检查无明显异常。眼科检查：右眼视力 0.2，矫正：−2.00DS=1.0；左眼视力 0.04，矫正无助，光定位检查正常。右眼虹膜下部局限缺损，瞳孔呈梨形，晶状体透明，眼底：视盘和黄斑正常，视盘下方见 3PD 大小巩膜暴露，表面见菲薄的视网膜。左眼虹膜下部局限缺损，瞳孔呈梨形，晶状体后囊下混浊明显，小瞳下眼底窥不清。眼压：右眼 12.3mmHg，左眼 14.5mmHg。

7. 该患者首先需要进行的检查是
   A. 眼部 B 超
   B. 眼部 A 超

   C. 角膜曲率检查
   D. 散瞳检查眼底
   E. 荧光素眼底血管造影

【解析】白内障患者应首先进行散瞳眼底检查，该患者应注意明确左眼是否合并先天性脉络膜缺损和视网膜脱离。

8. 如果散瞳眼底检查，未发现左眼底异常，目前主要诊断为
   A. 右眼先天性脉络膜缺损
   B. 右眼先天性虹膜缺损
   C. 右眼近视
   D. 左眼白内障
   E. 左眼近视

【解析】根据现有的临床资料，患者可以诊断为：左眼白内障；双眼先天性虹膜缺损；右眼先天性脉络膜缺损；右眼近视。主要诊断为左眼白内障。

9. 如果患者近期出现左眼视力明显下降，散瞳眼底检查，发现左眼视盘下方见 4PD 大小巩膜暴露，表面及周围视网膜灰白色隆起，并累及黄斑，下列诊断和治疗方式**错误**的是
   A. 双眼先天性脉络膜缺损
   B. 左眼视网膜脱离
   C. 三面镜下详细查找左眼视网膜裂孔
   D. 立即行左眼玻璃体切除联合白内障超声乳化吸除手术
   E. 术中一般无需填充硅油

【解析】所有视网膜脱离患者，都应详细行眼底检查以明确是否存在视网膜裂孔。先天性脉络膜缺损合并视网膜脱离，尤其是累及黄斑者，应立即行玻璃体切割术，术中通常需要填充硅油。本例患者同时合并明显的后囊下型白内障，故应联合白内障超声乳化吸除手术。

答案： 5. C 6. A 7. D 8. D 9. E

10. 以下关于先天性脉络膜缺损的描述,**错误**的是
    A. 通常不影响视力
    B. 典型先天性脉络膜缺损多累及双眼
    C. 非典型先天性脉络膜缺损可发生于眼底任何部位
    D. 常伴有虹膜缺损
    E. 一般无需特殊处理,合并视网膜脱离时应行手术治疗

【解析】先天性脉络膜缺损可分为典型性和非典型性。典型的先天性脉络膜缺损多见,多为双眼发病,多位于视盘鼻下方。非典型先天性脉络膜缺损少见,多为单眼发病,可发生于眼底任何部位,以黄斑部脉络膜缺损最为常见,通常明显影响视力。先天性脉络膜缺损常伴有小眼球,以及虹膜、晶状体、视神经和黄斑发育异常(缺损),一般无需特殊处理,合并视网膜脱离时应行手术治疗。

四、案例分析题

【案例1】患者,女性,12岁。家长代诉患儿经常晚间发热,无明显诱因发现双眼视力下降1周前来就诊。眼科检查:双眼裸眼视力0.2,矫正视力 OD 0.6,OS 0.4,双眼球结膜无充血,双眼角膜中下方羊脂状 KP(++),前房闪辉(+),虹膜部分后粘连,晶状体前囊膜色素沉着,后囊下轻度混浊,小瞳孔眼底未见明显异常。全身检查发现左手腕关节红肿。

第1问:该患儿最可能的诊断包括
    A. 前葡萄膜炎
    B. 全葡萄膜炎
    C. Fuchs 综合征
    D. 幼年性关节炎伴发的前葡萄膜炎
    E. Reiter 综合征

    F. 强直性脊柱炎伴发葡萄膜炎
    G. 福格特 - 小柳 - 原田综合征

【解析】幼年型关节炎是一种发生于16岁以下的常见的特发性关节炎,通常累及膝、踝、腕等关节,早期称为 Still 病。此种疾病引起或伴发的葡萄膜炎,是少年儿童的一种常见而又重要的致盲性眼病。典型地表现为晚间发热(39~40℃),但早晨体温正常,出现皮肤斑疹、白细胞增高、关节炎往往呈对称性,约1/4的患者呈破坏性关节炎。

第2问:你认为目前所需要进一步的检查是
    A. 眼压检查
    B. 屈光检查
    C. 散瞳后三面镜眼底检查
    D. 眼部 B 超
    E. 荧光素眼底血管造影
    F. 实验室检查
    G. 胸部 CT
    H. 头颅 MR

【解析】在葡萄膜炎中,眼压、散瞳眼底检查及荧光素眼底血管造影等为常规,实验室检查与能在一定程度上辅助诊断。而由于眼底可见,眼部 B 超价值不大,而胸部 CT 与头颅 MR 也无相应适应证,由于患儿视力较差,故需要进行屈光检查。

第3问:对本病诊断最有帮助的实验室检查是
    A. 抗弓形虫抗体　　B. 抗核抗体
    C. 抗 HIV 抗体　　　D. HLA-B27
    E. HLA-B12　　　　　F. HLA-B16
    G. 抗 CMV 抗体　　　H. 类风湿因子

【解析】幼年型慢性关节炎伴发的急性前葡萄膜炎多发生于10岁以上的患者,抗

核抗体的总体阳性率为 40%，发病年龄越早的女孩，越易出现抗核抗体阳性，其抗核抗体阳性率达 63%～100%，而类风湿因子检查多为阴性，其他实验检查如 HLA 等多缺乏特异性。

［提示］患儿眼压、散瞳眼底检查及荧光素眼底血管造影未见明显异常，实验室检查抗核抗体阳性。

第 4 问：患儿初步治疗包括
A. 应用糖皮质激素类滴眼剂
B. 应用睫状肌麻痹剂
C. 应用非甾体抗炎药滴眼液消炎
D. 口服泼尼松
E. 口服吲哚美辛
F. 口服环孢素
G. 甲氨蝶呤口服

【解析】该患儿为急性前葡萄膜炎，发病 1 周，未累及眼后节，故初步治疗以局部治疗为主，除吲哚美辛口服外，泼尼松、环孢素及甲氨蝶呤等不应该在早期一线使用。

【案例2】患者，男性，31 岁，公务员。以左眼红，疼痛，触按时左眼疼痛加剧，视物不清来院就诊，否认头痛，无恶心呕吐等症状，曾在当地诊所就诊，给予阿莫西林胶囊和维生素 C 片口服，症状无改善，并于 1 天前症状加重，患者否认外伤史与继往眼疾史。

第 1 问：根据上述情况，最可能诊断为
A. 左眼结膜炎
B. 左眼巩膜炎
C. 左眼干眼
D. 左眼急性闭角型青光眼
E. 左眼急性虹膜睫状体炎
F. 左眼后葡萄膜炎
G. 左眼急性视神经炎

【解析】患者为中青年男性，单眼红，疼痛，并出现视力下降、结膜炎、巩膜炎、干眼等通常不会影响视力，而闭角型青光眼在此年龄段男性人群中少年，后葡萄膜炎与视神经炎虽然可以影响视力，但通常不会出现眼红症状。

［提示］患者诊断为急性虹膜睫状体炎

第 2 问：需要相鉴别的疾病是
A. 急性结膜炎
B. 病毒性角膜炎
C. 急性闭角型青光眼
D. 眼内炎
E. 年龄相关性白内障
F. 视网膜脱离
G. 左眼球后视神经炎

【解析】急性虹膜睫状体炎典型症状为眼部充血，疼痛，伴随视力下降，但早期可能视力改变尚不明显，故需要与前四类疾病相鉴别，而年龄相关性白内障，视网膜脱离与球后视神经炎均无明显眼前节炎症的表现，故不需要与之相鉴别。

第 3 问：虹膜睫状体炎的常见并发症包括
A. 继发性青光眼
B. 并发性白内障
C. 角膜变性
D. 视网膜脱离
E. 玻璃体混浊
F. 眼内炎
G. 眼球萎缩

【解析】虹膜睫状体炎可以用众多的并发症，可能由于瞳孔闭锁或房角粘连而继发青光眼，也可以因为炎症与房水成分的改变而并发白内障，后期可以出现牵拉性视网膜脱落，玻璃体混浊，眼内炎，甚至眼球萎缩。后期也可能出现带状角膜变性，故答案为全选。

答案：　4. ABCE　【案例2】1. E　2. ABCD　3. ABCDEFG

[提示]患者裂隙灯检查：左眼球结膜睫状充血，角膜后粉尘状 KP（++），前房闪辉（+++），瞳孔区可见絮状渗出，瞳孔缩小，部分后粘连，全身检查与实验室检查无明显异常。

第4问：早期治疗包括
A. 全身应用类固醇类激素联合抗生素
B. 局部应用地塞米松眼液
C. 使用阿托品眼膏
D. 口服吲哚美辛胶囊
E. 聚乙二醇眼液
F. 口服维生素 A
G. 口服免疫抑制剂
H. 球结膜下注射散瞳合剂
I. 夜间给予妥布霉素地塞米松眼膏
J. 双眼包扎

【解析】患者为急性虹膜睫状体炎，炎症明显，需要局部使用类固醇眼液／膏及睫状体麻痹剂，口服非甾体药如吲哚美辛可以辅助炎症的控制，由于患者已经出现了瞳孔的后粘连，故可以考虑结膜下注射散瞳合剂，而全身使用药物及其他治疗则不适当。

[提示]患者经治疗后好转，但患眼为并发性白内障，裸眼视力 0.1，无法矫正。

第5问：采用何种治疗合适
A. 白内障囊内摘除，术后加强抗炎
B. 白内障囊外摘除，术后加强抗炎
C. 白内障超声乳化联合人工晶状体植入，术后加强抗炎
D. 白内障囊外摘除联合玻璃体切割术
E. 炎症静止后 3 个月左右再行白内障手术
F. 中药治疗
G. 滴用抗白内障眼液
H. 联合虹膜 YAG 激光切开

【解析】患者发生并发性白内障，并已经严重地影响到患者的视功能，故需要考虑手术治疗，而目前白内障的最主流手术为白内障超声乳化联合人工晶状体植入，而由于白内障手术非急诊手术，故在炎症静止后 3 个月左右再行手术更为安全，术后仍需要加强抗炎以避免炎症的复发。

【案例3】患者，女性，27 岁。主诉：右眼视力下降 10 天，伴黑影飘动。全身检查无异常发现，眼科检查右眼视力 0.8，球结膜无明显充血，角膜后 KP（+），前房中央深度 4CT，前房闪辉弱阳性，瞳孔圆正，无后粘连，晶状体透明，玻璃体轻度混浊，眼底未见明显异常。眼压 OD 15mmHg，OS 15mmHg。

第1问：你认为目前首先应该进行的检查包括
A. 角膜生物显微镜检查
B. 前房角检查
C. 散瞳后三面镜眼底检查
D. 角膜感觉检查
E. 荧光素眼底血管造影
F. 实验室检查
G. 胸部 X 线摄片
H. 头颅 MR
I. 眼部 B 超

【解析】年轻女性，角膜后 KP（+），前房闪辉弱阳性，玻璃体轻度混浊，初步考虑葡萄膜炎，为了明确诊断，首先需要进行散瞳后三面镜眼底检查和荧光眼底血管造影。

[提示]进一步散瞳三面镜检查发现睫状体平坦部雪堤样改变，周边部视网膜炎性改变，眼底照相片与荧光素眼底血管造影显示见图 8-2（彩图见文末彩插图 8-2）、图 8-3。

——
答案：　4. BCDHI　5. E　【案例3】1. CE

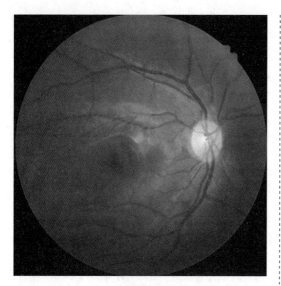

图 8-2

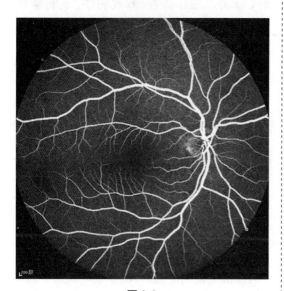

图 8-3

第 2 问：最可能的诊断是
- A. 前葡萄膜炎
- B. 全葡萄膜炎
- C. Fuchs 综合征
- D. 中间葡萄膜炎
- E. 视网膜周边变性
- F. 强直性脊柱炎伴发葡萄膜炎

G. 福格特 - 小柳 - 原田综合征

【解析】根据患者主诉与检查所见，眼前节改变，角膜后 KP（＋），前房闪辉弱阳性，特别是睫状体平坦部雪堤样改变，眼底周边视网膜周围炎症改变等病变，中间葡萄膜炎的诊断可以基本确定。

第 3 问：中间葡萄膜炎的常见并发症包括
- A. 黄斑囊样水肿
- B. 黄斑前膜
- C. 并发性白内障
- D. 新生血管性青光眼
- E. 视神经萎缩
- F. 增殖性玻璃体视网膜病变
- G. 原发性开角型青光眼
- H. 感染性角膜炎

【解析】中间葡萄膜炎常见的并发症为黄斑囊样水肿，黄斑前膜，并发性白内障，严重型中间葡萄膜炎可出现视网膜血管闭塞，玻璃体机化伴新生血管，可能导致新生血管性青光眼与增殖性玻璃体视网膜病变，而其他的并发症并不常见。

第 4 问：中间葡萄膜炎的治疗包括
- A. 对于视力较好，无明显眼前节症患者可以定期观察
- B. 曲安奈德球周或后 Tenon 囊下注射
- C. 结膜下注射地塞米松
- D. 单眼患者炎症静止期给予 1mg/kg 的泼尼松口服以控制病情
- E. 炎症难以控制时加用环孢素
- F. 视网膜新生血管出现时激光治疗
- G. 早期行玻璃体切割术以清除炎症介质
- H. 眼前节受累时使用睫状体麻痹剂
- I. 常规使用噻吗洛尔眼液
- J. 新生血管性青光眼时可考虑抗青光眼手术

答案： 2. D　3. ABCDF　4. ABEFHJK

K. 雪堤病灶部睫状体平坦部冷凝术

【解析】中间葡萄膜炎如果视力较好，无明显炎症反应患者可以密切随访，炎症活动期治疗可采用局部滴用，眼球筋膜囊下注射，口服或静脉滴注糖皮质激素，如果炎症控制，激素需要逐渐减量，而不应该使用常规剂量。结膜下注射目前不主张采用，研究证实局部滴用可以在眼内达到相应的药物浓度。必要时可使用免疫抑制剂，或睫状体平坦部冷凝术，但不主张早期行玻璃体切割术。

【案例4】患者，女性，41岁。主诉：右眼视力缓慢下降3个月，曾在当地县医院就诊，诊断为屈光不正，结膜炎等，具体治疗不详。近3天来右眼视物不清，伴眼痛、眼胀，急诊来我院就诊。全身检查无异常发现，眼科检查右眼 BV$_{OD}$FC/50cm，球结膜睫状充血（+），角膜轻度水肿，KP（+），瞳孔广泛后粘连，轻度膨隆，晶状体轻度混浊，玻璃体轻度混浊，眼底朦胧。左眼 BV$_{os}$1.0，未见明显阳性体征。眼压 OD 51mmHg，OS 16mmHg。右眼前节照相见图8-4（彩图见文末彩插图8-4）。

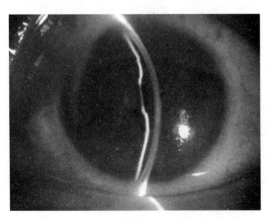

图8-4

第1问：该患者最可能的诊断是

A. 急性闭角性青光眼合并葡萄膜炎
B. 急性前葡萄膜炎并发白内障
C. 并发性白内障
D. 恶性青光眼
E. 葡萄膜炎继发青光眼
F. 晶状体脱位继发青光眼
G. 原发性开角型青光眼
H. 眼内肿瘤继发青光眼

【解析】该患者病史右眼视力缓慢下降3个月，说明葡萄膜炎在先，随着病情发展，瞳孔区虹膜完全后粘连，出现眼压急剧升高，出现右眼视物不清，伴眼痛、眼胀，以急诊就诊。根据眼前节图片，可以看出角膜水肿，瞳孔广泛后粘连，虹膜膨隆，说明前后房通路阻塞，后房房水无法进入前房，而出现继发性青光眼。故最可能的诊断为葡萄膜炎继发青光眼。

第2问：该患者目前一线的治疗方式包括

A. 局部降眼压药物
B. 全身口服激素
C. 甲泼尼龙静脉冲击
D. 糖皮质激素滴眼液
E. 激光周边虹膜切开术
F. 虹膜周切术
G. 抗 VEGF 制剂
H. 抗生素滴眼液
I. 环孢素口服
J. 全身使用降眼压药物
K. 必要时前房穿刺以临床降低眼压

【解析】该患者为虹膜后粘，瞳孔闭锁引起的急性继发性青光眼，当务之急是解除瞳孔阻滞，沟通前后房，以降低眼压，在使用局部和全身降眼压药的同时，因此应尽快行激光周边虹膜切开术，如果没有前节激光仪，也可以进行手术虹膜周切术，同时因为是前葡萄膜炎为原发病，故局部应当高频次使用糖皮质激素滴眼液。如果眼压不能短期下降，必要时前房穿刺以临床降低眼压。其他治疗则不适宜或不应作为一线使用。

第3问： 该患者采用了激光周边虹膜切开术，局部使用糖皮质激素滴眼液和降眼压药物，右眼压降到 18mmHg，视力 BV_{OD} 0.3，不能矫正，考虑为主要因为并发性白内障导致，患者要求行右眼白内障手术，以提高右眼视力，正确的是

    A. 可以尽快安排手术
    B. 应在活动性炎症完全控制后进行
    C. 术中分离虹膜后粘时宜轻柔，减轻对组织的损伤
    D. 术前使用糖皮质激素眼液
    E. 术后使用糖皮质激素眼液
    F. 术前使用非甾体抗炎眼液
    G. 术后使用非甾体抗炎眼液
    H. 短期给予糖皮质激素口服
    I. 大量激素短期冲击治疗

【解析】 葡萄膜炎合并白内障进行白内障超声乳化联合人工晶状体植入术是择期手术，应该在活动性炎症完全控制后进行，有学者建议控制3个月后进行，术中操作必须轻柔，以减少术后的炎症反应，应该在术前术后局部使用糖皮质激素和非甾体抗炎眼液，也可以在短期给予糖皮质激素口服，而因为炎症已经得以控制，大量激素短期冲击治疗显然是错误的。

第4问： 该患者在炎症控制后3个月完成了右眼白内障超声乳化联合人工晶状体植入术，术后视力恢复至 BV_{OD} 0.8，眼底检查未见明显异常，FFA视网膜未见血管明显渗漏等异常，临床考虑为前葡萄膜炎，包括

的类型是

    A. 虹膜炎
    B. 虹膜睫状体炎
    C. 睫状体炎
    D. 前部睫状体炎
    E. 后部睫状体炎
    F. 脉络膜炎
    G. 前部脉络膜炎
    H. 后部脉络膜炎

【解析】 前部葡萄膜炎是临床上最常见的葡萄膜炎类型，占我国葡萄膜炎的50%左右，包括虹膜炎、虹膜睫状体炎和前部睫状体炎三种类型。

【案例5】 患者，女性，55岁。主诉：双眼进行性视力下降伴眼红两周。一周前因眼压高被诊断为急性闭角型青光眼，给予降眼压治疗，之后视力进行性视力下降，伴头痛、耳鸣、听力下降。眼部检查：右眼矫正视力 0.1，左眼矫正视力 0.2，右眼眼压 45mmHg，左眼眼压 38mmHg。双眼睫状充血，前房房水闪辉（+），房水细胞（+），前房浅，房角关闭，瞳孔圆，轻度散大，对光反应较弱，玻璃体可见少许炎性细胞，眼底可见视盘充血水肿。

第1问： 目前患者最需要进行的检查是

    A. 屈光状态检查
    B. 前房角镜检查
    C. 眼内液检查
    D. 结核、梅毒的排查
    E. 自身抗体等免疫学检查
    F. 胸部 X 线摄片
    G. 头颅 MRI
    H. 眼底检查
    I. UBM 检查

【解析】 虽然本例患者具有闭角型青光眼的表现，但因为前房有显著炎症表现，眼

底显示视盘水肿,此时最需要进行各种眼底检查,以了解眼底情况。

[提示]眼底显示视网膜丘陵样隆起,荧光眼底血管造影显示细点状和多湖样渗出,OCT 显示大泡样神经上皮层脱离。

第 2 问:目前患者最可能的诊断是

　　A. 急性闭角型青光眼

　　B. 青光眼睫状体炎综合征

　　C. Fuchs 综合征

　　D. 中间葡萄膜炎

　　E. 白塞综合征

　　F. 强直性脊柱炎伴发葡萄膜炎

　　G. 福格特 - 小柳 - 原田综合征

【解析】根据患者主诉与眼底检查所见,包括伴随症状,FFA 特征性改变,视网膜神经上皮层脱离等,福格特 - 小柳 - 原田综合征的诊断可以确定。此病在发病时由于睫状体水肿和前旋,可使得前房角关闭,从而导致眼压升高,出现类似急性闭角型青光眼的表现。

第 3 问:上述疾病在晚期的主要表现包括

　　A. 羊脂样 KP

　　B. 胶冻样虹膜结节

　　C. 毛发变白、白癜风

　　D. 渗出性视网膜脱离

　　E. 眼底可见 Dalen-Fuchs 结节

　　F. 晚霞样眼底

　　G. 尘状 KP

　　H. 易发生继发性青光眼、并发性白内障、CNV、黄斑前膜等并发症

【解析】渗出性视网膜脱离和尘状 KP 是后葡萄膜炎期和前葡萄膜炎受累期的改变。

第 4 问:此病的治疗正确的是

　　A. 对于无明显眼前节炎症的患者可以定期观察

　　B. 眼前节受累时可使用糖皮质激素滴眼液和睫状肌麻痹剂

　　C. 使用足量糖皮质激素口服治疗,视力恢复后快速减量停药

　　D. 对于复发的病例,使用糖皮质激素联合免疫抑制剂治疗

　　E. 发病时,如发生前房变浅、眼压升高,可行抗青光眼手术

　　F. 因虹膜后粘连发生眼压升高时,可行虹膜激光打孔术

　　G. 并发性白内障应最好在炎症得到理想控制三个月后进行

　　H. 渗出性视网膜脱离也可行玻璃体切除加硅油填充治疗

【解析】福格特 - 小柳 - 原田综合征早期可无明显眼前节炎症,主要表现为眼底改变,需要积极治疗。在使用足量激素治疗后,需要缓慢减量,维持治疗 8 个月以上。在早期发病时如出现闭角型青光眼表现,在进行及时的抗炎治疗后,眼压和前房会迅速恢复,不需要手术治疗。

【案例 6】患者,男性,65 岁。主诉:右眼眼红、进行性视物不清 20 天。发病一周后外院诊为虹膜炎,既往病历显示右眼最佳矫正视力 0.8,左眼 1.0;右眼眼压 25mmHg,左眼眼压 15mmHg;右眼灰白色类似羊脂样 KP。给予糖皮质激素滴眼液治疗,视力无好转,且进行性下降。眼部查体发现右眼最佳矫正视力 0.02,左眼 1.0;右眼眼压 17mmHg,左眼眼压 16mmHg;右眼房水细胞(+),瞳孔正常,玻璃体显著混浊,可见大量炎性细胞和纤维素性渗出,小瞳孔下眼底模糊可见血管白线。

第 1 问:目前患者最需要进行的检查是

　　A. 屈光状态检查

答案: 2. G 　3. ABCEFH 　4. BDFG 　【案例 6】1. E

B. 结核、梅毒的排查

C. 自身抗体等免疫学检查

D. 眼内液检查

E. 散瞳查眼底

F. OCT

G. FFA

H. B 超检查

I. UBM 检查

【解析】本例患者早期病历记载及目前玻璃体和视网膜改变，尤其是血管白线形成，提示急性视网膜坏死的可能性，需要散瞳检查周边视网膜是否有坏死灶，以确定下一步应该做的检查。

[提示] 进一步检查显示视网膜周边部可见多处斑块状或片状黄白色坏死灶，FFA检查显示周边视网膜无灌注，化验检查排除了梅毒的可能性。

第 2 问：目前患者最可能的诊断是

A. 结核性葡萄膜炎

B. 梅毒性葡萄膜炎

C. 眼内淋巴瘤

D. 中间葡萄膜炎

E. 白塞综合征

F. 急性视网膜坏死

G. 视网膜静脉周围炎

【解析】根据患者早期病历记载及眼底检查所见，包括严重玻璃混浊、视网膜血管白线、周边视网膜坏死灶，此时最可能的诊断是急性视网膜坏死。

第 3 问：此病的临床表现包括

A. 发病时易发生轻中度眼压升高

B. 眼底出现边界清晰的斑块状黄白色坏死病灶，位于中周部视网膜

C. 视网膜坏死灶进行性融合并向心性发展

D. 以动脉炎为主，可出现血管白线

E. 多出现显著玻璃体混浊

F. 晚期易发生渗出性视网膜脱离

G. 易导致严重视力损害

H. 多单眼受累，但如控制不理想，对侧眼发病风险增加

【解析】急性视网膜坏死晚期易发生孔源性视网膜脱离。

第 4 问：对于此病的诊断和治疗正确的是

A. 高度疑似病例需详查周边部视网膜

B. 激素联合免疫抑制治疗

C. 眼前节炎症反应可使用糖皮质激素滴眼液

D. 全身使用抗病毒药物

E. 如晚期发生视网膜脱离，需行玻璃体腔切除联合硅油填充术

F. 在抗病毒的同时，全身使用激素减轻炎症反应

G. 玻璃体腔注射抗病毒药物

H. 对于难以确诊的病例，可行眼内液检测病毒

【案例7】患者，男性，45 岁。双眼反复视力下降，进行性加重一年余。既往曾使用激素滴眼液滴眼、球周激素注射和短期口服激素治疗，近两个月未进行任何治疗。患者提供的既往检查结果显示，血浆抗巨细胞病毒 IgG 和抗单纯疱疹病毒 IgG 阳性。眼部检查：右眼最佳矫正视力 0.02，左眼 0.3；右眼眼压 41mmHg，左眼 13mmHg；右眼无明显充血，房水细胞（+），前房浅，周边前房小时，虹膜完全后粘连，前膨隆，晶状体后囊下混浊，玻璃体可见炎性细胞，眼底模糊可见视盘色淡；左眼无明显充血，尘状 KP，前房积脓 1mm，房水细胞（++++）；虹膜局部后粘连，晶状体后囊下轻度混浊，玻璃体可

答案： 2. F　3. ABCDEGH　4. ACDEFGH

见炎性细胞和混浊,眼底隐约可见视盘和血管。

第1问: 患者血浆抗巨细胞病毒 IgG 和抗单纯疱疹病毒 IgG 阳性,可给予的提示是

A. 患者既往曾发生巨细胞病毒和单纯疱疹病毒感染

B. 患者的葡萄膜炎与病毒感染有关

C. 需要进行眼内液检测眼内病毒抗体和 PCR 检测病毒基因,以进一步明确病因

D. 对于本病无临床价值

E. 需要给予局部抗病毒治疗

F. 需要给予全身抗病毒治疗

【解析】血浆抗巨细胞病毒 IgG 和抗单纯疱疹病毒 IgG 阳性在正常人群中的比例很高,可高达 90% 以上,只能表明患者发生过此类病毒感染,对于本病的诊断无临床价值。

第2问: 为进一步明确诊断,需要进行的检查是

A. 眼内液检查

B. 眼部 B 超

C. 左眼散瞳后检查眼底

D. FFA 检查

E. 右眼 UBM 检查

F. 结核菌素试验

G. 胸部 X 线摄片

H. 头颅 MRI

I. HLA-B27 检测

J. 骶髂关节检查

【解析】根据患者目前状况,结核性葡萄膜炎、强直性脊柱炎合并的葡萄膜炎的可能性较小,最需要进行全身病史的问诊以及双眼眼部检查,评估病情,进一步明确诊断。

[提示] FFA 显示左眼弥漫性视网膜血管炎,询问病史,患者有口腔溃疡病史 8 年、双下肢结节性红斑病史 2 年。

第3问: 目前患者最可能的主要诊断是

A. 感染性眼内炎

B. 梅毒性葡萄膜炎

C. 白塞综合征

D. 伪装综合征

E. 强直性脊柱炎伴发葡萄膜炎

F. 福格特 - 小柳 - 原田综合征

【解析】根据患者 FFA 改变,以及口腔溃疡、皮肤结节性红斑的病史,可诊断白塞综合征。

第4问: 此患者目前需要进行的治疗是

A. 全身使用口服糖皮质激素和免疫抑制剂

B. 局部使用激素滴眼液

C. 右眼使用降眼压药物,同时可行激光虹膜切开或虹膜周边切除术

D. 左眼可长期使用睫状肌麻痹剂

E. 右眼可进行睫状体光凝

F. 右眼可进行小梁切除联合白内障手术

G. 左眼可进行白内障手术

H. 右眼在激光虹膜切开或虹膜周边切除术后,眼压如果仍控制不理想,可行引流阀植入

【解析】患者目前需要局部和全身系统抗炎治疗,同时积极处理右眼高眼压的问题。右眼首选激光虹膜切开或虹膜周边切除术,如眼压仍难以控制,可行引流阀植入。对于葡萄膜炎患者,睫状体光凝会加重炎症反应,且术后易导致眼球萎缩,一般不考虑。白内障手术需要在炎症控制后才可考虑。

【案例8】患者,女性,24 岁。因右眼视力下降 1 周就诊。患者 1 周前无明显原因出现右眼视力下降伴视物变形,偶有头痛、恶心,无全身疾病史或家族史。专科查体:右

答案:【案例7】 1. AD 2. BCDE 3. C 4. ABCDH

眼视力 0.3，左眼视力 0.7。双眼前节未查及明显异常，屈光间质清，散瞳查眼底：右眼颞上方约 5 个视盘直径大小圆形病变区，呈棕黄色，斑驳状，下方累及黄斑区，未见黄斑区中心凹光反射；左眼视盘下方亦有一 2/3 视盘直径大小的病变区，黄斑区中心凹光反射可见。OCT 示右眼神经上皮层浆液性脱离，左眼鼻侧神经上皮层条形暗区，视网膜色素上皮层隆起，密度不均。

第 1 问：该患者就诊后，为了明确诊断，下一步需做的检查是

　　A. OCT

　　B. OCTA

　　C. 荧光素眼底血管造影

　　D. 吲哚菁绿血管造影

　　E. 眼底自发荧光

　　F. 超声检查

　　G. 眼眶 CT 或 MRI

【解析】根据患者临床表现，上述检查方法均可以选用，但是临床上应根据情况决定选用顺序。

第 2 问：若眼眶 CT 扫描示双眼球后壁见轻度突起的高密度钙化影，考虑该病诊断为

　　A. 脉络膜血管瘤

　　B. 脉络膜转移癌

　　C. 脉络膜恶性黑色素瘤

　　D. 眼内淋巴瘤

　　E. 巩膜脉络膜钙化

　　F. 脉络膜骨瘤

【解析】CT 扫描示双眼球后壁见轻度突起的高密度钙化影是脉络膜骨瘤的特征性表现。

第 3 问：该患者需要相鉴别的疾病是

　　A. 脉络膜血管瘤

　　B. 脉络膜转移癌

　　C. 脉络膜恶性黑色素瘤

　　D. 眼内淋巴瘤

　　E. 巩膜脉络膜钙化

　　F. 脉络膜骨瘤

【解析】脉络膜骨瘤需要与包括脉络膜血管瘤、脉络膜转移癌、脉络膜恶性黑色素瘤、眼内淋巴瘤、巩膜脉络膜钙化在内的眼内肿瘤性病变及钙化进行鉴别。

第 4 问：对于该患者可以进行的处置是

　　A. 抗 VEGF 治疗

　　B. 光动力治疗

　　C. 经瞳孔温热疗法

　　D. 手术治疗

　　E. 放疗

　　F. 化疗

【解析】脉络膜骨瘤可以采用抗 VEGF 治疗、光动力治疗、经瞳孔温热疗法进行治疗，不建议手术治疗，放疗、化疗无效。

第 5 问：关于该病，以下说法正确的是

　　A. 多发于健康青年人

　　B. 好发于女性

　　C. 病变为良性

　　D. 可引起浆液性视网膜脱离

　　E. 可合并脉络膜新生血管

　　F. 尚无十分有效的治疗方法

【案例 9】患者，男性，45 岁。因左眼视力下降 1 个月入院。入院检查：全身情况无异常。眼科检查：右眼视力 1.2，左眼视力 0.3，眼前节无异常，左眼底见颞侧视网膜呈局限性青灰色球形隆起，累及黄斑。眼压右眼 8mmHg，左眼 8mmHg。眼部 B 超示玻璃体暗区，内回声团块与球壁相连，边界不齐。诊断左眼视网膜膜脱离，左眼内占位。左眼视野鼻上方视野缺损。MRI 检查：左

答案：【案例 8】1. ABCDEFG　2. F　3. ABCDE　4. ABC　5. ABCDEF

眼 T_1WI 高信号，T_2WI 低信号，增强后明显强化。左眼脉络膜黑色素瘤可能大。临床诊断：左眼脉络膜黑色素瘤。

第 1 问：该疾病需要相鉴别的疾病是

　　A. 脉络膜血管瘤

　　B. 脉络膜转移瘤

　　C. 脉络膜黑色素细胞瘤

　　D. 视网膜脱离

　　E. 视网膜母细胞瘤

　　F. 脉络膜骨瘤

【解析】脉络膜黑色素瘤需与脉络膜血管瘤、脉络膜转移瘤、脉络膜黑色素细胞瘤、视网膜脱离、视网膜母细胞瘤、脉络膜骨瘤、脉络膜痣等相鉴别。

第 2 问：该病的超声表现有

　　A. 高等内反射

　　B. 蘑菇状或圆顶状

　　C. 表面有视网膜故前缘回声连续光滑

　　D. 前缘回声高而密，向后渐少，近球壁形成无回声区，即"挖空"征

　　E. 出现脉络膜凹陷征，可继发视网膜脱离和玻璃体混浊

　　F. 内部结构较规则

　　G. 有血液循环

【解析】脉络膜黑色素瘤的超声表现为蘑菇状或圆顶状，低到中等的内反射，内部结构较规则，有血液循环，前缘回声连续光滑，声衰减，继发渗出性视网膜脱离，脉络膜挖空征。

第 3 问：对于该患者可以进行的处置是

　　A. 定期观察　　　　B. 光凝治疗

　　C. 放射治疗　　　　D. 局部切除

　　E. 眼球摘除　　　　F. 眶内容物剜除

　　G. 经瞳孔温热疗法

【解析】脉络膜黑色素瘤局部切除适应证：①经过观察生长活跃，瘤体大小尚未超过 4 个睫状突范围；②瘤体逐渐增大位于眼球后极而近赤道或赤道部前，直径不超过 15mm 者。目前患者视力下降 1 个月，已出现视野缺损，尚未发现转移，考虑以手术切除为主。光凝治疗必须严格掌握适应证，肿瘤高度不超过 5D 范围不超过 30 度、肿瘤表面无视网膜脱离；放疗的适应证为肿瘤远离黄斑区。

第 4 问：对于该疾病，提示预后不佳的因素是

　　A. 组织学上表现为大量的上皮细胞、多个核仁、瘤体内关闭的血管环和淋巴细胞浸润

　　B. 黑色素细胞体内有染色体异常

　　C. 瘤体较大

　　D. 有巩膜外浸润

　　E. 累及睫状体前部

　　F. 保守治疗后局部瘤体复发

【案例 10】患者，女性，48 岁。因右眼视力下降 20 天就诊。眼科检查：视力右眼 0.1，左眼 0.5，矫正不提高，双眼眼前节未见明显异常。眼底检查可见右眼黄斑区及颞侧橘黄色、椭圆形隆起，大小约 10PD；左眼视盘鼻下方呈橘黄色、圆形隆起，大小约 6PD。眼科 B 超检查：右眼球壁局限性卵圆形隆起，凸向玻璃体腔，表面光滑，内回声均匀，中等强度，其边缘可以探及视网膜脱离光带。

第 1 问：该患者就诊后，为了明确诊断，以下有必要做的检查是

　　A. 彩色多普勒成像

　　B. 荧光素眼底血管造影

　　C. 吲哚菁绿血管造影

　　D. OCT

答案：【案例 9】　1. ABCDEF　2. BCDEFG　3. DEF　4. ABCDEF　【案例 10】　1. ABCDF

E. UBM

F. MRI

【解析】双眼单发占位性病变需多普勒及血管造影进一步确定病变性质，OCT，UBM 及 MRI，补充诊断有无继发病变或多发病灶。

第 2 问：若该患者的 FFA 表现为动脉前期或动脉早期点状强荧光，晚期弥漫性强荧光，考虑该病诊断为

A. 无色素性脉络膜黑色素瘤

B. 脉络膜转移癌

C. RPE 脱离

D. 后巩膜炎

E. 孤立型脉络膜血管瘤

F. 弥漫型脉络膜血管瘤

【解析】孤立型脉络膜血管表现为瘤橘黄色的扁平或轻度圆形隆起可继发瘤体表面的视网膜囊样变性或浆液渗出性视网膜脱离，荧光素眼底血管造影显示充盈前期出现瘤体脉络膜血管的强荧光，后期可出现囊样变性处的荧光持续不退。

第 3 问：若该患者诊断为孤立型脉络膜血管瘤，需要相鉴别的疾病是

A. 无色素性脉络膜黑色素瘤

B. 脉络膜转移癌

C. RPE 脱离

D. 后巩膜炎

E. 弥漫型脉络膜血管瘤

F. 年龄相关性黄斑变性

【解析】孤立型脉络膜血管瘤需与弥漫性脉络膜血管瘤、无色素性脉络膜黑色素瘤、脉络膜恶性黑色素瘤、脉络膜转移癌、出血性视网膜色素上皮脱离、后巩膜炎、年龄相关性黄斑变性、脉络膜骨瘤、中心性浆液性视网膜病变等相鉴别。

第 4 问：关于脉络膜血管瘤的特点，描述正确的是

A. 病变主要位于周边部

B. 有粗大的滋养动脉和回流静脉，与视网膜中央动静脉相连

C. 多伴有不同程度的渗出性视网膜脱离

D. 后照法不透光

E. 病变好发于眼底后极部以黄斑中心凹为中心的 25° 范围内

F. 好发于实盘颞侧

【解析】脉络膜血管瘤主要位于后极部尤其是黄斑周围，是先天性脉络膜血管畸形。与脉络膜黑色素瘤不同的是，脉络膜血管瘤后照法透光，而"有粗大的滋养动脉和回流静脉，与视网膜中央动静脉相连"则是视网膜毛细血管瘤的特点。

第 5 问：该疾病可导致的并发症是

A. 孔源性视网膜脱离

B. 渗出性视网膜脱离

C. 牵拉性视网膜脱离

D. 多灶性视网膜脱离

E. RPE 变性

F. 囊样视网膜变性

G. 视网膜下纤维增生

【解析】脉络膜血管瘤通常具有高通透性，视网膜因液体而隆起出现渗出性视网膜脱离。

【案例 11】患者，女性，30 岁。自幼双眼畏光、视力差，否认眼外伤史。眼部检查：双眼视力 0.1。双眼无充血，角膜透明，前房深，全周虹膜仅残留根部，晶状体透明，周边部悬韧带清晰可见，双眼底检查欠配合，直接检眼镜下隐见双眼视盘色淡，C/D 约 0.8，呈同心圆样扩大。双眼球位正，水平性震颤。

答案：2. E　3. ABCDEF　4. CEF　5. BEFG

第1问：为进一步明确诊断，患者应进行的检查项目是

  A. 眼部B超

  B. 验光

  C. 眼压

  D. 视野

  E. 眼底彩色照相

  F. 光学相干断层扫描

【解析】所有眼科患者一般均应接受验光仪明确其最佳矫正视力。先天性无虹膜患者可以合并先天性脉络膜缺损（可继发视网膜脱离）、先天性青光眼和视神经发育不全，应行眼压、眼底和视野检查以排除上述病变。在患者眼底检查配合欠佳时，应行眼部B超检查排除视网膜脱离和视盘缺损等病变。该患者杯盘比大，应行光学相干断层扫描检测视盘周围视网膜神经纤维层厚度，以明确青光眼或先天性大视杯。

第2问：患者眼压检测显示右眼35.6mmHg，左眼42.8mmHg。视野检查示双眼上方弓形暗点。下述诊断**不正确**的是

  A. 双眼先天性无虹膜

  B. 双眼先天性青光眼

  C. 双眼原发性开角型青光眼

  D. 双眼高眼压症

  E. 双眼球震颤

  F. 双眼弱视

【解析】根据患者病史和眼科检查，目前可以诊断为：双眼先天性无虹膜、双眼先天性青光眼、双眼球震颤。

第3问：患者眼压检测显示右眼35.6mmHg，左眼42.8mmHg。视野检查示双眼上方弓形暗点。以下治疗方式中正确的是

  A. 佩戴有色眼镜

  B. 佩戴有色角膜接触镜

  C. 针对青光眼首选手术治疗

  D. 针对青光眼可以使用降眼压药物治疗

  E. 一般不建议全身降眼压药物治疗

  F. 该类患者的青光眼手术效果往往较差

【解析】有色眼镜和有色角膜接触镜可以缓解先天性无虹膜引起的畏光等症状，先天性青光眼首选手术治疗，术前或术后可以使用降眼压药物治疗，一般不建议全身降眼压药物治疗。先天性青光眼患者组织修复能力强，故手术效果往往较差。

第4问：以下关于先天性无虹膜的叙述，正确的是

  A. 多呈常染色体显性遗传

  B. 多为PAX6基因突变所致

  C. 患者往往视力差

  D. 可以合并多种眼内组织先天异常

  E. 合并白内障的患者，可以考虑白内障摘除联合带虹膜隔人工晶状体植入术

  F. 合并青光眼的患者，降眼压治疗效果往往不佳

【解析】先天性无虹膜是少见的眼部先天异常，多呈常染色体显性遗传，多为PAX6基因突变所致。病变常累及双眼，可伴有角膜、前房、晶状体、视网膜和视神经异常。临床表现主要为畏光、视力差和眼球震颤。合并白内障的患者，可以考虑白内障摘除联合带虹膜隔人工晶状体植入术。合并青光眼患者，可以考虑降眼压药物或手术治疗，但降眼压治疗效果往往不佳。

【案例12】患者，女性，42岁。主诉：因"眼镜摔坏1天，要求重新配眼镜"来眼科门诊检查。查体：V_{OD}0.6，OS0.05，眼压右眼17mmHg，左眼15mmHg，右眼未见异常。左眼前节（−），左眼底如图8-5所示（彩图见文末彩插图8-5）。

答案：【案例11】 1. ABCDEF　2. CDE　3. ABCDEF　4. ABCDEF

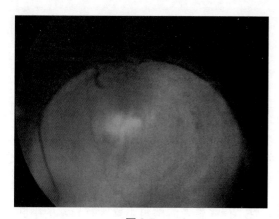

图 8-5

第 1 问：考虑该患者临床诊断是

　　A. 脉络膜血管瘤

　　B. 视网膜毛细血管瘤

　　C. 脉络膜转移癌

　　D. 恶性黑色素瘤

　　E. 脉络膜骨瘤

　　F. 先天性脉络膜缺损

【解析】经过反复询问病史，左眼自幼视力差，根据患者上述病史及体征，最符合先天性脉络膜缺损诊断。

第 2 问：诊断依据是

　　A. 42 岁女性患者

　　B. 发病部位：视盘下方

　　C. 外观：下方眼底可见透见白色巩膜的卵圆形脉络膜缺损区

　　D. 患者自幼视力差

　　E. 病灶周围有伪足

　　F. 有大量新生血管

【解析】该病灶内未见伪足和新生血管。

第 3 问：先天性脉络膜典型性缺损发生于

　　A. 原始视泡内陷与胚裂闭合之间的阶段

　　B. 胚长 7～14mm 期间

　　C. 胚长 3～6mm 期间

　　D. 胚胎第 4～5 周期间

　　E. 胚胎第 2～3 周期间

　　F. 胚胎第 6～7 周期间

【解析】先天性葡萄膜典型性缺损发生于原始视泡内陷与胚裂闭合之间的阶段，在胚长 7～14mm（第 4～5 周）期间。

第 4 问：先天性脉络膜缺损可以伴发的先天异常是

　　A. 虹膜缺损　　　　　B. 小眼球

　　C. 小角膜　　　　　　D. 高度近视

　　E. 青光眼　　　　　　F. 眼球震颤

【解析】先天性脉络膜缺损可以合并虹膜缺损、小眼球、小角膜、高度近视、青光眼、先天性白内障、眼球震颤、斜视及视神经缺损等。

第 5 问：患者 1 个月后，因左眼外伤再次检查，诉左眼视力下降，检查，左眼两点赤道前有 1 个 1/2PD 大小的马蹄形裂孔，视网膜脱离，脱离区从 1 点～7 点钟位，脱离区经过脉络膜缺损区，该患者应选择的最佳治疗方案是

　　A. 保守治疗

　　B. 眼内注气

　　C. 视网膜激光治疗

　　D. 巩膜外加压

　　E. 中药治疗

　　F. 玻璃体切割视网膜手术治疗

【解析】未累及缺损区的视网膜脱离，可以考虑外路巩膜外加压手术，累及缺损区的视网膜脱离需要进行内路玻璃体切割术才能获得成功。

【案例 13】患者，男性，15 岁。主诉：因双眼自幼视力差，来眼科门诊检查。查体：V_{OD} 0.01，V_{OS} 0.05，眼压右眼 17mmHg，左眼 15mmHg，双眼角膜透明，周边前房深度

答案：【案例 12】 1. F　2. ABCD　3. ABD　4. ABCDEF　5. F

为1CT，双眼水平性眼球震颤，双眼底未见异常，左眼眼前节照相如图8-6所示（彩图见文末彩插图8-6），右眼前节照相和左眼相似。

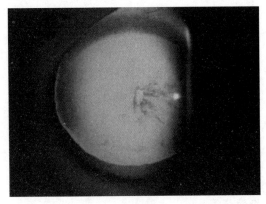

图8-6

第1问：考虑该患者的临床诊断是
　A. 晶状体前脱位
　B. 晶状体半脱位
　C. 先天性无虹膜
　D. 先天性眼球震颤
　E. 先天性永存瞳孔膜
　F. 先天性脉络膜缺损
【解析】经过反复询问病史，左眼自幼视力差，根据患者上述病史及体征，最符合先天性无虹膜、先天性眼球震颤的诊断。

第2问：诊断依据是
　A. 15岁男性患者
　B. 发病眼别：双眼
　C. 外观：双眼未见虹膜组织
　D. 患者自幼视力差

　E. 合并有双眼水平眼球震颤
　F. 有青光眼
【解析】双眼眼压正常，青光眼诊断不成立。

第3问：关于先天性无虹膜的叙述，正确的是
　A. 无虹膜是一种较少见的先天畸形
　B. 绝大多数为双眼发病
　C. 前房角镜检查可以发现虹膜残端
　D. 患者常有畏光的症状
　E. 有些患者前房角小梁区有异常的中胚叶胚胎组织阻塞，可引起高眼压
　F. 可佩戴有色角膜接触镜，减轻畏光不适等症状

第4问：先天性无虹膜可以伴发的先天异常是
　A. 小角膜
　B. 晶状体可有异位
　C. 少数有晶状体缺损
　D. 常伴睫状突发育不全
　E. 可有永存玻璃体动脉
　F. 间或有小眼球

第5问：先天性无虹膜的最常见遗传方式为
　A. 常染色体显性遗传
　B. 常染色体隐性遗传
　C. X性联显性遗传
　D. X性联隐性遗传
　E. Y染色体遗传
　F. 线粒体遗传
【解析】先天性无虹膜最常见的遗传方式为常染色体显性遗传。

答案：【案例13】 1. CD　2. ABCDE　3. ABCDEF　4. ABCDEF　5. A

第九章　青　光　眼

一、单选题

1. 下列**不宜**用于原发性闭角型青光眼的治疗药物是
   - A. 毛果芸香碱滴眼液
   - B. 肾上腺素滴眼液
   - C. 噻吗洛尔滴眼液
   - D. 曲伏前列素滴眼液
   - E. 甘露醇

2. 下列关于原发性闭角型青光眼的发生机制的论述，**不正确**的是
   - A. 瞳孔阻滞因素是其一个重要发病机制
   - B. 自主神经功能紊乱，瞳孔扩大加重瞳孔阻滞
   - C. 睫状肌调节痉挛，顶推根部虹膜向前
   - D. 瞳孔7～8mm时，瞳孔阻滞力最大
   - E. 眼轴短，前房结构相对拥挤

3. 下列关于原发性闭角型青光眼急性发作期治疗，**不正确**的是
   - A. 局部使用缩瞳药
   - B. 口服碳酸酐酶抑制剂
   - C. 一定需行急诊手术
   - D. 口服糖皮质激素
   - E. 前房穿刺术

4. 下列对于原发性急性闭角型青光眼临床前期的患眼处理，**不恰当**的是
   - A. 缩瞳
   - B. 激光周边虹膜切除术
   - C. 激光周边虹膜成形术
   - D. 滤过性手术
   - E. 晶状体摘除＋人工晶状体植入术

5. 下列对于闭角型青光眼绝对期青光眼的治疗，**不恰当**的是
   - A. 睫状体冷凝术
   - B. 睫状体光凝术
   - C. 眼球摘除术
   - D. 晶状体摘除＋人工晶状体植入联合房角分离术
   - E. 角膜大泡性病变引起的症状，可佩戴软性角膜接触镜

6. 下列**不属于**原发性闭角型青光眼发病特点的是
   - A. 多见于老年人
   - B. 多见于男性
   - C. 病理性瞳孔阻滞是其主要发病机制
   - D. 激发实验有助于早期诊断
   - E. 急性大发作时易与头部疾病混淆

7. 理想的降眼压药物具备的条件中**不包括**
   - A. 降眼压效果良好
   - B. 可以减少眼压昼夜波动
   - C. 与其他降眼压药物具有良好的协同作用

答案：1. B　2. D　3. C　4. D　5. D　6. B　7. E

D. 眼部和全身的不良反应少

E. 同时具有明显的降血压作用

8. 原发性开角型青光眼的相关突变基因**不包括**

A. OPTN 基因

B. WDR36 基因

C. MYOC 基因

D. TIGR 基因

E. Pax6 基因

9. 下列关于原发性开角型青光眼视野损害的特点中,**不正确**的是

A. 最常见的早期改变是旁中心暗点

B. 鼻侧阶梯是视野损害的早期表现之一

C. 随着病情进展可形成 Bjerrum 暗点

D. 旁中心暗点多见于 5° 以内或 25° 以外区域

E. 管状视野和颞侧视岛是晚期视野改变

10. 临床确认具有视神经保护作用的药物,**不需要**满足的条件是

A. 在视网膜或视神经有特异性的受体靶点

B. 可以在视网膜或视神经达到有效的药物浓度

C. 经动物实验证明能降低对视神经的损伤或增加视神经的活性

D. 经多中心随机对照临床试验证实其对视神经的保护作用

E. 患者使用方便,具有良好的依从性

11. 患者,男性,32 岁。两年前诊断为双眼开角型青光眼,现用 3 种局部降眼压药,眼压控制不理想,视野损害有进展,医生建议手术治疗,考虑患者年龄因素,预选择非滤过泡依赖性手术,下列

术式**不符合**的是

A. Schlemm 管切开术

B. CLASS 手术

C. EX-PRESS 引流钉植入术

D. Schlemm 管成形术

E. 小梁消融术

12. 患者,男性,60 岁。发现下方视物遮挡 1 天,不伴眼红眼痛等症状,视力:0.8 矫正视力无提高;眼压:15mmHg;眼前节检查未见异常,能排除的疾病是

A. 原发性开角型青光眼

B. 原发性急性闭角型青光眼

C. 视网膜脱离

D. 视网膜占位性病变

E. 视网膜分支静脉阻塞

13. 以下关于青光眼睫状体综合征的描述,**错误**的是

A. 好发于中年男性

B. 眼压呈发作性升高,可超过 50mmHg

C. 瞳孔可出现广泛性后粘连

D. 羊脂状 KP

E. 房角开放

【解析】青光眼睫状体综合征好发于中年男性,发作时眼压升高明显,可达到或超过 50mmHg,可出现特征性羊脂状 KP,前房深,房角开放,瞳孔对光反应多存在,不引起瞳孔后粘连。

14. 患者,男性,27 岁。1 年前被人用酒瓶击伤右眼,当时视物不清,流泪,睁眼困难,在当地医院就诊,诊断为右眼球钝挫伤,外伤性前房积血,给予降压抗炎,具体用药不详,治疗后症状缓解。患者于 1 周前再次就诊,眼压:右眼 32mmHg,左眼 18mmHg,右眼房角宽

答案: 8. E 9. D 10. E 11. C 12. B 13. C 14. D

于左眼,眼底视盘 C/D 比值,右眼 0.8,左眼 0.3,最可能的诊断是

A. 右眼 POAG

B. 右眼血影细胞性青光眼

C. 右眼激素性青光眼

D. 右眼房角后退性青光眼

E. 右眼睫状环阻塞性青光眼

【解析】患者受伤已经 1 年,虽然当时有前房出血,可能导致血影细胞性青光眼,但通常在受伤后短期发生,查体右眼房角增宽,结合病史,最可能的诊断为右眼房角后退性青光眼。

15. ICE 综合征可能与哪种病毒感染有关

A. 腺病毒   B. 疱疹病毒

C. 类乳头瘤病毒   D. 轮状病毒

E. 风疹病毒

【解析】目前已经明确疱疹病毒感染可能与虹膜角膜内皮综合征(ICE 综合征)相关,其他病毒尚未发现与之相关。

16. 以下关于色素性青光眼的描述,正确的是

A. 本病多见于中年女性

B. 为常染色性显性遗传

C. 患者多为远视眼

D. 周边虹膜向角膜面凸起

E. KP 为弥散性分布

【解析】色素性青光眼多见于青中年男性,为常染色性显性遗传,患者多为近视眼,深前房和宽房角,周边虹膜向后凹陷,瞳孔运动时,虹膜与悬韧带摩擦导致色素颗粒脱落,形成典型的垂直纺锤样分布的色素性 KP。

17. Chandler 综合征**不包括**

A. 角膜内皮功能障碍

B. 角膜水肿

C. 前房角内皮化

D. 虹膜表面结节

E. 虹膜周边前粘连

【解析】Chandler 综合征是 ICE 综合征的一种,可出现角膜内皮病变,前房角和虹膜表面内皮化,虹膜周边前粘连等,当眼压增高时可出角膜水肿,但一般不会出现虹膜表面结节。

18. 关于先天性青光眼的描述,**不正确**的是

A. 病理组织学发现虹膜根部附着点前移

B. 出现青光眼性视神经乳头凹陷有诊断意义

C. 可分为婴幼儿型、青少年型及合并其他先天异常的青光眼

D. 对于婴幼儿型的先天性青光眼主要采用药物治疗

E. 与前房角发育异常有关

19. 下列**不是** Sturge-Weber 综合征表现的是

A. 颜面血管瘤

B. 先天性白内障

C. 脉络膜血管瘤

D. 脑膜血管瘤

E. 继发性青光眼

20. 下列关于真性小眼球描述,**错误**的是

A. 呈慢性闭角型青光眼特点,眼压进行性缓慢升高

B. 宜首选药物治疗,缩瞳剂往往反应良好

C. 传统的抗青光眼手术往往会失败

D. 眼轴小于 15mm 者即使施行白内障超声乳化手术也容易发生脉络膜上腔出血

E. 早期患者选用激光房角成形术加虹膜周切术是一种安全有效的方法

答案: 15. B   16. B   17. D   18. D   19. B   20. B

21. 小角膜的临床表现**不包括**
    A. 可单眼或双眼发病，无性别差异
    B. 角膜直径小于 11mm
    C. 易发生闭角型青光眼
    D. 是一种遗传性疾病
    E. 常伴有眼前节先天异常，视力受损

22. 长期随访（5～10 年）提示，高眼压症患者最终转变为青光眼占
    A. 5%～10%   B. 10%～20%
    C. 20%～30%   D. 40%～50%
    E. 50%～60%

23. 关于高眼压症的描述，正确的是
    A. 眼压超过正常水平，伴有视神经和视野的损害
    B. 测得眼压升高即为高眼压症
    C. 疑为高眼压症，应作角膜中央厚度测量排除角膜厚度的影响
    D. 多数高眼压症发展为原发性开角型青光眼
    E. 单眼眼底存在青光眼改变，对侧眼可诊断高眼压症

24. 高眼压症眼压通常为
    A. 眼压峰值超过 30mmHg，波动大于 10mmHg
    B. 眼压峰值超过正常，波动大于 6mmHg
    C. 11～21mmHg
    D. 21～30mmHg
    E. 眼压低于 21mmHg，波动大于 6mmHg

二、多选题

1. 小梁切除术后常见的并发症包括
   A. 浅前房
   B. 高眼压
   C. 低眼压
   D. 角膜内皮失代偿
   E. 滤过泡漏

2. 有助于原发性闭角型青光眼早期诊断的检查是
   A. 暗室激发实验   B. 饮水实验
   C. 俯卧实验   D. 散瞳实验
   E. 复相检查

3. 关于中国原发性闭角型青光眼流行病学特点，阐述正确的是
   A. 多见于 40 岁以上人群
   B. 多见于男性
   C. 易在冬季发病
   D. 亲属常可见相似的浅前房和窄房角
   E. 近视患者多发

4. 原发性闭角型青光眼的眼解剖学特征包括
   A. 眼轴短   B. 晶状体厚度增加
   C. 小角膜   D. 浅前房
   E. 长眼轴

5. 可以用来评估原发性闭角型青光眼前房特征的检查包括
   A. UBM   B. 前节 OCT
   C. 房角镜检查   D. OCTA
   E. 裂隙灯检查

6. 关于原发性闭角型青光眼急性发作的临床表现，描述正确的是
   A. 急性视力下降
   B. 眼压极高，瞳孔散大，呈横椭圆形
   C. 角膜水肿
   D. 可伴有视盘旁出血
   E. 前房炎症反应，有时可见前房积脓

答案： 21. B   22. A   23. C   24. D
    1. ABCE   2. ABCD   3. ACD   4. ABCD   5. ABCE   6. ACDE

7. 关于正常眼压性青光眼的正确描述是
    A. 正常眼压性青光眼只能采用药物治疗
    B. 眼压在正常范围内,但是其昼夜波动较大,平均眼压偏于正常范围的高限
    C. 视野损害较易侵犯中央注视点
    D. 视野损害以视野上半缺损较为多见
    E. 视野局限性缺损者较多,且损害较深,边界较陡

8. 治疗原发性开角型青光眼的目标眼压设定需考虑的因素有
    A. 中央角膜厚度
    B. 随访中青光眼的进展速度
    C. 治疗前的眼压值、青光眼疾病的严重程度及分期
    D. 年龄及预期寿命
    E. 是否存在其他危险因素,如年龄、青光眼家族史、微血管病变等
   【解析】中央角膜厚度是眼压测量的主要误差因素,临床上需根据中央角膜厚度对眼压值进行校正。但设定目标眼压时不需要考虑中央角膜厚度。

9. 下列关于青光眼性视盘形态学改变中,可能的眼底改变是
    A. 视盘或盘周浅表线状出血
    B. C/D>0.6
    C. 两眼 C/D 差值>0.2
    D. 盘沿由宽至窄的顺序为:上方、鼻侧、颞侧、下方
    E. 视盘旁见放射状白色光泽区,沿神经纤维走行,边缘呈羽毛状
   【解析】正常视盘的盘沿宽度一般遵循"ISNT"规律,即下方最宽,上方、鼻侧次之,颞侧最窄。盘沿宽度不符合 ISNT 原则时,应考虑可能是青光眼性视盘形态学改变。

10. 青光眼性视神经改变包括
    A. 视网膜神经纤维层缺损
    B. 盘沿组织丢失
    C. 视盘线状出血
    D. 视盘大
    E. 视盘旁 β 区萎缩弧改变

11. 符合 CIGTS、EMGT、AGIS、OHTS、CNTGS 等国际多中心随机对照临床研究结论的是
    A. 晚期青光眼患者眼压降低与视野保护呈剂量-效应关系
    B. 正常眼压性青光眼患者眼压下降 30% 能使视野损害速度从 30% 下降到 10%
    C. 降眼压治疗能使高眼压症患者出现青光眼性损害的风险由 10% 降到 5%
    D. 初始治疗中药物治疗与手术治疗的效果相近
    E. 降眼压治疗能使青光眼性损害减少,眼压每下降 1～2mmHg,青光眼进展风险减少 10%

12. 青光眼微创手术包括
    A. Schlemm 管切开及扩张术
    B. Ahmed 引流阀植入术
    C. 内镜下睫状体光凝术
    D. XEN 青光眼引流管植入术
    E. 小梁消融术

13. ICE 综合征包括
    A. Cogan-Reese 综合征
    B. Chandler 综合征
    C. Marfan 综合征
    D. 进行性虹膜萎缩
    E. Marchesani 综合征

答案: 7. BCDE　8. BCDE　9. ABCD　10. ABCE　11. ABCDE　12. ACDE　13. ABD

【解析】ICE综合征包括进行性虹膜萎缩,Cogan-Reese综合征(虹膜痣)和 Chandler 综合征,而 Marfan 综合征和 Marchesani 综合征是晶状体源性青光眼,为干扰选项。

14. 晶状体源性青光眼包括
    A. 过熟期白内障
    B. 膨胀期白内障
    C. Marchesani 综合征
    D. Marfan 综合征
    E. 外伤性白内障

【解析】以上5种情况都可以引起继发性青光眼,其中 Marfan 综合征自发性晶状体脱位引发,而 Marchesani 综合征是因为球形晶状体导致瞳孔阻滞或房角关闭。

15. 患者,女性,38岁。因"右眼孔源性视网膜脱离"于7天前右眼玻璃体切除联合硅油注入手术,术后1周复查发现右眼眼压32mmHg,引起眼压升高可能的原因有
    A. 压迫涡状静脉
    B. 注入硅油过多
    C. 硅油乳化
    D. 术后炎症反应
    E. 继发性闭角型青光眼

【解析】该患者可能导致眼压升高的因素有硅油注入过多,术后炎症反应较重时,炎症细胞可能堵塞小梁网,而由于硅油注入过多及体位因素,可能造成晶状体-虹膜隔前移,使房角变浅关闭。由于未行外路巩膜垫压,不存在压迫涡状静脉,硅油在术后7天一般不会发生乳化。

16. 关于 Axenfeld-Rieger 综合征的描述,正确的是

A. 常染色性隐性遗传
B. 多双眼发病
C. 可出现假性"多瞳症"
D. 继发性青光眼
E. 男女发病率相同

【解析】Axenfeld-Rieger 综合征是指双眼发育性缺陷,伴有或不伴有全身发育异常的一组疾病,其特点是:①双眼发育缺陷;②可伴有全身发育异常;③继发性青光眼;④常染色体显性遗传,多有家族史,也有散发病例的报道;⑤男女发病相同。

17. 关于恶性青光眼的描述,正确的是
    A. 最常发生于青光眼术后早期
    B. 晶状体-虹膜隔前移
    C. 睫状环阻滞
    D. 阿托品滴眼液治疗有效
    E. 可行虹膜周边切除治疗

【解析】恶性青光眼又称睫状环阻塞性青光眼,发病机制主要为晶状体或玻璃体与水肿的睫状环相贴,后房房水不能进入前房所致,阿托品滴眼液可以麻痹睫状肌,晶状体-虹膜隔后移而缓解症状,单纯虹膜周边切除不能解除睫状环阻滞而无效。

18. 关于先天性青光眼眼压升高机制的描述,有可能的是
    A. Barkan 膜残留学说认为这些患者的前房角覆盖一层无渗透性的薄膜,未正常裂开,阻碍房水外流
    B. 前房角中胚层分裂或萎缩不完全,中胚叶异常组织的残留导致房水外流障碍
    C. 睫状肌异常附着于小梁网,导致巩膜突及 Schlemm 管解剖位置及结构异常,增加房水外流阻力

答案:　14. ABCDE　15. BDE　16. BDE　17. ABCD　18. ABCDE

D. 前房角中胚叶组织在重新排列小梁网时失败

E. 有些类型的缺陷系神经嵴细胞的移行或胚胎感应器的终末诱导缺陷所导致的发育异常

19. 关于先天性青光眼的描述，正确的是

A. 病理组织学发现虹膜根部附着点前移

B. 出现青光眼性视神经乳头凹陷有诊断意义

C. 可分为婴幼儿型、青少年型及合并其他先天异常的青光眼

D. 主要采用手术治疗

E. 与前房角发育异常有关

20. 婴幼儿型先天性青光眼的典型三联征

A. 眼压高　　　　B. 畏光

C. 睑痉挛　　　　D. 前房深

E. 流泪

21. Axenfeld-Rieger 综合征的疾病特点包括

A. 双眼发育缺陷

B. 可伴有全身发育异常

C. 继发性青光眼

D. 常染色体隐性遗传，多无家族史

E. 男、女性发病概率完全不同

22. 关于高眼压症的描述，错误的是

A. 高眼压症的房角是开放的

B. 如果眼压一直处于较高水平（如≥25mmHg），应每 6 个月检测 1 次眼底的视盘形态和阈值视野

C. 如果伴有高危因素，可给予药物治疗

D. 伴有危险因素应尽早手术或激光治疗

E. 高眼压症和原发性开角型青光眼均可为单眼诊断

23. 影响高眼压症诊断的因素包括

A. 角膜中央厚度测量

B. 角膜曲率半径

C. 眼眶压力

D. 眼压测量方法

E. 角膜周边厚度测量

三、共用题干单选题

（1～3 题共用题干）

患者，女性，52 岁。体检发现双眼杯盘比增大，自述无明显症状。于青光眼门诊就诊，眼压：右眼 18mmHg，左眼 17mmHg。双眼角膜清，前房角开放；瞳孔直径 3mm，对光反应正常，怀疑正常眼压青光眼，眼底检查：右眼 C/D=0.6，左眼 C/D=0.6。

1. 对该患者完善眼科检查同时，应重点排除的疾病是

A. 耳鼻喉科疾病　　B. 精神科疾病

C. 神经科疾病　　　D. 心血管疾病

E. 呼吸道疾病

2. 为明确正常眼压青光眼诊断，不包括的检查是

A. 角膜中央厚度测量

B. 泪膜破裂时间

C. 24 小时眼压测量

D. HRT

E. OCT

3. 该患者拟诊断正常眼压青光眼，需重点鉴别的疾病不包括

A. 干眼

B. 生理性大视杯

答案：　19. ABCDE　20. BCE　21. ABC　22. DE　23. ABCD
　　　1. C　2. B　3. A

C. 高眼压型青光眼

D. 压迫性视神经病变

E. 缺血性视神经病变

四、案例分析题

【案例 1】患者,女性,66 岁。主诉:右眼眼胀、头痛伴视力下降 5 小时。现病史:患者 5 小时前无明显诱因觉右眼胀痛,同侧头痛,有恶心感,间断呕吐,为内容物,呈非喷射状,伴明显视力下降,无发热。在当地医院给予甘露醇等治疗,病情无缓解。既往史:否认全身病史,否认外伤史。否认既往类似发作史。

眼科检查:右眼视力指数 /20cm,左眼视力 0.2. 眼压右眼 50mmHg,左眼 21.3mmHg。右眼混合充血,角膜雾状水肿,前房轴深浅,PACD=1/4CT,瞳孔直径 6mm,不规则固定,晶状体皮质隐约见楔形混浊,眼底窥不清。左眼无充血,角膜透明,PACD 约 1/3CT。虹膜纹理清晰,瞳孔直径 2mm,对光反应灵敏。晶状体皮质楔形混浊,晶状体核Ⅱ~Ⅲ级。眼底:C/D 约 0.3,视网膜平伏。

第 1 问:该患者的初步诊断,恰当的是

A. 右眼年龄相关性白内障

B. 右眼急性闭角型青光眼大发作期

C. 左眼急性闭角型青光眼慢性期

D. 左眼急性闭角型青光眼缓解期

E. 左眼急性闭角型青光眼临床前期

F. 左眼年龄相关性白内障

【解析】患者左眼无发作史,眼底杯盘比在正常范围内,属于临床前期诊断范围。

第 2 问:对于该患者病情的描述,正确的是

A. 患者症状缓解时,可行 UBM 检查了解房角情况

B. 全身情况允许情况下,需立即行急诊

小梁切除术

C. 行房角镜检查时,右眼房角窥视不清时可参考左眼房角镜检查结果

D. 可行眼部 B 超了解眼后节情况

E. 可在药物短期控制眼压,角膜恢复透明性的情况下试行周边虹膜激光切开术

F. 此患者眼局部不可使用糖皮质激素,以免引起眼压进一步升高

【解析】患者若保守治疗无效可考虑手术治疗,手术方式需根据病情决定。患者眼部炎症较重,必要的时候可根据病情使用糖皮质激素。

第 3 问:下列用于该患者的药物治疗,恰当的是

A. 局部使用肾上腺素受体激动剂

B. 口服碳酸酐酶抑制剂

C. 局部使用缩瞳药

D. 局部使用前列腺素类滴眼液

E. 局部使用糖皮质激素滴眼液

F. 甘露醇静脉滴注

【解析】肾上腺素受体激动剂有扩瞳作用,不宜用于闭角型青光眼患者。患者为闭角型青光眼且右眼炎症反应重,不宜使用前列腺素类滴眼液。

第 4 问:如果该患者需要进行手术治疗,下列手术方式**不恰当**的是

A. 小梁切除术

B. 睫状体冷凝术

C. 周边虹膜切除术

D. 白内障超声乳化摘除术

E. 激光周边虹膜切开术

F. 激光小梁成形术

【解析】睫状体冷凝术属于破坏性手术,一般适宜于绝对期青光眼等。激光小梁成形术一般用于开角型青光眼。

答案:【案例 1】 1. ABEF 2. ACDE 3. BCEF 4. BF

【案例2】患者，女性，53 岁。主诉：双眼间断酸胀 1 年。现病史：患者近 1 年无明显诱因出现双眼酸胀，无头痛无恶心呕吐等，不伴明显视力下降，无眼红眼部分泌物等，未予特殊处理。既往史：否认糖尿病高血压心脏病。

眼科检查：右眼视力 0.8，左眼视力 0.8。眼压右眼 20mmHg，左眼 19.5mmHg。双眼角膜透明，前房轴深浅，PACD=1/3～1/4CT，瞳孔直径 3mm，虹膜纹理清晰，对光反应灵敏。晶状体尚透明，震颤（－）。眼底：C/D 约 0.3，视网膜平伏。

第 1 问：根据上述病史，为进一步明确诊断，你觉得下列检查有帮助的是

A. 暗室激发实验

B. 散瞳实验

C. 俯卧实验

D. 饮水实验

E. 房角镜检查

F. UBM 检查

【解析】上述激发实验有利于判断患者房角功能，UBM 有助于判断房角形态。

第 2 问：该患者动态房角镜检查显示右眼动态房角全周开放，左眼 1 点钟至 3 点钟方位粘连，其余开放。UBM 显示双眼虹膜膨隆明显，虹膜厚度及睫状体形态尚正常。以下对于该患者诊治的建议恰当的有

A. 左眼可行激光周边虹膜切开术

B. 双眼可行激光周边虹膜切开术

C. 左眼必须行晶状体摘除＋房角分离手术彻底开放房角

D. 右眼可密切随诊，观察眼压眼底等变化

E. 左眼必须手术以防止病情加重

F. 双眼可行激光周边虹膜成形术

【解析】患者目前属于原发性房角关闭阶段，手术方案需根据病情及患者意愿等多方面综合决定。UBM 显示患者周边虹膜无明显肥厚，不宜行激光周边虹膜成形术。

第 3 问：对于该患者的病情分析，恰当的是

A. 应建议患者直系家属行眼部检查，以了解有无类似浅前房情况

B. 该患者可行激发实验观察眼压是否增高

C. 该患者目前左眼可诊断为原发性急性闭角型青光眼慢性期

D. 该患者左眼必须行房角分离术开放房角

E. 患者 UBM 显示存在瞳孔阻滞因素导致房角关闭

F. 应给患者检查眼轴了解有无短眼轴因素

【解析】患者目前视神经及杯盘比在正常范围，不符合青光眼慢性期诊断标准。

第 4 问：若患者眼轴检查显示右眼轴长 19.9mm，左眼轴长 19.5mm，以下说法正确的是

A. 患者可诊断双眼真性小眼球

B. 患者眼轴短是导致房角关闭的因素之一

C. 患者眼轴短，可能合并远视

D. 若行内眼手术，手术风险较正常眼轴患者大

E. 患者眼轴短，一般合并近视

F. 患者较正常眼轴者更容易发生青光眼急性大发作

【解析】眼轴短，一般合并远视。

【案例3】患者，男性，60 岁。主诉：双眼视力下降 2 年。现病史：患者 2 年前开始出现视力下降，无眼红眼胀，无头痛无恶心呕

吐等,自以为"老花",未予重视,视力下降加重。未规范诊治。既往史:否认糖尿病高血压心脏病。否认眼部外伤史。眼科检查:右眼视力 0.3,左眼视力 0.2.眼压右眼 31mmHg,左眼 32mmHg。双眼无充血,角膜透明,中央前房深度偏浅,PACD 约 1/2~1/3CT。虹膜纹理清晰,瞳孔直径 2mm,对光反应尚可。晶状体皮质楔形混浊,晶状体核 Ⅱ~Ⅲ级,震颤(-)。眼底:右眼 C/D=0.8,左眼 C/D=0.95,视网膜平伏。

第 1 问:根据上述病史,下列检查对于区分患者青光眼类型有帮助的是

    A. UBM   B. 颅脑 CT
    C. OCTA   D. FFA
    E. 房角镜   F. 眼前节 OCT

【解析】患者需检查清楚房角情况以明确青光眼的类型。

第 2 问:该患者房角镜检查显示双眼 270° 房角粘连关闭。该患者的初步诊断,恰当的是

    A. 双眼原发性急性闭角型青光眼慢性期
    B. 双眼原发性急性闭角型青光眼缓解期
    C. 双眼恶性青光眼
    D. 双眼原发性慢性闭角型青光眼
    E. 双眼年龄相关性白内障
    F. 双眼残余性青光眼

【解析】患者无眼部特殊症状,发现时已为晚期青光眼,中央前房深度仅稍浅,房角粘连关闭,考虑慢性房角关闭的病变过程。

第 3 问:下列对于该患者的治疗,正确的是

    A. 局部使用 β 肾上腺素受体阻滞剂
    B. 口服碳酸酐酶抑制剂
    C. 局部使用缩瞳药
    D. 口服糖皮质激素
    E. 首选激光虹膜周切

    F. 可行小梁切除术

【解析】患者目前无眼部急性炎症等表现,不宜使用全身性糖皮质激素。

第 4 问:患者视野检查显示右眼上方弓形视野缺损,左眼管状视野。下列对于该患者的病情分析,恰当的是

    A. 患者可行 UBM 检查进一步了解房角构型
    B. 患者左眼视功能损伤严重,术中可能出现视力丧失
    C. 患者需行眼轴检查以了解有无小眼球情况
    D. 患者左眼手术风险大,需反复与患者交代清楚病情及预后
    E. 患者可试行小梁切除术,再根据病情决定进一步治疗
    F. 患者左眼可先试行白内障摘除术联合房角分离术,再根据病情决定进一步治疗

【解析】患者左眼为晚期青光眼,手术风险大,预后差。

【案例 4】患者,女性,57 岁。主诉:左眼小梁切除术后 3 年,胀痛半年。现病史:患者 3 年前因左眼急性闭角型青光眼在当地医院行小梁切除术,术后病情尚稳定。半年前左眼出现明显胀痛,在当地医院陆续给予不同降眼压药物,眼压控制不理想。右眼无不适。既往史:高血压 20 余年,药物控制可。否认糖尿病。否认眼部外伤史。眼科检查:右眼视力 0.4,左眼视力 0.02。眼压右眼 15mmHg,左眼 50mmHg。右眼 PACD=1/4CT,虹膜膨隆。左眼轻度混合充血,滤过泡不明显。上方虹膜周切口通畅。前房轴深 3CT,PACD=1/2CT。双眼晶状体不均匀混浊,震颤(-)。眼底:右眼

C/D=0.3，盘沿形态可，左眼视盘色苍白，C/D=0.95。

第1问：该患者的初步诊断，恰当的是

　　A. 左眼残余性青光眼

　　B. 左眼绝对期青光眼

　　C. 左眼恶性青光眼

　　D. 右眼急性闭角型青光眼临床前期

　　E. 双眼白内障

　　F. 右眼残余性青光眼

【解析】患者左眼PACD约1/2CT，轴深约3CT，不支持恶性青光眼诊断。

第2问：下列针对左眼的治疗，恰当的是

　　A. 小梁切除术

　　B. 眼球摘除术

　　C. 长期用药

　　D. 白内障超声乳化摘除术联合人工晶状体植入术

　　E. 引流阀植入术

　　F. 滤过泡分离术

【解析】患者左眼青光眼近绝对期，C/D=0.95，眼压极高，用药及单纯白内障手术效果差，需行滤过手术。

第3问：下列对于该患者的病情分析，正确的是

　　A. 手术前尽量先用药物降低眼压

　　B. 建议行左眼眼球摘除术以期长期解决眼部胀痛

　　C. 患者左眼眼压再次升高与滤过泡的瘢痕化有关

　　D. 需对患者进行宣教，强调终身复诊的重要性

　　E. 患者左眼眼压升高为恶性青光眼所致

　　F. 在各种滤过性手术方案中，优先考虑引流阀手术

【解析】左眼有一定的视力，不应行眼

球摘除术。目前病情不支持恶性青光眼诊断。

第4问：对患者的右眼进行房角镜检查，提示部分象限房角贴附性关闭，动态房角镜下开放。UBM提示虹膜膨隆，睫状体形态正常。下列说法正确的是

　　A. 存在眼压急性升高的可能性

　　B. 使用缩瞳剂，定期观察

　　C. 可行激光虹膜周切

　　D. 白内障摘除联合人工晶状体植入手术有助于预防急性发作

　　E. 使用降眼压药物预防眼压升高

　　F. 目前眼压不高，不需处理

【解析】右眼为急性闭角性青光眼临床前期，瞳孔阻滞机制，另眼有急性大发作病史，且左眼视功能损害严重，故右眼需要积极预防性治疗。

【案例5】患者，女性，63岁。主诉：左眼小梁切除术后3周，突发胀痛4天。现病史：患者3周前因原发性闭角型青光眼在当地医院行左眼小梁切除术，术后病情尚稳定。右眼药物治疗，眼压稳定。4天前无明显诱因出现左眼胀痛，视力下降，在当地医院给予降眼压药物治疗，效果不明显。既往史：高血压10余年，药物控制可。否认糖尿病。否认眼部外伤史。眼科检查：右眼视力0.6，左眼视力0.02，眼压右眼18mmHg，左眼55mmHg。左眼睫状充血，上方滤过泡浅隆起，缝线已拆除，无渗漏。角膜轻度水肿，Ⅱ度浅前房，前房轴深约1CT。晶状体混浊，震颤(−)。眼底隐见C/D=0.3。右眼无充血，角膜透明，前房轴深浅，PACD约1/4CT。虹膜纹理清晰，瞳孔直径2mm，对光反应灵敏。晶状体皮质楔形混浊，晶状体核Ⅱ级，震颤(−)。眼底：右眼C/D约0.3，视网膜平伏。

答案：【案例4】 1. ADE　2. AEF　3. ACDF　4. ABCD

第1问：该患者初步诊断，最恰当的一项是

A. 左眼激素性青光眼

B. 左眼绝对期青光眼

C. 左眼恶性青光眼

D. 左眼继发性青光眼

E. 左眼晶状体脱位

F. 左眼房角后退性青光眼

【解析】患者近期左眼有小梁切除术病史，左眼眼压高，前房浅明显，需考虑恶性青光眼。

第2问：下列对于该患者的药物治疗，正确的是

A. 局部使用β肾上腺素受体阻滞剂

B. 局部使用阿托品

C. 局部使用缩瞳药

D. 局部使用前列腺素类滴眼液

E. 局部使用糖皮质激素

F. 甘露醇静脉滴注

【解析】恶性青光眼若使用缩瞳药，可能加重睫状环阻滞，加重青光眼。

第3问：如果该患者需要进行手术治疗，下列手术方式可供选择的是

A. 玻璃体腔抽液术

B. 前段玻璃体切除＋前房成形术

C. 睫状体冷凝术

D. 白内障摘除联合前段玻璃体切割术

E. EXPRESS引流钉植入术

F. 滤过泡分离术

【解析】恶性青光眼手术需尽可能降低玻璃体腔压力，缓解睫状环阻滞。

第4问：下列关于闭角型青光眼小梁切除术后早期眼压再次升高，认识正确的是

A. 需结合前房、滤过泡、眼压等情况综合判断原因

B. 不可能是滤过道阻塞所致

C. 积极使用睫状肌麻痹剂

D. 积极行滤过泡分离，防止粘连

E. 改行引流阀植入

F. 再次行滤过性手术控制眼压

【解析】需结合前房、滤过泡、眼压等情况综合判断原因，根据具体原因制定治疗方案。

【案例6】患者，男性，45岁。因右眼视力逐渐下降3个月就诊。既往身体健康。视力：右眼0.7（-7.00DS），左眼1.0（-7.00DS）；眼压：右眼33mmHg，左眼27mmHg。双眼无充血，角膜透明，前房轴深度为5.0CT，房水清亮，晶状体透明。视盘：右眼垂直C/D=0.8，颞下方盘沿窄（图9-1彩图见文末彩插图9-1）；左眼C/D=0.5，盘沿正常。

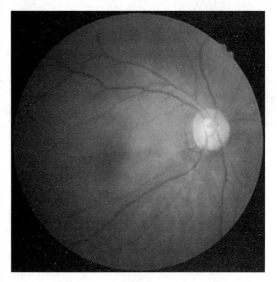

图9-1

第1问：患者最可能的诊断是

A. 原发性开角型青光眼

B. 慢性闭角型青光眼

C. 糖皮质激素性青光眼

D. 正常眼压性青光眼

答案：【案例5】1. C　2. ABEF　3. ABD　4. A　【案例6】1. A

E. 先天性青光眼

F. 继发性青光眼

【解析】患者右眼眼压高，可除外选项D；双眼高度近视眼，前房轴深 5.0CT，可除外闭角型青光眼，排除选项 B；患者为成年人，发现右眼视力逐渐下降 3 个月，角膜透明，右眼垂直 C/D=0.8，颞下方盘沿窄，考虑疾病非先天性，除外选项 E；无糖皮质激素类药物应用史，无眼外伤、手术史，无葡萄膜炎等其他眼病体征，可除外 CF 选项；患者右眼眼压>21mmHg，具有青光眼视盘改变，前房深，考虑原发性开角型青光眼可能性大。

第 2 问：患者需要进一步完善具有重要诊断价值的检查是

A. 前房角镜检查

B. 视野检查

C. 中央角膜厚度测量

D. 眼底 B 超检查

E. 光学相干断层扫描（OCT）检查视神经纤维层厚度

F. 荧光素眼底血管造影（FFA）

G. 视网膜电图（ERG）

【解析】诊断原发性开角型青光眼时，需要了解眼压、视盘和视网膜神经纤维层、视野及前房角的状况。另外，眼压测量的结果受多种因素影响，中央角膜厚度是眼压测量的主要影响因素。因此需要行前房角镜、视野、中央角膜厚度、OCT 检查。

［提示］前房角镜检查：显示双眼前房角宽，为开角；视野检查：右眼上方弓形暗点，左眼正常；中央角膜厚度测量：右眼 535μm，左眼 532μm。OCT 检查视神经纤维层厚度：右眼颞下方神经纤维层变薄，左眼大致正常。

第 3 问：右眼可选择的治疗方法是

A. 激光虹膜切除术

B. 小梁切除术

C. 选择性激光小梁成形术

D. 激光睫状体光凝术

E. 降眼压药物治疗

F. 激光周边虹膜成形术

【解析】目前国内外的青光眼学界已达成共识，青光眼最有效的治疗策略是控制眼压。药物治疗仍然是原发性开角型青光眼的首选治疗方法，选择性激光小梁成形术应用于原发性开角型青光眼的治疗已被普遍接受和广泛应用，作用好于氩激光小梁成形术。激光睫状体光凝术对眼球的破坏作用较大，一般不常采用。对于眼压无法用药物控制的原发性开角型青光眼，应选择滤过性手术，目前广泛应用的是小梁切除术。

第 4 问：患者左眼药物治疗首选的是

A. 拟胆碱作用药物

B. β肾上腺素受体拮抗剂

C. 碳酸酐酶抑制剂

D. 前列腺素衍生物

E. α₂肾上腺素受体激动剂

F. β肾上腺素受体激动剂

【解析】该患者的右眼已明确诊断为原发性开角型青光眼。左眼具有发生原发性开角型青光眼的危险因素，如年龄大于 40 岁。有近视眼病史，眼压升高；因此，也应当将眼压降低至 21mmHg 以下，可以首选药物治疗，前列腺素衍生物为一线用药。

【案例 7】患者，男性，65 岁。因右眼视力逐渐下降 3 个月就诊。既往身体健康。视力：右眼 0.3（-2.00DS），左眼 1.0（-2.00DS）；眼压：右眼 15mmHg，左眼 13mmHg。双眼无充血，角膜透明，前房轴深度为 5.0CT，房水清亮，晶状体密度增高，视盘边界清。右眼 C/D=0.8，上、下方盘沿窄，视盘旁可见线状出血；左眼 C/D=0.4，盘沿正常。双眼底动静脉走行正常，动脉、静脉管径比为 2∶3，黄斑中心凹光反射可见。视野：右眼近环形暗点（图 9-2），左眼正常视野。OCT 检查视神经纤维层厚度：右眼颞上及颞下方变薄（图 9-3），左眼大致正常。

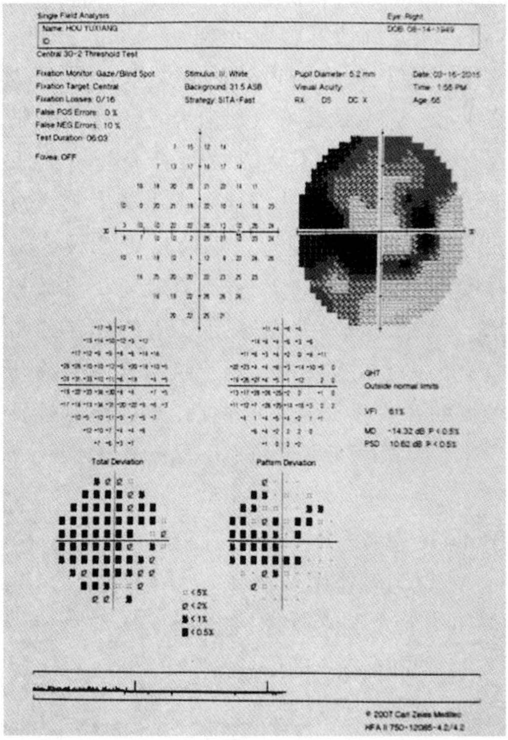

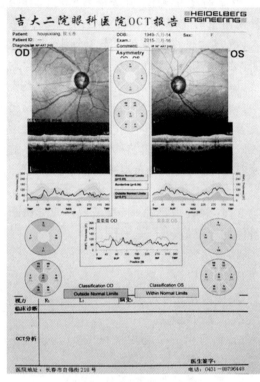

图 9-2

图 9-3

第 1 问：患者右眼最可能的诊断是

  A. 正常眼压性青光眼

  B. 急性闭角型青光眼

  C. 球后视神经炎

  D. 高血压动脉硬化性视网膜病变

  E. 慢性闭角型青光眼

  F. 糖尿病性视网膜病变

【解析】患者右眼前房轴深 5.0CT，具有特征性的青光眼视盘损害和视野缺损，眼压在统计学正常值范围（<21mmHg），可考虑诊断为正常眼压性青光眼（NTG）。患者有近视眼史，且前房轴深 5.0CT，暂不考虑闭角型青光眼，除外 B、E 选项；球后视神经炎患者眼底往往无异常改变，除外 C 选项；患者既往身体健康，双眼底动静脉走行正常，动脉、静脉管径比例为 2∶3，未见微动脉瘤，黄斑中心凹光反射可见，不考虑 D、F 选项。

第 2 问：患者需要进一步完善具有重要诊断价值的检查是

  A. 眼部 B 超检查

  B. 中央角膜厚度测量

  C. 荧光素眼底血管造影（FFA）

  D. 神经科检查

  E. 24 小时眼压测定

  F. 前房角镜检查

【解析】一部分中央角膜厚度偏薄的原发性开角型青光眼（POAG）患者因测量眼

答案：【案例 7】 1. A 2. BDEF

压低于实际眼压,可误诊为 NTG。也有部分 POAG 患者,其白天眼压值均在正常范围之内,然而进行 24 小时眼压检测时,发现其夜间眼压峰值高于正常水平,此类患者也可误诊为 NTG。前房角镜检查有助于鉴别闭角型青光眼。另外,NTG 的诊断需排除其他可能导致视神经损害和视野缺损的疾病,如神经系统疾病。虽然 FFA 检查可以排除眼底血管性疾病,但是对于本例患者而言,并不属于具有重要诊断价值的检查。

第 3 问:对正常眼压性青光眼可以采取的治疗措施是

　　A. 激光虹膜切除术

　　B. 小梁切除术

　　C. 选择性激光小梁成形术

　　D. 定期随访观察

　　E. 应用降眼压药物

　　F. 激光周边虹膜成形术

【解析】对正常眼压性青光眼可采用降眼压药物、激光及手术治疗等手段。在治疗过程中亦应定期随访,并根据患者情况调整药物种类及剂量,在药物、激光治疗无效时,再考虑手术治疗,部分正常眼压性青光眼进展缓慢,患者预期寿命不长,可以定期随访观察。

第 4 问:对正常眼压性青光眼进行降眼压治疗时,控制眼压的标准是

　　A. 眼压的控制幅度为基线眼压水平下降 30%

　　B. 眼压的控制幅度为基线眼压水平下降 20%

　　C. 眼压应降至 21mmHg 以下

　　D. 眼压应降至目标眼压的范围内

　　E. 眼压的控制幅度为基线眼压水平下降 50%

　　F. 眼压控制的幅度应根据病情进展而调整

【解析】对于正常眼压性青光眼,眼压的下降幅度相对于基线眼压水平应当下降 30% 较为适宜,还可根据患者视神经改变情况来设定目标眼压,目标眼压应根据病情进展予以调整。各国青光眼指南对目标眼压的设立都有规定,虽然略有不同,但总的原则都是根据青光眼的治疗需要而设定目标眼压,病情愈重、进展风险愈大,进展愈快、目标眼压设定得愈低。目标眼压的设定需要个体化处理,并且需要定期随访、再评估、再调整,同时兼顾治疗风险和患者的生活质量。

【案例 8】患者,女性,54 岁。既往身体健康,无青光眼家族史,2010 年左眼曾确诊为原发性开角型青光眼。视力:右眼 1.0 (-2.00DS),左眼 0.8(-2.50DS)。眼压:右眼 13～17mmHg,左眼 26～30mmHg。右眼前节和眼底未见明显异常。左眼不充血,角膜透明,前房正常,晶状体皮质密度高;视盘界清,色正常,C/D=0.8,上、下盘沿窄,以上方为重。角膜厚度:右眼 536μm,左眼 532μm。视野检查:左眼下方弓形暗点及上方鼻侧阶梯状暗点(图 9-4)。

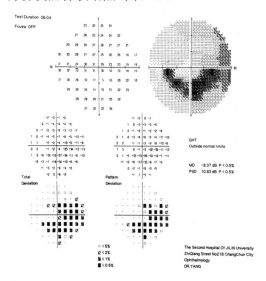

图 9-4

第1问：该患者左眼目标眼压应是

　　A. 10～21mmHg　　B. 10～12mmHg

　　C. 10mmHg　　　　D. 15mmHg

　　E. 小于30mmHg　　F. 不大于21mmHg

【解析】目标眼压基于原发性开角型青光眼的多项高质量流行病学和临床研究结果设定。尽管对如何确定目标眼压的水平很难制定一个确切的指南，但是以下标准可以在临床实践中参考：①对于具有早期青光眼性视盘损害和视野缺损的患者应当将眼压控制在18mmHg以下。②对于具有中度青光眼性视盘损害（杯盘比大于0.8）和上下弓形暗点视野缺损的患者，应将眼压控制在15mmHg以下。③对于具有重度青光眼性视盘损害（杯盘比大于0.9）和重度视野缺损的患者，应将眼压控制在12mmHg以下。该患者左眼视野为下方弓形暗点及上方鼻侧阶梯状暗点，属于中度损害，因此目标眼压设定在15mmHg。

第2问：根据设定的目标眼压，患者可选择的治疗方法是

　　A. 激光虹膜切除术

　　B. 小梁切除术

　　C. 选择性激光小梁成形术

　　D. 白内障超声乳化吸除术

　　E. 降眼压药物治疗

　　F. 激光周边虹膜成形术

【解析】目前对原发性开角型青光眼仍然以降眼压治疗为主，主要的治疗方法包括药物、激光及手术治疗，其中药物治疗为首选。激光虹膜切开术是治疗瞳孔阻滞性闭角型青光眼的一种有效方法，因此，应当排除A选项；激光周边虹膜成形术适用于高褶虹膜综合征及窄房角的开角型青光眼行激光小梁成形术前的辅助治疗等，本例患者前房深度正常，故不适用，因此，排除F选

项；患者前房正常，晶状体仅密度增高，无必要施行白内障超声乳化吸除术，因此，排除D选项。

［提示］患者选择了药物治疗，应用卡替洛尔滴眼液联合酒石酸溴莫尼定滴眼液，日间眼压控制在12～14mmHg。

第3问：半年后随访，患者需要进行的检查是

　　A. 视力检测

　　B. 眼压测量

　　C. 视野检查

　　D. 眼底视盘结构检查

　　E. 裂隙灯显微镜检查

　　F. 眼部B超

【解析】原发性开角型青光眼是不可逆转的致盲性眼病，属于终身疾病，需要长期随访，视力、眼前节、视盘结构、眼压及视野检查是青光眼随访的主要内容。

［提示］半年后随访检查：患者左眼眼压13mmHg。眼底视盘上、下方盘沿进一步变窄，视野检查：下方弓形暗点及上方鼻侧阶梯状暗点增大（图9-5）。

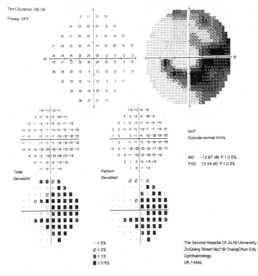

图9-5

答案：【案例8】 1. D　2. BCE　3. ABCDE

第 4 问：应对患者进一步采取的最重要检查是

  A. 眼部超声生物显微镜检查

  B. 中央角膜厚度测量

  C. 荧光素眼底血管造影

  D. 神经科检查

  E. 24 小时眼压测定

  F. 前房角镜检查

【解析】患者复诊时已经达到设定的目标眼压水平，但视野损害仍进一步加重，此时应注意观察患者 24 小时眼压波动。

[提示] 患者 24 小时眼压检测结果：左眼夜间眼压达 28mmHg，波动在 12～28mmHg 之间。

第 5 问：对患者调整降眼压药物，下列更合理的用药方案是

  A. 拟胆碱作用药物联合 β 肾上腺素受体拮抗剂

  B. 拟胆碱作用药物联合碳酸酐酶抑制剂

  C. 卡替洛尔滴眼液联合酒石酸溴莫尼定滴眼液

  D. 前列腺素衍生物联合酒石酸溴莫尼定滴眼液

  E. 卡替洛尔滴眼液联合布林佐胺滴眼液

  F. 噻吗洛尔滴眼液联合卡替洛尔滴眼液

【解析】前列腺素衍生物在夜间和日间均有降眼压效果，且能有效降低眼压波动，为原发性开角型青光眼的首选药物。因为只有 D 选项包含前列腺素衍生物。

【案例9】患者，男性，54 岁。因头部及眼外伤 1 个月，右眼红、痛，伴头痛 1 周就诊。既往身体健康，否认眼病史。眼部检查：右眼视力 0.6，眼压 40mmHg；眼球突出，眼睑轻度红肿；结膜充血，血管高度迂曲扩张，色鲜红（图 9-6 彩图见文末彩插 9-6）；角膜透明，前房中等深度，周边前房深度（PACD）>1CT，房水清亮；虹膜纹理正常，晶状体密度增高；眼底视盘边界清，C/D≈0.3，视网膜静脉扩张迂曲。

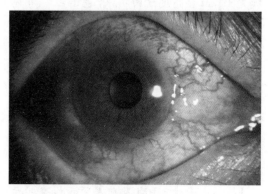

图 9-6

第 1 问：患者可能的诊断是

  A. 原发性开角型青光眼

  B. 巩膜炎继发青光眼

  C. 急性闭角型青光眼

  D. 慢性闭角型青光眼

  E. 颈动脉海绵窦瘘继发青光眼

  F. 甲状腺相关眼病继发青光眼

【解析】患者眼压高，伴有眼球突出、结膜充血，血管高度迂曲扩张，色鲜红。考虑巩膜上静脉压升高继发青光眼，而巩膜炎继发青光眼不应伴有眼球突出，可排除 B 选项，选择 E、F 项；前房中等深度，周边前房>1CT，可排除 C、D 选项；若是原发性开角型青光眼，此时眼底视盘边界清，C/D≈0.3，眼压 40mmHg 为早期青光眼，不应有眼红、痛伴头痛症状，排除 A 选项。

第 2 问：患者需要进一步完善具有重要诊断价值的检查是

  A. 眼眶 CT 检查

  B. 前房角镜检查

  C. 眼部超声生物显微镜（UBM）检查

答案：4. E　5. D　【案例9】1. EF　2. ABC

D. 荧光素眼底血管造影

E. 角膜厚度测量

F. 视野检查

【解析】患者眼压高,伴有眼球突出、结膜充血,血管高度迂曲扩张,色鲜红。考虑上巩膜静脉压升高引起的继发青光眼,可能为颈动脉海绵窦瘘继发青光眼、甲状腺相关眼病继发青光眼,进行眶CT检查可有助于诊断颈动脉海绵窦瘘、后巩膜炎和甲状腺相关眼病;进行UBM和前房角镜检查可以了解前房角的情况,判断前房角的宽窄和开闭,对青光眼的诊断、分类、治疗及预防具有重要意义。

[提示] 患者UBM及前房角镜检查显示前房角开放,UBM检查未见巩膜增厚;眼眶CT检查:显示右眶上静脉扩张(图9-7),眼外肌未见明显改变。

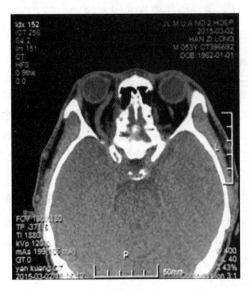

图 9-7

第3问:患者目前最可能的诊断是

A. 原发性开角型青光眼

B. 巩膜炎继发青光眼

C. 急性闭角型青光眼

D. 前房角后退性青光眼

E. 颈动脉海绵窦瘘继发青光眼

F. 甲状腺相关眼病继发青光眼

【解析】患者1个月前有头部及眼外伤史,眼压升高达40mmHg,眼球突出,眼睑轻度红肿;结膜充血,血管高度迂曲扩张,色鲜红。眼眶CT检查:右眶上静脉扩张,考虑有颈动脉海绵窦瘘的存在。颈动脉海绵窦瘘患者中,约有75%以上为外伤引起。80%以上的患者最先发生眼部症状和体征,最常见的症状是搏动性眼球突出和球结膜充血、水肿。

第4问:颈动脉海绵窦瘘继发高眼压的原因是

A. 瞳孔阻滞

B. 小梁网阻滞

C. 上巩膜静脉压升高

D. 房水产生增多

E. 晶状体阻滞

F. 睫状环阻滞

【解析】颈动脉海绵窦瘘患者的房水静脉内血液逆流,巩膜静脉压增高,致房水流出阻力增加,眼压必然升高,一般表现为轻度或中度高眼压。

第5问:患者视网膜静脉扩张迂曲的原因是

A. 视网膜中央静脉阻塞

B. 高血压

C. 眶上静脉压增高

D. 高眼压

E. 视网膜静脉周围炎

F. 眼球灌注压降低

【解析】由于眶上静脉压力增高,视网膜静脉回流受阻,可引起视盘充血、视网膜静脉迂曲和视网膜出血。但由于高眼压的影

答案: 3. E　4. C　5. C

响，视网膜中央静脉的扩张程度远较眼球表面血管的扩张程度轻。

第6问：颈动脉海绵窦瘘的眼部表现包括
- A. 搏动性眼球突出
- B. 眼球表面血管怒张和充血
- C. 复视及眼外肌麻痹
- D. 视盘充血、视网膜静脉迂曲和视网膜出血
- E. 巩膜静脉窦充血和眼压增高
- F. 视力下降

【解析】颈动脉与海绵窦的直接交通即颈动脉海绵窦瘘，是一种较为常见的神经眼科综合征。80%以上的患者最先发生眼部症状和体征，如搏动性眼球突出、眼球表面血管怒张和充血、复视及眼外肌麻痹、视盘充血、视网膜静脉迂曲和视网膜出血、巩膜静脉窦充血和眼压增高、视力下降等，一般首诊于眼科。有时因临床医生经验不足可误诊为炎性假瘤、甲状腺相关眼病、结膜炎、巩膜炎等，从而延误治疗，应特别引起眼科医生的注意。

第7问：在下列疾病中，可使上巩膜静脉压升高并引起继发性青光眼的是
- A. 上腔静脉阻塞
- B. 纵隔肿物
- C. 球后占位性病变
- D. 颈动脉海绵窦瘘
- E. Sturge-Weber 综合征
- F. Graves 眼病

【解析】任何原因造成上巩膜静脉或眶静脉系统血液回流障碍或血流异常最终都可引起上巩膜静脉压升高，而使房水流出受阻，眼压升高而导致青光眼。临床常见病因：①静脉血回流障碍：见于 Graves 眼病、上腔静脉阻塞、主动脉瘤纵隔肿物等直接压迫上腔静脉，造成上腔静脉系统血液回流受阻。在局部因素中，球后部的肿瘤也可压迫眶尖静脉，使眶尖静脉血回流受阻。②异常静脉血流（动 - 静脉瘘）：见于颈内动脉、海绵窦瘘（红眼短路综合征）、海绵窦瘘和硬脑膜动脉，前者尤为多见。③眶内静脉曲张。④血管瘤：见于 Sturge Weber 综合征。⑤特发性（自发性）上巩膜静脉压升高：可单侧或双侧发病，有家族发病倾向。

【案例10】患者，女性，58 岁。因左眼红、胀痛 1 周，视物不清 1 天就诊。既往史：类风湿关节炎病史 5 年。眼部检查：右眼视力 1.0，左眼视力 0.5。眼压：右眼 20mmHg，左眼 38mmHg。右眼未见明显异常。左眼睑水肿，混合充血；巩膜表层血管迂曲怒张，结膜充血、水肿（图 9-8 彩图见文末彩插图 9-8）；角膜透明，前房正常，晶状体密度增高；视盘边界清晰，C/D≈0.3。

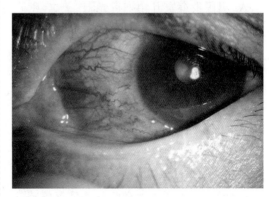

图 9-8

第1问：患者需要进一步完善具有重要诊断价值的检查是
- A. 眼部超声生物显微镜（UBM）检查
- B. 前房角镜检查
- C. 眼部 B 超
- D. 眼眶 CT 检查
- E. 结膜囊内滴入 1∶1 000 的肾上腺素液

答案： 6. ABCDEF 7. ABCDEF 【案例10】1. ABCDEF

后检查眼表血管

F. 视野检查

【解析】UBM 可观察前房角及前部巩膜，眼部 B 超可进行后巩膜检查，视野检查可观察青光眼性视神经损害，结膜囊内滴入 1:1 000 的肾上腺素液可鉴别巩膜充血与结膜充血。眼眶 CT 检查可以发现能引起眼部充血水肿的颈动脉海绵窦瘘、甲状腺相关眼病及眶内占位等疾病，前房角镜检查可判断前房角的宽窄和开闭，对青光眼的诊断、分类、治疗及预防具有重要意义。

［提示］结膜囊内滴入 1:1 000 的肾上腺素液后，可清晰显示深层巩膜充血与结节；UBM 检查显示表层巩膜局限增厚，内回声减低，与正常巩膜之间界限清晰。UBM 及前房角镜检查显示前房角开放。眼部 B 超、视野及眼眶 CT 检查未见异常。

第 2 问：该患者可诊断为

A. 巩膜炎继发开角型青光眼

B. 巩膜炎继发闭角型青光眼

C. 颈动脉海绵窦瘘继发青光眼

D. 甲状腺相关眼病

E. 急性闭角型青光眼

F. 慢性闭角型青光眼

【解析】UBM 及前房角镜检查显示前房角开放。患者无眼球突出、无明显的结膜血管扩张充血，眼眶 CT 检查无异常，因此，可以排除 C、D 选项。患者既往类风湿关节炎病史 5 年，左眼眼睑水肿，混合充血；巩膜表层血管迂曲怒张，结膜充血、水肿，UBM 检查显示表层巩膜局限增厚，内回声减低，与正常巩膜之间界限清晰，支持巩膜炎诊断。

第 3 问：该患者眼压升高的可能机制是

A. 炎症细胞浸润和阻塞小梁网及 Schlemm 管

B. 浅层巩膜血管周围炎细胞浸润致浅层巩膜静脉压升高

C. 瞳孔阻滞

D. 前房角关闭

E. 睫状环阻滞

F. 晶状体阻滞

【解析】巩膜炎继发青光眼的可能机制包括：①炎症细胞浸润和阻塞小梁网及 Schlemm 管。②浅层巩膜血管周围炎症细胞浸润致浅层巩膜静脉压升高。③前、后巩膜炎引起前、后葡萄膜炎，导致虹膜周边前粘连（前牵引）或睫状体脉络膜渗出脱离，虹膜晶状体隔前移及前房角粘连闭合（后退机制），两者均可引起闭角型青光眼。④长期局部、眼周或全身应用糖皮质激素。患者前房正常，晶状体仅密度增高，UBM 及前房角镜检查显示前房角开放，可排除机制③和除外选项 C、D、E、F。患者无长期局部、眼周或全身应用糖皮质激素史，故可排除机制④。

第 4 问：该患者的治疗措施包括

A. 应用糖皮质激素滴眼液

B. 滴用非甾体抗炎药

C. 滴用睫状肌麻痹剂

D. 滴用缩瞳剂

E. 滴用前列腺素药物

F. 滴用肾上腺素受体阻滞剂

G. 滴用碳酸酐酶抑制剂

【解析】缩瞳剂和前列腺素类药物可能会加重炎症反应，不宜应用；另外，本病例巩膜炎继发青光眼的原因可能为炎症细胞浸润阻塞小梁网及 Schlemm 管，有报道巩膜外层炎所致开角型青光眼，虽然裂隙灯下未见前房炎症，但组织学检查发现前葡萄膜组织中常有血管周围炎，为减轻炎症反应，可滴用睫状肌麻痹剂。

答案：2. A　3. AB　4. ABCFG

【案例11】患者,女性,41 岁。自诉在 30 岁时因感冒后出现双眼视力下降,经常眼红,眼疼痛,伴流泪。多次在当地医院进行治疗,具体诊断及治疗不详。右眼在 3 年前已经无视力,而左眼的视力也在逐渐下降,于 1 周前出现左眼疼痛明显,视物不清。查体右眼:NLP,左眼:HM/50cm,眼前节检查如图 9-9 所示(彩图见文末彩插图 9-9)。

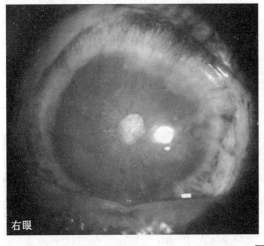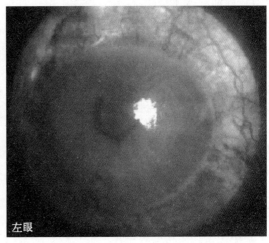

右眼　　　　　　　　　　左眼

图 9-9

第 1 问:根据上述眼前节照相,双眼可能的诊断包括

　A. 葡萄膜炎　　　　B. 白内障

　C. 视网膜脱离　　　D. 继发性青光眼

　E. 眼球萎缩　　　　F. 视神经萎缩

　G. 角膜变性　　　　H. 结膜下出血

　I. 盲　　　　　　　J. 低视力

【解析】根据眼科检查所见及上述两幅眼前节照片所显示,可以看出双眼为葡萄膜炎、白内障,右眼角膜与眼球直径明显小于左眼,存在眼球萎缩,可能伴有视网膜脱离,由于视力无光感,存在视神经萎缩及 V 级盲,而左眼角膜水肿,存在继发性青光眼,可见结膜下出血,视力为 V 级盲,低视力为 0.05～0.3,故答案为上述除了 J 外的其他所有选项。

[提示]进一步检查后,发现右眼 B 超显示眼球前后径 13mm,视网膜漏斗样脱离,指测眼压 T-2。

第 2 问:较适宜的治疗为

　A. 白内障超声乳化联合人工晶状体植入术

　B. 玻璃体切割术

　C. 外路视网膜复位术

　D. 硅油注入术

　E. 前房角分离及前房成形术

　F. 虹膜根切术

　G. 青光眼引流阀植入术

　H. 美容性眼内容物剜出术联合义眼台植入

【解析】 患者右眼球萎缩,视力无光感,已经失去所有手术治疗恢复视力的机会,患者女性,41 岁。如考虑美容需求,可以进行眼内容物剜出术联合义眼台植入术。

[提示]患者左眼检查 B 超显示视网膜在位,玻璃体轻度混浊,非接触眼压计测量眼压 43mmHg。

答案:【案例 11】 1. ABCDEFGHI　2. H

第3问:可以采用的手术治疗有

A. 白内障超声乳化联合人工晶状体植入术

B. 玻璃体切割术

C. 外路视网膜复位术

D. 硅油注入术

E. 小梁切除术

F. 虹膜根部切除术

G. 青光眼引流阀植入术

H. 眼内容物剜出术联合义眼台植入

【解析】患者左眼视力为眼前指数,且为独眼,应尽最大可能挽救与保存患者的视功能,根据上述提示,可以确定左眼伴有并发性白内障,继发性青光眼,如果单纯采用抗青光眼手术,患者由于前房较差,晶状体膨胀,术后存在浅前房和恶性青光眼的可能,故 AEFG 选项均可以考虑,而其他手术方式则不适宜。

[提示]患者采用了白内障超声乳化联合人工晶状体植入术,联合小梁切除+周边虹膜切除术。

第4问:术后治疗首先应考虑

A. 双氯芬酸钠眼液

B. 妥布霉素地塞米松眼液

C. 妥布霉素地塞米松眼膏

D. 阿托品眼膏

E. 监测眼压

F. 泼尼松短期口服

【解析】患者为双眼葡萄膜炎并发白内障,继发青光眼,进行手术后反应会很重,且患者为独眼,为减轻术后炎症反应,上述治疗均应该可以采用。

【案例12】患者,男性,31岁。因"右眼红,视物模糊伴疼痛7天,加重3天"来诊。患者7天前无明显诱因自觉右眼红,视物稍感模糊,伴轻度眼痛,在当地县医院就诊,给予 0.3% 左氧氟沙星滴眼液滴眼,每天4次,但症状无改善,并于3天前症状加重,故再次前来就诊。眼部检查:裸眼视力:右眼 0.2,左眼 0.5;矫正视力:右眼 0.8,左眼 1.0。右眼球结膜睫状充血(+),角膜可见数个羊脂状 KP,前房 Tyndall(−),虹膜纹理清晰,无后粘连,晶状体和玻璃体均透明,眼底未见明显异常。非接触式眼压计(NCT)测量眼压:右眼 31mmHg,左眼 19mmHg。如图 9-10 所示(彩图见文末彩插图 9-10)。

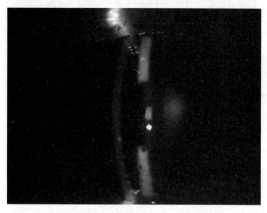

图 9-10

第1问:该患者的初步临床诊断是

A. 急性结膜炎

B. 细菌性角膜炎

C. 急性前部葡萄膜炎

D. 青光眼睫状体炎综合征

E. 急性闭角型青光眼

F. 原发性开角型青光眼

G. 屈光不正

【解析】患者为中青年男性,单眼患病,有明显的羊脂状 KP,虹膜无粘连,右眼眼压 31mmHg,以上特点均为青光眼睫状体炎综合征的典型特点。而裸眼视力:右眼 0.2,左眼 0.5;矫正视力:右眼 0.8,左眼 1.0,为屈光不正表现,故诊断符合 D、G 选项。

答案: 3. AEFG　4. ABCDEF　【案例12】1. DG

第2问：本病需要进行鉴别诊断的疾病是

  A. 急性闭角型青光眼

  B. 急性结膜炎

  C. 急性前部葡萄膜炎

  D. 细菌性角膜炎

  E. 病毒性角膜炎

  F. 年龄相关性白内障

  G. 巩膜外层炎

【解析】根据患者典型体征，考虑为青光眼睫状体炎综合征，但是患者有眼部球结膜充血、局部疼痛症状、视力下降等表现，需要与急性结膜炎、角膜炎、急性闭角型青光眼、葡萄膜炎、巩膜炎等相鉴别。患者仅31岁。虽然有视力下降的表现，但是无需与年龄相关性白内障相鉴别。

第3问：患者目前需应用进行治疗的药物是

  A. 毛果芸香碱缩瞳以开放前房角

  B. 双氯芬酸钠滴眼液

  C. 氯替泼诺混悬滴眼液

  D. 阿托品眼膏

  E. 妥布霉素地塞米松眼液

  F. 曲伏前列素滴眼液

  G. 吲哚美辛缓释胶囊

  H. 噻吗洛尔滴眼液

【解析】患者诊断为青光眼睫状体炎综合征，说明存在明显的眼前节炎症，需要散瞳以麻痹睫状肌，减轻症状；而缩瞳为禁忌证，故不应使用毛果芸香碱滴眼液，前列腺素为炎症介质，葡萄膜炎时需要慎用曲伏前列素。其他的治疗为消炎、降低眼压，可以使用。

［提示］患者经1周的治疗，眼压降为25mmHg，球结膜充血减轻，角膜KP部分吸收，炎症初步得到控制。

第4问：患者进一步治疗的措施是

  A. 口服泼尼松

  B. 继续维持治疗

  C. 加用布林佐胺滴眼液

  D. 眼压仍较高，考虑行抗青光眼滤过手术

  E. 静脉给予甲泼尼龙冲击治疗

  F. 口服免疫抑制剂

【解析】患者经治疗后眼压降为25mmHg，球结膜充血减轻，角膜KP部分吸收，说明前期局部治疗有效，无需全身应用泼尼松或免疫抑制剂，同样不是抗青光眼滤过手术的适应证，可以考虑加用布林佐胺进一步降低眼压。

【案例13】患者，男性，57岁。因双眼视力下降1年，右眼加重1周伴头痛来院就诊。眼科查体：右眼 V_{OD} 0.1，左眼 V_{OS} 0.4矫正视力 OD 0.4，OS 0.8，双眼角膜透明，房角开放，晶状体轻度混浊，右侧眼底如图9-11所示（彩图见文末彩插图9-11），左侧眼底正常。眼压：OD 37mmHg，OS 16mmHg。

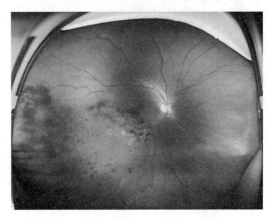

图9-11

第1问：依据现有的检查结果，右眼可能的诊断包括

  A. 葡萄膜炎

B. 白内障

C. 视网膜脱离

D. 继发性青光眼

E. 糖尿病视网膜病变

F. POAG

G. BRVO

H. CRVO

I. 屈光不正

【解析】根据眼科检查所见及上述右眼底照片所显示,可以看出右眼为 BRVO,白内障,双眼矫正视力较与裸眼明显提高,提示存在屈光不正,右眼眼压较高,房角开放,存在 POAG 可能,但由于 BRVO,也可能是继发性青光眼。

再次仔细在裂隙灯下检查,眼前节照片见图 9-12(彩图见文末彩插图 9-12)。

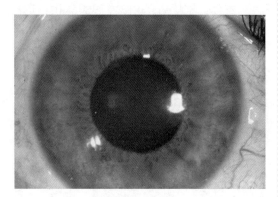

图 9-12

第 2 问:请问患者右眼眼压升高最可能的疾病是

A. PACG   B. POAG

C. OHT   D. NTG

E. NVG   F. ICE

【解析】该右眼前节照片中,可能看出虹膜瞳孔缘处新生血管形成,特别是 5 点钟位,结合患者 BRVO 的眼底改变,可以明确诊断为新生血管性青光眼。

第 3 问:该患者可能采用的治疗包括

A. 噻吗洛尔滴眼液

B. 毛果芸香碱滴眼液

C. 抗 VEGF 眼内注射

D. 全视网膜激光光凝

E. 小梁切除术

F. 曲伏前列素滴眼液

G. 布林佐胺滴眼液

H. 青光眼引流阀植入

I. 局灶性视网膜光凝

【解析】患者是由于 BRVO 导致的视网膜缺血而引发的新生血管性青光眼,治疗的根本是全视网膜激光光凝封闭缺血的视网膜,局灶性视网膜光凝通常不能解决视网膜缺氧的状况,抗 VEGF 药物眼内注射可以消退虹膜和房角的新生血管,在一定程度上可以降低眼压,特别是减少抗青光眼手术时的出血,患者眼压 27mmHg,可以使用上述抗青光眼药物,但是药物治疗通常对 NVG 效果较差,最终多数要考虑手术。毛果芸香碱滴眼压不适用于 NVG,可导致睫状体痉挛而加重临床症状。

第 4 问:患者采用了抗青光眼药物,抗 VEGF 眼内注射,眼底全视网膜光凝术后 2 周复查,眼科查体:右眼 V_{OD} 0.3,左眼 V_{OS} 0.4 矫正视力 OD 0.5,OS 0.8,双眼角膜透明,右眼虹膜新生血管消退,眼压:OD 31mmHg,OS 16mmHg。右眼进一步的治疗**不包括**

A. 小梁切除术

B. 经巩膜睫状体光凝术

C. 睫状体冷凝术

D. EX-PRESS 引流钉植入

E. Ahmed 青光眼引流阀植入

F. 内路粘小管成形术(ABiC)

G. 单纯 ECP 内镜下睫状体凝术

答案: 2. E   3. ACDEFGH   4. BCFGI

H. 加用其他抗青光眼药物

I. 继续观察

【解析】患者目前视力尚好，眼压采用抗青光眼药物治疗有所下降，但是还是较高，继续观察不妥，需要采用手术或加用其他抗青光眼药物以进一步降低眼压，以保护视神经的功能。但手术中睫状体破坏性手术通常是其他手术失败，晚期或后期才采用，ABiC手术是治疗POAG的手术方式之一，对NVG效果不佳。

【案例14】患者，男性，30岁。因"右眼球胀伴视力下降半年余"来院就诊。眼科查体：UCVAOD 0.5，OS 0.5，BCVAOD 0.8，OS 0.8，IOP（mmHg）OD 41，OS 39。患者相关检查如下：

眼前节：右眼左眼如图9-13所示（彩图见文末彩插图9-13）。

眼底：右眼左眼如图9-14所示（彩图见文末彩插图9-14）。

视野如图9-15所示。

视神经OCT如图9-16所示（彩图见文末彩插图9-16）。

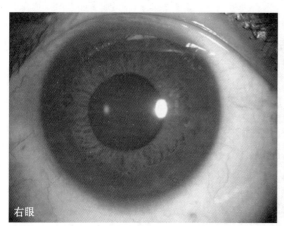
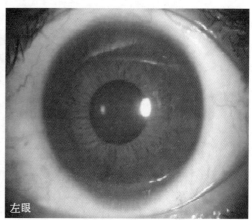

图 9-13

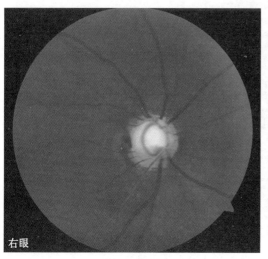
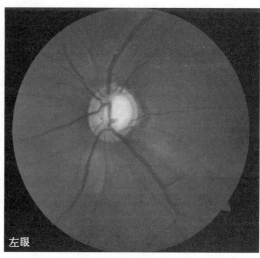

图 9-14

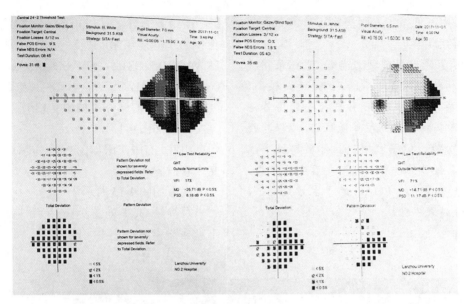

图 9-15

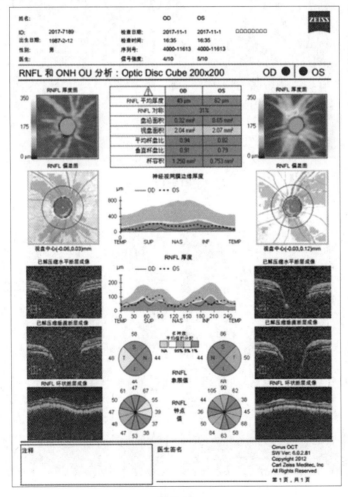

图 9-16

第1问：根据上述资料，还需要做的相关检查有

 A. 双眼 UBM   B. 头颅 MR

 C. 头颅 CT   D. 双眼 B 超

 E. 房角镜检查

 F. 中央角膜厚度测量

 G. 可以确诊，不需要其他检查

【解析】根据上述资料，特别是眼压、典型

的视盘改变和视野改变，可以确定为青光眼，故不需要头颅 MR，或 CT 检查，但尚不明确是否是 POAG，房角检查，UBM 可以明确房角和睫状体情况，青光眼患者需要常规进行检查，中央角膜厚度可以影响到患者的眼压测量，也需要进行。眼部 B 超由于屈光介质透明，眼底清晰可见，故没有必要。房角检查结果见图 9-17（彩图见文末彩插图 9-17）。

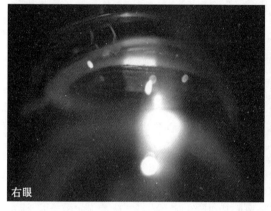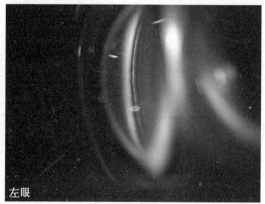

图 9-17

第2问：根据现有的资料，该患者最可能的诊断是

 A. 双眼 PACG

 B. 双眼 POAG

 C. 双眼 OHT

 D. 双眼激素性青光眼

 E. 双眼色素性青光眼

 F. 双眼房角后退性青光眼

 G. 双眼发育性青光眼

【解析】根据房角特征性色素沉着改变，最有可能性的诊断为双眼色素性青光眼，其他选项均不太相符。

第3问：如果要支持确诊为双眼色素性青光眼，还需要的检查是

 A. 典型角膜 KP

 B. UBM 显示虹膜 - 悬韧带接触

 C. 染色体检查

 D. 虹膜裂隙样透光区

 E. 悬韧带色素沉着

 F. 球形晶状体

 G. 晶状体脱位

【解析】色素性青光眼为脱落的色素沉积在小梁网，房水外流受阻导致的一类青光眼，多见于男性，有家族史，为常染色体显性遗传，基因定位在 7 号染色体。色素性青光眼发病特点，为虹膜和悬韧带接触，在瞳孔运动时，产生摩擦导致色素颗粒落入前房沉积与小梁网，从而导致眼压升高，故该选项为 ABCDE。

第4问：再次进行散瞳后眼前节照相见图 9-18（彩图见文末彩插图 9-18），发现双眼角膜后出现色素性 KP，属于

答案：【案例14】1. AEFG　2. E　3. ABCDE　4. B

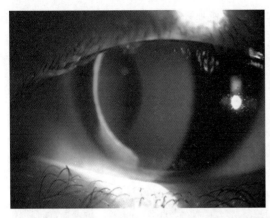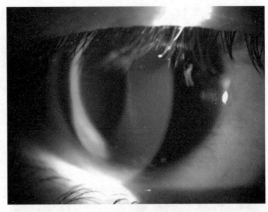

图 9-18

A. Haabstriae

B. Krukenberg Spindle

C. Mutton-fat KP

D. Posner-Schlossman syndrome

E. Epithelioid cells

F. Peter' sanomaly

G. Reiger syndrome

【解析】色素性青光眼脱落的色素颗粒进入前房后，沉着于角膜后，形成典型的垂直纺锤样分布的色素性 KP，称为 Krukenberg spindle pigmentation。

第 5 问：下一步可能的治疗包括

A. 拟副交感神经药

B. 前列腺能受体激动剂

C. β 受体拮抗剂

D. 前列腺素衍生物

E. YAG 激光虹膜根部切开术

F. SLT 激光

G. 碳酸酐酶抑制剂

H. 抗青光眼手术

【解析】以上治疗均可能采用，YAG 激光虹膜根部切开术可以解除虹膜根部的后凹，和缩瞳剂的作用相似，以减少虹膜悬韧带摩擦，减少色素脱落，SLT 激光可以用于 OAG 治疗，同时可以清除部分小梁色素颗粒降低部分眼压，该患者视神经损害严重，属于晚期青光眼，如果药物和激光不能有效降低眼压，抗青光眼手术则是必然。

【案例 15】患者，女性，31 岁。因"右眼视力模糊及间歇性虹视 3 个月，早晨起床时较重"来院就诊。无畏光流泪，无头痛，无恶心呕吐等症状。否认家庭史。眼科查体：UCVA OD 0.5，OS 1.2，BCVAOD 0.6，IOP（mmHg）OD35，OS15。右结膜充血，角膜尚透明，颞侧周边虹膜前粘连，瞳孔向颞侧移位，可见周边虹膜萎缩，裂隙形成（图 9-19，彩图见文末彩插图 9-19），房角可见虹膜前粘连（图 9-20，彩图见文末彩

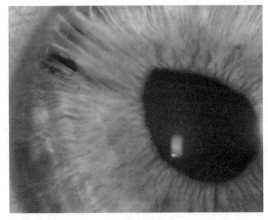

图 9-19

答案：　5. ABCDEFGH

插图9-20），晶状体透明，C/D=0.6。左眼结膜无充血，角膜清，中央前房深度为4CT，周边前房深度为1/2CT，瞳孔直径约3mm×3mm，晶状体透明，C/D=0.4。

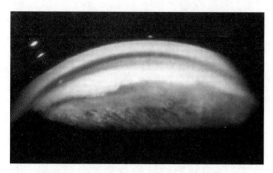

图 9-20

第1问：该患者最可能的诊断是

A. 右眼 PACG

B. 右眼 POAG

C. 右眼 OHT

D. 右眼先天性青光眼

E. 右眼 ICE 综合征

F. 右眼 NVG

【解析】该患者女性，单眼发病，加上典型的虹膜基质萎缩，最可能的诊断是右眼ICE综合征。虹膜角膜内皮综合征（ICE综合征）多单眼发病，多见于20～50岁。女性多于男性，男与女之比为1:2～1:5。以白种人发病较多，黄种人相对少见，但近年来临床发现的病例数量在上升。虹膜角膜内皮综合征的确切病因至今尚未明了。ICE综合征患者通常无阳性家族史、青年或中年期发病，可能是后天获得性疾病。主要表现为角膜内皮异常、进行性虹膜基质萎缩、广泛的周边虹膜前粘连、房角关闭及继发性青光眼的一组疾病。ICE综合征具有慢性及进行性的病程，可能数十年。早期可出现视力模糊及间歇性虹视，在晨起时多见，下午减轻，可能因为夜间闭眼后角膜水肿加剧，

白天角膜暴露于空气脱水而减轻。开始多为角膜异常及虹膜萎缩，后因角膜水肿，虹膜周边前粘连加重而导致眼压升高与青光眼性视神经损伤，往往有严重视功能损害。

第2问：如果患者初步诊断右眼ICE综合征，为明确诊断，以下最有价值的检查为

A. 视野检查

B. 视盘 OCT

C. 生物测量

D. 24 小时眼压测定

E. 角膜厚度测量

F. 超声生物显微镜检查

G. 角膜内皮镜检查

【解析】虹膜角膜内皮综合征（ICE综合征）最主要的临床特征是角膜内皮病变。在高倍率显微镜的角膜内皮照相或分光显微镜检查下，可见到角膜内皮细胞的特征性改变，内皮细胞弥漫性异常，表现为不同大小、形状、密度的细胞以及细胞内的暗区存在，细胞丧失清晰的六角型外观，故称这些细胞为"ICE细胞"。这些细胞可慢慢地弥散并遮盖于全角膜。

第3问：ICE综合征包括

A. Cogan-Reese syndrome

B. Peter syndrome

C. Chandler syndrome

D. Marchesani syndrome

E. Glaucomatocyclitic syndrome

F. Axenfeld-Rieger syndrome

G. Progressiveirisatrophy

【解析】ICE综合征的三主征是进行性虹膜萎缩、Chandler综合征和Cogan-Reese综合征共同以角膜内皮细胞退行性病变为基本病变，答案G是进行性虹膜萎缩的英文。

答案：【案例15】 1. E　2. G　3. ACG

第4问：ICE综合征继发青光眼的主要原因为

　　A. 睫状环阻滞

　　B. 瞳孔阻滞

　　C. 虹膜周边前粘连

　　D. 巨噬细胞阻塞

　　E. 前房角内皮化

　　F. 炎症细胞阻塞小梁

　　G. 虹膜基质萎缩

【解析】前房角内皮化和虹膜周边前粘连是ICE综合征继发青光眼的主要原因。ICE综合征患者房角的组织病理学研究发现单层内皮细胞及类似后弹力层的基底膜，可以覆盖在房角小梁网面，从而引起房水排出受阻。广泛的虹膜周边前粘连是ICE综合征的另一特征，粘连可达到或超越Schwalbe线。由早期细小锥状周边前粘连逐渐加剧，发展到具有宽基底的或桥状的前粘连，最终可达到整个房角，引起眼压升高。

【案例16】患儿，女性，3个月，因家长发现其左眼黑眼珠大且发灰伴畏光2个月，前来就诊。眼部检查：双眼结膜无充血，右眼角膜透明，直径约11mm；左眼角膜轻度水肿，直径约12mm。

第1问：下列疾病通常可以引起角膜混浊的疾病是

　　A. 先天性青光眼

　　B. 巩角膜

　　C. 角膜营养不良

　　D. 产伤性Descemet膜破裂

　　E. 先天性大角膜

　　F. Peter异常

【解析】先天性大角膜通常角膜直径增大，而角膜保持透明。其他几种疾病均可引起角膜不同程度的混浊。

第2问：为了明确诊断，患儿需要进一步做的检查是

　　A. 裂隙灯显微镜检查

　　B. 眼压

　　C. 眼底检查

　　D. 房角镜检查

　　E. 眼部B超检查

　　F. 眼轴测量

【解析】全面的检查对于诊断即鉴别诊断至关重要，同时对于病情的判断也非常必要。

第3问：患儿裂隙灯检查可见角膜水肿，角膜后弹力层见有类似玻璃样嵴状弧形混浊线，眼压40mmHg，眼底检查可见右眼C/D<0.3，左眼C/D>0.5，房角镜检查可见房角结构异常，B超检查未见明显异常，患儿诊断为先天性青光眼，先天性青光眼典型表现的症状和体征是

　　A. 畏光、流泪和眼睑痉挛

　　B. 角膜水肿、增大和后弹力层破裂

　　C. 眼球增大、前房加深和轴性近视

　　D. 眼压升高

　　E. 视盘萎缩和凹陷增大

　　F. 虹膜萎缩

【解析】先天性青光眼由于眼压升高，角膜直径变大，角膜后弹力层破裂导致角膜水肿，会引起相应的畏光、流泪及眼睑痉挛三个主要症状。同时由于婴幼儿眼球壁较薄，高眼压会导致眼球变大，眼轴变长，出现近视。长期的高眼压也会引起视盘的青光眼改变，即C/D变大和视神经萎缩。

第4问：对于该患儿目前最佳的治疗方案是

　　A. 局部降眼压药物治疗

　　B. 小梁切除术

　　C. 小梁切开或房角切开术

答案：　4. CE　【案例16】1. ABCDF　2. ABCDE　3. ABCDE　4. C

D. 睫状体光凝术

E. 非穿透小梁切除术

F. 微创抗青光眼手术（MIGs 手术）

【解析】先天性青光眼原则上一旦诊断应尽早手术治疗。抗青光眼药物仅用作短期的过渡治疗，或适用于不能手术的患儿，以及手术后眼压控制不理想患眼的补充治疗。对于年龄在 3 岁以下的患儿首选小梁切开术或前房角切开术。

【案例 17】患者，女性，20 岁。右眼视力下降 1 年，患者自诉自幼双眼眼视力欠佳，近一年无明显诱因视力进一步下降。眼科检查：视力右眼 0.2，矫正不提高，左眼视力 0.5，矫正不提高；裂隙灯检查可见双眼结膜无充血，角膜透明，靠近角膜缘处可见角膜后有一条接近环形的白线，瞳孔移位变形，虹膜基质薄，晶状体透明，眼底右眼 C/D=0.8，左眼 C/D=0.6；眼压右眼：39mmHg，左眼 35mmHg。

第 1 问：根据患者目前的检查情况，最有可能的诊断是

A. ICE 综合征

B. Axenfeld-Rieger 综合征

C. Peter 综合征

D. Sturge-Weber 综合征

E. Fuchs 综合征

F. Swatz 综合征

【解析】Axenfeld-Rieger 综合征为先天性疾病，一般双眼发病，主要表现为角膜后胚胎环、虹膜异常、青光眼、视力减退和全身异常。

第 2 问：Axenfeld-Rieger 综合征具有的临床特点是

A. 患者确诊年龄一般在 5～30 岁，青少年患者居多

B. 一般单眼发病

C. 男女发病相同

D. 临床上包括有三种变异：Axenfeld 异常，Rieger 异常，Rieger 综合征

E. 常染色体显性遗传，多有家族史

F. 常染色体隐性遗传，多无家族史

【解析】Axenfeld-Rieger 综合征为先天性疾病，一般双眼发病，为常染色体显性遗传，多有家族史；男女发病比例相当。

第 3 问：患者除了眼部表现，全身其他异常可能包括

A. 牙齿发育不良

B. 小牙颌

C. 面颊部扁平

D. 上嘴唇退缩，下嘴唇突出

E. 上颌骨发育异常

F. 听力障碍

【解析】Axenfeld-Rieger 综合征的全身异常主要表现在牙齿和面骨的发育性缺陷，如牙齿发育不良、牙齿缺损、牙齿形态异常、植入牙齿、小牙颌等；面部畸形包括鼻根部及面颊部扁平、鼻壁宽、两侧距离较远、上嘴唇退缩、下嘴唇突出、短头颅、上颌骨发育不全。此外全身异常还包括听力障碍、智力低下、心血管缺陷、脊柱畸形、肌周皮肤残留、尿道下裂、眼皮肤白化病及许多神经和皮肤疾病。

第 4 问：对于该患者的治疗，下列描述正确的是

A. 毛果芸香碱等缩瞳药物治疗通常无效

B. 房水生成抑制剂通常有效

C. 激光小梁成形术或虹膜切开术通常无效

D. 房角切开或小梁切开术成功率高

E. 小梁切除术有效

答案：【案例 17】1. B　2. ACDE　3. ABCDEF　4. ABCDEF

F. 用药物及滤过手术均不能奏效时可采用睫状体冷凝术或穿过巩膜的睫状体光凝术,可能得到某些改善

【解析】对已出现青光眼的患者,手术前先用药物治疗,毛果芸香碱及其他缩瞳剂常无效。特别对虹膜呈高位附着于后部小梁网的患者要慎用以免因睫状肌紧张而增加小梁网萎缩的趋势,而使房水排出减少。可选用β肾上腺素受体阻滞剂如噻吗洛尔,拟肾上腺素药和碳酸酐酶抑制剂,多数可获效。激光小梁成形术或虹膜切开术无效。应选择有切口的手术包括房角切开术,小梁切开术及小梁切除术。由于 Schlemm 管和小梁网外部发育不全,多数患者用前两种手术成功率低。最常用于 A-R 综合征伴有青光眼者为小梁切除术附加抗代谢药物。用药物及滤过手术均不能奏效时可采用睫状体冷凝术或穿过巩膜的睫状体光凝术,可能得到某些改善。

【案例18】患者,男性,15 岁。因双眼视力下降 2 年前来就诊,患儿家长诉患者右眼自幼视力差。眼部检查:右眼视力:0.01,矫正无提高;左眼视力 0.2,−5.0DS 矫正至 0.8。双眼结膜无明显充血,角膜水平径 14mm,角膜后弹力层破裂(Haab 线);前房轴深度为 4CT,周边前房深度为 1CT,房水清,虹膜纹理清晰,瞳孔圆形,晶状体透明;眼底:双眼视盘边界清,右眼视盘色淡,右眼 C/D=0.9,左眼 C/D=0.7;眼压:右眼 30mmHg,左眼 26mmHg。

第1问:患者可能的初步诊断是

A. 原发性先天性青光眼

B. 原发性开角型青光眼

C. 先天性大角膜

D. 角膜炎

E. 角膜营养不良

F. 产伤

【解析】本患者双眼眼压高,无明显充血,角膜水平径 14mm,角膜后弹力层破裂(Haab 线),前房深,眼底 C/D 大,眼压高,故可能的初步诊断为原发性先天性青光眼。鉴别诊断:大角膜、角膜营养不良、角膜炎及产伤等,均无其他青光眼体征如 Haab 线、眼压高及 C/D 大等。

第2问:为了明确诊断及了解病情严重程度还需要进一步做的检查是

A. 前房角镜检查

B. OCT 视盘周围神经纤维层厚度检测

C. 眼部超声生物显微镜(UBM)检查

D. 眼底照相

E. 视野检查

F. 前房深度

【解析】患者双眼眼压高于正常值,角膜大,Haab 线,前房深,应进一步行前房角镜检查和超声生物显微镜(UBM)检查,以了解前房角情况;OCT 视盘周围神经纤维层厚度检测;以了解神经纤维层是否变薄;行视野检查,以了解视功能是否受损;眼底照相可以了解盘沿缺失及神经纤维层丢失的情况,并作为今后随访的基线记录。

第3问:关于 Habb 线的描述,正确的是

A. Habb 线是角膜后弹力层破裂后残存的痕迹

B. 它可以发生在角膜的周边部,也可以发生在中央

C. 发生在中央者一般呈线状,如发生在周边部者多与角膜缘保持同一圆心

D. Haab 线一旦形成则终生存在

E. 后弹力层破裂区域如果位于中央的视轴上影响视力也不大

F. Haab 线是先天性青光眼的特征性改变

【解析】Haab 线是先天性青光眼的特征性改变，Haab 线是角膜后弹力层破裂后残存的痕迹，它可以发生在角膜的周边部，也可以发生在中央，发生在中央者一般呈线状，如发生在周边部者多与角膜缘保持同一圆心，Haab 线一旦形成则终生存在。后弹力层破裂区域位于角膜周边部者对视力影响不大，如果位于中央视轴上，则可造成不规则散光，影响视力较大。

第 4 问：小梁切开 / 房角切开是目前治疗先天性青光眼的首选治疗方式，属于小梁切开的手术方式是

A. GATT

B. Trabectome

C. KDB

D. 外路 360° 小梁切开

E. 传统房角切开术

F. iStent 植入术

【解析】以上手术均是经过不同入路及应该用不同设备辅助下的房角 / 小梁切开手术。GATT：术中房角镜辅助下的小梁切开术（导管或者缝线）；Trabectome 小梁消融术；KDB：术中房角镜辅助下的双刃刀小梁切开；外路 360° 小梁切开：外路经巩膜瓣下 Schlemm 管导管或者缝线的小梁切开术。

【案例 19】患儿，男性，2 岁。足月顺产，出生后右侧面部毛细血管瘤，以面部中线为界，出生 12 天时家长发现右眼黑眼球较左眼大。眼部检查：右眼睑皮肤血管瘤，右结膜轻度充血，右眼角膜横径 12mm，轻度雾状混浊；左眼角膜透明，角膜横径 10mm。

第 1 问：患儿首先需做的检查是

A. 前房角镜检查

B. 眼压测量

C. 眼部 B 超

D. 眼部超声生物显微镜（UBM）检查

E. 眼底检查

F. 眼前节 OCT

【解析】患儿足月顺产，无产钳史，出生后右眼角膜横径大，且轻度雾状混浊，首先要考虑是否为存在眼压升高。

［提示］眼底检查：双眼视盘边界清晰，右眼 C/D=0.7，左眼 C/D=0.2。眼压：右眼眼压 38mmHg，左眼眼压 8mmHg。双眼 B 超：未见明显异常。

第 2 问：患儿可能的诊断是

A. Sturge-Weber 综合征

B. 角膜炎

C. 角膜营养不良

D. 青光眼

E. 大角膜

F. 产伤

【解析】本患儿右侧面部血管瘤，以面部中线为界，首先考虑是否为 Sturge-Weber 综合征，右眼角膜水肿混浊，角膜增大，右眼眼压高，右眼杯盘比大，眼部 B 超未见占位病变，故考虑诊断为青光眼合并先天异常 Sturge-Weber 综合征。

第 3 问：Sturge-Weber 综合征引起青光眼的发病机制是

A. 前房角发育异常

B. 进行性前房角关闭

C. 瞳孔阻滞

D. 浅层巩膜静脉压升高

E. 房水分泌过多及葡萄膜血管的渗透性增加

F. 前房角劈裂

【解析】Sturge-Weber 综合征引起青光眼的发病机制是房水分泌过多及葡萄膜血管

答案：　4. ABCDE　　【案例 19】　1. B　2. AD　3. ADE

的渗透性增加,前房角结构发育异常及浅层巩膜静脉压升高。

第4问:目前患儿首选的治疗方式是

　　A. 眼部滴用降眼压药物

　　B. 前房角切开或小梁切开术

　　C. 引流阀植入手术

　　D. 单纯小梁切除术

　　E. 睫状体光凝术

　　F. 非穿透小梁切除术

【解析】Sturge-Weber 综合征婴幼儿期发生的青光眼原则上一旦诊断应尽早手术治疗。抗青光眼药物仅用作短期的过渡治疗,或适用于不能手术的患儿,以及手术后眼压控制不理想患眼的补充治疗。房角切开术或小梁切开术的成功率不高,但目前被认为是治疗婴幼儿青光眼患者的首选方法。

【案例20】患者,女性,25 岁。双眼视物易疲劳半年就诊。眼部检查:右眼视 1.0;左眼视力 1.0。眼压:右眼 25mmHg,左眼 22mmHg。双眼角膜清,前房角开放;瞳孔直径 3mm,对光反应正常;眼底检查:右眼 C/D=0.3,左眼 C/D=0.3。双眼视野检查正常。

第1问:患者最可能的诊断是

　　A. 双眼高眼压症

　　B. 右眼高眼压症

　　C. 左眼开角型青光眼

　　D. 双眼开角型青光眼

　　E. 双眼屈光不正

　　F. 左眼高眼压症

【解析】青光眼、高眼压症均为双眼诊断。该患者眼压升高且未见青光眼相关眼底、视野改变。

第2问:为明确诊断该患者是否患有青光眼还应进行的检查是

　　A. 角膜中央厚度测量

　　B. 眼部 B 超

　　C. 眼部 A 超

　　D. 24 小时眼压测量

　　E. 泪液分泌实验

　　F. 泪膜破裂时间

【解析】排除青光眼需测量角膜中央厚度对眼压进行校正,同时需明确眼压波动情况。

第3问:患者如出现以下何种检查结果应高度警惕青光眼发病

　　A. 复查左眼非接触眼压为 24mmHg

　　B. 矫正视力<1.0

　　C. 左眼角膜中央厚度测量为 520μm

　　D. 24 小时眼压波动>6mmHg

　　E. 眼底立体像出现盘沿缺损

　　F. 视野出现旁中心暗点

【解析】眼压波动大,出现青光眼特征性结构及功能改变需警惕青光眼发生。

　[提示]患者 1 年后复查:右眼视力 1.0;左眼视力 1.0。眼压:右眼 25mmHg,左眼 22mmHg。双眼角膜清,前房角开放;瞳孔直径 3mm,对光反应正常;眼底检查:右眼 C/D=0.5,左眼 C/D=0.3。左眼视野检查正常,右眼视野下方出现旁中心暗点。

第4问:目前患者的诊断是

　　A. 双眼高眼压症

　　B. 右眼高眼压症

　　C. 左眼高眼压症

　　D. 右眼开角型青光眼

　　E. 左眼开角型青光眼

　　F. 双眼开角型青光眼

【解析】青光眼、高眼压症均为双眼诊断。该患者眼压升高且右眼出现青光眼相关眼底、视野改变,故诊断青光眼。

答案:　4. B　【案例20】1. A　2. AD　3. DEF　4. F

【案例21】患者，女性，45岁。双眼眼胀半年就诊。眼部检查：右眼视力0.1，-5D矫正1.0；左眼视力0.1，-5D矫正1.0。眼压：右眼27mmHg，左眼29mmHg。双眼角膜清，前房角开放；瞳孔直径3mm，对光反应正常；眼底检查：右眼C/D=0.2，左眼C/D=0.3。双眼视野检查正常。

第1问：患者最可能的诊断是

　　A. 双眼高眼压症

　　B. 左眼高眼压症

　　C. 右眼高眼压症

　　D. 左眼开角型青光眼

　　E. 双眼开角型青光眼

　　F. 双眼屈光不正

【解析】青光眼、高眼压症均为双眼诊断。该患者眼压升高且未见青光眼相关眼底、视野改变。屈光检查存在双眼屈光不正。

第2问：患者拟行24小时眼压检查，最好选择的眼压计是

　　A. Schiotz眼压计

　　B. Goldmann眼压计

　　C. 回弹式眼压计

　　D. 非接触眼压计

　　E. 便携式眼压计

　　F. 压陷式眼压计

【解析】Goldmann眼压计为24小时眼压测量金标准。

第3问：若给予患者药物治疗，常规选择药物是

　　A. 胆碱能药物

　　B. 高渗剂

　　C. 非选择性肾上腺素能激动剂

　　D. 碳酸酐酶抑制剂

　　E. 前列腺素衍生物

　　F. β受体阻滞剂

【解析】眼压高于30mmHg的高眼压症患者应考虑降眼压药物治疗，可选用碳酸酐酶抑制剂、前列腺素衍生物、β受体阻滞剂。

　　[提示]患者5年后眼部复查：右眼视力0.1，-5D矫正1.0；左眼视力0.1，-5D矫正1.0。眼压：右眼28mmHg，左眼31mmHg。双眼角膜清，前房角开放；瞳孔直径3mm，对光反应正常；眼底检查：右眼C/D=0.4，左眼C/D=0.7。右眼视野检查正常，左眼视野上方出现旁中心暗点。

第4问：目前患者的诊断是

　　A. 双眼高眼压症

　　B. 右眼高眼压症

　　C. 双眼闭角型青光眼

　　D. 左眼开角型青光眼

　　E. 双眼开角型青光眼

　　F. 双眼屈光不正

【解析】青光眼、高眼压症均为双眼诊断。该患者眼压升高且左眼出现青光眼相关眼底、视野改变，故诊断双眼开角型青光眼。屈光检查存在双眼屈光不正。

第十章　晶状体病

一、单选题

1. 年龄相关性白内障最常见的类型是
   A. 皮质性白内障　　B. 核性白内障
   C. 后囊下白内障　　D. 前极性白内障
   E. 后极性白内障

2. 年龄相关性白内障患者术后希望远近都能看清楚,最好植入的IOL是
   A. 球面IOL　　　　B. 非球面IOL
   C. 双焦点IOL　　　D. 单焦点IOL
   E. 双非球面IOL

3. 年龄相关性白内障晶状体皮质完全变白,俗称白色障,在分级中应该是
   A. C1　　　B. C2　　　C. C3
   D. C4　　　E. C5

4. 超声乳化手术中,与灌注液的瓶高相关的指标是
   A. 切口液体漏出的流量
   B. I/A吸出的流速
   C. 负压吸引的大小
   D. 前房内压力
   E. 超声乳化的能量大小

5. 下列先天性白内障的最佳手术时间,相对应该更早些的是
   A. 单眼绕核性白内障

   B. 双眼绕核性白内障
   C. 单眼前极性白内障
   D. 双眼前极性白内障
   E. 单眼致密核性白内障

6. 先天性白内障的视力相对可能会更差些,混浊的部位是
   A. 核心　　　　　　B. 前极部
   C. 后极部　　　　　D. 周边
   E. 赤道部

7. 单眼先天性白内障,最早的手术时间可以是
   A. 0～3个月　　　B. 3～6个月
   C. 7～12个月　　　D. 1岁半
   E. 2岁半

8. 先天性白内障术后,与成人最大的不同是
   A. 需要配镜矫正视力
   B. 需要激素眼液滴眼
   C. 需要弱视训练
   D. 需要定期随访
   E. 需要拆线

9. 关于糖尿病性白内障的病因,以下相关说法正确的是
   A. 晶状体的能量来自房水中的葡萄糖
   B. 糖尿病时血糖增高,已糖激酶作用活化,葡萄糖转化为山梨醇

答案: 1. A　2. C　3. E　4. D　5. E　6. C　7. A　8. C　9. A

C. 6-磷酸葡萄糖不能透过晶状体囊膜

D. 晶状体的糖代谢主要通过有氧酵解

E. 以上说法均不正确

【解析】糖尿病时血糖增高，羟糖还原酶的作用活化，葡萄糖转化为山梨醇；山梨醇不能透过晶状体囊膜，在晶状体内大量积聚，使晶状体渗透压增加，吸水肿胀，导致混浊；晶状体的糖代谢主要通过无氧酵解。

10. 关于低血钙性白内障，以下相关说法**不正确**的是

A. 低血钙性白内障又称低钙性白内障

B. 低钙导致晶状体内渗透压增加，吸收水分，纤维肿胀变性，导致混浊

C. 低血钙性白内障多由于先天性甲状旁腺功能不足，或甲状腺切除时误切额甲状旁腺

D. 临床上低血钙性白内障患者有手足搐搦、骨质软化和白内障三项典型改变

E. 给予足量维生素 D、钙剂，纠正低血钙，有利于控制白内障发展

【解析】低钙导致晶状体囊膜渗透性增加，晶状体内电解质平衡失调，影响了晶状体代谢。

11. 关于外伤性白内障的病因主要有以下几种，**除外**

A. 钝挫伤　　　　B. 穿通伤

C. 辐射伤　　　　D. 电击伤

E. 爆炸伤

【解析】辐射所致白内障属于放射性白内障。

12. 以下与外伤性白内障相关的是

A. Weiss 环　　　　B. Fleischer 环

C. KF 环　　　　　D. Vossius 环

E. Placido 环

【解析】Weiss 环发生于玻璃体后脱离，Fleischer 环发生于圆锥角膜，KF 环发生于肝豆状核变性，Placido 环为角膜散光环。

13. 下列并发性白内障初发时的混浊部位均以后皮质为主，除外

A. Fuchs 虹膜异色症

B. 虹膜睫状体炎

C. 后葡萄膜炎

D. 视网膜色素变性

E. 视网膜营养不良

【解析】虹膜睫状体炎并发白内障可以发生在晶状体后皮质，也可以发生于前部瞳孔后粘连附近；其他各类均以后皮质为主。

14. 玻璃体切除联合气体充填术后两周内白内障的发生率约为

A. 15%　　　B. 25%　　　C. 35%

D. 45%　　　E. 55%

【解析】玻璃体切除联合气体充填术后两周内白内障的发生率为 45.1%。

15. 引起药物及中毒性白内障的药物**不包括**

A. 皮质类固醇

B. 三硝基甲苯

C. 碳酸酐酶抑制剂

D. 避孕药

E. 氯丙嗪

【解析】皮质类固醇、三硝基甲苯、避孕药及抗精神病药氯丙嗪均可引起药物及中毒白内障。碳酸酐酶抑制剂如布林佐胺滴眼液等为抗青光眼药物，一般不会引起白内障形成。

16. 下列**不属于**药物及中毒性白内障特点的是

A. 皮质类固醇

B. 三硝基甲苯

的是

答案：　10. B　11. C　12. D　13. B　14. D　15. C　16. E

A. 白内障的发生与用药量和时间有关

B. 多双眼发病

C. 混浊晶状体有时可见彩色反光

D. 某些抗精神病药可引起药物性白内障

E. 缩瞳剂引起的白内障停药后不易消失,不会停止进展

【解析】药物性白内障的发生与用药量和时间有关,多见于双眼。缩瞳剂性白内障可见晶状体彩色反光。抗精神病药氯丙嗪可引起药物性白内障。缩瞳剂引起的白内障停药后,晶状体混浊不易消失,但可停止进展。

17. 关于氯丙嗪导致的药物及中毒性白内障,正确的是

A. Vossius 环状混浊

B. 白内障的发生与用药量和时间无关

C. 晶状体混浊呈玫瑰花或苔藓状

D. 可伴瞳孔区色素沉着

E. 朝向赤道部的羽毛状混浊

【解析】抗精神病药氯丙嗪可引起晶状体表面星型细点状混浊伴瞳孔区色素沉着,用量超过 2 500g,95% 以上将出现白内障,多双眼发病。Vossius 环状混浊为钝挫伤性白内障特点。缩瞳剂性白内障晶状体混浊位于前囊下,呈玫瑰花或苔藓状。朝向赤道部的羽毛状混浊为辐射性白内障特点。

18. 关于辐射性白内障,以下描述**错误**的是

A. 电离辐射性白内障包括 X 射线、γ 射线及中子辐射等引起的白内障

B. 红外线性白内障常发生在玻璃厂工人和炼钢厂工人中

C. 老年人更易受到电离辐射损伤

D. 微波性白内障通过致热效应使晶状体蛋白直接变性热凝固,最终导致晶状体混浊

E. 微波性白内障最初产生特异性的晶状体后囊膜下混浊

【解析】晶状体对电离辐射异常敏感,由于年轻人晶状体细胞生长更加旺盛,因此更易受到电离辐射损伤,红外线性白内障常发生在玻璃厂工人和炼钢厂工人中。微波性白内障通过致热效应使晶状体蛋白直接变性热凝固,最初产生特异性的晶状体后囊膜下混浊。

19. 下列关于紫外线辐射所致白内障的描述,**错误**的是

A. 紫外线照射主要引起晶状体皮质和后囊膜下混浊

B. 白内障发生的程度与紫外线辐射剂量和暴露时间呈正相关

C. 中波紫外线(UVB)可导致晶状体上皮过度凋亡和晶状体蛋白损伤

D. 短波紫外线(UVC)在核性白内障的发生和发展中起主要作用

E. 电焊产生的电弧光可产生紫外线,损伤晶状体

【解析】一次辐射强度在 20rad(拉德)以上即可产生白内障,表现为后囊斑点状混浊或前囊下朝向赤道部的羽毛状皮质混浊,混浊程度与紫外线辐射剂量和暴露时间呈正相关。电焊产生的电弧光可产生紫外线,损伤晶状体。

20. 囊外白内障摘除术后最常见的并发症是

A. 后发性白内障

B. 玻璃体疝

C. 继发性青光眼

D. 黄斑囊样水肿

E. 视网膜脱离

【解析】白内障囊外摘除术最常见的并发症是后发性白内障,为白内障术后影响视力最常见的原因。

答案: 17. D 18. C 19. D 20. A

21. 下列有关后发性白内障的描述中**不正确**的是
    A. 发生在白内障术后或晶状体外伤后
    B. 矫正视力差
    C. 眼压升高
    D. 后囊膜皱褶,白色纤维膜形成,牵拉人工晶状体移位
    E. 可行掺钕钇铝石榴石激光晶状体后囊膜切开术或手术切开混浊后囊膜进行治疗

【解析】白内障术后残留晶状体上皮细胞的增殖、迁移、纤维化是形成后发性白内障的主要原因,后囊膜皱褶,白色纤维膜形成,可牵拉人工晶状体移位,一般不会引起眼压升高,可行掺钕钇铝石榴石激光切开术治疗。

22. 有关马方综合征的**错误**描述是
    A. 是一种常染色体隐性遗传病
    B. 以眼、心血管和骨骼系统异常为特征
    C. 眼部异常表现为晶状体异位,尤其是向上和向颞侧移位
    D. 骨骼异常见于手足四肢骨细长,长头和长瘦脸
    E. 为先天性中胚叶发育不良性疾病

【解析】马方综合征为常染色体显性遗传病。

23. 晶状体脱位一般不会发生的并发症是
    A. 继发性青光眼
    B. 葡萄膜炎
    C. 角膜内皮失代偿
    D. 视网膜脱离
    E. 前房积血

【解析】晶状体脱位的并发症:葡萄膜炎、继发性青光眼、视网膜脱离、角膜混浊。

24. 下列有关晶状体脱位的治疗中**错误**的描述是
    A. 摘除脱位的晶状体比一般白内障摘除风险大,盲目手术可能导致视力损害甚至眼球丧失
    B. 引起晶状体源性葡萄膜炎者,必须待炎症稳定3个月后再考虑手术
    C. 晶状体脱入前房者应尽快手术
    D. 对于无并发症的晶状体不全脱位可以佩戴眼镜或角膜接触镜矫正屈光不正,并应定期随访
    E. 对于引起瞳孔阻滞性青光眼者应尽快手术

【解析】脱位的晶状体发生溶解、混浊者,引起严重并发症者,以及脱位于前房和瞳孔嵌顿的晶状体均需及时手术治疗。

25. FBN1基因突变会引起晶状体脱位的疾病是
    A. 马方综合征
    B. 高赖氨酸血症
    C. Ehlers-Danlos 综合征
    D. 亚硫酸氧化酶缺乏综合征
    E. 同型半胱氨酸血症

【解析】马方综合征的致病基因在1991年被找到,是位于人类第15号染色体的FBN1基因。该基因编码微纤维蛋白-1,其突变可造成微纤维蛋白中某些氨基酸改变,干扰微纤维的组装或者使微纤维组装错误,使微纤维蛋白的结构破坏,合成质量下降、数量减少,影响其生物功能的发挥。

26. 易出现肢体粗短伴有球形晶状体的疾病是
    A. 马方综合征
    B. Weill-Marchesani 综合征
    C. Ehlers-Danlos 综合征

答案: 21. C 22. A 23. E 24. B 25. A 26. B

D. 亚硫酸氧化酶缺乏综合征

E. 同型半胱氨酸血症

【解析】Weill-Marchesani 综合征为常染色体隐性遗传病。患者四肢粗短、身材矮小，晶状体呈球形，小于正常，常向鼻下方脱位。可伴有高度近视和瞳孔阻滞性青光眼。

27. 球形晶状体最易引起的屈光不正或屈光度的改变是

A. 近视眼　　B. 远视眼　　C. 正视眼

D. 散光　　　E. 老视眼

【解析】球形晶状体由于晶状体屈光力增高，患者常有高度近视。

28. 晶状体先天异常**不包括**

A. 晶状体形成异常

B. 晶状体形态异常

C. 晶状体透明度异常

D. 晶状体异位

E. 晶状体脱位

【解析】若出生时晶状体就不在正常位置，称为晶状体异位。若出生后由于先天因素、外伤或一些疾病使晶状体位置改变，称为晶状体脱位。

29. 下列处理方式可以预防和减轻超声乳化过程中的超声副损伤，除外

A. 使用原位超声乳化法碎核

B. 黏弹剂的使用

C. 采用劈核技术

D. 超声过程中用 BSS 液冲洗切口

E. 采用 2 挡处理晶状体皮质

【解析】原位超声乳化法也称为挖碗法，其优点为操作简单、易于掌握，缺点是仅适合软核和中等硬度核，乳化硬核时需要消耗大量超声能量和时间，而造成角膜内皮损伤。

30. 下列有关先天性白内障手术的描述**不正确**的是

A. 对视力影响不大的白内障一般不需治疗

B. 全白内障应尽早手术治疗

C. 白内障手术时进行后囊膜截开是为了避免后发性白内障的发生

D. 由于人工晶状体质量的提高，先天性白内障手术可以进行一期人工晶状体植入

E. 婴幼儿眼球壁较软，手术多采用角巩膜隧道切口或巩膜隧道切口

【解析】由于显微手术技术的发展和人工晶状体质量的提高，人工晶状体植入术后严重并发症已经很少。考虑到婴幼儿眼球发育情况，一般认为在 2 岁左右施行人工晶状体植入手术。

31. 下列有关人工晶状体度数计算公式的描述**不正确**的是

A. 第一代理论公式不如 SRK 公式精确

B. 在短眼轴（L<22mm）计算上，SRK/T 公式，Holladay 公式和 SRKⅡ公式较准确

C. 在中等长的眼球（24.5mm<L≤27mm），SRKⅡ和 Holladay 公式较准

D. 在非常陡的角膜中，Holladay 公式优于 SRK/T 公式

E. Holladay 公式在不超过 22mm 的眼球中优于 HofferQ 或 SRK/T 公式

【解析】HofferQ 公式在不超过 22mm 的眼球中优于 Holladay 或 SRK/T 公式。

二、多选题

1. 白内障术中并发症，能引起术后眼压升高的是

A. 后囊膜破裂，玻璃体脱出

答案： 27. A　28. E　29. A　30. D　31. E

1. ABCE

B. 黏弹剂残留

C. 晶状体皮质残留

D. 人工晶状体（IOL）植入术后撕囊口夹持

E. 虹膜损伤出血

【解析】IOL 即使嵌顿在撕囊口，不影响房水循环；果嵌顿在瞳孔，就会影响房水循环造成眼压升高。

2. 患者白内障超声乳化术后 4 天，突然发现术眼视力明显下降，查体：结膜混合充血，角膜 KP（＋），前房 AR（＋）IOL 表面有沉积物。对患者进行的必须的临床观察和处理是

A. B 超检查玻璃体的状态

B. 立即抽取前房水送检

C. 频滴抗生素滴眼液

D. 频滴激素类滴眼液

E. 留观患者，每 1～2 小时 1 次密切观察病情变化

【解析】这种情况，我们会考虑眼内炎的风险，所以做 B 超检查玻璃体，如果玻璃体有问题，就考虑玻璃体切割术了；但是，早期的眼内炎和早期的葡萄膜炎需要鉴别，所以激素频点是诊断性治疗；部分患者，辅助抗生素频点后，炎症反应减轻，病情可以控制；所以，取前房水这种有创的操作，不建议立即进行。

3. 白内障术后远期的并发症中，可能与撕囊口过小有关的包括

A. 后囊膜混浊

B. 囊袋皱缩

C. IOL 囊袋复合体半脱位

D. IOL 撕囊口嵌顿

E. IOL 混浊

【解析】撕囊口过小，IOL 更不容易移

位，所以不容易嵌顿。囊袋皱缩严重的患者后期会出现囊袋复合体的半脱位。

4. 小儿先天性白内障与年龄相关性白内障不同的特点是

A. 根据需要，小儿术后要预留远视

B. 术中触碰虹膜后，小儿的炎症反应更明显

C. 小儿白内障主切口必须缝合

D. 小儿由于全麻，通常采用双眼同天手术

E. 小儿术后不会 I 期植入 IOL

【解析】小儿存在眼轴发育的问题，所以根据计算预留远视；小儿的虹膜触碰后炎症反应明显，所以散瞳一定要充分；小儿由于巩膜软，没有切口自闭的能力，所以主切口需要缝线；由于全麻有风险，同时费用问题，通常双眼白内障的小儿，会一次麻醉，先后两台独立，完成双眼的手术；E 是不对的，大于 2 岁半的（目前有大于 1 岁半）小儿，术后可以 I 期植入 IOL，这点只是受年龄限制，并不是所有小儿白内障的特点。

5. 先天性白内障的突变基因可以导致蛋白发生变化的是

A. 晶状体结构蛋白（α、β、γ）

B. 晶状体缝隙蛋白

C. 外源性蛋白

D. 细胞骨架蛋白

E. 热休克蛋白

【解析】正确的答案包括内源性蛋白，而不是外源性蛋白。

6. 先天性白内障术后与成人白内障术后不同的情况是

A. 撕囊时囊袋易于裂开，撕囊技巧与成人不同

答案：　2. ACDE　3. BC　4. ABCD　5. ABDE　6. ABCE

B. 主切口需要缝合

C. 通常要后囊环形撕囊

D. 小儿的玻璃体较成人更容易进入前房

E. 先白的主切口最好经过结膜，而不是透明角膜

【解析】先天性白内障，由于悬韧带靠前，囊袋易于裂开，撕囊技巧与成人不同；小儿的巩膜较薄，不易形成自闭性切口，所以最好缝合主切口；小儿的玻璃体通常没有液化，玻璃体前界膜也较成人更完整，因此比较成人，不容易进入前房；先白的主切口最好经过结膜，而不是透明角膜，由于结膜有丰富的血供，伤口愈合快，可以防止感染，目前临床开始提倡经结膜的主切口；成年人不会用手揉眼睛，感染的风险偏小，可以是透明角膜切口。

7. 常规的先天性白内障手术可以包括

A. 超声乳化白内障吸除术

B. 后囊膜撕开术

C. 前部玻璃体切割术

D. 后部玻璃体切割术

E. IOL 植入术

【解析】先天性白内障，如果核很软，可以手动吸除，如果核有一定硬度，可以超声乳化；由于术后后发障的发生几乎是100%，所以通常要后囊撕开，甚至前部玻璃体切割术，但是通常不需要后部玻璃体切割术；如果患儿大于 1.5～2.5 岁。可以 I 期植入 IOL。

8. 常规的先天性白内障手术后需要

A. 患儿的视力会自然发育，不需要人为干涉

B. 患儿需要尽早佩戴框架眼镜或者角膜接触镜

C. 患儿需要进行弱视训练

D. 患儿需要定期进行 IOL 置换术

E. 患儿术后通常需要再次全麻拆线

【解析】先天性白内障术后，患儿的视力开始发育，为了使视网膜获得清晰物象，患儿术后通常需要尽早佩戴框架眼镜或者角膜接触镜，并且定期复诊，调换镜片；同时为了促进视网膜发育，弱视训练势在必行；但是 IOL 通常不需要更换；患儿通常需要全麻下拆线，即使缝线埋于结膜下，但是有远期暴露的可能，最好还是拆除。

9. 关于糖尿病性白内障，以下说法正确的是

A. 真性糖尿病性白内障多见于 I 型的青少年糖尿病患者，多双眼发病

B. 糖尿病性白内障可出现近视

C. 糖尿病性白内障可出现远视

D. 糖尿病性白内障早期病情可逆

E. 合并 NPDR 的糖尿病性白内障患者若有术后阅读需要可植入多焦人工晶状体

【解析】真性糖尿病性白内障多见于1型青少年糖尿病患者，多双眼发病，发展迅速；糖尿病性白内障常伴有屈光改变：血糖升高时，晶状体吸水变凸，出现近视，血糖降低时，晶状体脱水变扁而出现远视；糖尿病性白内障早期病变若控制血糖，晶状体混浊可部分消退；合并糖尿病视网膜病变是多焦人工晶状体的绝对禁忌证。

10. 关于半乳糖性白内障，以下说法**不正确**的是

A. 为 X 连锁遗传疾病

B. 可在出生后数周到数月内发生

C. 多为绕核性白内障

D. 对先天性白内障患儿应当对血中半乳糖进行筛选

答案： 7. ABCE　8. BCE　9. ABCD　10. ABD

E. 给予无乳糖或半乳糖饮食可控制病情的发展

【解析】半乳糖性白内障为常染色体隐性遗传疾病。可在出生后数日到数月内发生。对先天性白内障患儿应当对尿中半乳糖进行筛选。

11. 关于钝挫伤所致的白内障，以下说法正确的是
   A. 虹膜色素上皮脱落于晶状体前表面，相应的囊膜下也可出现混浊
   B. 晶状体受到顿挫伤后，其纤维和缝合结构受到破坏，液体流入导致放射状混浊，且该混浊会永久存在
   C. 晶状体囊膜完整性及渗透性改变可引起绕核性白内障
   D. 晶状体囊膜破裂导致的白内障需立即手术以免发生继发葡萄膜炎或青光眼
   E. 钝挫伤后除形成外伤性白内障外，还可以伴有前房积血、房角后退、晶状体脱位、继发性青光眼等

【解析】晶状体受到顿挫伤后，其纤维和缝合结构受到破坏，液体流入导致放射状混浊，该混浊可被或永久存在；晶状体囊膜破裂破口小时可形成局限混浊，有时混浊可部分吸收，裂口大时晶状体可在短期内完全混浊。

12. 关于外伤性白内障的治疗，以下说法正确的是
   A. 晶状体局限混浊，对视力影响不大时，可以随诊观察
   B. 对前节炎症反应较重的患者，应立即手术摘除晶状体以免发生严重并发症
   C. 对晶状体皮质与角膜内皮接触的患者应及时进行白内障摘除手术

D. 由于外伤性白内障多为单眼，应尽可能一期植入人工晶状体
   E. 对于角膜穿通伤未在角膜光学区中央，但伴有晶状体皮质释放的患者，可通过角膜伤口吸除皮质后再行缝合手术

【解析】对前节炎症反应较重的患者，原则上应待炎症彻底稳定后再行晶状体手术，如经治疗，炎症加重或眼压升高不能控制等应及时摘除白内障。对于角膜穿通伤即使未在角膜光学区中央，也应先缝合角膜伤口，在角膜缘另做切口进行晶状体手术。

13. 可以导致并发性白内障的疾病是
   A. 青光眼　　　　B. 葡萄膜炎
   C. 糖尿病　　　　D. 高度近视
   E. 高血压

【解析】由于眼部疾病所导致的白内障称为并发性白内障。

14. 下列关于并发性白内障治疗原则的描述正确的是
   A. 积极治疗原发病
   B. 对于首诊时已经无法检查眼底的并发性白内障应先评价光定位及红绿色觉后再决定是否手术
   C. 葡萄膜炎继发青光眼的患者为控制眼压可行白内障手术，必要时联合抗青手术治疗
   D. 并发性白内障患者术后可适当延长局部及全身糖皮质激素使用时间
   E. 以上说法均正确

【解析】各种炎症引起的并发性白内障对手术的反应不同，有的可在术后引起严重的并发症，应根据原发病的种类，在眼部炎症得到很好的控制以后，再考虑手术。

答案：　11. ACE　12. ACD　13. ABD　14. ABD

15. 可引起药物性白内障的药物是
    A. 甲泼尼龙琥珀酸钠
    B. 四环素
    C. 氯丙嗪
    D. 毛果芸香碱
    E. 曲伏前列素

【解析】大量长期糖皮质激素如甲泼尼龙等的应用，可扰乱晶状体 Na^+-K^+-ATP 酶活性，晶状体非水溶性蛋白质含量增高，产生白内障。氯丙嗪可以起晶状体及角膜毒性，产生白内障。缩瞳剂毛果芸香碱可使氧化磷酸化过程受到抑制，乳酸含量增加，晶状体内水钠潴留，发生白内障。四环素、降眼压药物曲伏前列素一般不会引起白内障。

16. 关于药物及中毒性白内障，下列说法正确的是
    A. 多为双眼发病
    B. 氯丙嗪所致的白内障可见晶状体表面星型点状混浊
    C. 缩瞳剂所致的白内障晶状体混浊大多呈核性
    D. 混浊的晶状体有时可见彩色反光
    E. 眼部有原发性的病理改变

【解析】药物及中毒性白内障多见于双眼，氯丙嗪所致的白内障可见晶状体表面星型细点状混浊。缩瞳剂所致的白内障晶状体混浊多位于前囊膜下，混浊的晶状体有时可见彩色反光。眼部原发性病理改变为并发性白内障的特点。

17. **不属于**药物及中毒性白内障的特点的是
    A. 三硝基甲苯性白内障常见于长期接触 TNT 的工人
    B. 晶状体混浊有时可见彩色反光及空泡
    C. 白内障的发生与用药量和时间无关
    D. 晶状体混浊仅见于后囊下皮质

E. 部分晶状体混浊在停药后可停止发展

【解析】三硝基甲苯性白内障常见于长期接触 TNT 的工人。糖皮质激素性白内障可见彩色反光及空泡。药物及中毒性白内障的发生与用药量和时间相关。白内障混浊部位可见于晶状体前、后囊，呈多种形态。部分晶状体混浊在停药后可停止发展，如缩瞳剂所致白内障。

18. 辐射性白内障包括的类型是
    A. 电离辐射性白内障
    B. 电击性白内障
    C. 微波性白内障
    D. 红外线性白内障
    E. 紫外线性白内障

【解析】辐射性白内障包括电离辐射性、微波性、红外线性、紫外线性白内障等。电击性白内障是由于晶状体含大量蛋白质，电阻较大，电流通过晶状体囊膜，产生热效应，囊膜通透性改变和晶状体纤维蛋白变性凝固引起白内障，属于外伤性白内障，与辐射无关。

19. 关于辐射性白内障的正确描述是
    A. 电离辐射性白内障早期可表现为后囊膜斑点状混浊
    B. 微波性白内障属于电离辐射性白内障
    C. 红外线性白内障是一种职业性眼病
    D. 职业人群微波性白内障的发生具有累积效应和潜伏期
    E. 微波性白内障可表现为前囊膜下朝向赤道部的羽毛状混浊

【解析】辐射性白内障表现为后囊斑点状混浊或前囊下朝向赤道部的羽毛状皮质混浊，红外线白内障是一种职业性眼病，常发生于玻璃及炼钢工人中。微波属于非电

答案： 15. ACD 16. ABD 17. CD 18. ACDE 19. ACD

离辐射，微波性白内障表现为后囊下皮质蜂窝状、片状混浊，具有累计效应及潜伏期。

20. 下列有关儿童后发性白内障的治疗和预防中正确的是
    A. 后囊膜混浊是儿童白内障手术后最为常见的并发症之一
    B. 对于低龄婴幼儿的白内障手术治疗，可行Ⅰ期晶状体后囊膜切开联合前部玻璃体切割术，以减少后发性白内障的发生
    C. 施行儿童白内障手术时，如果已经进行了Ⅰ期晶状体后囊膜切开联合前部玻璃体切割术，则术后不会再发生后发性白内障
    D. 4岁以上患儿，发生白内障术后炎症和晶状体后囊膜混浊的程度相对较轻，可不必常规行Ⅰ期晶状体后囊膜切开联合前部玻璃体切割术，而在术后行掺钕钇铝石榴石（ND：YAG）激光晶状体后囊膜切开术
    E. 儿童白内障手术中Ⅰ期行晶状体后囊膜连续环形撕囊（PCCC）并应用后囊膜开口夹持固定人工晶状体光学面，可使视轴区以外的晶状体前后囊膜相互紧贴，有助于减少后发性白内障的发生，保持视轴区清晰

    【解析】后囊膜混浊是儿童白内障手术后最为常见的并发症之一，Ⅰ期晶状体后囊膜切开联合前部玻璃体切割术可减少后发性白内障的发生率，若再发生后发性白内障，可行掺钕钇铝石榴石（ND：YAG）激光晶状体后囊膜切开术。连续环形撕囊（CCC）有助于减少后发性白内障的发生。

21. 典型的后发性白内障晶状体后囊膜混浊的主要表现是
    A. Soemmering 环形成
    B. 盘状混浊
    C. Elschnig 珍珠样小体形成
    D. 前囊及后囊膜纤维化，机化膜形成
    E. 楔形混浊
    【解析】典型的后发性白内障晶状体后囊膜混浊的主要表现为周边混浊而中央透明的 Soemmering 环，晶状体上皮细胞聚集成簇，形成透明的 Elschnig 珍珠样小体。可有前囊及后囊膜纤维化，机化膜形成，但无盘状及楔形混浊。

22. 晶状体半脱位的体征有
    A. 瞳孔区可见部分晶状体
    B. 前房深浅不一
    C. 虹膜震颤
    D. 晶状体混浊
    E. 继发青光眼
    【解析】晶状体半脱位瞳孔区可见部分晶状体，散大瞳孔后可见部分晶状体赤道部，该区悬韧带断裂。前房深浅不一致，虹膜震颤。

23. 晶状体脱位产生的并发症包括
    A. 严重的屈光不正
    B. 葡萄膜炎
    C. 青光眼
    D. 视网膜脱离
    E. 角膜混浊
    【解析】晶状体脱位不仅产生严重的屈光不正，尚可引起下述并发症：葡萄膜炎、继发性青光眼、视网膜脱离、角膜混浊。

24. 晶状体可脱位于眼部的位置是
    A. 前房内
    B. 玻璃体腔内
    C. 嵌顿于瞳孔区

答案：　20. ABDE　21. ACD　22. ABC　23. ABCDE　24. ABCDE

D. 球结膜下

E. 眼外

【解析】晶状体可脱位至下列部位：前房内、玻璃体腔内、嵌顿于瞳孔区、眼球外（球结膜下，甚至眼外）。

25. Marchesani 综合征的临床表现为

　　A. 晶状体半脱位　　B. 身材矮小

　　C. 身材修长　　　　D. 手指细长

　　E. 手指短粗

【解析】Marchesani 综合征患者四肢粗短、身材矮小，晶状体呈球形，小于正常，常向鼻下方脱位。

26. 伴有先天性晶状体异位的疾病是

　　A. 马方综合征

　　B. 虹膜角膜内皮（ICE）综合征

　　C. 甲状腺功能亢进

　　D. Marchesani 综合征

　　E. 同型胱氨酸尿症

【解析】马方综合征、同型胱氨酸尿症、马切山尼综合征、全身弹力纤维发育异常综合征常伴有先天性晶状体异位。

27. 先天性晶状体形成异常包括

　　A. 先天性无晶状体

　　B. 晶状体形成不全

　　C. 双晶状体

　　D. 先天性白内障

　　E. 先天性晶状体异位

【解析】先天性晶状体形成异常包括：先天性无晶状体、晶状体形成不全和双晶状体等。

28. 先天性晶状体形态异常包括

　　A. 先天性白内障

　　B. 球形晶状体

C. 圆锥形晶状体

D. 晶状体缺损

E. 晶状体脐状缺陷

【解析】先天性晶状体形态异常有：球形晶状体、圆锥形晶状体、晶状体缺损和晶状体脐状缺陷。

29. 对于青光眼术后的白内障手术，术眼存在何种眼组织结构改变，可能增加术后并发症的机会

　　A. 虹膜萎缩，虹膜无张力

　　B. 瞳孔缘虹膜前粘连

　　C. 上方结膜滤过泡形成

　　D. 晶状体悬韧带溶解，有潜在脱位的危险

　　E. 前房较浅，眼压正常或偏高

【解析】瞳孔缘虹膜后粘连，瞳孔收缩，散大能力减弱。

30. 下列有关白内障手术并发症的描述，**不正确**的是

　　A. 撕囊口过大可能涉及晶状体悬韧带的前端附着点，同时远期容易引起囊袋收缩综合征

　　B. 水分离时后囊膜破裂多半是注水过深伤及囊膜导致的

　　C. 较长的隧道自闭功能好，术后低眼压、眼内炎等并发症较少

　　D. 角膜后弹力层脱离常见的原因包括术中灌注压过低、切口过小等

　　E. 一旦术前检查发现悬韧带断裂，术中操作应尽可能减少对病变区悬韧带的压迫和牵拉。手术切口建议选择在靠近悬韧带断裂处

【解析】撕囊口过小，远期容易引起囊袋收缩综合征。水分离时后囊膜破裂多半是注水过快过多导致的。角膜后弹力层脱

答案： 25. ABE　26. ADE　27. ABC　28. BCDE　29. ACDE　30. ABDE

离常见的原因包括穿刺刀不锐利、切口过小等，灌注压过低不是主要原因。一旦术前检查发现悬韧带断裂，术中操作应尽可能减少对病变区悬韧带的压迫和牵拉，手术切口建议选择在远离悬韧带断裂处。

31. 下列有关不同种类白内障手术时机的选择，**不正确**的是
    A. 葡萄膜炎完全控制后至少 3～6 个月才能进行白内障手术
    B. 如果全麻条件允许，根据眼球发育情况，尽早进行白内障手术，一般建议在 3 个月之前
    C. 对于眼挫伤，先用药物治疗，控制眼压及外伤性虹膜炎，可不急于行白内障手术
    D. 角膜穿孔伤晶状体破裂无皮质释放者，应先缝合角膜穿孔伤口，根据晶状体变化择期型白内障手术
    E. 白内障合并青光眼急性发作保守治疗眼压>60mmHg 者，为保证确切降低眼压应尽快行青白联合手术

【解析】白内障合并青光眼急性发作保守治疗眼压不能控制者，应采用前房穿刺术降低眼压或者单纯进行抗青手术，待角膜水肿恢复后再行白内障手术。

三、共用题干单选题

（1～3 题共用题干）

患者，男性，25 岁。双眼无痛性视力下降 1 年，右眼加重 3 个月。无眼红眼痛，否认外伤史及眼部手术史。查体：身高 195cm，体重 70kg，四肢修长。V_{OD}：0.1，针孔无提高，V_{OS}：0.1，针孔 0.8。双眼瞳孔等大正圆，直径 3mm。右眼晶状体透明，左眼瞳孔区未见晶状体，双眼虹膜震颤（+），房

水闪辉（-）。双眼压：15mmHg。

1. 患者目前首先应该进行的检查是
   A. 验光＋矫正视力
   B. 散瞳＋眼底检查
   C. B 超
   D. UBM
   E. 眼底照相

【解析】患者眼科查体时右眼小瞳下未见晶状体，应进行散瞳眼底检查找到晶状体以明确诊断。B 超虽然也能达到这样的目的，但是应以基本检查作为首选检查。

2. 经过眼科检查，见右眼晶状体不全脱位，该患者的诊断考虑
   A. Marfan 综合征
   B. Marchesani 综合征
   C. 同型胱氨酸尿症
   D. Ehlers-Danlos 综合征
   E. Terson 综合征

【解析】前四种疾病均可导致晶状体不全脱位，但根据患者身体情况特征，应为 Marfan 综合征。Terson 综合征为蛛网膜下腔出血导致的视网膜出血，与本病例描述的病情不符。

3. 该患者术前除眼科检查外，还应重点对病变进行检查的系统是
   A. 呼吸系统　　　　B. 消化系统
   C. 泌尿系统　　　　D. 心血管系统
   E. 内分泌系统

【解析】Marfan 综合征患者可在心血管系统、骨骼肌肉系统、眼部产生异常发育状况。

四、案例分析题

【案例 1】患者，女性，60 岁。双眼视力下降 3 个月就诊，查：双眼视力 V_{OD}=0.1，

答案：　31. BCDE
　　　　1. B　2. A　3. D

$V_{OS}=0.3$，双眼角膜透明，前房深大，瞳孔圆，约 3mm，对光反应灵敏，双眼晶状体皮质混浊，左眼较右眼明显，双眼视盘边界清晰，网膜血管走行正常，黄斑区欠清晰，未见出血和其他明显异常。

第 1 问：术前检查项目，通常可以包括

    A. 验光及小孔视力

    B. 眼压

    C. 阿托品散瞳查眼底

    D. 血糖及糖化血红蛋白

    E. 血压

    F. 心电图

【解析】通常我们不做阿托品散瞳。首先，因为阿托品的药效时间太长，术后会有明显畏光；其次，尽管大多数情况下，IOL 位于囊袋内，散瞳不影响 IOL 的稳定性，但是一旦术中发生后囊破裂，IOL 植入睫状沟时，阿托品散瞳后，IOL 的稳定性很差。所以阿托品散瞳绝对不是白内障的术前常规处理。

第 2 问：该患者验光后的矫正视力为 $V_{OD}=0.4$，$V_{OS}=0.3$，近视度数小于 −2.0D，患者考虑手术，为规避手术风险，通常我们选择手术眼的依据是

    A. 根据患者的感觉，先作裸眼视力差的眼睛

    B. 先作矫正视力差的眼睛，后作矫正视力好的眼睛

    C. 先作手术难度低的眼睛

    D. 先作核硬度小的眼睛，后作核硬度大的眼睛

    E. 同意术后佩戴眼镜的患者，先作矫正视力差的眼睛

    F. 不同意术后佩戴眼镜的患者，先作裸眼视力差的眼睛

【解析】原则上我们先做视力差的眼睛，其理论依据是：患者依靠视力好的眼睛生活，例如：走路，吃饭等；作视力差的眼睛，即使手术发生意外，对患者的生活质量影响不大。但是，如果我们做的是视力好的眼睛，一旦发生意外，患者无法应对最基本的生活，对患者的精神打击太大。所谓的视力好坏，我们具体要依据患者是否习惯于佩戴眼镜，而进一步细分。

［提示］患者术中发生后囊膜破裂，黏弹剂没有彻底取出。

第 3 问：该患者术后第二天术眼眼压 40mmHg，角膜水肿，后弹力层皱襞。需要立即执行的常规治疗方法是

    A. 甘露醇降眼压

    B. 局部用药降眼压

    C. 口服醋甲唑胺片降眼压

    D. 高渗液眼液局部应用

    E. 全身使用激素

    F. 局部停用激素眼液

【解析】主要措施是降眼压，所以 ABC 都是可以选的；高渗液有保护内皮，减轻角膜水肿的作用；考虑到出现手术并发症，手术时间较长，前房操作较多，眼压升高等因素都会影响内皮，适当的保护内皮是可取的，故此，D 可以选用。全身使用激素的副作用相对较大，对降低眼压没有帮助，尽管对保护内皮有些作用，但是利弊权衡，暂时不需要。如果眼压降下来之后，角膜仍然水肿，考虑内皮有失代偿风险的时候，可以使用。局部不应该停用激素；局部激素在术后减轻炎性反应，保护内皮细胞，防止 IOL 表面的蛋白沉积等方面有重要作用，不能停用。

第 4 问：如果术中植入三体的软性 IOL，则植入的方式可以选择

    A. 后囊裂口较小，给予后囊环形撕囊，囊袋内植入

答案：【案例1】 1. ABDEF 2. EF 3. ABCD 4. ABCDE

B. 后囊裂口较大,睫状沟植入

C. IOL 光学部,前囊撕囊口卡夹,祥放在囊袋前,光学部放在囊袋内

D. IOL 光学部,前囊撕囊口卡夹,祥放在囊袋内,光学部放在囊袋前

E. 如果前囊膜也不完整,IOL 不稳定,可以缝线固定于巩膜

F. 如果前囊膜也不完整,IOL 不稳定,可以缝线固定于囊膜

【解析】后囊很小的裂口,可以顺势做一个后囊的环形撕囊,保证后囊裂口不会继续撕开;那么 IOL 可以植入在囊袋内。如果后囊的裂口较大,IOL 不能植入囊袋,可以放入睫状沟内。如果是三体式 IOL,而且前囊的撕囊口小于 IOL 光学部的直径时,顺势将 IOL 嵌顿在撕囊口是一个比较聪明的做法,这样 IOL 的居中性较好,不论 IOL 的径线大小,IOL 都不会偏位。如果后囊的裂口,延伸到前囊,依据玻璃体处理后囊袋的情况,决定 IOL 在睫状沟是否能稳定安放,如果不能,可以采用 IOL 巩膜悬吊术。但是一期手术时,囊袋是脆的,不可能固定于囊袋,但是可以固定于虹膜。

【案例2】患者,女性,50 岁。双眼视力下降 3 个月;眼部检查:右眼裸眼视力 0.2,左眼裸眼视力 0.4,双眼晶状体Ⅱ～Ⅲ级核,右眼后囊下少许混浊。右眼底略模糊,可见视盘边界清晰,黄斑欠清晰,但无明显出血和其他异常,周边网膜正常,血管走行正常。左眼底正常。

第 1 问:患者需要进行的术前常规检查是

A. 眼压

B. 验光

C. B 超

D. 测算人工晶状体(IOL)度数

E. 闪烁视网膜电图(F-ERG)检测

F. 闪光视觉诱发电位(F-VEP)检测

G. 黄斑部光学相干断层扫描(OCT)

H. 荧光素眼底血管造影(FFA)

【解析】术前有必要了解眼压情况;验光,即矫正视力是必备的检查项目;B 超声扫描用于术前评估视网膜情况;术前测算 IOL 度数是必需的;F-ERG 和 F-VEP 检查可以了解眼底和视神经的情况,依据医院的条件进行。黄斑部 OCT 视晶状体混浊程度而定,可以考虑,它能更精准地反映黄斑的情况;FFA 检查一般无必要,有创的检查,并且有过敏性休克的风险,尤其是晶状体混浊时,清晰度欠佳,如果有必要可以术后复诊时检查,通常不作为术前的常规检查项目。

第 2 问:根据核硬度,患者最适合的手术方式

A. 超声乳化

B. ECCE

C. ICCE

D. 超声乳化 +IOL 植入

E. ECCE+IOL 植入

F. 超声乳化 +IOL 植入 + 张力环植入

第 3 问:患者术后第一天右眼裸眼 1.0。术后 3 个月,患者感觉视力少许模糊下降,裸眼和戴镜均无视物变形,查体:右眼裸眼视力 0.6,矫正视力 0.8,术眼后囊弥漫性轻度混浊,可以采取的措施

A. YAG 激光治疗

B. 患者自觉目前视力还满意,计划观察一段时间后再考虑是否激光治疗

C. 患者感觉戴镜视力可以接受,暂时不想激光治疗

D. 需要眼底 OCT 检查,排除眼底黄斑疾病

答案:【案例2】 1. ABCDEFG 2. D 3. ABCD

E. 需要眶部 MIR 检查,排除占位性疾病

F. 需要荧光素眼底血管造影,排除眼底血管性病变

【解析】考虑患者是后发障,可以采用 YAG 激光治疗,但是如果患者觉得目前视力还可以接受,延缓激光治疗是可以的,不会延误治疗,也不会有不良后果,所以 B 和 C 都是可以同意的。患者目前的矫正视力不到 1.0,但是后囊中央混浊,可以解释视力的下降,矫正后患者没有视物变形,并且术后时间较短,发生眼底病变的可能性偏小,可以暂时不考虑眼底黄斑病变引起的视力下降,从而不做眼底的检查。

第 4 问:患者同意激光治疗。当患者前来治疗时,散瞳后,发现患者的前囊口偏小,前囊膜混浊呈白色,撕囊口直径 3.5mm,IOL 居中,囊袋稳定,IOL- 囊袋复合体没有震颤,后囊混浊轻微,以下合理的陈述是

A. YAG 激光后囊膜切开术,后囊圆形切开

B. YAG 激光前囊膜切开术,前囊十字切开

C. 入院手术,后囊膜切开加前囊膜切开术,加前囊下纤维膜剥膜术

D. 单纯后囊切开术,前囊不需要处理

E. 后囊膜可以门诊打激光,但是前囊膜需要采用手术方法

F. 如果 IOL 是偏位的,必须采取手术处理的方法

【解析】发现前囊膜口较小,小于 4mm 的撕囊口必须处理,否则囊袋会进一步的皱缩,导致悬韧带断裂,引起更严重的并发症。所以手术方式包括:YAG 激光前囊膜 + 后囊膜切开术,通常前囊膜是十字切开,切开长度应该是切开全部的白色混浊区域,达到透明的囊膜,才能阻止囊袋的皱缩。在没有发生悬韧带断裂,虹膜震颤时,

不需要手术治疗,激光治疗就足够了。如果囊袋皱缩严重,IOL-囊袋复合体已经发生偏位,或者囊袋内 IOL 卷缩,偏位,就必须采用手术治疗了。需要剪开囊袋,将 IOL 放置于睫状沟。

【案例 3】患者,男性,55 岁。因"左眼视力逐渐下降 10 年,疼痛 3 天"来诊。否认外伤史。裸眼视力:右眼 0.5,左眼眼前 10cm 手动,眼压:右眼 16mmHg,左眼 42mmHg。右眼晶状体少许皮质混浊,眼底大致正常。左眼混合充血,角膜水肿,羊脂样 KP(++),前房下方少许絮状白色混浊物,瞳孔直径 3～4mm,对光反应明显迟钝;虹膜少许后粘连;晶状体呈白色,可见日落征;眼底窥不清。

第 1 问:初步考虑患者的诊断是

A. 左眼白内障,过熟期

B. 左眼 Morgagnian 白内障

C. 左眼晶状体溶解性青光眼

D. 左眼继发性青光眼

E. 左眼晶状体过敏性葡萄膜炎

F. 右眼白内障,膨胀期

【解析】左眼是白内障的过熟期,当出现日落综合征时,又称为 Morgagnian 白内障。在晶状体皮质溢出,阻塞前房角时,称为晶状体溶解性青光眼,为继发性青光眼的一种。当皮质引起前葡萄膜炎时,称为晶状体过敏性葡萄膜炎,是虹膜睫状体炎的一种。右眼仅为轻度白内障,题干中未提及有无浅前房,因此不能诊断为膨胀期白内障。

第 2 问:患者术前可进行的治疗是

A. 静脉滴注 20% 甘露醇降眼压

B. 口服醋甲唑胺降眼压

C. 局部滴用降眼压滴眼液,如苏为坦、美开朗

答案: 4. ABF 　【案例 3】 1. ABCDE　2. ABDEG

D. 滴用糖皮质激素滴眼液控制前房炎症反应

E. 散瞳，防止虹膜后粘连

F. 缩瞳，拉开前房角

G. 滴用抗生素滴眼液

【解析】各种降眼压的方法都可以采用，但滴用前列腺类滴眼液不恰当，它会加重炎症反应；应用糖皮质激素可以减轻虹膜睫状体的炎性反应；滴用散瞳剂可以防止虹膜后粘连；不能滴用缩瞳剂，因为会加重虹膜睫状体的反应，增加瞳孔缘虹膜后粘连的可能；术前应用抗生素是术前常规。

[提示]患者经过上述治疗，眼压持续增高为36～43mmHg。

第3问：需要对患者进一步采取的治疗措施是

A. 术前静脉滴注20%甘露醇

B. 必要时术中玻璃体腔穿刺缓慢放液控制眼压

C. 白内障摘除术

D. 小梁切除术

E. 术后根据眼压情况应用降眼压药

F. 术后滴用糖皮质激素滴眼液

G. 术后滴用高渗滴眼液

【解析】白内障手术摘除晶状体，去除皮质，眼压才有可能下降。术前静脉滴注20%甘露醇，可以降低眼压，最好在手术前40～60min使用；囊外白内障摘除术和超声乳化白内障吸出术均可应用，后者对手术操作者的技术要求较高。滤过等青光眼手术无需进行，因为白内障术后，晶状体溶解性青光眼随之消退。由于患者高眼压时间不长，推测前房角的情况尚可，所以不急于做青光眼手术。但是术后早期，阻塞的小梁网可能仍不畅通，所以还需要继续降眼压治疗数天，观察眼压变化。由于术后前房内可能

有乳化的皮质残留，眼前节对晶状体皮质的免疫反应可能还会持续数天，因此应酌情使用糖皮质激素滴眼液，以减轻手术和免疫反应。此时不必顾虑糖皮质激素的升眼压作用，可应用降压药处理。术后不需要高渗液滴眼，眼压下来后，角膜通常是透明的。

第4问：患者的左眼术后可能需要使用的药物是

A. 术毕时结膜下注射糖皮质激素

B. 术毕时术眼涂用阿托品眼膏

C. 术后滴用糖皮质激素滴眼液

D. 术后全身应用糖皮质激素

E. 术后全身应用抗生素

F. 术后适当应用降眼压滴眼液

G. 术后必要时静脉滴注甘露醇降眼压

H. 术后必要时口服醋甲唑胺片

I. 术后滴用抗生素滴眼液

【解析】患者晶状体过敏性葡萄膜炎明显，术后应当给予糖皮质激素结膜下注射。但是植入IOL的患者，尤其是行ECCE的患者，一般不主张用阿托品眼膏，以防止IOL移位。术后散瞳可以应用短效的散瞳药物。通常高眼压情况下，瞳孔呈竖椭圆形，后期会出现虹膜节段性萎缩，一般瞳孔不会较小，无需强效散瞳；相反短效散瞳药有利于活动瞳孔。三种降眼压方法均可以采用。术前的眼压升高是由于前房角阻塞引起，而白内障术后并未解决阻塞问题，所以眼压也不会立即自然下降，此时应当使用降眼压药物。术后应当滴用抗生素＋糖皮质激素滴眼液。白内障术后一般不需要全身使用抗生素。术后如果前房闪辉加重，需要加强糖皮质激素的应用。术后可以不予全身应用糖皮质激素，因为去除了前房的皮质后，过敏性葡萄膜炎通常会越来越轻，眼部滴用糖皮质激素滴眼液大多可以控制炎性反应。

答案： 3. ABCEF 4. ACFGHI

第5问：该患者术后第1天视力差的原因可能是

 A. 手术切口散光

 B. 角膜水肿未消退

 C. 眼压未降至正常

 D. 存在前房闪辉

 E. 角膜KP存在

 F. 晶状体表面有细胞样沉积物

【解析】手术切口可以有一定的术源性散光，尤其是采用ECCE的患者；患者角膜水肿是由于高眼压使内皮功能下降所致，术后第1天内皮功能尚未完全恢复，角膜仍有少许水肿，可以影响视力；由于小梁网阻塞，眼压偏高，术后第一天，小梁网的功能可能没有完全恢复，所以眼压可以继续偏高，但是很快就会下来；眼压可以影响角膜的透明度，从而影响视力。前房闪辉和角膜KP都会降低视力，如同虹膜睫状体炎患者的视力下降。在IOL植入术后，如果患者原有虹膜睫状体炎，术后的反应相对较大，前房漂浮的细胞和蛋白会沉积在IOL表面，也会影响视力。

【案例4】患儿，女性，3.5岁。左眼发现白瞳3个月；眼部检查：右眼视力0.6左眼视力0.3；左眼虹膜前可见虹膜残膜，蜘蛛样，残膜中心区约2mm×3mm黏附于晶状体前囊膜中央区，透过虹膜残膜间隙，晶状体可见板层混浊，眼底欠清晰。

第1问：虹膜残膜在手术中是否一并处理，下列陈述正确的是

 A. 术中将虹膜残膜一并切除

 B. 虹膜残膜不影响视力，可以不处理

 C. 先切除虹膜残膜，然后作白内障的手术

 D. 由于虹膜残膜有出血的可能，术前必须给予止血药

 E. 虹膜残膜很少出血，灌注液中通常有肾上腺素，有止血作用，所以术前可以不给止血药

 F. 左眼的晶状体混浊正是由于虹膜与晶状体接触，诱发了白内障的出现

【解析】在虹膜晶状体胚胎残膜的患者，我们经常看见虹膜及残膜结构黏附于晶状体囊膜的前表面，但是晶状体通常都是透明的，因此这种胚胎异常造成的虹膜后粘连和我们平时看到的虹膜炎之后的虹膜后粘，在病理过程上是不同的，所以不能推测晶状体的混浊是虹膜后粘引起的。同时，我们也见过的一些虹膜残膜的患者，通常没有白内障的出现，所以虹膜后黏和晶状体混浊之间没有病理上的因果关系。F是错误的。虹膜残膜位于中心位置，对视力会产生一些影响，因此需要手术切除。但是虹膜残膜切除，很少出血，术前可以不输止血药。

第2问：患儿全麻，术中使用A超测量眼轴，左眼眼轴21.5mm，现在需要将眼轴输入IOL-Master计算IOL度数，A超的数值输入后，IOL的度数会发生的系统性误差改变是

 A. 非系统性改变，取决于测量时的手法

 B. A超的数值偏大，所以计算出来的IOL度数会系统性偏小

 C. A超的数值偏小，所以计算出来的IOL度数会系统性偏大

 D. A超的数值偏大，约0.3mm，相当于黄斑区视网膜厚度

 E. A超的数值偏小，约0.3mm，相当于黄斑区视网膜厚度

 F. A超数值不能输入IOL-Master

第3问：患儿术前哭泣，散瞳药未能起效，术中发现瞳孔较小

答案：　5. ABCDEF　【案例4】1. ACE　2. BD　3. BDF

A. 如果技术较好,建议小瞳下尽快完成手上,缩短全麻的手术时间

B. 小儿的虹膜刺激后,炎症反应明显,建议继续点药散瞳或者眼内散瞳,耐心等待瞳孔散大后,再行手术

C. 眼内散瞳药,如肾上腺素,可能有内皮细胞毒性,建议慎用

D. 肾上腺素是眼内灌注液的常规用药,内皮毒性不大,可以使用,注意浓度

E. 本例患者特殊,有虹膜残膜,不宜使用眼内散瞳

F. 本例患者是特殊,有虹膜残膜,但是肾上腺素正好有止血作用,故可以使用

第4问:患儿行超声乳化,后囊膜环形撕开,前部玻璃体切割术等手术,手术顺利,IOL植入囊袋中。术毕,卡米可林眼内缩瞳,判定瞳孔圆,前房内黏弹剂清除彻底,前房形成,主切口10-0缝线,一针缝合切口。术后6小时,患儿发生恶心,呕吐,眼部不适,不能清晰阐述。查体:患儿体温、心率、呼吸、血压正常,意识清,能正确回答简单问题;术眼结膜无充血,角膜透明,缝线在位,切口密闭良好,前房正常深度,瞳孔约1mm,IOL位正,眼底检查不配合。B超显示,后节正常。患儿不适的问题和解决方法是

A. 请麻醉医生会诊,排除麻醉问题

B. 考虑眼内炎的风险,给与抗生素球内注射

C. 患儿恶心呕吐,怀疑眼压升高,测量眼压,如果仪器不配合,考虑指测眼压

D. 患儿前房深度正常,排除了恶性青光眼

E. 眼内散瞳药肾上腺素的毒性作用,测量血压,如果正常,不需要处理

F. 眼内缩瞳药卡米可林的毒性作用,散瞳药连续频点,可以完全缓解症状

【解析】术中使用卡米可林缩瞳的患儿,术后可以遇到卡米可林中毒的现象。临床的典型体征是:患儿针尖样瞳孔。临床表现类似于继发性青光眼:眼痛,头痛,恶心呕吐;有青少年患者自述:此时有近视样改变;常规的治疗措施是:复方托吡卡胺滴眼液(美多丽)散瞳,10分钟1次,3～6次,瞳孔散大到3mm,可以停药。患者所有不适消失。如果医生不认识此病,请麻醉医生会诊,也是可以的,会诊医生会告知,与麻醉无关的。前房深,不必考虑恶性青光眼。

【案例5】患儿,女性,2月龄,双眼发现白瞳1个月,查体:双眼角膜透明,瞳孔圆,约4mm,对光反应灵敏,双眼晶状体全部混浊,双眼底视不清。

第1问:为明确诊断应进行的检查项目包括

A. 血糖,半乳糖,酮体

B. 尿检苯丙酮＋氯化铁＋尿糖

C. 风疹血清抗体滴度

D. 眼部B超、CT或者MRI

E. 出凝血全套

F. 血钙,血磷

第2问:以上的检测,意在寻找患儿先天性白内障的发病原因。如果发现患儿感染了风疹,血清抗体滴度实验阳性。则

A. 风疹病毒抗体来自于患儿母亲,与患儿的发病无关

B. 患儿的发病属于环境因素导致

C. 患儿的发病属于遗传因素导致

D. 患儿母亲妊娠期感染了风疹病毒

E. 患儿母亲再次妊娠,先天性白内障的发病率极低

答案: 4. ACDF　　【案例5】1. ABCDF　2. BDE

F. 患儿母亲再次妊娠,先天性白内障的发病率很高,属于显性遗传

第3问:此患儿行双眼白内障手术。术后,一切正常。术后随访观察和治疗的主要内容是

A. 术后随访:术后1～3个月随访拆线
B. 术后需要佩戴角膜接触镜或框架眼镜
C. Ⅱ期人工晶状体植入
D. 弱视训练
E. 定期随访观察眼轴
F. 监测眼压
G. 监测矫正视力

【解析】患儿的随访,1天,7天,1个月,3个月,6个月,1年,2年,有的患儿如果弱视治疗的效果欠佳,可能会随访得更久一些。即使视力到达1.0,由于8岁前弱视有复发的风险,必须继续随访。2岁半前的先天性白内障患儿,术后由于未植入人工晶状体,需要佩戴框架眼镜或者角膜接触镜,佩戴角膜接触镜的患儿要随访角膜内皮计数。1.5～2.5岁需植入人工晶状体,单眼患者可以相对提早年龄(如1.5岁)植入人工晶状体。人工晶状体植入后仍然需要验光,必要时进行屈光矫正。术后需常年随访,主要观察患儿视力、眼压、角膜内皮细胞计数、眼轴的发育情况等。

[提示]患眼术后畏光,不肯睁眼。

第4问:患儿术后畏光的可能原因是

A. 术中角膜损伤或擦伤
B. 术后葡萄膜炎反应
C. 继发性眼压升高
D. 术后阿托品散瞳,瞳孔较大
E. 术后切口缝线线头暴露,异物感明显
F. 患儿术后视力较差

【解析】角膜分布有大量敏感的感觉神经末梢,术中消毒和手术操作均可能伤及角膜;如果术中对玻璃体和晶状体皮质处理不当,可以引起继发性眼压升高,产生眼胀及同侧头痛;小儿手术可以采用巩膜切口,不植入人工晶状体时,也可以采用更小的透明角膜切口。巩膜切口可以缝合或不缝合,但是无论缝线能否吸收,结膜切口一定要埋线,否则患儿异物感明显。小儿白内障术后炎症反应重,光刺激下可以产生疼痛症状。除F项外,其他各项均可加重患儿头痛、眼痛症状,从而引起患儿畏光和闭目。

【案例6】患儿,男性,7月龄。因"左眼白瞳半年"就诊。半年前,家长无意中发现患儿左眼白瞳,后又发现左眼轻度外斜视。眼部检查:视力检查不能配合。左眼角膜映光-15°。晶状体板层混浊。散瞳后眼底大部分可见,未见玻璃体混浊,视盘色泽正常,边界清楚,视网膜血管大致正常,未见新生血管。临床诊断:左眼先天性白内障。

第1问:先天性白内障应相鉴别的疾病是

A. 眼内炎
B. 早产儿视网膜病变
C. Coats病
D. 视网膜母细胞瘤
E. 家族性渗出性视网膜病变
F. 原始玻璃体增生症

【解析】先天性白内障和上述疾病均具有白瞳征,因此需要鉴别诊断后确诊。

第2问:发生先天性白内障的危险因素有

A. 家族史
B. 母亲妊娠风疹感染
C. 低龄妊娠孕妇(低于法定孕育年龄)
D. 早产儿
E. 低体重儿
F. 放射线照射

答案: 3. BCDEFG 4. ABCDE 【案例6】 1. ABCDEF 2. ABDEF

【解析】除了低龄妊娠孕妇，以上各项均为发生先天性白内障的危险因素，其中家族史属高危因素。高龄妊娠孕妇，受精卵的染色体异常和基因突变的风险会高于普通孕妇，但是年龄偏低不会，基因和染色体的状态会更好。

第3问：该患儿下一步的治疗计划是

A. 白内障吸除术

B. 人工晶状体植入术

C. 前囊膜环形撕囊

D. 后囊膜环形撕囊

E. 囊膜抛光

F. 前部玻璃体切割术

【解析】虽然患儿是绕核性白内障，但是已经出现斜视，应当考虑手术治疗。手术方式：白内障吸除术，可以做角膜1mm小切口，I/A采用分体式，这样切口小，散光小。5岁前的先天性白内障患儿应行前后环形撕囊和前部玻璃体切割术；大多数专家认为可行前囊膜抛光。2岁前患儿国内不植入人工晶状体，而国外单眼植入人工晶状体的时机要早些，至少是1.5岁以后，国内可能相对晚些。

第4问：先天性白内障术后常见的并发症是

A. 晶状体后囊膜混浊

B. 人工晶状体夹持

C. 继发性青光眼

D. 严重的前房炎症反应

E. 晶状体囊膜皱缩

F. IOL混浊

【解析】先天性白内障术后，由于小儿残留的晶状体上皮细胞分裂增生能力强，晶状体后囊膜混浊几乎是100%，即使做了后囊膜连续环形撕囊，也可能发生细胞增生，所以对小于5岁的患儿必须施行前部玻璃

体切割术。术后青光眼的发生与手术时机和手术方式有关，对小于1岁的患儿实施手术，术后青光眼的发生率会增加。人工晶状体的夹持和偏位与手术时撕囊口是否居中、人工晶状体的类型、囊膜的皱缩有关。小儿残留的上皮细胞增生后，可发生囊膜组织纤维化，随之囊膜皱缩。如果手术时撕囊口不居中，人工晶状体就会偏位；如果撕囊口偏大，人工晶状体就可能被瞳孔所夹持。IOL混浊的病例很少发生。

【案例7】患者，女性，35岁。主诉：双眼视力下降半年。现病史：患者半年来自觉双眼视力下降，无眼红或分泌物增多，偶有眼磨，自行滴用"缓解疲劳眼药水"，效果不明显。一直以为用眼过度，未诊治。1天前自行去眼镜店配镜，发现近视度数上升明显。为求进一步诊断来诊。患者近一年来工作任务较繁重，时有疲惫感。自觉"饮食量稍增多"，大小便基本正常。既往：患者大学毕业后近视度数稳定，双眼"-2.0D"，无散光。否认全身疾病史、家族病史及眼部外伤手术史。

第1问：该患者首先应进行的检查是

A. 裂隙灯显微镜　　B. 验光＋矫正

C. 眼压　　　　　　D. 直接眼底镜检查

E. OCT　　　　　　F. 眼部B超

G. 眼部A超

【解析】根据患者病史描述，首先应对患者进行常规检查，确认患者屈光状态及晶状体及眼底状况。若直接眼底镜检查未见视网膜明显异常且矫正视力正常，则首先不需进行OCT及眼部B超的检查。

第2问：患者眼科查体：VOU：0.1，矫正1.0(-4.75DS)。双眼结膜无充血，角膜透明，KP(-)，房水闪辉(-)，瞳孔等大正圆，

D=3mm，光反应（+）。晶状体周边可见点状混浊，视轴部分透明。眼底未见明显出血渗出，黄斑中心凹光反射（+）。眼轴：右 24.54mm，左 24.63mm。角膜曲率：右 43.75，左 43.50。结合患者目前检查结果，患者应该进行的检查是

    A. 散瞳

    B. OCT

    C. IOL-Master

    D. 空腹血糖

    E. 红细胞沉降率、C- 反应蛋白，抗链球菌溶血素 O 试验和类风湿因子

    F. 红细胞沉降率

【解析】患者成年女性，目前矫正视力正常，近视度数 −4.75DS，与眼轴长度不匹配。考虑晶状体源性近视可能性大。结合患者时有疲惫感及自觉"饮食量稍增多"的主诉，应对患者进行血糖检测，以排除血糖增高导致近视。

第 3 问：患者空腹血糖 18.9。为提高视力，接下来应该进行的治疗是

    A. 根据新的验光结果配镜

    B. 佩戴隐形眼镜

    C. 内分泌科门诊就诊调整血糖

    D. ICL 植入手术

    E. 透明晶状体置换手术

    F. 全飞秒激光手术

【解析】患者空腹血糖异常，考虑近视发生的原因为血糖增高引起的晶状体源性近视。患者应该正规治疗糖尿病，待血糖稳定正常后，晶状体源性近视可能恢复。

第 4 问：患者经内科规律治疗后，血糖恢复正常。3 个月后检查，VOU：0.4，矫正 1.0（−2.25DS）。1 年后，患者双眼视力逐渐下降，右眼重，矫正不应，无眼红眼痛，查体见

双眼晶状体混浊，眼内不入。考虑患者最可能的诊断是

    A. 代谢性白内障

    B. 晶状体源性近视

    C. 糖尿病性视网膜病变

    D. 虹膜睫状体炎

    E. 青光眼

    F. Coats 病

【解析】糖尿病患者最常见的眼科并发症包括白内障和糖尿病视网膜病变。近视矫正视力可以提高。虹膜睫状体炎和青光眼患者一般伴有明显眼红眼痛。Coats 病发病年龄更早，成人 Coats 病需要由典型的眼底病变进行诊断。

【案例 8】患者，男性，40 岁。主诉：右眼无痛性视力下降一年。现病史：患者一年前自觉右眼视力逐渐下降，无眼红眼痛。夜间开车时，视力障碍明显加重。患者病来饮食睡眠可，大小便基本正常。既往史：诊断 1 型糖尿病 25 年，目前应用胰岛素控制血糖。查体：V_{OD} 0.2，矫正 0.3，V_{OS} 0.6，矫正 0.8。双眼角膜明，虹膜纹理清晰，房水闪辉（−），双眼瞳孔等大正圆，D=3mm。双眼晶状体混浊，右眼重。右眼眼底窥不见，左眼底小瞳下可见视盘色正、界清，C/D=0.4，可见出血点和渗出。双眼压：Tn。

第 1 问：该患者目前考虑的诊断是

    A. 结膜炎

    B. 代谢性白内障

    C. 晶状体不全脱位

    D. 糖尿病性视网膜病变

    E. 高血压性视网膜病变

    F. 屈光不正

【解析】患者糖尿病病史，晶状体混浊，且矫正视力可提高。

答案：　3. C　4. AC　【案例 8】1. BDF

第2问：患者接下来应进行的检查是

A. 散瞳查眼底　　B. OCT

C. 眼部 B 超　　D. FFA

E. ICGA　　F. 视野

【解析】患者成年男性，双眼晶状体混浊，右眼底窥不见，左眼底可见出血点和渗出，考虑代谢性白内障和糖尿病性视网膜病变诊断。散瞳查眼底和 OCT 检查可以直观评价视网膜病变程度，眼部 B 超检查可以排除右眼白内障遮挡的玻璃体积血，FFA 检查可以评价视网膜缺血程度。ICGA 和视野并非必要检查。

第3问：OCT 提示左眼黄斑囊样水肿，B 超提示双眼玻璃体混浊，FFA 可见左眼底无灌注区（+），右眼底窥不清。接下来患者的治疗考虑

A. 左眼抗 VEGF 球内注射

B. 右眼抗 VEGF 球内注射

C. 左眼视网膜激光光凝术

D. 右眼视网膜激光光凝术

E. 左眼 PEA+IOL 术

F. 右眼 PEA+IOL 术

【解析】患者左眼糖尿病视网膜病变，无灌注区（+），考虑行左眼视网膜激光光凝术，因为存在 DME，可进行左眼抗 VEGF 球内注射治疗。右眼白内障较重，建议先行白内障手术治疗，待眼底可观察后再行眼底治疗。

第4问：患者欲行右眼超声乳化白内障吸除联合人工晶状体植入手术，以下说法**错误**的是

A. 患者术前除应用广谱抗生素眼药水预防感染外，还应同时应用非甾体抗炎药滴眼液

B. 若患者术后有视近需要，则选择多焦晶状体前应注意患者 KAPPA 角的测量

C. 若患者术后有视近需要，则选择多焦晶状体前应注意患者散光不能太大

D. 患者手术前应控制血糖平稳，并在合理范围之内

E. 实验表明，相较于其他种类人工晶状体，硅凝胶人工晶状体更适合糖尿病患者植入

F. 有时为了术后视网膜激光治疗需要，应选择光学部较小的人工晶状体，以便周边视网膜的观察

【解析】糖尿病视网膜病变是多焦晶状体植入的绝对禁忌证。硅凝胶晶状体在硅油注入后更容易吸附硅油。为了术后视网膜激光治疗需要，应选择光学部较大的人工晶状体，以便周边视网膜的观察。

【案例9】患者，男性，40 岁。主诉：双眼视力无痛性渐降 3 年。现病史：患者一年前自觉双眼视力逐渐下降，无眼红眼痛，无分泌物增多。患者病来饮食睡眠可，大小便基本正常。既往：发现糖尿病 3 年，目前应用胰岛素控制血糖。

查体：V_{OD} 0.02，V_{OS} 0.3，均矫正不应。双眼角膜明，虹膜纹理清晰，房水闪辉（-），双眼瞳孔等大正圆，D=3mm。双眼晶状体混浊，右眼重。双眼底窥不清。B 超提示双眼玻璃体混浊。双眼压：Tn。

第1问：该患者目前考虑的诊断是

A. 结膜炎

B. 代谢性白内障

C. 晶状体不全脱位

D. 糖尿病性视网膜病变

E. 高血压性视网膜病变

F. 屈光不正

【解析】根据患者病史及查体仅可以明确诊断代谢性白内障，视网膜疾病由于眼底不可见，因此诊断依据不足。

第2问：糖尿病性白内障的临床特点不包括

A. 糖尿病患者较早发生白内障，多为皮质型，影响视力较早

B. 角膜知觉减退，伤口愈合较慢

C. 对病原体感染的抵抗力较差

D. 瞳孔散大后不易恢复

E. 血糖控制不佳的患者常发生糖尿病性视网膜病变

F. 手术刺激下容易发生渗出等特异性反应，术后炎症反应常常较重

【解析】糖尿病患者较早发生白内障，多为后囊下型或核性，影响视力较早。瞳孔不易散大。手术刺激下容易发生渗出等非特异性反应，术后炎症反应常常较重。

第3问：关于糖尿病性白内障患者的手术，描述错误的是

A. 由于超声乳化手术过程中，超声可能造成虹膜刺激，因此对于糖尿病患者应尽量避免选择该术式

B. 糖尿病视网膜病变患者在进行玻璃体切割手术时，即使目前白内障不影响眼底操作，考虑到糖尿病患者白内障进展较快，也应联合手术避免多次手术给患者带来的不便

C. 为了更好地进行视网膜激光光凝，应尽量先完成白内障手术再进行眼底操作

D. 对于瞳孔难以散大的患者可在灌注液中添加肾上腺素

E. 因为虹膜萎缩无力，术中应注意保护，避免误吸

F. 角膜缘切口应稍向后，可以减少切口出血的风险

【解析】超声乳化手术具有切口小，术后反应轻的特点，对于糖尿病性白内障应尽量选用该术式。糖尿病视网膜病变患者在进行玻璃体切割手术时，若白内障不影响眼底操作，考虑到晶状体虹膜隔的完整性能够减轻前房反应，应尽量保留晶状体。若视网膜病变需要光凝，而晶状体条件允许，那么术前应尽可能完成光凝。角膜缘切口应稍向前，可以减少切口出血的风险。

第4问：关于糖尿病性视网膜病变患者术后处理正确的是

A. 为了减轻术后炎症反应，除了局部应用抗生素及非甾体消炎药以外，还可全身应用激素或非甾体抗炎药

B. 若炎症反应较重，可用地塞米松结膜下注射

C. 患者术后活动性散瞳可适当增加点用时间以避免虹膜粘连

D. 糖尿病患者更易发生感染，因此必要时可全身应用抗生素

E. 患者术后角膜恢复较慢，部分患者术后1个月仍旧存在后弹力层的皱褶，需要密切随访

F. 患者术后角膜上皮缺损长期不恢复者可以应用上皮生长因子或者绷带镜治疗

【解析】全身应用糖皮质激素可能升高血糖，应尽量避免。

【案例10】患者，男性，41岁。主诉：右眼被异物崩伤后眼痛伴视力下降2天。现病史：患者2天前击打铁器时，右眼被溅起的异物崩伤。伤后自觉眼磨，眼红，无分泌物增多。自点消炎眼药水后症状稍缓解。患

答案： 2. ADF　3. ABCF　4. BCDEF

者病来饮食睡眠可,大小便基本正常。一天前患者自觉视力下降,余症状无加重。既往史:体健。否认全身疾病史。查体:V_{OD} 0.02,矫正不应,V_{OS} 1.0。右眼结膜充血,11点钟位角膜缘可见穿通口约3mm大小,对合良好,对应部位虹膜裂伤。房水闪辉(++)。瞳孔正圆,D=3mm,光反应(+)。晶状体后囊混浊,眼底窥不清。右眼查体无殊。双眼压:Tn。

第1问:该患者目前首先应该进行的检查是

A. 散瞳　　　　B. 眼部B超

C. X线检查　　D. 眶CT

E. OCT　　　　F. 眼底照相

【解析】患者目前高度怀疑眼内异物。散瞳可以观察晶状体受损情况,还能通过尚未混浊的晶状体进行部分眼底的观察。B超有助于眼内异物以及玻璃体视网膜情况的检查。X线检查可以进行异物定位。

第2问:患者散瞳后可见10点位晶状体后囊破裂,皮质未溢出。B超提示球内强回声伴声影。X线片可见球内高反射位于鼻下赤道前。患者目前诊断考虑

A. 眼球贯通伤　　B. 眼球穿通伤

C. 眼内异物　　　D. 眼内炎

E. 外伤性白内障　F. 虹膜裂伤

【解析】患者角巩膜缘创口明确,异物位于眼球内。应诊断为眼球穿通伤。

第3问:患者接下来应进行何种处置

A. 广谱抗生素眼药水频繁滴眼

B. 超声乳化白内障吸除术

C. 超声乳化白内障吸除+IOL植入术

D. 白内障囊外摘除术

E. 经平坦部磁性异物取出术

F. 玻璃体切割术

【解析】患者击打铁器时异物入眼,考虑

磁性异物可能性大。因此首选平坦部磁石试吸。外伤患者应用广谱抗生素眼药频点预防感染,必要时全身预防性使用抗生素治疗。虽然患者已发生外伤性白内障,但皮质尚未溢出,可以暂不处理。

第4问:患者经平坦部成功吸出磁性异物,大小3mm×8mm。术后常规抗炎对症处理。术后7天时,晶状体皮质明显溢出,眼底窥不见。复查眼部B超提示玻璃体混浊。此时应该立即进行的处理不包括

A. 玻璃体切割手术

B. 超声乳化白内障吸除术

C. 可根据患者情况Ⅰ期植入人工晶状体

D. 给予地塞米松结膜下注射,暂不进行手术治疗

E. 给予非甾体抗炎药口服,暂不进行手术治疗

F. 超声乳化白内障吸除联合后入路玻璃体切割手术

【解析】患者外伤性白内障,皮质明显溢出,应尽快手术以免皮质反应性青光眼或葡萄膜炎的发生。复查B超未提示眼内出血或视网膜脱离,无玻璃体切割术指征。

【案例11】患者,女性,35岁。主诉:左眼视力下降半年,加重畏光伴眼痛3天。现病史:患者半年来自觉左眼视力下降,期间偶伴眼痛。一直以为用眼过度,近视加重,未诊治。3天前晨起左眼眼红眼痛明显,无明显分泌物。自用"左氧氟沙星眼药水"未见明显好转,加重伴视物模糊,畏光。既往史:患者下腰背、臀部两侧髋关节偶有疼痛,阴冷天气或劳累后加重,活动后可减轻。

第1问:为明确诊断,该患者首先应进行的检查是

A. 裂隙灯显微镜　　B. 验光+矫正

C. 直接眼底镜检查　D. OCT

E. 眼部 B 超　　　　F. UBM

G. 眼压

【解析】根据患者上述病史及体征，怀疑患者是强直性脊柱炎患者。应该进行葡萄膜炎相关检查。为了排除患者由炎症引发的眼压升高，应同时检查患者眼压情况。OCT 与 UBM 不是葡萄膜炎相关的首要检查。

第 2 问：患者眼科查体：V_{OD} 0.6，矫正 0.8，V_{OS} 0.1，矫正不应。右眼结膜无充血，角膜明，KP（+），房水闪辉（−），瞳孔部分后粘，晶状体尚明，眼底小瞳下未见异常。左眼混合充血，角膜水肿，KP（+），房水闪辉（+），瞳孔呈花瓣样后粘，晶状体混浊，以后囊下为主，眼底窥不清。IOP：R 13mmHg，L 41mmHg。B 超：双眼玻璃体混浊。骶髂 X 线片：关节间隙纤维化。HLA-B27 抗原阳性。该患者应诊断为

A. 屈光不正　　　　B. 前葡萄膜炎

C. 继发性青光眼　　D. 并发性白内障

E. 全葡萄膜炎　　　F. 强直性脊柱炎

【解析】患者辅助检查只提示前部葡萄膜炎，无全葡萄膜炎相关表现。同时，骶髂 X 线片提示：关节间隙纤维化。HLA-B27 抗原阳性，结合患者下腰背、臀部两侧髋关节偶有疼痛的情况可以考虑强直性脊柱炎的诊断。

第 3 问：患者目前应采用何种治疗方案

A. 配镜

B. 睫状肌麻痹剂

C. 超声乳化白内障吸除 +IOL 植入术

D. 降眼压

E. 糖皮质激素

F. 免疫抑制剂

【解析】患者目前前葡萄膜炎继发青光眼，应在积极控制葡萄膜炎的基础上控制眼压，手术应在炎症稳定后必要时进行。配镜不能提高视力，目前不考虑。

第 4 问：患者应用降眼压药物滴眼，同时联合口服及静脉降压药物 5 天后，左眼眼压 59mmHg。此时查体发现，左眼虹膜膨隆，周边房角极窄。此时应首先考虑进行的处理是

A. 前房穿刺

B. 青光眼阀植入术

C. 睫状体激光光凝术

D. 激光周边虹膜切除术

E. 小梁切除术

F. 青白联合术

【解析】对于有瞳孔阻滞的前葡萄膜炎患者应在积极抗炎治疗下，尽早行激光周边虹膜切除术。

【案例 12】患者，女性，65 岁。主诉：右眼视力逐渐下降半年。现病史：患者半年来自觉右眼视力下降，无眼红眼痛、畏光流泪。自用"莎普爱思"眼药水，未见明显好转。既往史：患者 3 年前曾因黄斑裂孔行右眼玻璃体切割术。

第 1 问：为明确诊断，该患者首先应进行的检查是

A. 裂隙灯显微镜

B. 验光 + 矫正

C. 直接眼底镜检查

D. OCT

E. 眼部 B 超

F. UBM

G. 眼压

【解析】根据患者上述病史及体征，怀疑患者是玻璃体切割术后并发性白内障，同时

答案：　2. ABCDF　3. BDEF　4. D　【案例 12】1. ABCDEG

不能确定黄斑裂孔术后状态。UBM 与可疑诊断不相关。

第 2 问：患者眼科查体：V_{OD} 0.1，矫正不应。右眼结膜无充血，角膜明，KP（-），房水闪辉（-），瞳孔圆，光反应（+），晶状体混浊，眼底小瞳下朦胧。左眼检查无殊。B 超：双眼玻璃体混浊。OCT 示右眼黄斑裂孔闭合良好。IOP：13mmHg。该患者应诊断为
  A. 代谢性白内障
  B. 年龄相关性白内障
  C. 并发性白内障
  D. 黄斑前膜
  E. 黄斑囊样水肿
  F. 屈光不正
【解析】由于患者对侧眼晶状体正常，考虑患者右眼白内障与玻璃体切割手术相关，诊断并发性白内障。

第 3 问：患者目前应采用的治疗方案是
  A. 配镜
  B. 玻璃体切割手术
  C. 超声乳化白内障吸除
  D. IOL 植入
  E. 定期随访
  F. 药物治疗
【解析】患者目前并发性白内障明显影响生活，矫正不应，应尽快行白内障手术治疗并植入人工晶状体。考虑双眼白内障手术风险较高，应尽早手术。

第 4 问：下面有关玻璃体切割术后并发性白内障的说法错误的是
  A. 可能与手术眼内器械的损伤相关
  B. 可能与惰性气体的填充相关
  C. 可能与硅油的填充相关
  D. 可能与手术本身造成的出血和炎症相关
  E. 玻璃体手术后并发性白内障最早在术后 2 周即可发生
  F. 硅油填充眼的白内障尽早取出硅油可以使白内障进展终止
【解析】玻璃体手术后并发性白内障一般在术后 1 周即可发生。即使取出硅油，白内障的发生和进展亦不能终止。

【案例 13】男性，患者，41 岁。双眼无痛性视力下降半年。继续询问病史，患者有风湿性血管炎，曾口服泼尼松片 10mg/d，约 2 年。否认高血压、糖尿病病史。否认外伤史。否认眼部疾病史。眼科检查：右眼视力 0.1，左眼视力 0.2。眼压：右眼 14mmHg，左眼 11mmHg。双眼球结膜无充血，角膜透明，中央前房深度为 4CT，房水闪辉（-）；瞳孔圆，直径 3mm，对光反应灵敏。双眼晶状体混浊。

第 1 问：根据患者病史及眼部表现，初步诊断是
  A. 年龄相关性白内障
  B. 化学伤白内障
  C. 激素性白内障
  D. 辐射性白内障
  E. 并发性白内障
  F. 先天性白内障
【解析】根据患者曾有长期服用糖皮质激素史、临床表现及眼部检查所见，应诊断为激素性白内障。

第 2 问：该患者的白内障晶状体混浊情况可能有的特点是
  A. 晶状体混浊早期位于后囊下
  B. 晶状体混浊呈星型点状混浊
  C. 晶状体混浊可有彩色反光
  D. 可伴瞳孔区色素沉着
  E. 可发展为完全性白内障
  F. 晶状体混浊位于前囊膜下

答案： 2. C 3. CD 4. EF 【案例 13】 1. C 2. AE

【解析】激素性白内障早期晶状体混浊位于后囊下，呈小点状混浊、空泡和结晶等，随病情发展呈淡棕色盘状混浊，最终可发展为完全性白内障。氯丙嗪所致的白内障可见晶状体表面星型细点状混浊，伴瞳孔区色素混浊。缩瞳剂所致的白内障晶状体混浊多位于前囊膜下，混浊的晶状体有时可见彩色反光。

第3问：该患者白内障的最佳的治疗方式为

A. 应用谷胱甘肽滴眼液

B. 口服醛糖还原酶抑制剂

C. 囊内白内障摘除＋人工晶状体植入术

D. 白内障超声乳化摘除＋人工晶状体植入术

E. 口服维生素C

F. 口服胡萝卜素

【解析】结合病史，该患者目前最合适的治疗手段为白内障超声乳化摘除＋人工晶状体植入术，抗氧化剂和醛糖还原酶抑制剂等药物治疗没有明确效果。

第4问：若行白内障手术治疗，还需行的检查是

A. 眼部B超

B. 眼前节照相检查

C. 频域后节OCT

D. 眼底照相

E. 裂隙灯显微镜检查

F. 散瞳眼底镜检查

【解析】白内障手术前应充分行裂隙灯显微镜检查，眼前节照相检查，眼部B超检查，频域后节OCT及眼底检查等评估患者眼底情况等。

［提示］患者右眼行白内障术后第2天，右眼结膜充血（＋），视力指数/20CM，眼压35mmHg，角膜雾状水肿，眼底窥不清

第5问：患者白内障术后眼压升高的可能原因有

A. 角膜内皮损伤

B. 术中黏弹剂残留

C. 前房内残余晶状体皮质

D. 前房内残余晶状体囊膜

E. 脉络膜脱离

F. 暴发性脉络膜上腔出血

【解析】角膜内皮损伤角膜会出现大疱性水肿，不会引起眼压升高。脉络膜脱离时眼压降低。术中黏弹剂、残余的晶状体皮质及囊膜碎片未清理彻底，会阻塞小梁网，房水流出受阻，引起眼压升高。暴发性脉络膜上腔出血为术中并发症。

【案例14】女性，患者，47岁。双眼无痛性视力下降1年，患者有精神分裂病史，长期口服氯丙嗪片（冬眠灵）治疗，每日200mg。否认高血压、糖尿病病史。否认外伤、眼部疾病史。眼科检查：右眼视力0.2，左眼视力0.1。眼压：右眼12mmHg，左眼15mmHg。双眼球结膜无充血，角膜透明，角膜后可见均匀分布的色素沉着，中央前房深度为4CT，房水闪辉（－）。双眼晶状体混浊。

第1问：根据患者病史及眼部表现，初步诊断是

A. 并发性白内障

B. 化学伤白内障

C. 辐射性白内障

D. 后发性白内障

E. 中毒性白内障

F. 先天性白内障

【解析】根据患者患有精神分裂症，长期服用氯丙嗪史、临床表现及眼部检查所见，应诊断为中毒性白内障。

答案： 3. D　4. ABCDEF　5. BCD　【案例14】1. E

第 2 问：该患者晶状体混浊情况可能有的特点是

A. 鱼骨样辐射状混浊

B. 晶状体表面星型点状混浊

C. 可伴瞳孔区色素沉着

D. 晶状体混浊可有彩色反光

E. 晶状体混浊在停药后可消退

F. 晶状体混浊位于后囊膜下

【解析】抗精神病药氯丙嗪具有角膜及晶状体毒性，所致白内障可见晶状体表面星型细点状混浊，伴瞳孔区色素混浊。缩瞳剂所致的白内障晶状体混浊可见彩色反光。激素性白内障早期晶状体混浊位于后囊下，早期停药后混浊可逐渐消退。低血钙性白内障可见鱼骨样辐射状混浊。

第 3 问：引起中毒性白内障的药物和物质还可能包括

A. 糖皮质激素

B. 醛糖还原酶抑制剂

C. 铜、铁、汞、银

D. 三硝基甲苯

E. 缩瞳剂

F. 谷胱甘肽滴眼液

【解析】皮质类固醇、三硝基甲苯、缩瞳剂及部分金属物质均可引起药物及中毒性白内障。醛糖还原酶抑制剂及抗氧化谷胱甘肽不引起白内障。

［提示］患者右眼行白内障术后第 2 天，右眼结膜混合充血，视力指数 /20cm，眼压 15mmHg，角膜轻度水肿，房水闪辉（+++），人工晶状体在位，瞳孔区可见白色膜样渗出，眼底窥不清。

第 4 问：患者目前最有价值的检查为

A. VEP

B. 超声生物显微镜 UBM

C. 眼眶 CT

D. B 超

E. 荧光素眼底血管造影

F. EOG

【解析】结合患者术后眼部表现，高度怀疑术后眼内炎，最有价值的检查为眼部 B 超检查。

［提示］患者右眼 B 超：玻璃体可见明显混浊，视网膜平伏。

第 5 问：该患者最可能的诊断为

A. 眼前节毒性综合征

B. 囊袋阻滞综合征

C. 脉络膜脱离

D. 玻璃体积血

E. 感染性眼内炎

F. 虹膜睫状体炎

【解析】该患者具有明确的手术史，眼部检查可见前房积脓，B 超示玻璃体混浊，可诊断为术后感染性眼内炎。

第 6 问：该患者可采取的治疗方案为

A. 全身静脉滴注抗生素

B. 局部应用抗生素眼液

C. 结膜下注射抗生素

D. 玻璃体切割术

E. 玻璃体内注药术

F. 细菌培养

【解析】对于术后感染性眼内炎，可全身及局部应用敏感抗生素治疗，炎症累及眼后段时可采取玻璃体切除联合细菌培养、注药术。

【案例 15】患者，男性，38 岁。双眼无痛性视力下降 1 年。询问病史，患者为炸药厂工人，既往有长期接触三硝基甲苯史。否认外伤、眼部疾病史。否认高血压、糖尿病病史。眼科检查：右眼视力 0.1，左眼视力 0.2。眼压：右眼 13mmHg，左眼 16mmHg。双眼球结膜无充血，角膜透明，中央前房深度为 4CT，房水闪辉（−）；瞳孔圆，直径 3mm，对光反应灵敏。双眼晶状体周边部密集小点混浊，楔形并相互连接成花瓣状。

第 1 问：根据患者病史及眼部表现，初步诊断是

  A. 年龄相关性白内障

  B. 化学伤白内障

  C. 中毒性白内障

  D. 辐射性白内障

  E. 并发性白内障

  F. 先天性白内障

【解析】根据患者曾有长期三硝基甲苯史、临床表现及眼部检查所见，应诊断为中毒性白内障。

第 2 问：该患者白内障的最佳的治疗方式为

  A. 口服维生素 C

  B. 口服维生素 E

  C. 吡诺克辛滴眼液

  D. 苄达赖氨酸滴眼液

  E. 白内障超声乳化摘除＋人工晶状体植入术

  F. 囊内白内障摘除＋人工晶状体植入术

【解析】结合病史，该患者目前最合适的治疗手段为白内障超声乳化摘除＋人工晶状体植入术。白内障囊内摘除术切口大，易发生玻璃体疝及视网膜脱离等，并发症多。目前药物治疗白内障效果无明显效果。

第 3 问：若患者行白内障摘除联合人工晶状体植入术，术后可能的并发症包括

  A. 后弹力层损伤

  B. 黄斑囊样水肿

  C. 慢性葡萄膜炎

  D. 视网膜光毒性损伤

  E. 眼内炎

  F. 后囊膜破裂

【解析】白内障术后并发症包括：黄斑囊样水肿、慢性葡萄膜炎、视网膜光毒性损伤、眼内炎等。后弹力层损伤及后囊膜破裂为术中并发症。

[提示] 患者右眼白内障术 1 年，术后视力再次下降，查体右眼球结膜无明显充血，角膜透明，中央前房深度为 4CT，房水清亮，KP（−），人工晶状体在位，晶状体后囊膜混浊。右眼 OCT 未见黄斑囊样水肿。诊断为：右眼后发性白内障。

第 4 问：以下关于后发性白内障，说法正确的是

  A. 后囊膜皱褶，珍珠样小体形成

  B. 可见 Vossius 环

  C. 多发生于白内障术后

  D. 眼压升高

  E. 可行掺钕钇铝石榴石激光晶状体后囊膜切开术

  F. 可有 Soemmering 环形成

【解析】后发性白内障术后常见的并发症，一般眼压正常，可见后囊膜皱褶，珍珠样小体形成。晶状体周边部皮质残留，前后囊膜粘连，包裹皮质形成一个周边混浊而中央透明的环，称为可见"Soemmering 环"。Vossius 环多见于外伤性白内障。后发性白内障可行掺钕钇铝石榴石激光晶状体后囊膜切开术治疗。

【案例 16】患者，女性，56 岁。制药厂工人。双眼无痛性视力下降 1 年。因过敏性结膜炎长期应用妥布霉素地塞米松眼液治疗。否认高血压、糖尿病及外伤史。否认眼部疾病史。眼科检查：右眼视力 0.4，左眼视力

0.4。眼压：右眼 16mmHg，左眼 15mmHg。双眼球结膜无充血，角膜透明，前房轴深为 4CT，房水清，双眼晶状体后囊膜下小点状混浊，可见空泡及结晶。眼底视盘色淡红，视网膜平伏。

第 1 问：根据患者病史及眼部表现，初步诊断是

　A. 继发性白内障

　B. 中毒性白内障

　C. 年龄相关性白内障

　D. 并发性白内障

　E. 代谢性白内障

　F. 后发性白内障

【解析】激素性白内障属于药物中毒性白内障，晶状体混浊最初位于后囊膜，早期后囊膜下小点状混浊，可见空泡及结晶，根据患者长期应用含激素眼液，晶状体混浊特点及眼部检查所见，应诊断为中毒性白内障。

第 2 问：关于该患者所患白内障，以下说法正确的是

　A. 可出现屈光性近视

　B. 为并发性白内障

　C. 早期停药后晶状体混浊可消退

　D. 不会发展为完全性白内障

　E. 激素剂量越大、时间越久，发生白内障的可能性越大

　F. 属于继发性白内障的一种类型

【解析】激素性白内障的发生与激素的用药量和时间密切相关，早期停药后可逐渐消退。剂量越大、时间越久，发生白内障的可能性越大，最终可发展为完全性白内障。并发性白内障常伴眼部疾病。白内障分类无继发性白内障此种分型。真性糖尿病性白内障当血糖升高时，房水渗入晶状体内，纤维肿胀，晶状体变凸形成近视。

第 3 问：若患者行白内障手术治疗，手术中可能出现的并发症包括

　A. 黄斑囊样水肿

　B. 前房积血

　C. 暴发性脉络膜上腔出血

　D. 眼内组织损伤

　E. 后弹力层脱离

　F. 囊袋阻滞综合征

【解析】白内障手术的术中并发症包括眼内组织损伤、前房积血、暴发性脉络膜出血，器械损伤引起角膜后弹力层脱离。术中撕囊口过小，晶状体核上浮阻塞囊袋，引起术中囊袋阻滞综合征，表现为术中前房变浅，眼压升高，甚至后囊破裂等严重并发症。

　［提示］患者右眼白内障术后第二天，术眼流泪、畏光、疼痛等症状明显。查体：右眼结膜轻度充血，角膜大疱样水肿，人工晶状体位正，眼压 8mmHg，眼底窥不清。

第 4 问：引起该患者白内障术后角膜水肿的原因可能有

　A. 角膜上皮损伤

　B. 角膜后弹力层脱离

　C. 黏弹剂残留

　D. 术中器械损伤角膜内皮

　E. 瞳孔阻滞

　F. 玻璃体与角膜内皮接触

【解析】本例白内障术后眼压正常，首先排除黏弹剂残留、瞳孔阻滞引起的高眼压性角膜水肿。术中器械、人工晶状体损伤角膜内皮、后弹力层，后囊破裂玻璃体与角膜内皮接触，均会引起角膜内皮损伤，引起角膜内皮的泵 - 漏系统异常，角膜水肿。

第 5 问：目前该患者首选的治疗方法包括

　A. 局部应用高渗眼液

答案：【案例 16】 1. B 2. CE 3. BCDEF 4. BDF 5. ABEF

B. 使用软性接触镜

C. 角膜内皮移植术

D. 穿透性角膜移植术

E. 应用抗生素眼液预防感染

F. 局部应用人工泪液

【解析】对于角膜水肿可应用抗生素眼液预防感染，局部应用高渗眼液，人工泪液及使用软性接触镜减轻刺激症状，若角膜内皮失代偿，严重者行角膜内皮移植术或穿透性角膜移植术。

【案例 17】患者，男性，43 岁。双眼无痛性视力缓慢下降 1 年，无其他不适。患者为炼钢厂工人，无糖尿病、高血压病史，无眼科疾病史。眼部检查：右眼视力 0.2，左眼视力 0.3。眼压：右眼 15.3mmHg，左眼 16.6mmHg。双眼球结膜无充血，角膜透明，中央前房深度为 4CT，房水清亮；裂隙灯显微镜检查示双眼晶状体后囊中央斑点状混浊。眼底窥不清。

第 1 问：患者的初步诊断是

A. 年龄相关性白内障

B. 化学伤白内障

C. 先天性白内障

D. 辐射性白内障

E. 并发性白内障

F. 代谢性白内障

【解析】根据患者的职业特点、临床表现及眼部检查所见，应诊断为辐射性白内障。

第 2 问：患者的白内障可能属于的类型是

A. 电离辐射性白内障

B. 电击性白内障

C. 微波性白内障

D. 红外线性白内障

E. 紫外线性白内障

F. 化学伤白内障

【解析】患者为炼钢厂工人，接触红外线热辐射的可能性较大，正确答案为 D。

第 3 问：该患者最佳的治疗方式为

A. 囊外白内障摘除＋人工晶状体植入术

B. 囊内白内障摘除＋人工晶状体植入术

C. 超声乳化白内障吸除＋人工晶状体植入术

D. 应用谷胱甘肽滴眼液

E. 服用维生素 C

F. 服用维生素 B_2

【解析】结合患者病史及眼部检查情况，拟行右眼超声乳化白内障吸除联合人工晶状体植入术。

第 4 问：手术中可能出现的并发症是

A. 浅前房

B. 虹膜损伤，前房积血

C. 晶状体后囊膜破裂，玻璃体脱出

D. 角膜内皮损伤

E. 后弹力层脱离

F. 晶状体后囊膜混浊

【解析】白内障术中并发切口渗漏可引起浅前房，切口隧道过短及手术器械损伤虹膜可导致虹膜脱出、损伤及出血，器械损伤角膜内皮可引起角膜水肿，器械进出基质层与后弹力层之间会导致后弹力层脱离。晶状体后囊膜混浊为术后并发症，因此不选 F 项。

［提示］患者行超声乳化白内障吸除联合人工晶状体植入术后第 2 天，测右眼眼压 33mmHg。

第 5 问：患者眼压升高的原因可能是

A. 前房积血

B. 晶状体皮质残留

C. 炎症反应

D. 瞳孔阻滞

答案：【案例 17】 1. D 2. D 3. C 4. ABCDE 5. ABCDEF

E. 黏弹剂残留

F. 术前已存在青光眼

【解析】该患者眼压升高存在上述多种因素，其中黏弹剂残留是术后眼压升高的常见原因。

[提示] 裂隙灯显微镜检查显示右眼角膜雾状水肿(+)，房水闪辉(+)，前房内见一小片状晶状体皮质残留，约2mm×1mm大小。

第6问：针对患者目前眼部检查情况，合理的治疗方式包括

A. 应用糖皮质激素滴眼液进行抗感染治疗，并严密观察

B. 患者为术后第2天，无论残留的晶状体皮质有多少都不应当再次手术进行前房冲洗

C. 滴用降眼压药物，并监测眼压

D. 必要时全身使用降眼压药物

E. 炎症及眼压无法控制时再次手术，吸出残余皮质

F. 行激光周边虹膜切除术

【解析】根据提示，患者术后因晶状体皮质残留导致眼压升高的可能性较大。对于有少量晶状体皮质残留，眼压轻、中度升高，无其他严重并发症者，可首先考虑保守治疗，给予加强抗感染、降眼压治疗，监测眼压及病情变化，促进残留的皮质吸收。如残留皮质过大，或长期无法吸收，伴反复炎症及眼压升高，而且药物无法控制时，可考虑再次手术，吸除残留的晶状体皮质。患者高眼压并非浅前房和前房角关闭引起，激光周边虹膜切除术不能解决问题，故不选F项。

【案例18】患者，男性，44岁。因鼻咽癌右眼眶内转移行 ^{60}Coγ 射线放疗，3个月后双眼视力逐渐下降，影响生活。既往无糖尿病、高血压病史，无眼科疾病史。眼部检查：右眼视力0.1(针孔0.2)，左眼视力0.15(针孔无提高)。眼压：右眼16mmHg，左眼14mmHg。双眼晶状体混浊。

第1问：患者最可能的诊断是

A. 并发性白内障

B. 红外线性白内障

C. 紫外线性白内障

D. 电击性白内障

E. 电离辐射性白内障

F. 微波性白内障

【解析】患者曾因鼻咽癌右眼眶内转移行 ^{60}Coγ 射线放疗，因此，应考虑诊断为 ^{60}Coγ 射线所导致的辐射性白内障。

第2问：有关裂隙灯显微镜下所见的晶状体改变中，属于本例患者改变的是

A. 晶状体皮质白色混浊，而且由于皮质吸水肿胀，体积增大，致前房变浅

B. 后囊中央点片状混浊，伴有大小不等的空泡；前囊下朝向赤道部的羽毛状混浊

C. 皮质深层周边部出现圆形或哑铃形混浊，排列成花冠状

D. 核颜色加深，为棕褐色或琥珀色

E. 贯穿晶状体前后轴、连接前后极的纺锤形混浊

F. 棕黄色颗粒沉积在前囊和后皮质，形似葵花瓣样混浊

【解析】A项为老年性皮质性白内障膨胀期，B项为辐射性白内障早期改变，CE项为先天性白内障，D项为老年性核性白内障，F项为铜代谢障碍所致白内障。本例患者为辐射性白内障，应选B项。

第3问：根据患者目前情况，最有效的治疗方式是

A. 随诊，观察病情发展

答案：　6. ACDE　　【案例18】　1. E　2. B　3. E

B. 口服维生素 B 族、维生素 C

C. 应用抗氧化剂类滴眼液

D. 使用富含蛋白质及微量元素的食物

E. 全身病情稳定后行白内障手术摘除联合人工晶状体植入术

F. 佩戴光学眼镜矫正视力

【解析】该患者除晶状体混浊外，眼部其他情况均良好，应当行右眼超声乳化白内障吸除联合人工晶状体植入术。

[提示] 患者术后第 2 天，测右眼视力为 0.3。

第 4 问：患者术后视力改善不理想的原因是

A. 角膜水肿

B. 术后炎症反应

C. 屈光不正

D. 黄斑囊样水肿

E. 放射性视网膜病变

F. 眼前节缺血综合征

【解析】眼前节缺血综合征是因斜视、视网膜脱离、眼内异物摘除等手术切断直肌所致的眼前部缺血为主要改变的一组症状，因此，不属于本患者视力未改善的主要原因。

第 5 问：除辐射性白内障外，放射线可能导致的眼部损伤还包括

A. 新生血管性青光眼

B. 角膜溃疡

C. 放射性视网膜病变

D. 急性假膜性结膜炎

E. 眼睑放射性皮炎

F. 睑球粘连

【解析】放射线导致虹膜损伤，诱发虹膜新生血管，进而阻塞前房角，可导致青光眼。放射性视网膜病变表现为视网膜毛细血管阻塞及不规则迂曲、扩张，可导致黄斑水肿、渗出和视力下降。放射线对结膜、角膜等眼表组织有损伤，愈合后可能导致睑球粘连和瘢痕形成。

【案例 19】患者，女性，36 岁。诉双眼视力下降 1 周，无其他不适。追问病史，患者 2 周前曾意外暴露于大量紫外线下。否认糖尿病、高血压病史，否认眼病和外伤史。眼部检查：右眼视力 0.1，左眼视力 0.2。眼压：右眼 14.6mmHg，左眼 12.3mmHg。双眼球结膜无充血，角膜透明，中央前房深度为 4CT，周边前房深度为 1/2CT，房水清亮，晶状体皮质及后囊膜下混浊，眼底窥不清。

第 1 问：患者最可能的诊断是

A. 并发性白内障

B. 年龄相关性黄斑变性

C. 辐射性白内障

D. 视网膜色素变性

E. 黄斑囊样水肿

F. 特发性黄斑裂孔

【解析】根据患者病史、症状及体征，考虑诊断为紫外线暴露导致的辐射性白内障。

[提示] 裂隙灯显微镜检查：示双眼晶状体皮质及后囊膜下混浊，核呈淡黄色，散瞳后见晶状体位置正。

第 2 问：该患者最佳治疗方式是

A. 囊内白内障摘除术

B. 囊外白内障摘除术

C. 超声乳化白内障吸除 + 人工晶状体植入术

D. 激光乳化白内障吸除术

E. 应用法可林滴眼液

F. 口服维生素 C

【解析】根据患者的晶状体改变情况，超声乳化白内障吸除联合人工晶状体植入术为最佳治疗方式。

答案： 4. ABCDE　5. ABCDEF　【案例 19】 1. C　2. C

第3问：该患者术前需要进行的眼部检查是

　　A. 眼部B超

　　B. 激光视网膜视力检查

　　C. 人工晶状体度数测量

　　D. 视野检查

　　E. 角膜内皮镜检查

　　F. 视网膜血管造影

【解析】该患者为辐射性白内障，诊断明确，无可疑青光眼症状和体征，而且视力较差，术前不考虑视野检查，因此，不应选择D项。视网膜血管造影不作为白内障术前常规检查，而且该患者白内障混浊严重，也不适合进行术前的视网膜血管造影，因此，不应当选择F项。

第4问：超声乳化白内障吸除联合人工晶状体植入术后所引起的并发症包括

　　A. 瞳孔纤维膜性渗出

　　B. 角膜水肿

　　C. 人工晶状体位置异常

　　D. 人工晶状体屈光度数测算误差

　　E. 眼压升高

　　F. 后囊膜混浊

【解析】术后的葡萄膜炎症反应致纤维蛋白渗出，可引起视力下降、瞳孔阻滞、眼压升高。手术器械及超声能量均可损伤角膜内皮，术前患眼人工晶状体度数测量误差可影响植入人工晶状体的精确屈光度。

【案例20】患者，女性，42岁。因左眼视力下降2个月就诊。既往有糖尿病病史2年。患者于6个月前曾行左眼超声乳化白内障吸除联合人工晶状体植入术。

第1问：下列可能导致白内障术后患者视力下降的情况是

　　A. 晶状体后囊膜混浊

　　B. 人工晶状体移位

　　C. 虹膜后粘连，瞳孔膜闭

　　D. 眼内炎

　　E. 角膜水肿及大泡性病变

　　F. 黄斑囊样水肿

【解析】患者白内障术后出现视力下降，需要考虑是否有手术并发症、眼部有无炎症反应，糖尿病患者尤其要关注眼内炎症和视网膜病变的发生。以上各选项均能导致视力下降。

第2问：为明确诊断和治疗，患者需进行的相关检查项目是

　　A. 裂隙灯显微镜检查

　　B. 散大瞳孔检查眼底

　　C. 眼压测量

　　D. 黄斑部光学相干断层扫描（OCT）

　　E. 眼部超声生物显微镜（UBM）检查

　　F. 视野检查

【解析】裂隙灯显微镜检查、散瞳检查眼底、测量眼压、OCT检查均可为患者诊断提供依据。

　　[提示] 进一步检查：左眼视力0.3，眼压15.3mmHg，球结膜无明显充血，角膜透明，中央前房深度为4CT，房水清亮，KP（－），人工晶状体在位，晶状体后囊膜混浊。散瞳后观察眼底见视盘C/D=0.3，视网膜平伏。OCT检查未见黄斑区水肿。右眼未见明显异常。患者明确诊断为后发性白内障。

第3问：下列措施可减少后发性白内障发生的是

　　A. 白内障术中充分行水分离，彻底清除晶状体皮质

　　B. 选择光学面较小的人工晶状体

　　C. 人工晶状体囊袋内固定，最大限度地使人工晶状体与晶状体后囊膜接触和黏附

答案：　3. ABCE　4. ABCDEF　　【案例20】　1. ABCDEF　2. ABCD　3. ACDEF

D. 控制连续环形撕囊直径略小于人工晶状体光学面

E. 使用减少细胞增生的人工晶状体材料，如硅凝胶和丙烯酸人工晶状体

F. 人工晶状体光学面的几何形状为"直角方边"

【解析】人工晶状体光学面较大，前囊连续环形撕囊直径略小于人工晶状体光学面，有利于减少后发性白内障的发生。

[提示] 患者行左眼掺钕钇铝石榴石（Nd:YAG）激光晶状体后囊膜切开术。术后第2天，左眼视力0.7，眼压30mmHg；裂隙灯显微镜检查见角膜透明，人工晶状体在位，晶状体后囊膜中央区透亮，眼底见视网膜平伏。

第4问：患者术后眼压高可能有关的因素是

A. 晶状体囊膜碎屑阻塞前房角

B. 液化玻璃体可造成房水流出通道阻塞

C. 房水分泌过多

D. 眼前节急性炎症反应

E. 人工晶状体损伤

F. 前房变浅

【解析】眼压升高的原因为房水流出通道受阻以及房水产生增加。房水由睫状体无色素上皮产生并受神经支配，Nd:YAG激光截开术对房水产生的影响不大，故考虑房水流出受阻为术后眼压升高的原因。Nd:YAG激光晶状体后囊膜切开术后，囊膜碎屑及液化的玻璃体均可堵塞前房角，术后房水中的炎细胞及纤维素性渗出物也可堵塞前房角，小梁网水肿也可使房水流出通道相对狭窄，因此，正确选择为ABD项。中央光学区的人工晶状体损伤可能影响视力，但一般不引起眼压升高，因此，不选择E项；患者无青光眼病史，前房不浅，因此，也不应选择F项。

【案例21】患者，男性，55岁。诉右眼视力逐渐无痛性下降半年，尤以夜间视力差，开车困难。进一步询问病史，患者于1年前曾行右眼超声乳化白内障吸除联合人工晶状体植入术，术后右眼视力0.8。眼部检查：右眼视力0.2，眼压12.6mmHg，球结膜无明显充血，角膜透明，中央前房深度为4CT，房水清亮，人工晶状体在位，可见晶状体后囊膜混浊，小瞳孔下眼底未窥清。左眼未见明显异常。

第1问：导致患者视力下降的最可能原因是

A. 视网膜色素变性

B. 年龄相关性黄斑变性

C. 后发性白内障

D. 青光眼

E. 黄斑囊样水肿

F. 黄斑裂孔

【解析】该患者白内障术后半年，视力进行性下降，未诉及视物变形、变色，眼部检查见晶状体后囊膜混浊，余眼前节检查基本正常。结合病史分析，后发性白内障导致视力下降的可能性最大。A选项的视网膜色素变性多为青少年发病，早年视力差且进行性下降，与病史不符；其他选项均无检查结果支持，不作为首选考虑。

[提示] 根据患者病史及眼部检查所见，初步考虑其视力下降为后发性白内障所致。

第2问：以下评估后发性白内障引起视力损害的描述，正确的是

A. 评估晶状体后囊膜混浊对视力影响程度的简单可靠方法为直接检眼镜检查

B. 激光干涉仪和视敏度测定计可以穿透轻度至中度混浊的囊膜，用于预测黄斑功能

C. 对于有些患者即使非常轻微的晶状体

答案： 4. ABD 【案例21】 1. C 2. ABCEF

后囊膜混浊，也可能引起明显的眩光等视觉干扰，影响视功能

D. 使用裂隙灯显微镜斜照法有时不能清晰观察晶状体后囊膜混浊程度，但是应用后照法观察却非常清晰，通常这样的后囊膜混浊对视力的影响不大

E. 90D 前置镜或间接检眼镜下所观察到的眼底情况，可以评估晶状体后囊膜混浊程度

F. 有些患者晶状体后囊膜混浊程度与视力下降不符，此时应当考虑使用眼后节光学相干断层扫描（OCT），检查是否存在黄斑囊样水肿

【解析】裂隙灯显微镜后彻照法检查时发现非常明显的晶状体后囊膜混浊，其可以严重影响视力；相反，有些轻微斑点状晶状体后囊膜混浊使用裂隙灯显微镜斜照法时清楚可见，但在红光反射后照法时却不明显，通常这样的晶状体后囊膜混浊对视力的影响较小。

第 3 问：为明确诊断和确定初步的治疗方案，需要进行的检查是

A. 散瞳后直接或间接检眼镜检查

B. 眼部超声生物显微镜（UBM）检查

C. 眼底光学相干断层扫描（OCT）

D. 视网膜电图（ERG）检查

E. 视野检查

F. 视觉诱发电位（VEP）检测

【解析】为明确诊断，需排除眼底相关疾病造成的视力下降，如黄斑囊样水肿。激光晶状体后囊膜切开可以诱发或加重黄斑囊样水肿。因此，如果 OCT 诊断黄斑囊样水肿，要考虑激光治疗的合适时机。

[提示] 散瞳后观察眼底见视网膜平伏，未见黄斑部水肿，C/D=0.3。B 超示右眼玻璃体腔混浊声像，未见视网膜脱离。OCT 提示黄斑未见明显异常。

第 4 问：该患者明确诊断为后发性白内障，可有效改善患者视力的治疗方式是

A. 应用法可林滴眼液

B. 口服维生素 C

C. 掺钕钇铝石榴石（Nd：YAG）激光后囊膜切开术

D. 手术切开后囊膜

E. 口服维生素 B_2

F. 应用谷胱甘肽滴眼液

【解析】后发性白内障首选 Nd：YAG 激光后囊膜切开术，其原理是利用 Nd：YAG 激光的高能量，在瞳孔区中央将后发性白内障中央打开，显露出一个透明区域，从而提高患者视力。如晶状体后囊膜为很坚硬的机化膜，Nd：YAG 激光有可能不能将其切开，则需通过手术切开机化膜。药物对后发性白内障的治疗作用不明显。

第 5 问：预防后发性白内障的研究包括

A. 改进白内障手术方式

B. 改良人工晶状体材料

C. 预防性应用抗上皮细胞增生药物

D. 改良人工晶状体设计

E. 术中尽可能清除晶状体皮质和上皮细胞

F. 调控细胞凋亡

【案例 22】患者，男性，24 岁。右眼突发视力下降 1 天就诊。患者 1 天前打篮球时右眼被篮球击伤，当时视物不清，伴眼胀，未就诊。随时间延长眼胀痛加重，伴头痛，急来医院就诊。全身检查未见异常。眼部检查：右眼视力眼前手动 /10cm，指测眼压 T+2，眼睑中度肿胀，结膜混合性充血，角膜

答案： 3. AC 4. CD 5. ABCDEF

雾状水肿,前房浅,房水闪辉(+),可见玻璃体疝入前房,晶状体半脱位嵌顿于瞳孔区,眼底模糊。左眼未见异常。B超显示右眼视网膜在位。

第1问:患者的初步诊断是

A. 晶状体半脱位

B. 继发性青光眼

C. 反应性葡萄膜炎

D. 眼球钝挫伤

E. 原发性闭角型青光眼

F. 玻璃体混浊

【解析】该患者的眼部表现均源于眼部外伤。眼压高是晶状体半脱位引起,属继发性。玻璃体虽然嵌顿于瞳孔区,但无任何证据支持玻璃体混浊的诊断。

第2问:患者急需进行的处理是

A. 应用抗生素抗感染

B. 应用糖皮质激素抗感染

C. 静脉滴注甘露醇降低眼压

D. 口服碳酸酐酶抑制剂类药物降低眼压

E. 局部应用降眼压滴眼液降低眼压

F. 急诊手术

【解析】该患者目前的症状类似于急性闭角型青光眼大发作,首要的处理是想方设法降低患眼的眼压,包括全身和局部用药,甚至是前房穿刺,但在高眼压下手术风险太大,并发症太多,一般先降低眼压,后行手术。

[提示] 该患者用药后第2天,眼部症状减轻,头痛缓解,右眼视力提高,眼前指数/30cm,眼压30mmHg,角膜清亮。

第3问:患者下一步应完善的检查是

A. 脑部CT扫描

B. 角膜内皮细胞计数

C. 眼部超声生物显微镜(UBM)检查

D. 眼后节光学相干断层扫描(OCT)

E. 荧光素眼底血管造影

F. 检眼镜检查

【解析】对该患者需考虑手术治疗。内眼手术前一般应行角膜内皮镜检查;行UBM检查可以明确睫状体有无脱离,前房角有无后退及观察晶状体悬韧带断裂范围等;检眼镜检查和后节OCT检查可以了解眼底尤其是黄斑有无损伤。

[提示] UBM检查示晶状体悬韧带360°离断。

第4问:目前患者适宜采取的手术方式有

A. 晶状体、玻璃体全部切除术

B. 超声乳化晶状体摘除联合人工晶状体植入术

C. 玻璃体切割头切除晶状体及前部玻璃体

D. 全玻璃体切割术,将晶状体复位

E. 晶状体囊内摘除术

F. 小梁切除术

【解析】晶状体脱位于瞳孔区造成瞳孔阻滞性青光眼,必须摘除晶状体才能从根本上解决青光眼的问题。该患者年轻,晶状体比较软,可以采用玻璃体切除的方式切除。玻璃体切除时切除疝入前房的玻璃体即可,没必要切除全部玻璃体;若基层医院无玻璃体切除设备,也可以行晶状体囊内摘除术。

【案例23】患者,男性,34岁。左眼被钥匙砸伤后视力下降9个月就诊。9个月前左眼被钥匙砸伤,伤后眼痛,视物不见。在当地医院经药物治疗后好转出院。3个月前因左眼眼压高在当地医院行左眼抗青光眼手术治疗,自述术后眼压控制尚可,但视力逐渐下降。全身检查未见异常。眼部检查：右眼视力 0.4，矫正 1.0；眼压 15mmHg；左眼视力光感，矫正无效；眼压 17mmHg。右眼未见其他异常。左眼结膜无充血，上方滤过泡扁平；角膜透明，前房中等深度；瞳孔圆，直径 3mm，对光反应（+）；虹膜纹理清晰，上方周边虹膜切除口通畅；晶状体白色混浊、震颤；眼底窥视不清。双眼外观、眼位及运动均正常。

第 1 问：为明确诊断，患者需进一步做的眼部检查是

  A. 散瞳检查

  B. 眼部 B 超

  C. 角膜内皮细胞计数

  D. 视觉电生理检查

  E. 眼部超声生物显微镜（UBM）检查

  F. 眼眶 CT

【解析】散瞳检查可以明确晶状体的位置；眼部 B 超可以了解玻璃体、视网膜情况；对于内眼手术而言，术前最好进行角膜内皮细胞计数检测，特别是患者曾眼压增高且进行过手术；视觉电生理检查可以评估视网膜和视神经功能，有助于判断预后；UBM 检查可以了解前房角、睫状体及晶状体悬韧带的情况；该患者为钥匙砸伤，其眼部外观、眼位及运动均正常，说明眼眶受伤的可能性不大，所以不必进行眼眶 CT 检查。

［提示］患者左眼散瞳后发现晶状体向颞侧移位，8 点半至 12 点钟方位悬韧带离断，如图 10-1 所示（彩图见文末彩插图 10-1）；UBM 检查：左眼上方虹膜根切口通畅，可见滤过通道内口；晶状体与睫状突距离不等，晶状体向颞侧移位，鼻侧及上方悬韧带回声不连续。左眼 B 超未见明显异常。

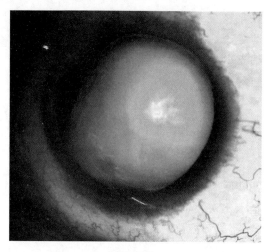

图 10-1

第 2 问：该患者临床诊断为

  A. 左眼外伤性白内障

  B. 左眼晶状体半脱位

  C. 左眼抗青光眼术后

  D. 左眼球钝挫伤

  E. 左眼虹膜震颤

  F. 右眼屈光不正

【解析】虹膜震颤是晶状体半脱位的眼部体征之一，不能作为临床诊断。

第 3 问：该患者左眼的最佳处理方式为

  A. 保守治疗

  B. 白内障囊内摘除（ICCE）+ 悬吊式人工晶状体植入术

  C. 单纯白内障摘除术

  D. 超声乳化白内障吸除 + 囊袋张力环（CTR）植入 + 人工晶状体植入术

  E. 后路晶状体切除术

  F. 超声乳化白内障吸除 + 人工晶状体植入术

【解析】该患者左眼外伤后 9 个月，病情稳定，可以考虑在白内障摘除的同时植入人工晶状体，手术时要尽量减小切口。患者比

答案：【案例 23】 1. ABCDE　2. ABCDF　3. D

较年轻,估计晶状体皮质较为松软,可以将其吸除,又因患者晶状体半脱位,且脱位范围至少4个钟点位,应该考虑行囊袋张力环植入术。

[提示]该患者的手术方案:超声乳化白内障吸除 + 囊袋张力环植入 + 人工晶状体植入术。

第4问:超声乳化白内障吸除 + 囊袋张力环植入 + 人工晶状体植入术的手术要点是

    A. 切口方位的选择应尽量避免悬韧带断裂处

    B. 前房注入黏弹剂,尤其在悬韧带松弛处将玻璃体向后压

    C. 连续环形撕囊

    D. 充分水分离及水分层

    E. 超声乳化的参数设置应低流量、低负压、高灌注

    F. 维持稳定的眼压,保持前房深度

    G. 人工晶状体植入前,检查CTR是否在囊袋内

【解析】施行晶状体半脱位的白内障手术时,超声乳化的参数设置应该是低流量、低负压、低灌注。灌注瓶应在较低的位置。灌注瓶高时将会产生高灌注压和高眼压,压力迫使液体从悬韧带离断处流进玻璃体腔,使后房压力增加,前房变浅,玻璃体脱出;但灌注瓶的位置也不能太低,以保持眼内灌注液与流出液平衡为准,否则,前房压力低于后房压力也会导致玻璃体脱出。

[提示]患者术后眼部恢复良好,如图10-2所示(彩图见文末彩插图10-2),视力0.8,眼压正常。2年后自觉视力逐渐下降,无其他不适。

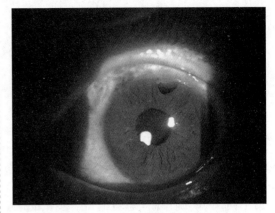

图 10-2

第5问:患者目前最可能存在的问题是

    A. 屈光不正

    B. 迟发型眼内炎

    C. 后发性白内障

    D. 青光眼

    E. 视网膜脱离

    F. 视神经萎缩

【解析】该患者比较年轻,术后视力逐渐下降,无其他不适,很可能发生了后发性白内障。

【案例24】患者,男性,32岁。右眼突发胀痛、视物模糊伴头痛1天急诊入院。曾在当地医院予降眼压滴眼液治疗效欠佳。否认青光眼家族史。查体:视力:右眼:手动/眼前,左眼:0.06。眼压:右眼:T+2,左眼:21mmHg。右眼:睫状充血,角膜雾状水肿,KP(−),前房深,房水闪辉(+),瞳孔不正圆,直径约7mm,光反应迟钝,晶状体在位,细节窥不清。左眼:结膜无充血,角膜透明,前房深,虹膜震颤,瞳孔圆,直径约3mm,光反应灵敏,晶状体透明,位正。

第1问:针对右眼,可考虑给予的急诊治疗方案有

    A. 20%甘露醇快速静滴

答案:　4. ABCDFG　5. C　【案例24】1. ABCDEF

B. 缩瞳

C. 局部降眼压滴眼液

D. 局部糖皮质激素滴眼液

E. 局部非甾体滴眼液

F. 监测眼压，必要时给予前房穿刺

［提示］保守治疗6小时后，右眼胀痛及头痛未缓解，眼压T+2，角膜雾状水肿。考虑行右眼前房穿刺放液。完成治疗后，右眼胀痛及头痛缓解，角膜逐渐透明，非接触眼压计监测眼压24mmHg，再次观察发现瞳孔区未见晶状体。

第2问：作前房穿刺放液，需注意

A. 全程无菌操作

B. 穿刺前排除眼部感染性疾病

C. 穿刺前预防性使用抗生素滴眼液频点

D. 穿刺时可不固定眼球

E. 穿刺时需避免误伤眼内组织

F. 穿刺放液需缓慢

［提示］排除前房穿刺医源性误伤，右眼晶状体脱位于玻璃体腔。再次眼部查体：右眼：角膜轻度水肿，KP（-），前房深，瞳孔不正圆，直径约7mm，光反应迟钝，瞳孔区未见晶状体。玻璃体混浊，可见色素颗粒飘浮，后极部隐见豹纹状眼底，视盘界清色淡红，C/D=0.4，周边视网膜窥不清。左眼：角膜透明，前房深，中央轴深约4CT，虹膜震颤，散瞳后发现：球形晶状体，11：00～5：00脱位。玻璃体散在絮状混浊，豹纹状眼底，视盘色淡界清，C/D=0.5，颞侧可见萎缩弧，血管走行正常，12：00～1：00周边视网膜可见变性带，颞下方赤道前视网膜可见一2PD撕裂孔，裂孔周围局限性视网膜浅脱离。追问病史：双眼高度近视20余年（约-18.00D），否认眼部手术史，眼部外伤诱因不明确。全身查体：身高160cm，体重80kg，手指粗短，皮厚。家中2位姐姐均身

材矮胖，大姐双眼未见异常，二姐自幼视力欠佳，散瞳后发现双眼球形晶状体，轻度混浊，半脱位。

第3问：该患者考虑为

A. 马方综合征

B. 同型胱氨酸尿症

C. 马切山尼综合征

D. 全身弹力纤维发育异常综合征

E. 外伤性晶状体脱位

F. 自发性晶状体脱位

第4问：该患者合并的眼部并发症有

A. 右眼瞳孔阻滞性青光眼

B. 右眼晶状体脱位

C. 左眼晶状体不全脱位

D. 左眼孔源性视网膜脱离

E. 双眼高度近视

F. 双眼高度近视性脉络膜视网膜病变

【案例25】患者，男性，11岁。因自幼双眼视力差。患儿为第1胎顺产，母乳喂养；父母非近亲婚配；家族中无类似病史。全身检查：智力发育正常，体检无明显异常。眼部检查：双眼视力均为0.15。双眼角膜透明，前房清，瞳孔圆，直径2.5mm，对光反应灵敏，虹膜纹理清晰，未见虹膜震颤，晶状体透明；玻璃体无混浊，眼底视盘边界清，视网膜色泽略显灰暗，黄斑中心凹反光未见；电脑验光检查，双眼屈光度+1.00/-10.00×180°。

第1问：为明确诊断，需先行的检查是

A. 角膜地形图

B. IOL-Master测眼轴

C. 散瞳验光

D. 眼电生理

E. 免散瞳眼底照相

答案： 2. ABCEF 3. C 4. ABCDEF 【案例25】1. ABC

F. 眼压检查

【解析】学龄期儿童因视差就医，电脑验光显示高度散光，需首先排除屈光问题，应先行角膜地形图检查了解角膜散光情况，测量眼轴了解是否达到适龄标准，散瞳验光了解全眼屈光情况。

[提示] 散瞳后验光视力无提高，散瞳检查，发现双眼晶状体下方边缘呈切迹样缺损，可见部分悬韧带，晶状体位置正常，无晃动。

第2问：已明确诊断，进一步还须做的检查是

A. UBM   B. 眼前节 OCT

C. 眼部超声检查   D. 眼前节照相

E. 眼眶 MR   F. 角膜地形图

【解析】诊断晶状体缺损后，还必须行眼部超声检查，明确有无其他伴随先天性发育异常。

第3问：确诊后，需要进一步的诊疗，下列疗法**不恰当**的是

A. 择期手术

B. 密切随访

C. 积极治疗弱视

D. 配镜矫正屈光不正

E. 有合并症时行手术治疗

F. 角膜松解切开术矫正散光

【解析】无症状的晶状体形态异常可随访。

第4问：根据以上信息，该患儿主要诊断考虑为

A. 双眼球形晶状体

B. 双眼先天性无晶状体眼

C. 双眼圆锥形晶状体

D. 双眼晶状体缺损

E. 双眼屈光不正

F. 双眼弱视

【解析】验光结果提示屈光不正，矫正视力无提高考虑弱视。

【案例26】患者，男性，7岁。因"左眼视物模糊两年"就诊，患者无明显诱因出现左眼视物模糊，不伴有眼红、眼痛、畏光、流泪等，无外伤史，家族史无特殊记载。全身检查无异常。眼部检查：视力：右眼 0.2，左眼 0.05。双眼眼压 14mmHg。左眼外斜 10°，双眼眼球运动各向自如。裂隙灯检查：右眼：前段未见明确异常，左眼晶状体后囊膜中央部轻度混浊。

第1问：学龄期儿童因视力不佳就医，需排除屈光问题，为此，须先行的检查是

A. 角膜地形图   B. 角膜内皮镜

C. 眼部超声   D. Master

E. 散瞳验光   F. 免散瞳眼底照相

[提示] 散瞳验光：右眼 −0.50/+1.50×180= 0.6，左眼 −11.50=0.05。散瞳后再次检查发现：右眼晶状体透明；左眼晶状体后囊膜鼻上方旁中央有一局限性、界清的空泡样后凸改变，周围皮质轻度混浊，侵及视轴；双眼晶状体位置及悬韧带未见异常。眼底：右眼未见异常，左眼呈豹纹状眼底改变，视盘界清，C/D=0.4，黄斑中心凹光反清，视网膜血管走行正常。IOL-Master 测量眼轴：右眼 23.92mm，左眼 27.98mm。

第2问：该患者目前的诊断考虑为

A. 双眼屈光不正

B. 双眼屈光参差

C. 左眼后圆锥形晶状体

D. 左眼后囊膜下白内障

E. 左眼高度近视性脉络膜视网膜病变

F. 左眼知觉性外斜视

答案： 2. C 3. AF 4. DEF 【案例26】1. E 2. ABCDEF

第3问：该患者目前的最佳治疗方案为

A. 验配框架眼镜随访观察

B. 验配角膜塑形镜随访观察

C. 左眼白内障囊外摘除，二期再考虑人工晶状体植入

D. 左眼白内障超声乳化摘除联合人工晶状体植入，术中若发现后囊膜不完整，需联合前部玻璃体切割

E. 左眼白内障囊内摘除联合人工晶状体悬吊术

F. 左眼后巩膜加固术

第4问：治疗弱视的主要方法有

A. 去除形觉剥夺因素

B. 遮盖疗法

C. 光学药物疗法（压抑疗法）

D. 后像疗法

E. 光栅刺激疗法

F. 海丁格刷训练

【案例27】患者，女性，65岁。因双眼无痛性视物模糊1年、加重3个月就诊。否认眼部手术及外伤史，父母非近亲婚配，否认特殊眼病家族史。全身检查未见明显异常。眼部检查：裸眼视力：右眼0.25，左眼0.25；矫正视力：右眼0.4，左眼0.3。眼压：右眼16.4mmHg，左眼12.4mmHg。双眼：角膜透明，前房清亮，瞳孔圆，对光反应灵敏，晶状体混浊（右C2N3P2，左C3N3P2），眼底隐约见视网膜平伏。

第1问：依照LOCSII晶状体混浊分类标准，左眼晶状体皮质混浊情况为

A. 透明

B. 少量点状混浊

C. 点状混浊扩大，瞳孔区内出现少量点状混浊

D. 车轮状混浊扩大，瞳孔区约50%混浊

E. 瞳孔区约90%混浊

F. 混浊超过C4

[提示] 散大瞳孔后右眼前节照相见图10-3（彩图见文末彩插图10-3），左眼正常。

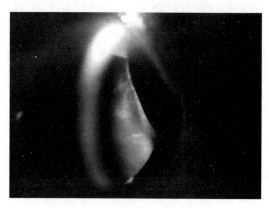

图10-3

第2问：目前患者的诊断有

A. 双眼年龄相关性白内障

B. 双眼并发性白内障

C. 双眼辐射性白内障

D. 右眼晶状体不全脱位

E. 右眼晶状体形成不全

F. 右眼晶状体缺损

第3问：已明确诊断，进一步还须做的检查是

A. 眼电生理   B. 前节OCT

C. 眼部超声检查   D. 眼前节照相

E. 眼眶MR   F. 角膜地形图

第4问：右眼白内障摘除手术要点有

A. 切口方位的选择应尽量避免晶状体缺损处

B. 前房注入黏弹剂，尤其在晶状体缺损处将玻璃体向后压

C. 连续环形撕囊

D. 充分水分离及水分层

答案： 3. D 4. ABC 【案例27】 1. D 2. AF 3. C 4. ABCDEF

E. 低负压、低灌注

F. 维持稳定的眼压,保持前房深度

【案例28】患者,男性,89岁。主诉:因"双眼无痛性视力渐降3年,右眼加重2个月"入院。现病史:患者3年前出现双眼视力下降,无眼红眼痛,无畏光流泪。曾于当地医院诊断"双眼白内障",未行特殊治疗。2个月前患者发现右眼视力下降明显。现为求手术治疗来院。患者否认高血压、糖尿病等全身疾病及手术外伤史。眼科查体:V_{OD} 指数 /20cm,V_{OS} 0.1,双眼矫正不应。双眼结膜无充血,角膜透明,周边基质类脂质沉着呈环状,KP(−),房水闪辉(−),双瞳孔等大正圆,D=3mm,光反应(+),右眼虹膜震颤(+),双眼晶状体混浊,核硬度Ⅳ级。眼底窥不见。

第1问:该患者临床诊断应考虑什么

A. 年龄相关性白内障

B. 并发性白内障

C. 晶状体不全脱位

D. 角膜老年环

E. 角膜脂质变性

F. 边缘性角膜变性

【解析】根据患者上述病史及体征,最符合年龄相关性白内障及角膜老年环的诊断。

第2问:为明确晶状体不全脱位的诊断,应重点进行的辅助检查是

A. 验光 + 矫正　　　B. 眼压

C. 散瞳　　　　　　D. B超

E. UBM　　　　　　F. 角膜内皮镜

【解析】患者小瞳下可见虹膜震颤,提示晶状体不全脱位。散瞳对于部分不全脱位的晶状体可以在瞳孔区看到晶状体边缘而确定诊断。UBM除了可以在免散瞳的情况下发现隐藏于虹膜之后的晶状体脱位,

同时还能相对准确的确定脱位的范围和程度。

第3问:患者 UBM 显示2~5点位晶状体脱位,为了获得良好的视觉质量,患者应选择的手术方式是

A. 超声乳化白内障吸除 +IOL 植入

B. ECCE+IOL 植入

C. 张力环植入 + 超声乳化白内障吸除 +IOL 植入

D. ICCE+IOL 悬吊

E. ICCE,二期 IOL 悬吊

F. ICCE+ 前段玻璃体切割术 +IOL 悬吊

【解析】患者老年男性,晶状体核较硬。晶状体脱位约 120°。采用张力环植入的方式可以完成 IOL 植入,且切口小,术后避免影响视觉效果的术源性散光。

第4问:关于晶状体不全脱位的手术治疗,下列说法**错误**的是

A. 发现晶状体脱位应尽早手术,以免脱位范围加大,出现其他并发症

B. 如果术者操作方便,应尽量选择晶状体脱位方向的一侧制作角膜隧道切口

C. 水分离和水分层的操作要尽量轻柔,必要时可采用黏弹剂进行分离

D. 脱位大于 180° 时不能使用囊袋张力环

E. 晶状体不全脱位的手术难点包括撕囊困难、术中坠核、人工晶状体植入后不稳定、玻璃体脱出影响手术操作等

F. 剥脱综合征、色素播散综合征等悬韧带薄弱者,建议选用改良式囊袋张力环

【解析】并不是所有的晶状体脱位都需要手术治疗。如果术者操作方便,应尽量选择晶状体脱位方向的对侧制作切口。晶状

答案:【案例28】 1. ACD　2. CE　3. C　4. ABD

体脱位大于 180° 时，应将囊袋张力环应用缝线法固定在巩膜壁上。

【案例 29】患者，男性，59 岁。主诉：因"双眼视力逐渐下降 3 年"入院。现病史：患者 3 年前出现双眼视力下降，无眼红眼痛，无畏光流泪。曾于当地医院诊断"双眼白内障"，未行特殊治疗。现为求手术治疗来院。患者自幼"高度近视"，否认高血压、糖尿病等全身疾病及手术外伤史。眼科查体：V_{OD} 0.04，V_{OS} 0.1，双眼矫正不应。双眼结膜无充血，角膜明，周边基质类脂质沉着呈环状，KP（-），房水闪辉（-），双瞳孔等大正圆，D=3mm，光反应（+），双眼晶状体混浊，核硬度Ⅳ级。散瞳后眼底窥不见。双 IOP：12mmHg。

第 1 问：该患者在术前应该完善的必要检查是

A. 角膜曲率　　　B. 角膜内皮镜
C. A 超　　　　　D. B 超
E. optomap　　　F. OCT

【解析】患者散瞳后眼底窥不见，可见晶状体混浊较重。optomap 为光学检查，非必要检查，因该患者自述"自幼高度近视"，为排除高度近视带来的眼底病变，可以选择 OCT。

第 2 问：患者完善术前检查后进行常规超声乳化联合人工晶状体植入手术。超声乳化过程中突然出现前房塌陷。关于前房塌陷，说法**不正确**的是

A. 蠕动泵比文丘里泵更容易出现前房塌陷
B. 前房塌陷可能由于核碎片在吸入探头的一瞬间，大量液体进入管道造成前房内的负压状态导致
C. 前房塌陷可能由于灌注液用尽导致

D. 前房塌陷可能由于灌注管道异常堵塞导致
E. 小直径吸引孔由于排出不畅，更容易出现前房塌陷的情况
F. 蠕动泵靠术者脚踏板来控制负压大小，因此熟练术者不容易出现前房塌陷

【解析】蠕动泵时，当吸引孔未被完全堵塞时，探头内的负压为零，是由当吸引孔被完全堵塞以后，负压才逐渐上升，因此相对文丘里泵，更不容易出现前房浪涌和塌陷。小直径的吸引孔由于液体受到的阻力更大，因此不容易出现由于浪涌导致的前房塌陷。

第 3 问：患者完善术前检查后进行常规超声乳化联合人工晶状体植入手术。超声乳化过程中突然出现前房加深。此时应该采取的措施正确的是

A. 立即停止目前操作
B. 注入黏弹剂
C. 增加负压
D. 升高灌注压
E. 检查后囊
F. 关闭切口静滴甘露醇

【解析】前房突然加深提示后囊膜破裂的可能。应该立即暂停手术，注入黏弹剂检查后囊状态，以确定接下来的手术方案。

第 4 问：患者术中后囊膜破裂，约 1/2 核块坠入玻璃体腔内，接下来的操作正确的是

A. 打入黏弹剂游离核块继续进行超声乳化手术
B. 前段玻璃体切割术切除必要的玻璃体漏出核块后，直接用波切头粉碎核块
C. 前段玻璃体切割术切除必要的玻璃体漏出核块后，扩大切口以晶状体套匙将核块娩出

答案：【案例 29】 1. ABCDF　2. AEF　3. ABE　4. DF

D. 后通道玻璃体切割术充分游离核块后，以超声头将核块拖至腔中部进行乳化操作
E. 后通道玻璃体切割术充分游离核块后，以玻璃体切割术头将核块拖至腔中部进行粉碎操作
F. 后通道玻璃体切割术充分游离核块后，以重水将核块浮起后行处理

【解析】硬质核块一旦掉入玻璃体腔，试图继续乳化或以玻璃体切割术头将其切除都是无效的。前者因玻璃体堵塞而不能使核乳化，后者则因核碎块质硬而不能有效切割。更不能试图在未完全切除玻璃体时用其他设备将核块直接拉出。有效的方法为后入路玻璃体切除乳化和重水浮起法两种。

第十一章 玻璃体病

一、单选题

1. 关于玻璃体积血，**错误**的是
   A. 出血来自邻近组织
   B. 可由眼外伤引起
   C. 可由玻璃体后脱离引起
   D. 可由视网膜脱离引起
   E. 出血来自玻璃体本身血管

【解析】玻璃体是透明的凝胶体，主要由纤细的胶原结构和亲水的透明质酸和很少的玻璃体细胞组成，本身无血管，玻璃体积血多因内眼血管性疾病和损伤引起，也可由全身性疾病引起。

2. 外源性眼内炎最常见的病原体
   A. 白念珠菌
   B. 肺炎双球菌
   C. 金黄色葡萄球菌
   D. 肺炎克雷伯菌
   E. 铜绿假单胞菌

【解析】眼内炎是一种具有很高致盲率的眼病。它可分成两大类，一类为外源性眼内炎；另一类为内源性眼内炎。外源性金黄色葡萄球菌，内源性白念珠菌。

3. 玻璃体后脱离的可靠证据是
   A. 眼前闪光感
   B. 眼前黑影飘浮
   C. 玻璃体积血
   D. Weiss 环
   E. 玻璃体混浊

【解析】玻璃体皮质在基底部，视盘，黄斑区以及视网膜大血管附近与视网膜黏附紧密，Weiss 环是由于玻璃体发生后脱离后在视网膜前出现的一个如视盘大小的环形混浊物，它的存在是玻璃体后脱离的确切体征。

4. 关于星状玻璃体变性，说法正确的是
   A. 主要成分为胆固醇结晶
   B. 多数双眼发病
   C. 既往有葡萄膜炎、眼底出血等疾病
   D. 多需行玻璃体切割手术
   E. 随眼球活动而轻微运动，静止时恢复原位而不下沉

【解析】星状玻璃体变性为一种良性玻璃体变性，好发于中老年人，本病多为单眼发病，表现为整个玻璃体的分散的圆形白色颗粒，主要由钙盐和脂质构成的混浊，颗粒随眼球活动而轻微飘动，静止时恢复原位而不下沉，本病通常不影响视力，一般无需治疗。

5. 永存原始玻璃体增生症一般不需鉴别的疾病是
   A. Coats 病
   B. 家族性渗出性玻璃体视网膜病变
   C. 视网膜母细胞瘤

答案： 1. E 2. C 3. D 4. E 5. E

D. 早产儿视网膜病变

E. 先天性角膜白斑

【解析】永存原始玻璃体增生症主要需同其他白瞳症相鉴别，例如视网膜母细胞瘤、早产儿视网膜病变等，通过详细询问病史，以及辅以 B 型超声波和 CT 检查等都可以提供有价值的鉴别诊断。先天性角膜白斑属于眼前节异常，不容易混淆。

二、多选题

1. 玻璃体积血的原因包括

   A. 视网膜血管性疾病

   B. 眼外伤

   C. 内眼手术

   D. 老年性黄斑变性

   E. 视网膜血管瘤

【解析】玻璃体本身无血管。玻璃体积血多因内眼血管性疾病和损伤引起，也可由全身性疾病引起，常见的原因有：眼外伤或眼内手术、视网膜裂孔或视网膜脱离、视网膜血管性疾病伴缺血性改变、黄斑部视网膜下出血以 Terson 综合征等。

2. 视网膜血管性疾病引起的玻璃体积血可导致的并发症有

   A. 虹膜红变

   B. 血影细胞性青光眼

   C. 玻璃体视网膜的增殖性病变

   D. 牵拉性视网膜脱离

   E. 角膜血染

【解析】当增殖型糖尿病视网膜病变，视网膜静脉血管阻塞，视网膜静脉周围炎等视网膜血管性疾病出现无灌注区以及新生血管时，所引起的玻璃体积血，可导致上述并发症。

3. 细菌性眼内炎的给药途径包括

   A. 结膜下注射

   B. 滴眼液频繁滴眼

   C. 玻璃体腔内注射

   D. 全身途径给药

   E. 外用

【解析】细菌性眼内炎能迅速而严重的破坏眼组织、损坏视功能，因此一旦怀疑细菌性眼内炎，即应积极治疗。眼内炎的治疗包括药物治疗和必要时的手术治疗。药物治疗时给药的途径包括：结膜下或球旁注射、药液滴眼、玻璃体腔内注射和全身途径给药。

4. 关于玻璃体后脱离，**不正确**的是

   A. 单纯玻璃体后脱离需要手术治疗

   B. 眼前黑影飘动，闪光感

   C. 可引起视网膜脱离

   D. 视力减退

   E. 眼底检查可见视盘前下方一半透明的近环行混浊

【解析】玻璃体和视网膜内界膜的分离称玻璃体后脱离，临床上十分常见，一般不影响视力，单纯玻璃体后脱离无需特殊治疗，但是要散瞳详查眼底，了解有无视网膜裂孔形成，以便及时激光封闭，避免发展成视网膜脱离。

5. 眼内炎的主要特征有

   A. 玻璃体雪球样混浊

   B. 球结膜高度水肿、充血

   C. 角膜混浊

   D. 前房积脓

   E. 视力严重下降

【解析】眼内炎是眼科的急症，临床症状主要为眼痛和视力下降；体征可表现为球结膜混合充血、水肿，角膜混浊，房水混浊，前房积脓，玻璃雪球样混浊体或积脓，不治疗视力会很快丧失。

答案：1. ABCDE 2. ABCDE 3. ABCD 4. AD 5. ABCDE

三、共用题干单选题

（1～4题共用题干）

患者，女性，53岁。因右眼前黑影飘动伴视力下降2月就诊。患者既往有明确"高血压"病史，未正规治疗。无外伤史，糖尿病病史。检查：双眼晶状体混浊（+），右眼玻璃体血性混浊（++++），部分机化，眼底窥不进。左眼玻璃体混浊（+），眼底见网膜血管细，可见动静脉压迹征，黄斑反光可见，未见明显玻璃膜疣。

1. 该患者右眼最可能的诊断是
   A. 玻璃体积血　　B. 飞蚊症
   C. 眼内炎　　　　D. 葡萄膜炎
   E. 玻璃体后脱离

【解析】患者既往有明确"高血压"病史，未正规治疗，查体见右眼玻璃体血性混浊（++++）。

2. 该患者入院后必须行的眼科辅助检查是
   A. 视野　　　　　B. 眼电生理
   C. 验光　　　　　D. UBM
   E. B超

【解析】B型超声波检查对玻璃体积血有较大的诊断价值，尤其在不能直接眼底检查看到时。少量积血表现为玻璃体腔可见飘浮、散在中等回声及低回声弱光点，且运动现象较为活跃；中量积血：弱回声光点、光斑细小且密集；大量积血：玻璃体及玻璃体腔出现大范围积血，回声较为杂乱，回声光团及光带较多。

3. 该患者玻璃体积血最可能原因是
   A. 视网膜静脉阻塞
   B. 眼外伤
   C. 内眼手术
   D. 老年性黄斑变性

E. 视网膜血管瘤

【解析】患者无外伤史，糖尿病病史，有明确"高血压"病史，而高血压是发生视网膜静脉阻塞的危险因素之一。同时查体见：右眼玻璃体血性混浊（++++），部分机化，眼底窥不进。左眼玻璃体混浊（+），眼底见网膜血管细，可见动静脉压迹征。

4. 如B超检查发现右眼视网膜有增殖伴脱离，需如何处置
   A. 观察
   B. 积极控制好血压即可
   C. 白内障手术
   D. 玻璃体手术
   E. 单纯视网膜激光光凝

【解析】玻璃体积血伴视网膜有增殖伴脱离需要行玻璃体手术，其他治疗方法无效。

（5～8题共用题干）

患者，女性，59岁。右眼前黑影伴眼前闪光感1周就诊，视力无明显下降，无视物遮挡，不伴眼红、眼痛、畏光、流泪等症状。

5. 该患者右眼最可能的诊断是
   A. 角膜炎　　　　B. 玻璃体后脱离
   C. 视网膜脱离　　D. 白内障
   E. 玻璃体积血

【解析】玻璃体和视网膜内界膜的分离称玻璃体后脱离，临床上十分常见，主要症状是眼前黑影伴眼前闪光感，一般不影响视力。

6. 为明确诊断，该患者首选的眼科辅助检查是
   A. 视野
   B. 眼部B型超声检查

答案：　1. A　2. E　3. A　4. D　5. B　6. B

C. 验光

D. 眼底照相

E. VEP

【解析】B 型超声和 OCT 检查是临床上诊断玻璃体后脱离的常用检查手段。B 型超声检查玻璃体内产生的特征性的条带状回声是诊断玻璃体后脱离的可靠临床参考依据；OCT 通过更高的分辨率或是更长的扫描线可较佳判断玻璃体后皮质的实际状态，能够较佳的诊断完全玻璃体后脱离与不完全玻璃体后脱离，且具有直观性和高清晰度。

7. 通过 B 超检查，考虑患者右眼为玻璃体后脱离。玻璃体后脱离的主要临床症状是

A. 视力下降

B. 眼球疼痛

C. 闪光感和眼前有飘浮物

D. 视物变形

E. 视物遮挡

【解析】玻璃体和视网膜内界膜的分离称玻璃体后脱离，主要症状是眼前黑影伴闪光感，一般不影响视力。

8. 如果散瞳检查该患者的右眼眼底，发现颞上视网膜裂有小干孔，该如何处理

A. 视力无下降，观察即可

B. 玻璃体切除手术

C. 视网膜激光光凝术

D. 白内障手术

E. 患者明显视物遮挡时在处理

【解析】单纯玻璃体后脱离无需特殊治疗，有视网膜裂孔形成时，需要及时激光封闭，避免发展成视网膜脱离；若伴玻璃体积血，不能看清眼底时，要进行眼 B 型超声波

检查并随诊，一旦 B 型超声显示有视网膜脱离，即应做玻璃体切除手术。

四、案例分析题

【案例1】患者，男性，45 岁。2018 年 12 月 15 日不慎被木刺刺伤左眼角膜，外伤性白内障，晶状体前囊膜破裂，予以角膜清创缝合，白内障摘除，人工晶状体植入，12 月 20 日出院，视力 0.5，出院 2 天后患者自觉左眼眼痛伴视力明显下降来院复诊。查体：左眼视力 0.02，结膜混合充血、水肿，角膜内皮皱褶，前房瞳孔区大量渗出，下方可见少量积脓，余窥不清。

第 1 问：根据题干所提供的线索，该患者左眼最有可能的诊断为

A. 角膜炎　　　　　B. 结膜炎

C. 外伤性眼内炎　　D. 人工晶状体脱位

E. 交感性眼炎　　　F. 视网膜脱离

【解析】患者有明确外伤后手术史；视力迅速下降，结膜混合充血，角膜内皮皱褶，前房瞳孔区大量渗出，下方可见少量积脓，结合病史和体征可以考虑外源性眼炎。

第 2 问：为明确诊断，需要进一步检查，首选

A. 玻璃体液的病原微生物的检查

B. 充分散瞳检查眼底

C. FFA

D. B 超检查

E. 视野检查

F. 眼部 CT

【解析】对于眼内炎患者房水、玻璃体等标本进行病原微生物的检查可以明确感染菌类型及明确诊断眼内炎，并且对于临床眼科医师的临床用药治疗也具有很强的指导意义，但菌落培养阴性者不可排除眼内炎诊断，需要进一步结合患者病史和体征。

答案：　7. C　8. C

【案例1】　1. C　2. A

第 3 问：外伤性眼内炎最首选的治疗方法是

A. 糖皮质激素

B. 散瞳剂充分散瞳

C. 单纯玻璃体腔穿刺注药物

D. 全身大剂量抗生素

E. 玻璃体切割术＋玻璃体腔穿刺注药

F. 球周注射抗生素

【解析】玻璃体手术是眼内炎最根本的治疗方法。当玻璃体出现炎性混浊，患者视力为光感、更差或呈进行性下降时，或者玻璃体内注射无法有效控制病情时，建议采用玻璃体手术。手术时先采集前房水和玻璃体原液，术中使用万古霉素和头孢他啶灌注液灌流，并进行前房灌洗，要求完全切除玻璃体。

第 4 问：细菌性眼内炎的给药途径包括

A. 结膜下注射

B. 滴眼液频繁滴眼

C. 玻璃体腔注射

D. 全身途径给药

E. 外用

F. 抗生素眼膏

【解析】细菌性眼内炎能迅速而严重的破坏眼组织、损坏视功能，因此一旦怀疑细菌性眼内炎，即应积极治疗。眼内炎的治疗包括药物治疗和必要时的手术治疗。药物治疗时给药的途径包括：结膜下或球旁注射、药液滴眼、抗生素眼膏、玻璃体腔注射和全身途径给药。

答案： 3. E 4. ABCDF

第十二章　视网膜血管性疾病

一、单选题

1. Eales 病典型的特点是
   - A. 视网膜较多深层出血及渗出
   - B. 视网膜浅层大片出血伴静脉高度迂曲扩张
   - C. 后极部视网膜可见较多浅层出血及棉绒斑
   - D. 视网膜周边部小静脉有白鞘，伴出血渗出
   - E. 视盘及视网膜水肿，动脉变细，静脉正常或变细

2. 以下视网膜静脉周围炎的临床表现**错误**的是
   - A. 多发生于 20～40 岁男性
   - B. 反复发作的玻璃体积血
   - C. 主要表现为视网膜大静脉受累
   - D. 周边部小血管闭塞
   - E. 可见视网膜新生血管形成

3. 下列有关视网膜中央静脉阻塞描述**错误**的是
   - A. 分为缺血型和非缺血型
   - B. 缺血型 CRVO 患者的 ERG 检查，b 波振幅正常，a/b 值下降
   - C. 缺血型 CRVO 发病 3～4 个月内易发

生虹膜新生血管
   - D. 视网膜中央静脉阻塞多单眼发病
   - E. 高血压引起的 CRVO 多见于 50 岁以上的患者

4. 关于 Eales 病的特征，**不符合**的是
   - A. 青年男性较多见
   - B. 单眼发病多见
   - C. 可能和结核菌感染有关
   - D. 反复玻璃体积血
   - E. 继发性视网膜脱离

5. 视网膜中央动脉阻塞的发病因素，**不包括**
   - A. 动脉粥样硬化
   - B. 血管痉挛
   - C. 抗凝血酶Ⅲ增高
   - D. 口服避孕药
   - E. 青光眼持续高眼压

6. 患者，女性，40 岁。以右眼视力突然下降 1 天就诊。就诊时眼底照相、光学相干断层扫描（OCT）、荧光素眼底血管造影（FFA）、吲哚菁绿脉络膜血管造影（ICGA），如图 12-1（彩图见文末彩插图 12-1）、图 12-2、图 12-3 所示。既往无眼病史及内科病史。全身检查无异常发现。该患者的诊断是

答案：1. D　2. C　3. B　4. B　5. C　6. A

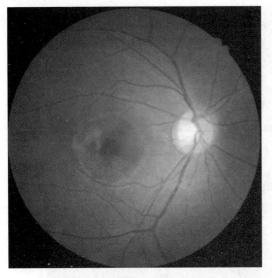

图 12-1

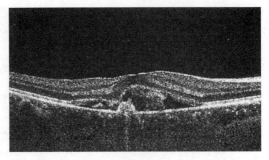

图 12-2

A. 特发性脉络膜新生血管（CNV）

B. 高度近视性视网膜病变继发 CNV

C. 年龄相关性黄斑变性（湿性）

D. 中心性浆液性脉络膜视网膜病变

E. 特发性息肉样脉络膜血管病变

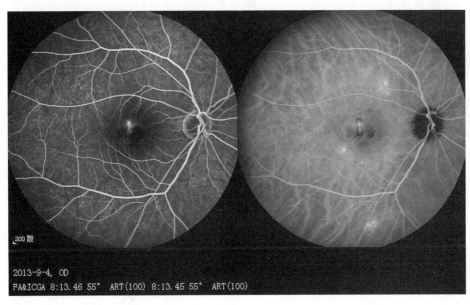

图 12-3

7. 患者，男性，35 岁，农民。以右眼视力下降，视物变形 3 个月余就诊。发病前双眼视力均为 1.0。眼部检查：右眼视力 0.2，左眼视力 1.0；眼压：右眼 16mmHg，左眼 17mmHg。双眼前节未见异常，屈光间质透明。右眼荧光素眼底血管造影（FFA）、吲哚菁绿脉络膜血管造影（ICGA）及光学相干断层扫描（OCT）图像见图 12-4、图 12-5，该患者的诊断是

A. 中心性浆液性脉络膜视网膜病变

B. 高度近视性黄斑病变

C. 特发性息肉样脉络膜血管病变（PCV）

D. 特发性脉络膜新生血管（CNV）

E. 糖尿病性黄斑水肿

答案： 7. A

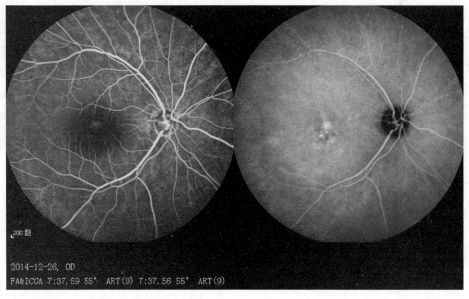

图 12-4

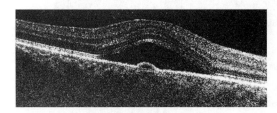

图 12-5

8. 关于特发性黄斑裂孔的描述**错误**的是
   A. 特发性黄斑裂孔的形成与玻璃体牵拉有关
   B. 对Ⅰ期特发性黄斑裂孔患者应该随诊观察
   C. 玻璃体切割术＋视网膜内界膜剥除术（全部或部分剥除）是治疗黄斑裂孔的有效手段
   D. 对于特发性黄斑裂孔可以采取视网膜激光光凝术封闭裂孔，以避免继发视网膜脱离
   E. 高度近视并发的黄斑裂孔比特发性黄斑裂孔的治愈率低

9. 以下**不适合**进行玻璃体腔内抗 VEGF 治疗的是
   A. 特发性脉络膜新生血管（CNV）
   B. 点状内层脉络膜炎继发脉络膜新生血管
   C. 高度近视合并脉络膜新生血管
   D. 多灶性脉络膜炎合并脉络膜新生血管
   E. 高度近视合并视网膜劈裂

10. 关于中心性浆液性脉络膜视网膜病变，正确的是
    A. 多发生于 30～50 岁男性，发病原因与病毒感染、感冒、妊娠、高血压及 A 型性格相关
    B. 中心性浆液性脉络膜视网膜病变原发病病变部位在脉络膜大血管，RPE 和视网膜病变为继发病变
    C. 中心性浆液性脉络膜视网膜病变自然病程常为自限性，神经上皮脱离可在 1～3 个月自行消退，一小部分可转成慢性 CSC

答案： 8. D 9. E 10. A

D. 中心性浆液性脉络膜视网膜病变患者一般不会发生巨大的 RPE 撕裂

E. 黄斑囊样水肿是慢性中心性浆液性脉络膜视网膜病变的并发症，见于6%的病例中

【解析】中心性浆液性脉络膜视网膜病变原发病病变部位在脉络膜毛细血管，有自限性，神经上皮脱离可在 2～3 个月自行消退，可发生巨大 RPE 撕裂，黄斑囊样水肿约见于 21% 病例中。

11. 关于息肉状脉络膜血管病变,**错误**的是

A. 息肉状病灶位于黄斑中心或距离黄斑中心 500μm 以内者，或异常脉络膜分支血管网位于黄斑中心者，均建议性 PDT 治疗

B. PDT 治疗 PCV 时，注射药物为维替泊芬，开始输液后第 15 分钟开始激光，激光波长 689nm，激光治疗时间为 83 秒

C. 单独抗 VEGF 治疗有助于减轻 PCV 患者黄斑水肿，但对息肉状病灶的消退无明显作用

D. 后极部大片视网膜下出血并发玻璃体积血 PCV 患者，可行玻璃体切割术清除璃体积血同时行视网膜下切开术清除视网膜下出血

E. 大部分 PCV 患者的视力预后较湿性 AMD 好

【解析】后极部大片视网膜下出血并发玻璃体积血 PCV 患者，可行玻璃体切割术清除玻璃体积血，但不建议行视网膜切开术清除视网膜下出血。

12. 关于黄斑前膜治疗,**错误**的是

A. 如果视力轻度下降或者视物变形不明显，可定期随诊观察

B. 极少数视网膜前膜可自发缓解

C. 对于黄斑前膜视力明显下降，FA 显示荧光素渗漏者，可经睫状体扁平部行玻璃体切除及前膜剥除术

D. 继发性黄斑前膜无需对原发病进行治疗

E. 对于炎症导致的继发性黄斑前膜，可给予皮质类固醇治疗

【解析】继发性黄斑前膜需要对原发病进行治疗。

13. 男性，患者，63 岁。右眼视力下降视物变形半个月，眼底黄斑区可见灰黄色病灶及少量出血，诊断为湿性老年性黄斑变性，行 ICGA 检查结果右眼黄斑区可见 1.5PD 大小 CNV 病灶。按 CNV 的 ICGA 分类，该患者最可能的诊断是

A. 焦点状 CNV   B. 混合型 CNV
C. 典型性 CNV   D. 斑状 CNV
E. 隐匿性 CNV

【解析】根据 CNV 的 ICGA 分类，将 CNV 分为焦点状 CNV（≤1PD）、斑状 CNV（>1PD）、结合型 CNV 及混合型 CNV。因此正确答案为 D 项。

14. 关于视网膜脱离的描述,正确的是

A. 由于视网膜裂孔导致的视网膜与色素上皮的分离

B. 视网膜脱离分为睫状体脱离、脉络膜脱离和视网膜脱离

C. 视网膜脱离指视网膜神经上皮与视网膜色素上皮的分离

D. 视网膜脱离必须通过手术或者激光治疗复位

E. 视网膜脱离指黄斑区视网膜分离

【解析】视网膜脱离的解剖学特点。

答案： 11. D   12. D   13. D   14. C

15. 关于形成渗出性视网膜脱离的常见病因，**不正确**的是
    A. 葡萄膜炎
    B. 息肉样脉络膜血管病变
    C. Coats 病
    D. 早产儿视网膜病变
    E. 孤立性脉络膜血管瘤

【解析】早产儿视网膜病变通常引起牵拉性，少数因周边视网膜裂孔导致孔源性视网膜脱离，不会引起渗出性视网膜脱离。

16. 急性视网膜坏死患者导致视网膜脱离的原因是
    A. 大量视网膜出血导致渗出性视网膜脱离
    B. 坏死视网膜形成瘢痕增殖后导致牵拉性视网膜脱离
    C. 动脉缺血视网膜水肿导致的渗出性视网膜脱离
    D. 形成黄斑裂孔导致孔源性视网膜脱离
    E. 坏死视网膜形成的细小裂孔导致孔源性视网膜脱离

【解析】在急性视网膜坏死患者中严重的视网膜缺血和病毒感染引起大面积视网膜坏死，在此基础上形成的多发裂孔往往导致孔源性视网膜脱离。

17. 以下**不是**牵牛花综合征患者常见并发症的是
    A. 渗出性视网膜脱离
    B. 牵拉性视网膜脱离
    C. 视网膜劈裂
    D. 并发性白内障
    E. 孔源性视网膜脱离

【解析】由于视盘的缺损导致视盘内裂孔引起的孔源性视网脱或者脑脊液进入视网膜下的渗出性视网脱都是其常见视网膜脱离的原因，而非牵拉性视网膜脱离。

18. 孔源性视网膜常见于
    A. 外伤
    B. 眼内肿瘤
    C. 青光眼术后
    D. 病理性近视
    E. 糖尿病视网膜病变

【解析】孔源性视网膜脱离是视网膜裂孔导致玻璃体液进入视网膜下引起的视网膜神经上皮与色素上皮的分离，病理性近视的常见并发症为周边视网膜格子样变性或裂孔，外伤往往直接导致视网膜撕裂 / 破裂都可形成孔源性视网膜脱离。

19. 用于鉴别渗出性视网膜脱离和孔源性视网膜脱离的有效检查方法有
    A. OCT
    B. 眼部 B 超
    C. 荧光素眼底血管造影
    D. 广角眼底照相
    E. 三面镜检查

【解析】A 很难检查到周边视网膜裂孔，C 作为一个有创性眼科检查并非用在鉴别渗出性视网膜脱离和孔源性视网膜脱离的首选。

20. 渗出性视网膜脱离常见于
    A. 葡萄膜渗漏综合征
    B. Sturge-Weber 综合征
    C. Coats 病
    D. Vogt-Koyanagi-Harada 综合征
    E. 大泡状视网膜脱离

【解析】以上 5 种疾病因视网膜渗出增加超过吸收，或视网膜外屏障破坏，导致渗出性视网膜脱离。

答案：　15. D　16. E　17. B　18. AD　19. BDE　20. ABCDE

21. 孔源性视网膜脱离患者常见的临床表现及体征有
    A. 视力下降　　　B. 视野缺损
    C. RAPD（+）　　D. 眼压升高伴头痛
    E. 飞蚊症
    【解析】仅少数孔源性视网膜脱离患者存在 RAPD（+），此外大部分孔源性视网膜脱离患者患病期间眼压降低，而非升高。

22. 以下**不是**原发性视网膜色素变性常见早期症状及体征的是
    A. 夜盲
    B. 暗适应时间延长
    C. 中心视力下降
    D. 向心性视野缩窄
    E. 暗适应 ERGb 波降低或消失
    【解析】原发性视网膜色素变性是一种以视杆细胞受累为主的疾病，早期表现因视杆细胞功能异常而出现夜盲，ERG 异常，视野向心性缩窄和暗适应时间延长，但是早期不会累及与中心视力相关的视锥细胞。

23. 以下属于先天性静止性夜盲的疾病有
    A. 先天性无脉络膜症
    B. 静止型白点状眼底
    C. Biette 结晶样视网膜病变
    D. Leber 先天性黑矇
    E. Usher 综合征
    【解析】静止型白点状眼底（小口氏病）属于先天性静止性夜盲。

24. 以下常伴有视网膜色素变性的综合征有
    A. Usher 综合征
    B. Alport 综合征
    C. Wagner 综合征
    D. Stickler 综合征
    E. Mafan 综合征

【解析】以上 5 种综合征都有眼部异常表现，但是只有 Usher 综合征伴有视网膜色素变性。

25. 关于原发性视网膜色素变性，**不正确**的是
    A. 视盘呈蜡黄色萎缩，视网膜血管变细
    B. 视野检查，发病早期视野呈环形暗点，逐渐向中心和周边扩展
    C. 血管扩张剂及抗氧化剂等可有效延缓病情进展
    D. FFA 检查，眼底弥漫性斑驳状强荧光，严重者有大面积透见荧光区
    E. ERG、EOG 可同时异常
    【解析】目前尚无有效疗法。低视力者可试戴助视器。血管扩张剂及抗氧化剂的治疗作用未确定。

26. 关于原发性视网膜色素变性，最有潜力的治疗方法是
    A. 营养素、血管扩张剂
    B. 营养神经
    C. 抗生素
    D. 抗氧化剂
    E. 基因治疗
    【解析】血管扩张剂及抗氧化剂的治疗作用未确定，该病最有潜力的治疗方法为基因治疗。

27. 关于原发性视网膜色素变性的 ERG 检查，正确的有
    A. 闪光 ERG 检查视锥细胞反应异常，视杆细胞反应正常
    B. 可表现为熄灭型
    C. 单眼 ERG 异常
    D. 闪光 ERG 检查 Ops 波上升
    E. ERG 无法引出

答案：21. ABE　22. C　23. B　24. A　25. C　26. E　27. B

【解析】原发性视网膜色素变性的 ERG 检查，表现为不同程度的视杆、视锥细胞反应下降，其中以视杆细胞反应下降为主，疾病晚期可表现为熄灭型。

28. 以下**不属于**凹陷性先天性视盘异常的有
    A. 视盘小凹
    B. 牵牛花综合征
    C. 视盘旁后葡萄肿
    D. 先天性无视盘
    E. 视盘缺损

【解析】先天性无视盘是先天性视盘发育不良的一种严重型，并不属于凹陷性视盘异常。

29. 儿童最常见的恶性眼内肿瘤是
    A. 视网膜母细胞瘤
    B. 髓上皮瘤
    C. 脉络膜黑色素瘤
    D. 脉络膜血管瘤
    E. Coats 病

【解析】视网膜母细胞瘤是儿童最常见的恶性眼内肿瘤。

30. 以下疾病**不伴有**眼部肿瘤的是
    A. Von-Hippel-Lindau
    B. Sturge-Weber 综合征
    C. Wyburn-Mason 综合征
    D. 神经 - 眼 - 皮肤综合征
    E. 结节性硬化

【解析】Wyburn-Mason 综合征是发生在眼，脑部的血管畸形，而非肿瘤。

31. 以下疾病的遗传方式**不是** X 连锁隐性遗传的是
    A. 青少年视网膜劈裂症
    B. Mafan 综合征

    C. Norrie 病
    D. 无脉络膜症
    E. 色素失禁症

【解析】除 Mafan 综合征外，其他均为 X 连锁隐性遗传性眼病。

32. 增殖型糖尿病视网膜病变的特征性表现是
    A. 视网膜微血管瘤
    B. 视网膜毛细血管无灌注区
    C. 视网膜内微血管异常
    D. 视网膜新生血管
    E. 视网膜静脉串珠样改变

【解析】增殖型糖尿病视网膜病变的特征性表现是视网膜新生血管形成。

33. 关于重度非增殖型糖尿病视网膜病变，正确的是
    A. 4 个象限中任意一个象限有 20 个以上的视网膜内出血
    B. 2 个以上象限有明确的视网膜微血管异常
    C. 1 个以上象限出现明确的静脉串珠样改变
    D. 视网膜前出血
    E. 玻璃体腔积血

【解析】重度非增殖型糖尿病视网膜病变的表现是无 PDR 表现，出现下列任一表现：①任一象限有多于 20 处视网膜内出血；②>2 个象限静脉串珠改变；③>1 个象限显著的视网膜微血管异常。

34. 患者，男性，67 岁。糖尿病病史多年，眼底检查：右眼视网膜可见出血、硬性渗出、棉絮斑和视网膜静脉串珠样改变。左眼玻璃体积血，眼底窥不清，B 超提示左眼玻璃体积血，局部视网膜牵

引性脱离。该患者糖尿病视网膜病变
的分期诊断正确的是

A. 右眼Ⅰ期，左眼Ⅴ期
B. 右眼Ⅱ期，左眼Ⅴ期
C. 右眼Ⅱ期，左眼Ⅵ期
D. 右眼Ⅲ期，左眼Ⅴ期
E. 右眼Ⅲ期，左眼Ⅵ期

【解析】我国全国眼底病学术会议制定
的 DR 临床分期标准：NPDR：①Ⅰ期：以后
极部为中心，微血管瘤，小出血点；②Ⅱ期：
黄白色渗出，出血斑；③Ⅲ期白色棉絮斑，
出血斑。PDR：①Ⅳ期：新生血管，玻璃体
积血；②Ⅴ期：新生血管，纤维增殖；③Ⅵ
期：新生血管，纤维增殖，牵拉性视网膜
脱离。

35. 患者，女性，65 岁。主诉"右眼视力下
降 1 个月"。糖尿病病史 15 年，血糖控
制欠佳。眼底检查：右眼网膜见出血渗
出，静脉串珠样改变，局部见新生血管。
OCT：黄斑水肿，未见玻璃体牵拉，未见
黄斑前膜。该患者的治疗方法**不适宜**
的是

A. 控制血糖、血压、血脂
B. 抗 VEGF 药物玻璃体注射
C. 全视网膜光凝
D. 玻璃体切割术
E. 抗 VEGF 药物玻璃体注射联合全视
网膜光凝

【解析】该患者右眼为重度 NPDR 伴黄
斑水肿。玻璃体切割术宜用于存在严重的
玻璃体黄斑牵拉和黄斑前膜的 DME。

36. 会导致视神经萎缩的病变**不包括**
A. 视网膜中央动脉阻塞
B. 视网膜脉络膜炎
C. 糖尿病

D. 颅内压升高
E. 枕叶视皮质梗死

37. 关于前部缺血性视神经病变的**错误**描
述是

A. 前部缺血性视神经病变的本质是睫
状后短动脉分支阻塞导致视盘局部
梗死
B. 视力突然下降
C. 视盘轻中度水肿
D. 视野检测为生理盲点扩大
E. 视盘水肿多呈节段性

38. 儿童视神经炎的临床特点是
A. 绝大多数单眼发病
B. 多表现为球后视神经炎
C. 多发性硬化是常见病因
D. 发病急，视力突然急剧下降
E. 预后极差

39. 动脉炎性前部缺血性视神经病变的临
床特点**不包括**

A. 发病年龄一般在 40～60 岁之间
B. 双眼视力突然严重下降，且进行性
发展
C. 发病前偶有黑矇
D. 常合并全身动脉炎的改变，如偏头痛
E. 血红细胞沉降率增快

40. 关于视神经病变的视野损害描述**错误**
的是

A. 视盘炎的视野表现为巨大的生理
盲点
B. 视盘血管炎的视野改变为生理盲点
扩大
C. 视神经炎的视野改变为中心暗点
D. 视神经炎也可表现为哑铃状暗点

答案： 35. D　36. E　37. D　38. D　39. A　40. A

E. 缺血性视神经病变的视野改变为与生理盲点相连的扇形或弓形缺损

41. Leber 遗传性视神经病变的临床特点**不包括**

    A. 10～20 岁发病

    B. 男性常见

    C. 双眼视力同时或相继下降,且难以恢复

    D. 视力正常眼的视盘充血,边缘有毛细血管扩张

    E. 典型视野改变是向心性缩小

42. 关于视神经萎缩的描述**错误**的是

    A. 下行性视神经萎缩是指筛板以后的视神经、视束、外侧膝状体损害引起的视神经萎缩

    B. 上行性视神经萎缩指视网膜脉络膜病变造成的视神经萎缩

    C. 继发性视神经萎缩又称上行性视神经萎缩

    D. 原发性视神经萎缩又称下行性视神经萎缩

    E. 视盘水肿或炎症可以造成视神经继发性萎缩

【解析】视神经萎缩可以分为原发性(下行性)、继发性和上行性三种类型。原发性(下行性)可以理解为视神经纤维从筛板开始往中枢直至外侧膝状体的病变,因为是神经轴突本身病变,所以称为原发性,又因为从神经传导来说是从中枢下行到周边,所以叫下行性视神经萎缩。继发性视神经萎缩是视盘周边的病变继发损害视盘本身造成的神经萎缩,所以叫继发性。上行性视神经萎缩是因为视网膜脉络膜病变损害神经节细胞继而往中枢上行表现为视神经萎缩,因此叫上行性。

43. 关于假性视盘水肿的视盘形态特点,描述**错误**的是

    A. 视盘颜色正常或偏红,轻度隆起

    B. 多伴有视盘玻璃膜疣

    C. 视盘边缘凹凸不平,不规则模糊

    D. 视盘血管走行模糊

    E. 视网膜中央动静脉有灰白色半透明鞘膜包裹

44. 关于视神经脊髓炎的临床特征,描述**错误**的是

    A. 发病急重

    B. 双眼发病较其他原因视神经炎常见

    C. 较少复发

    D. 常合并其他自身免疫性抗体升高

    E. 部分患者仅表现为视神经炎,而无脊髓脱髓鞘病变

45. 关于视神经脑膜瘤的正确描述是

    A. 多见于男性老年人

    B. 多发生在视神经颅内段

    C. 主要症状是头痛、视物模糊,肿瘤后期发展至眶内段才会引起眼球突出

    D. 病变以颅内为主,眼底无异常表现

    E. CT 及 MRI 检查显示视神经增粗、铁轨征、钙化灶

46. 非动脉炎性前部缺血性视神经病变的临床特点**不包括**

    A. 45 岁以上多见

    B. 多数视力呈轻中度下降

    C. 典型视野损害为中心性暗点

    D. 局限性或弥漫性视盘水肿

    E. 因单眼发病为主,RAPD 表现较明显

47. 关于视神经炎糖皮质激素治疗的描述,正确的是

答案: 41. E   42. C   43. D   44. C   45. E   46. C   47. A

A. 尽管部分特发性脱髓鞘性视神经炎（IDON）患者有自愈倾向，但是糖皮质激素治疗可以加快神经功能恢复，减少复发

B. 小剂量糖皮质激素长期口服能有效降低特发性脱髓鞘性视神经炎（IDON）的复发率

C. 甲泼尼龙短时间冲击治疗可以有效控制视神经脊髓炎（NMO）的病情并减少激素治疗的并发症

D. 特发性脱髓鞘性视神经炎（IDON）的糖皮质激素治疗不应少于4~6个月

E. 自身免疫性视神经病变的糖皮质激素治疗宜大剂量短时间

48. 关于视神经胶质瘤的描述，**错误**的是
    A. 多发生于5岁左右儿童
    B. 多为良性或低度恶性，如果发生在成年人则恶性度较高
    C. 常以眼球突出就诊，眼球运动受限明显
    D. 需注意排除神经纤维瘤
    E. 影像学检查需注意视神经孔，如果扩大提示肿瘤可能向颅内扩散

【解析】视神经胶质瘤位于肌锥内，除非肿瘤太大，一般不引起明显的眼球运动受限

49. 患儿，男性，10岁。急性淋巴细胞性白血病，出现双侧视物模糊。双侧视神经扩大、隆起，伴出血和棉絮斑，提示急性白血病性视神经浸润。应紧急采取治疗方案挽救视力。
    A. 大剂量激素冲击
    B. 环磷酰胺、甲氨蝶呤等药物化疗
    C. 放疗
    D. 手术治疗
    E. 全身支持疗法

【解析】急性白血病浸润性视神经病变是眼科急症，放疗可挽救视力。

50. 患者，女性，25岁。双眼视力急剧下降，查视盘充血，视野显示中心暗点，应首先考虑
    A. 视盘水肿
    B. 球后视神经炎
    C. 缺血性视神经病变
    D. 皮质盲
    E. 视盘炎

51. 患者，男性，30岁。1个月前出现左眼上睑下垂，眼球内陷，左侧瞳孔缩小及额部无汗，考虑患者。
    A. 重症肌无力
    B. 动眼神经麻痹
    C. 交感神经损害
    D. 提上睑肌损害
    E. 眼神经麻痹

【解析】患者左侧上睑下垂、眼球内陷、瞳孔缩小、面部无汗为Horner征，为交感神经损害所致

52. 以下**不会**引起继发性视神经萎缩的疾病是
    A. 视盘水肿
    B. Leber遗传性视神经病变
    C. 视网膜色素变性
    D. 视网膜脉络膜炎
    E. 青光眼

【解析】Leber遗传性视神经病变引起原发性视神经萎缩。

53. 可见于神经梅毒的表现是
    A. Marcus-Gunn瞳孔
    B. A-R瞳孔

答案：48. C　49. C　50. E　51. C　52. B　53. B

C. Horner 瞳孔

D. Adie 瞳孔

E. 以上均不对

54. 关于视盘炎，说法**错误**的是

A. 猩红热可引起视盘炎

B. 常伴视力及对比敏感度的下降

C. VEP 振幅下降、潜伏期延长

D. FFA 无明显荧光素渗漏现象

E. 主要应用糖皮质激素治疗

【解析】视盘炎的 FFA 表现：动脉期视盘毛细血管扩张，动静脉期后视盘及周围强荧光。炎症消退后荧光素渗漏现象消失。

55. **不能**作为前部缺血性视神经病变（AION）的诊断依据的是

A. 视力突然下降

B. 典型视野改变

C. 眼底 FFA 视盘呈弱荧光或荧光充盈缓慢

D. 视盘呈水肿状

E. 合并脱髓鞘性病变

【解析】AION 的诊断需排除视神经炎、脱髓鞘性或遗传性病变。

56. **无助于**鉴别视盘水肿和视神经炎的症状或体征是

A. 视力下降　　　B. 中心盲点

C. 视盘水肿　　　D. 眼球转动痛

E. 视网膜血管怒张

【解析】视盘水肿在视神经炎也可出现。

57. 关于视盘发育先天异常，以下说法正确的是

A. 视盘小凹为神经内胚叶发育缺陷所致

B. 倾斜视盘综合征视盘倾斜呈 C 型或

半月形

C. 牵牛花综合征可伴有周围神经系统及颅面骨发育异常

D. 有髓神经纤维一般导致视力下降

E. 视盘发育不良可伴有明显内分泌中枢神经系统异常

【解析】视盘小凹为神经外胚叶发育缺陷所致，倾斜视盘综合征视盘倾斜呈 D 型，牵牛花综合征可伴有中枢神经系统异常，有髓神经纤维一般视力无影响。

58. 以下对于视神经炎临床表现的描述，**不正确**的是

A. 单眼或双眼视力急剧下降

B. 可伴有眼痛或眼球转动痛

C. 可以出现相对性传入性瞳孔障碍

D. 视觉诱发电位 P_{100} 潜时延长

E. 色觉一般不受影响

【解析】视神经炎的临床表现特点包括：单眼或双眼视力急剧下降，常伴有眼痛或眼球转动痛，单眼发病或双眼病变不对称时会出现相对性传入性瞳孔障碍，视觉诱发电位 P_{100} 潜时延长，色觉障碍明显。

59. 前部缺血性视神经病变的发病机制是

A. 睫状后短动脉供血不足

B. 视网膜中央动脉栓塞

C. 眼动脉栓塞

D. 颅内压升高

E. 以上都不对

【解析】前部缺血性视神经病变的发病机制为睫状后短动脉供血不足。

60. 视盘水肿的主要病因是

A. 后葡萄膜炎　　　B. 球后视神经炎

C. 颅内高压　　　　D. 良性高血压

E. 青光眼

答案：54. D　55. E　56. C　57. E　58. E　59. A　60. C

【解析】视盘水肿的主要病因是颅内压升高,后者通常由颅内占位性病变引起。

61. 关于 Leber 遗传性视神经病变的说法,**不正确**的是
    A. 男性发病率多于女性,有伴性遗传的特点,基因突变位点定位于 X 染色体上
    B. 常见突变位点为 11778、3460 及 14484
    C. 常由错义突变引起,一个密码子变成代替另一种氨基酸密码子而产生突变效应
    D. 发病年龄多在十几至二十几岁。部分患者具有自愈倾向
    E. 目前缺乏有效治疗
    【解析】Leber 遗传性视神经病变由线粒体 DNA 突变所致,常见原发性突变位点为 11778、3460 及 14484 三个位点,占全部患者的 90%～95%。临床表现特点:发病年龄多在十几至二十几岁。男性发病率远高于女性,发病呈母系遗传特点。临床表现为双眼同时或先后无痛性视力下降,单眼发病或双眼病变不对称者可出现 RAPD 阳性,急性期视盘充血、水肿,但 FFA 检查无荧光素渗漏,后者可以使其与视盘炎相鉴别,因为视盘炎的 FFA 检查表现为晚期明显的视盘荧光渗漏。

62. 前部缺血性视神经病变的典型视野缺损为
    A. 巨大中心暗点
    B. 环形视野缺损
    C. 旁中心暗点
    D. 与生理盲点相连的象限性视野缺损
    E. 以上均正确
    【解析】前部缺血性视神经病变的典型视野缺损为与生理盲点相连的象限性视野缺损或水平半盲,但中心注视点一般不受累及。

63. **不会**引起继发性视神经萎缩的疾病是
    A. 视盘炎
    B. 球后视神经炎
    C. 前部缺血性视神经病变
    D. 视神经鞘脑膜瘤
    E. 视盘水肿
    【解析】引起继发性视神经萎缩的病变包括视盘炎、前部缺血性视神经病变、视盘水肿(颅内占位、视神经鞘脑膜瘤等),球后视神经炎会引起原发性视神经萎缩。

64. 关于外伤性视神经病变,以下描述**不正确**的是
    A. 绝大多数发生于视神经管内段
    B. 包括直接损伤和间接损伤
    C. 所有患者均会在眼眶 CT 片表现为视神经管骨折
    D. 视力可不同程度减退,患眼 RAPD(+)
    E. 患眼 PVEP 多见 P100 潜伏期延长,波幅降低
    【解析】外伤性视神经病变可位于视神经的任何部位发生,约 95% 发生于管内段视神经,视神经管段视神经鞘膜与骨膜紧密融合是其易于受伤的主要原因。包括直接损伤和间接损伤,多数为间接损伤,故仅有部分患者会在眼眶 CT 片表现为视神经管骨折。患者视力减退常与损伤同时发生,患眼 RAPD(+),VEP 表现为 P100 潜伏期延长,波幅降低。

65. 放射性视神经病变的发病机制主要是
    A. 放射线直接损伤视网膜神经节细胞
    B. 放射线直接损伤视神经

答案: 61. A 62. D 63. B 64. C 65. E

C. 放射线直接损伤视交叉

D. 放射线直接损伤视放射

E. 放射线直接损伤视路滋养血管内皮细胞，导致血管阻塞和坏死

【解析】放射性视神经病变确切的发病机制尚不清楚，一般认为其主要发病机制是放疗诱导了血管内皮细胞的损伤，进而引起血管阻塞和坏死。

66. 关于视神经炎糖皮质激素治疗的描述，**不正确**的是

A. 合并感染者应首先进行抗感染治疗

B. 非感染性视神经炎急性期首选激素冲击治疗

C. 单纯口服激素治疗有可能增加视神经炎复发率

D. 为避免全身副作用，首选球后或球周注射糖皮质激素治疗

E. 治疗期间应注意激素治疗副作用

【解析】对有明确病因的视神经炎应首先针对病因进行治疗，对明确病原体的感染性视神经炎应尽早给予正规、足疗程、足量抗生素治疗。糖皮质激素冲击治疗是非感染性视神经炎急性期治疗的首选，单纯口服激素治疗有可能增加视神经炎复发率。不推荐球后或球周注射糖皮质激素治疗。应用时应注意药物副作用。

67. 对诊断视神经和视路疾病最为重要的检查手段是

A. 眼部B超

B. 荧光素眼底血管造影

C. 视觉电生理检查

D. MRI

E. 视野检查

【解析】视野检查是诊断视神经及视路疾病的最重要的辅助检查手段。

68. 患者，女性，35岁。因右眼突然视力下降伴眼球转动痛2天就诊，否认全身病史。眼科检查：视力：右眼0.2，矫正无提高；左眼1.0。右眼角膜透明，KP（−），前房适中，房水闪辉（−），RAPD阳性，晶状体透明，视盘充血水肿，轻度隆起，边界模糊。首先考虑的诊断是

A. 视盘水肿

B. 视神经炎

C. Leber遗传性视神经病变

D. 前部缺血性视神经病变

E. 后葡萄膜炎

【解析】患者为青年女性，单眼视力下降伴眼痛，RAPD阳性，视盘充血水肿，符合是视神经炎的典型表现。

69. 患者，男性，60岁。因晨起时发现右眼下方视野遮挡1天就诊，患者有高血压病史3年，现口服降血压药物治疗，血压控制平稳。眼科检查：右眼0.6，矫正1.0；左眼，1.0。右眼前节正常，视盘上部灰白水肿，边界模糊，视野检查见右眼下半侧偏盲，但中心注视点未受累及。首先考虑的诊断是

A. 前部缺血性视神经病变

B. 视盘炎

C. 视盘水肿

D. 假性视盘炎

E. 视盘血管炎

【解析】老年患者，有高血压病史，晨起后发现下方视野遮挡，眼科检查显示视盘局限水肿，视野检查为绕开注视点的下方偏盲，符合前部缺血性视神经病变。

70. 患者，男性，10岁。因双眼时有视物模糊1个月就诊，自诉平时偶有头痛，未曾诊治。眼科检查：视力：双眼1.0，双

答案：66. D　67. E　68. B　69. A　70. C

眼无充血,角膜透明,前房深度正常,瞳孔 3mm,直、间接光反应均灵敏,RAPD 阴性,晶状体透明,眼底:视盘高度水肿,隆起度大于 3D,边界模糊,视盘周围视网膜中央静脉迂曲、扩张。该患者应该首选的检查是

A. 眼部 B 超

B. 荧光素眼底血管造影

C. 颅脑 MRI

D. 视觉电生理检查

E. 视野检查

【解析】患者主诉为双眼一过性视物模糊,有时伴头痛,眼科检查显示视力正常,视盘高度水肿,故首先考虑视盘水肿,因此应首选颅脑 MRI 以明确颅内占位诊断。

71. 患者,男性,20 岁。因时左眼突然视力下降 3 天就诊,不伴有眼痛或眼球转动痛。自诉其舅舅 10 余岁后即视力差,未曾诊治。眼科检查:视力:右眼 1.0,左眼 0.2,左眼角膜透明,前房深度正常,瞳孔 3mm,RAPD 阴性,晶状体透明,眼底:视盘充血水肿,轻度隆起,边界模糊,FFA 检查未见明显荧光素渗漏。该患者最可能的诊断是

A. 视盘炎

B. Leber 遗传性视神经病变

C. 视盘水肿

D. 前缺血性视神经病变

E. 假性视盘炎

【解析】患者青少年男性,单眼无痛性视力下降,其舅父有类似病史。眼科检查显示视盘充血水肿,而 FFA 检查未见明显荧光素渗漏。故应首先考虑诊为 Leber 遗传性视神经病变。

72. 患儿,女性,3 岁。因父母发现其右眼视力差 1 个月就诊,患儿足月顺产,平素体健。眼科检查:视力:右眼指数 /30cm,左眼 0.6,右眼角膜透明,前房深度正常,瞳孔 3mm,晶状体透明,眼底:后极部明显凹陷,视盘位于凹陷中央,较左侧视盘大 3 倍,视盘中央表面胶质膜样增生物覆盖,后极部凹陷边缘可见 10 余支小血管呈放射状发出。该患者最可能的诊断是

A. 视盘发育不全

B. 视盘小凹

C. 倾斜视盘综合征

D. 牵牛花综合征

E. 视盘缺损

【解析】患儿眼底表现符合牵牛花综合征的典型表现。

73. 患者,男性,30 岁。因骑电动车右侧头部摔伤后视力下降 2 天就诊,伤后在当地医院行颅脑 CT 检查未见明显异常。眼部检查:V_{OD} 0.1,矫正不提高,V_{OS} 1.0。右眼角膜透明,瞳孔圆形、直径 3mm,RAPD 阳性,晶状体透明,视盘界清色红、C/D 约 0.3,黄斑正常。目前对该患者的诊疗措施<u>不正确</u>的是

A. 糖皮质激素冲击治疗

B. 营养神经治疗

C. 视觉电生理检查

D. 必要时行视神经减压手术治疗

E. 局部抗生素滴眼液治疗

【解析】外伤性视神经病变急性期的处理包括:糖皮质激素冲击治疗,营养神经治疗,必要时行视神经减压手术治疗。另外,视觉电生理检查对于诊断和病情评估具有重要意义。

答案:　71. B　72. D　73. E

74. 儿童最常见的原发性眼内恶性肿瘤是
    A. 横纹肌肉瘤
    B. 脉络膜黑色素瘤
    C. 脉络膜骨瘤
    D. 视网膜母细胞瘤
    E. 眼内淋巴瘤

75. 视网膜母细胞瘤最常见的首诊原因是
    A. 斜视　　　　　B. 视力下降
    C. 白瞳症　　　　D. 白内障
    E. 眼压升高

76. 对于 E 期视网膜母细胞瘤的最佳治疗
    方法是
    A. 化疗　　　　　B. 眼球摘除
    C. 放疗　　　　　D. 冷冻治疗
    E. 激光治疗

77. 对于视网膜母细胞瘤转归说法**不正确**
    的是
    A. 肿瘤细胞不会凋亡
    B. 肿瘤眶内转移
    C. 肿瘤全身转移
    D. 肿瘤自发退行性变
    E. 肿瘤复发

78. 对视网膜血管瘤诊断和治疗的指导意
    义最大的检查是
    A. 三面镜检查
    B. 眼部 B 超
    C. 荧光素眼底血管造影
    D. 眼底照相
    E. 双眼 CT

79. 荧光素眼底血管造影显示供养动脉及
    回流静脉，且有染料渗漏的血管瘤是
    A. 视网膜海绵状血管瘤

    B. 视网膜蔓状血管瘤
    C. 视盘血管瘤
    D. 视网膜毛细血管瘤
    E. 孤立性脉络膜血管瘤疗

80. 荧光素眼底血管造影显示"帽状荧光"见于
    A. 视网膜毛细血管瘤
    B. 视网膜海绵状血管瘤
    C. 视网膜蔓状血管瘤
    D. 视盘血管瘤
    E. 孤立性脉络膜血管瘤

81. 荧光素眼底血管造影显示动静脉交通，
    且无染料渗漏的疾病是
    A. 视网膜海绵状血管瘤
    B. 视网膜蔓状血管瘤
    C. 视盘血管瘤
    D. 视网膜毛细血管瘤
    E. 孤立性脉络膜血管瘤

82. 最容易与 Coats 病发生混淆的是
    A. 内生性 RB　　　B. 外生性 RB
    C. 多灶性 RB　　　D. 弥漫浸润性 RB
    E. 转移性 RB
    【解析】内生性 Rb 起源于视网膜内层，
    向玻璃体内生长；外生性 Rb 起源于视网膜
    外层，早期向视网膜下生长，易使视网膜脱
    离而与 Coats 病混淆。

83. 视网膜血管瘤特征性表现是
    A. 黄白色渗出
    B. 红色瘤体
    C. 渗出性视网膜脱离
    D. 继发性青光眼
    E. 迂曲扩张的一对滋养血管
    【解析】血管瘤周围视网膜见到扩张的
    滋养血管是该病的特征性表现。

答案：74. D　75. C　76. B　77. A　78. C　79. D　80. D　81. B　82. B　83. E

84. 视网膜母细胞瘤的遗传方式是
    A. 常染色体显性遗传
    B. 常染色体隐性遗传
    C. X- 性连锁隐性遗传
    D. 线粒体 DNA 遗传
    E. 以上都不是
    【解析】视网膜母细胞瘤的遗传方式只有一种,属常染色体显性遗传。

85. 临床表现是昼盲的疾病是
    A. Coats 病
    B. Stargardt 病
    C. Best 病
    D. 视网膜色素变性
    E. 视锥细胞营养不良

86. 最常出现"脉络膜淹没征"黄斑病变的遗传性黄斑营养不良性疾病是
    A. Stargardt 病
    B. Best 病
    C. 视网膜色素图形样营养不良
    D. 视锥细胞营养不良
    E. 遗传性视网膜劈裂
    【解析】FFA"脉络膜淹没征",见于 80% 的 Stargardt 病患者。

87. 患者,男性,22 岁。视力模糊半年,双眼矫正视力 0.6,双眼检查发现双眼黄斑对称性的圆形淡黄色病变。电生理检查:EOG 异常,ERG 正常。该患者最可能的诊断是
    A. 视网膜色素变性病
    B. Stargardt 病
    C. Best 病
    D. 视网膜劈裂
    E. 视锥细胞营养不良

【解析】Best 病视力通常仅受到很小影响,典型的卵黄状结构为淡黄色盘状病变。EOG 是一个非常重要的鉴别诊断工具。

二、多选题

1. 以下常导致牵拉性视网膜脱离的疾病有
    A. 视网膜中央动脉阻塞
    B. 湿性年龄相关性黄斑病变
    C. 糖尿病视网膜病变
    D. 脉络膜渗漏综合征
    E. 视网膜静脉周围炎

2. 视网膜中央动脉阻塞急性期的 FFA 表现包括
    A. 视网膜动脉充盈时间明显延迟或可见视网膜中央动脉无荧光素染料
    B. 视网膜和脉络膜均灌注不良
    C. 视网膜动脉管腔内荧光素流变细,可呈节段状或搏动性充盈
    D. 一些 CRAO 患眼黄斑周围小动脉荧光素充盈可突然中断如树枝折断,形成无灌注区
    E. 发病数周后,FFA 可无明显异常表现

3. 下列有关视网膜静脉阻塞的描述,正确的是
    A. 仅次于糖尿病性视网膜病变的第二位常见的视网膜血管病变
    B. 视网膜分支静脉阻塞多见于静脉第 1～3 分支动静脉交汇处,颞侧分支尤以颞上分支常见
    C. BRVO 可分为缺血型、非缺血型和混合型
    D. 缺血型 BRVO 发病 3～4 个月内易出现视网膜新生血管
    E. 对于缺血型 BRVO,应立即行全视网膜光凝

答案:　84. A　85. E　86. A　87. C
　　　　1. CE　2. ACDE　3. ABD

4. 可引起玻璃体积血的疾病是
   A. 视网膜静脉分支阻塞
   B. 糖尿病视网膜病变
   C. 视网膜静脉周围炎
   D. 福格特 - 小柳 - 原田综合征
   E. 玻璃体后脱离

5. Eales 病的临床特点包括
   A. 青壮年男性
   B. 可以有结核菌素试验阳性
   C. 视网膜周边小血管闭塞伴血管旁白鞘
   D. 反复发生的玻璃体积血
   E. 多单眼受累

6. 下列有关息肉样脉络膜血管病变（PCV）的正确描述是
   A. 吲哚菁绿脉络膜血管造影（ICGA）是诊断 PCV 的金标准
   B. 眼底镜观察多能发现视网膜下橘红色结节状病灶
   C. 光学相干断层扫描（OCT）可发现双层征（视网膜色素上皮层和其下的 Bruch 膜形成两层高反射带）或高而陡峭的视网膜色素上皮脱离
   D. 对于 PCV 的治疗可采用单纯光动力疗法，单纯抗血管内皮生长因子治疗，或两者联合治疗
   E. 对于非活动性病灶应定期观察

7. 关于年龄相关性黄斑变性（AMD）的治疗，观点正确的是
   A. 对于萎缩型 AMD，可以采取光动力疗法
   B. 对于渗出性 AMD，可以采用抗 VEGF 疗法
   C. 应用抗血管内皮生长因子（VEGF）药物治疗渗出性 AMD 者，复诊时必须进行吲哚菁绿脉络膜血管造影（ICGA）检查
   D. 对于已经接受抗 VEGF 药物治疗（每个月 1 次玻璃体腔内注射雷珠单抗，连续注射 3 次）的患者，复诊时的病变与初诊时的病变相比无任何变化者，可以继续抗 VEGF 治疗
   E. 干性进展期 AMD 患者可补充抗氧化维生素和矿物质

8. 以下关于黄斑囊样水肿的正确描述是
   A. 黄斑囊样水肿是一种独立的眼病
   B. 白内障术后的黄斑囊样水肿是因玻璃体向前移位牵拉视网膜、累及毛细血管引起
   C. 光学相干断层扫描（OCT）、眼底自发荧光、荧光素眼底血管造影（FFA）都可以反映囊样水肿的程度
   D. 玻璃体腔内注射曲安奈德可以缓解黄斑囊样水肿
   E. 糖尿病黄斑囊样水肿可以通过全视网膜光凝术治疗

9. 玻璃体 - 黄斑交界面的疾病包括
   A. 特发性黄斑前膜
   B. 玻璃体 - 黄斑牵拉
   C. 特发性黄斑裂孔
   D. 黄斑毛细血管扩张症
   E. 黄斑假孔

10. 能进展为新生血管性病变的玻璃膜疣类型为
    A. 基底玻璃膜疣
    B. 玻璃膜疣伴色素增生或脱失
    C. 周边大量玻璃膜疣
    D. 黄斑区多发性大玻璃膜疣
    E. 玻璃膜疣性 PED

答案： 4. ABCE 5. ABCD 6. ABCDE 7. BDE 8. BCD 9. ABCE 10. ABDE

【解析】根据玻璃膜疣的类型,可转化为新生血管性病变的类型包括黄斑区多发大玻璃膜疣、玻璃膜疣伴色素异常、基底玻璃膜疣、玻璃膜疣PED等。不会转化为新生血管性病变的类型包括网状假玻璃膜疣、周边玻璃膜疣、钙化性玻璃膜疣、大胶质性玻璃膜疣。

11. 关于黄斑裂孔分期,正确的是
    A. Ⅰa期,中心凹变浅或消失,黄斑区可见黄色点或环,可伴玻璃体黄斑牵拉
    B. Ⅰb期,中心凹或其周围神经上皮层部分裂孔,孔径<350μm,圆形或半圆形
    C. Ⅱ期,中心凹或其周围神经上皮层全层裂孔,为小的偏心孔,边缘多无晕环
    D. Ⅲ期,裂孔较Ⅱ期变大,有玻璃体后皮质牵引,有/无盖,裂孔周围网膜水肿
    E. Ⅳ期,玻璃体完全后脱离,或伴游离盖,伴较大的全层裂孔

【解析】Ⅰb期为在Ⅰ期的基础上,黄斑中心凹进一步脱离,中心凹出现黄色环,Ⅱ期才出现裂孔。

12. 关于CNV的表述,正确的是
    A. 1型CNV起源于脉络膜,在FA上表现为典型性CNV改变
    B. 2型CNV是新生血管穿过RPE-Bruch膜复合体,在视网膜下、RPE上增殖的新生血管,在FA上表现为隐匿性CNV
    C. 轻微典型性CNV是指典型性CNV成分占整个病变区域的30%以下
    D. 3型CNV是视网膜内新生血管,典型特征为视网膜内水肿

E. 典型性CNV成分主要在造影早期显现,并可辨认CNV新生血管轮廓

【解析】1型CNV在FA上表现为隐匿性CNV,2型CNV则表现为典型性CNV,3型CNV也被称为视网膜血管瘤样扩张。轻微典型性CNV是指典型性CNV成分占整个病变区域的50%以下,而不是30%以下。

13. 关于PCV临床特点的描述,正确的是
    A. PCV的FA造影早期表现后极部可见散在分离的簇状斑点样强荧光,后期轻度渗漏或染色
    B. 异常分支脉络膜血管网在ICGA上表现为造影剂明显渗漏
    C. PCV于CNV或RAP共存时,PCV多位于黄斑外或中心凹外,而CNV或RAP常位于中心凹下
    D. OCTA对PCV息肉的显示较BVN要好
    E. OCT典型表现为拇指样凸起的PED及"双层征"

【解析】异常分支脉络膜血管网在ICGA上表现有2种,一种是造影后期荧光逐渐消退,一种是造影后期血管网染色,无荧光渗漏。OCTA对BVN的显示要好于息肉样病变。

14. 体液免疫和细胞免疫参与视网膜色素变性的发病,与之相关的有
    A. 视网膜视杆细胞外节盘和人类可溶性视网膜抗原激活淋巴细胞
    B. T淋巴细胞减少
    C. 免疫抑制能力下降
    D. 维生素A缺乏
    E. 血清免疫球蛋白水平升高

【解析】维生素A代谢缺陷导致的视紫红质功能异常不属于色素变性相关的免疫改变。

答案: 11. ACDE　12. DE　13. ACE　14. ABCE

15. 原发性视网膜色素变性常见的并发症有
    A. 视盘视神经萎缩
    B. 黄斑水肿
    C. 白内障
    D. 青光眼
    E. 视网膜脱离
    【解析】除视网膜脱离外,A~D 均为视网膜色素变性的常见并发症和伴发症。

16. 原发性与继发性视网膜色素变性的鉴别要点为
    A. 前者有家族史,而后者没有
    B. 前者多双眼对称,而后者多为单眼改变
    C. 后者患眼多有既往疾病史
    D. 前者多有屈光不正,而后者多没有
    E. 前者可能伴有眼外症状,而后者多没有
    【解析】继发性视网膜色素变性多有既往眼病史,如视网膜脱离、外伤、肿瘤等病变。而原发性视网膜色素变性往往是双眼对称有家族史,多伴有眼外其他系统病变的疾病和综合征,但是两种疾病的区分是不能用是否存在屈光不正来鉴别。

17. 视网膜色素变性的诊断依据包括
    A. 进行性夜盲
    B. 双眼视网膜典型色素改变
    C. 向心性视野缩小
    D. ERG 呈熄灭型
    E. 视野呈鼻侧阶梯
    【解析】视网膜色素变性属于光感受器细胞及色素上皮(RPE)营养不良性退行性病变。临床上以夜盲、向心性视野缩小、色素性视网膜病变和光感受器功能不良(ERG 呈熄灭型)为特征。

18. 关于原发性视网膜色素变性的遗传方式,正确的有
    A. 常染色体显性遗传
    B. 常染色体隐性遗传
    C. X 连锁隐性遗传
    D. 伴 Y 遗传
    E. 大部分为单基因遗传
    【解析】原发性视网膜色素变性遗传方式,包括常染色体显性遗传、常染色体隐性遗传及 X 连锁遗传等,大部分为单基因遗传。

19. 以下疾病可能出现视盘肿胀的有
    A. 视神经炎
    B. Leber 遗传性视神经病变
    C. 牵牛花综合征
    D. 视盘玻璃膜疣
    E. 远视
    【解析】除了牵牛花综合征,其余几种疾病都可以引起真性或假性视盘肿胀。

20. 当患者出现视盘水肿,为明确是否存在颅内高压,提示颅内高压可能的头部 MRI 影像特点是
    A. 脑室增宽
    B. 视神经鞘间隙增宽
    C. 空蝶鞍
    D. 矢状位上眼球前后径缩短
    E. 颞叶皮质沟回变浅
    【解析】A~D 均为颅内高压时头部 MRI 影像特点。

21. 以下关于 Leber 先天性黑矇的描述,正确的有
    A. 患儿自出生后早期就表现为严重的视力低下,眼球震颤
    B. Leber 先天性黑矇以常染色体隐性遗

答案:　15. ABCD　16. ABCE　17. ABCD　18. ABCE　19. ABDE　20. ABCD　21. ABDE

传为主

C. 常见并发症有白内障，圆锥角膜，视网膜脱离

D. 患儿因长期按压眼球，导致眶脂肪减少，眼球后退，睑裂变小

E. 患儿眼底改变多呈视盘苍白，血管变细，数量减少，视网膜弥漫性不均匀性色素沉着黄斑萎缩，也可无明显色素变化

【解析】视网膜脱离不是 Leber 先天性黑矇的常见并发症。

22. 家族性渗出性玻璃体视网膜病变的常见眼底改变有

A. 视网膜皱襞

B. 黄斑视盘距增长

C. 周边视网膜血管分支数量增加，伴渗出或出血

D. 视网膜脱离，眼球萎缩

E. 眼压升高，眼球长大

【解析】严重的家族性渗出性玻璃体视网膜病变可导致视网膜全脱离，眼球萎缩，但是不会导致眼球长大。

23. 患者，男性，76岁。既往高血压病、糖尿病病史 10 余年，未重视诊疗。突发左眼视物不清 2 小时。眼科检查左眼视力 HM/30cm，左眼玻璃体积血，眼底窥不清。可能的诊断是

A. 糖尿病视网膜病变

B. 视网膜中央静脉阻塞

C. 视网膜分支静脉阻塞

D. 视网膜裂孔

E. 视网膜中央动脉阻塞

24. 糖尿病视网膜病变的非增殖期表现是

A. 视网膜微血管瘤

B. 视网膜内出血

C. 视网膜前出血

D. 视网膜内微血管异常

E. 黄斑水肿

【解析】非增殖型糖尿病视网膜病变的临床表现主要有：视网膜微血管瘤、视网膜内出血、硬性渗出、棉絮斑、毛细血管无灌注、视网膜内微血管异常、视网膜静脉串珠样改变、黄斑水肿。

25. 糖尿病视网膜病变的增殖期表现是

A. 视网膜新生血管

B. 视网膜内出血

C. 视网膜前出血

D. 视网膜内微血管异常

E. 虹膜新生血管

【解析】增殖型糖尿病视网膜病变的特征性表现是视网膜新生血管形成。临床表现在 NPDR 的基础上可见视网膜视盘新生血管、玻璃体积血、牵拉性视网膜脱离、虹膜新生血管及新生血管性青光眼。

26. 患者，男性，55 岁。糖尿病 20 年，胰岛素治疗，血糖控制一般。曾双眼行全视网膜光凝各 2 次。现双眼矫正视力 0.2。OCT 示双眼黄斑囊样水肿。患者可选用的治疗方法为

A. 控制血糖

B. 玻璃体腔注射曲安奈德

C. 玻璃体腔注射抗 VEGF 药物

D. 行 FFA 检查必要时补全视网膜光凝

E. 黄斑微脉冲激光光凝

【解析】该患者为双眼糖尿病视网膜病变伴黄斑水肿光凝。治疗方式有抗 VEGF 药物；糖皮质激素；激光治疗；玻璃体切割术等。

答案： 22. ABCD 23. ABCD 24. ABDE 25. ACE 26. ABCDE

27. 关于视神经炎病因的正确描述是
    A. 最常见的病因是炎性脱髓鞘病变
    B. 脱髓鞘性视神经炎常为多发性硬化的首发症状
    C. 反复发作的视力损害、严重的脱髓鞘性视神经炎需首先考虑多发性硬化
    D. 以视神经炎为首发症状的视神经脊髓炎预后较差
    E. 脱髓鞘性视神经炎患者可合并自身免疫性疾病

28. 单眼视盘水肿可发生的疾病是
    A. 前部缺血性视神经病变
    B. 视神经炎
    C. 视网膜中央静脉阻塞
    D. 颅高压
    E. 癌源性视神经浸润

29. 非动脉炎性前部缺血性视神经病变的临床特点是
    A. 常见于年龄大于 60 岁的老年人
    B. 常合并高血压、糖尿病
    C. 小视盘患者发病率高
    D. 视力轻中度下降，无进行性加重的趋势
    E. 预后较好

30. 视神经胶质瘤的临床特点是
    A. 多见于 10 岁以下儿童
    B. 多发性牛奶咖啡斑
    C. 进行性视力下降伴视盘水肿
    D. CT/MRI 检查示视神经弥漫性增粗或典型的梭形扩大
    E. 双眼发病要考虑神经纤维瘤病

31. 血浆置换治疗视神经炎的适应证
    A. 特发性脱髓鞘性视神经炎（IDON）急性期

B. 视神经脊髓炎相关性视神经炎（NMO-ON）糖皮质激素治疗不佳
    C. 感染性视神经炎
    D. 自身免疫性视神经病频繁复发者
    E. AQP-4 抗体阳性

32. 具有视神经毒性的物质包括
    A. 甲醇
    B. 乙醇
    C. 乙胺丁醇
    D. 异烟肼
    E. 奎宁

33. 关于 Leber 遗传性视神经病变的治疗，说法正确的是
    A. 目前尚无特效疗法
    B. 抗氧化治疗是目前最广泛应用的方法之一
    C. 基因治疗是目前研究的热点
    D. 补充雄激素对本病有一定疗效
    E. 健康的生活方式如戒烟戒酒、食用新鲜食物、体育锻炼对减缓本病发展有益

34. Leber 遗传性视神经病变的临床特点包括
    A. 该病主要发生于男性，多发生于 20～30 岁
    B. 视野损害通常表现为中心或生理盲点性中心暗点
    C. 该病遗传异常位于线粒体的 DNA，点突变的位置分别为 11778、14484 和 3460
    D. 视盘毛细血管扩张是其典型表现，这些血管在 FFA 中出现荧光渗漏
    E. 患者出生时视力正常，发病时一眼突发视力下降，对侧眼在几周或几个月内出现视力下降

答案： 27. ABDE　28. ABCE　29. BCDE　30. ABCDE　31. BDE　32. ABCDE　33. ABCE　34. ABCE

【解析】视盘毛细血管扩张是该病典型表现，这种特征性改变最好在健眼观察，病眼较难辨认。与视盘新生血管不同，这些血管在 FFA 中不发生荧光渗漏。

35. 关于眼肌麻痹，以下说法正确的是
    A. 双眼向上同向运动不能，考虑帕里诺综合征，常见于松果体肿瘤
    B. 患者眼肌全部瘫痪，眼球只能直视前方，瞳孔散大，光反应消失，常见于海绵窦血栓、眶上裂综合征
    C. 完全性动眼神经麻痹，表现为上睑下垂、眼球向外下斜、瞳孔散大、光反应及调节反射均消失，复视
    D. 慢性进行性眼外肌麻痹（CPEO）是一种线粒体疾病，上睑下垂常常先于其他眼球运动障碍，伴复视
    E. 一个半综合征是指患侧眼球不能内收和外展，对侧眼球不能外展

【解析】CPEO 为线粒体疾病，患者常无复视。一个半综合征是指患侧眼球不能内收和外展，对侧眼球不能内收。

36. 关于视神经脊髓炎，下列说法正确的是
    A. 单侧或双侧视神经炎与急性脊髓炎同时或相继发生是本病特征性表现
    B. 多急性起病，视力在数小时或数日内急剧下降
    C. 发病人群以青壮年居多，女性多发
    D. 脊髓病灶多以脊髓周围受累为主
    E. 该病可能机制为：AQP4-Ab 与 AQP4 特异性结合，在补体参与下使少突胶质细胞坏死，最终导致星形胶质细胞的损伤以及髓鞘脱失

【解析】视神经脊髓炎的脊髓病灶多以脊髓中央受累为主；该病的可能发病机制为：AQP4-Ab 与 AQP4 特异性结合，在补体参与下使星形胶质细胞坏死，最终导致少突胶质细胞的损伤以及髓鞘脱失。

37. 关于视神经炎，以下说法正确的是
    A. 视力下降缓慢
    B. 眼球运动痛内转时加重
    C. 体温升高时中心暗点明显
    D. 全身激素治疗有助于最终的视力恢复
    E. 视盘水肿可排除该诊断

【解析】视神经炎视力急剧下降。全身激素仅缩短病程，不影响最终视力恢复。视神经炎也可有视盘水肿。

38. 导致瞳孔缩小的疾病是
    A. 黑矇性瞳孔强直
    B. Argyll-Robertson 瞳孔
    C. 有机磷中毒
    D. 氰化物中毒
    E. Horner 综合征

【解析】黑矇性瞳孔强直及氰化物中毒导致瞳孔散大。

39. 关于视神经胶质瘤，以下说法**错误**的是
    A. 由于视神经内部神经胶质细胞异常增殖所致，属于良性或低度恶性肿瘤
    B. 如发生在儿童则其恶性程度较高
    C. 肿瘤起于眶尖者，可早期引起视力障碍
    D. 肿瘤位于眶内者，视力障碍和眼球运动障碍多发生于突眼后
    E. MRI 显示 T_1WI 呈低信号，T_2WI 呈高信号

【解析】视神经胶质瘤如发生在成年则其恶性程度较高。肿瘤位于眶内者，视力障碍和眼球运动障碍多发生于突眼前，是由于视神经纤维最先被增生的胶质细胞所压迫

答案： 35. ABC　36. ABC　37. BC　38. BCE　39. BDE

破坏导致,与其他肌圆锥内肿瘤不同。MRI显示 T_1WI 呈等信号。

40. 营养性视神经病变的表现是
    A. 视盘颞侧变白
    B. 色觉障碍
    C. 视野缩小
    D. RAPD 阳性
    E. 黄斑乳头束损害

    【解析】营养性视神经病变多为双眼发病,故无相对性传入性瞳孔障碍。典型的视野损害为中心暗点。

41. 关于非动脉炎性前部缺血性视神经病变的描述,正确的是
    A. 主要由睫状后短动脉供血不足所致
    B. 通常合并高血压、糖尿病等基础病变
    C. 典型视野表现为与生理盲点相连的象限性视野缺损或水平偏盲
    D. 目前缺乏有效治疗方法
    E. 治疗上首选糖皮质激素冲击治疗

    【解析】非动脉炎性前部缺血性视神经病变是由于后睫状动脉循环障碍造成视神经乳头供血不足,引起视神经乳头急性缺氧水肿所致。患者常伴有高血压、动脉硬化、心血管疾病等疾病,临床表现为视力突然下降,典型视野表现为与生理盲点相连的象限性视野缺损,或者表现为偏盲,但不以水平正中线或垂直正中线为界;目前缺乏有效治疗方法,急性期可尝试短期口服糖皮质激素治疗。

42. 关于视盘水肿的说法,正确的是
    A. 颅内压升高是主要病因
    B. 临床表现可分为早期、进展期和萎缩期
    C. 早期即可出现视力下降

    D. 早期视盘隆起<3D
    E. 视盘周围可出现 Paton 线

    【解析】视盘水肿是由颅内高压所致,早期不会引起视力下降,但可以引起一过性黑矇。视盘水肿的临床表现分期为:①早期:视盘充血、水肿,轻度隆起,视网膜中央静脉可轻度扩张、充盈。②中期(进展期):视盘隆起明显,可高达 3～4D,边缘模糊,直径扩大,视盘表面毛细管扩张明显,周围可见火焰状出血,视网膜静脉怒张、弯曲,在视盘边缘可呈断续状。病变严重者可见 Paton 线。③晚期(萎缩期):视盘呈灰白色或白色,轻微隆起,边缘不清,视网膜血管变狭窄,静脉恢复正常或变细。

43. Leber 遗传性视神经病变的临床表现特点包括
    A. 男性发病率明显高于女性
    B. 十几至二十几岁发病,发病后视力仍持续下降
    C. 单眼或双眼急剧视力下降,不伴有眼痛
    D. 部分患者视力可以自行好转
    E. 口服艾地苯醌可以部分改善患者视功能

    【解析】Leber 遗传性视神经病变由线粒体 DNA 突变所致,常见原发性突变位点为 11778、3460 及 14484 三个位点,占全部患者的 90%～95%。临床表现特点:发病年龄多在十几至二十几岁。男性发病率远高于女性,发病呈母系遗传特点。临床表现为双眼同时或先后无痛性视力下降。目前尚缺乏有效治疗手段,口服艾地苯醌可以患者的视野和色觉损害起到部分改善作用。

44. 视网膜母细胞瘤应相鉴别的疾病是
    A. 永存原始玻璃体增生症

答案: 40. ABE 41. ABCD 42. ABDE 43. ABCDE 44. ABCDE

B. 白内障

C. Coats 病

D. 眼内炎

E. 早产儿视网膜病变

45. 激光光凝是治疗视网膜母细胞瘤的主要手段之一,其中**不适合**激光治疗的是

A. 位于赤道后,早期小的视网膜母细胞瘤

B. 位于赤道后,伴有广泛视网膜脱离的视网膜母细胞瘤

C. 伴有玻璃体广泛播散的视网膜母细胞瘤

D. 伴有玻璃体大量出血的视网膜母细胞瘤

E. 位于近睫状体部视网膜母细胞瘤

46. 摘除视网膜母细胞瘤时,应注意以下哪几点

A. 应轻巧敏捷,避免按压眼球

B. 尽可能长的切除视神经

C. 必要时可行外眦切开术,辅助眼球摘除

D. 眼球取出后,应行病理组织学检测

E. 如果视神经断端有肿瘤细胞残存,可给予放射治疗

47. 关于冷凝治疗视网膜母细胞瘤,说法正确的是

A. 位于赤道以前的小视网膜母细胞瘤可选择冷凝治疗

B. 冷凝治疗可以导致玻璃体积血的发生

C. 后极部视网膜母细胞瘤可用冷冻治疗

D. 后极部视网膜母细胞瘤禁用冷冻治疗

E. 一般而言冷凝较激光治疗术后反应大

48. 下列有关视网膜毛细血管瘤的正确描述是

A. 可以为孤立性视网膜血管瘤

B. 常染色体遗传性疾病 von Hippel-Lindau 病的组成部分

C. 可为孤立性或多发性,多见于单眼

D. 多见于 10～30 岁青少年

E. 多见于中年人

49. 有关视网膜毛细血管瘤的正确描述是

A. 本病常见于 10～30 岁的青少年

B. 早期,肿瘤体积小,未侵犯黄斑部,可以无任何症状

C. 随着血管瘤逐渐增大,黄斑区出现渗出水肿,导致视力下降

D. 眼底可见暗红色球形包块,有数根粗大迂曲的血管供应

E. 可以导致视网膜脱离

50. 关于视网膜毛细血管瘤临床表现,描述正确的是

A. 视网膜毛细血管瘤多在周边部,生长缓慢,早期多无症状

B. 有供养动脉及回流静脉

C. 视网膜毛细血管瘤附近的视网膜下积液,严重时形成渗出性视网膜脱离

D. 视网膜下脂质渗出,黄斑部呈星芒状

E. 荧光素眼底血管造影显示特征性的"帽状荧光"

51. 以下关于视网膜母细胞瘤的描述,正确的有

A. 双眼发病约占 30%～35%

B. 可出现钙化灶

C. 男性多于女性

D. 90% 都发生于 3 岁以前

E. 是儿童最常见的原发性眼内恶性肿瘤

答案:　45. BCDE　46. ABCDE　47. ABDE　48. ABCD　49. ABCDE　50. ABCD　51. ABDE

【解析】Rb 的发生率无种族、地域及性别的差异。

52. 以下关于 RB 的治疗，说法正确的有
    A. 为提高患儿生存质量，一般不再主张早期眼球摘除
    B. 肿瘤已占眼内容积的 50% 以上，保存疗法失败时应该行眼球摘除术
    C. 眼球摘除时，视神经切除要大于 10mm
    D. 巩膜表面放射敷贴治疗优于外放射治疗
    E. 转化疗仅作为晚期姑息治疗
    【解析】对部分 RB 患者化疗联合局部放疗或冷冻可起到很好的治疗效果。

53. 关于视网膜母细胞瘤的超声表现，下列描述正确的有
    A. 眼内实性肿物
    B. 瘤组织内钙斑回声
    C. 肿物有后运动
    D. 动脉频谱呈高速、高阻型
    E. 肿物内可见与视网膜中央动脉相连续的血流频谱
    【解析】视网膜母细胞瘤无后运动。

54. 符合卵黄样黄斑营养不良的是
    A. 是一种常染色体显性遗传性疾病
    B. 年轻发病，双眼同时发病
    C. ERG 振幅降低，潜伏期延长
    D. EOG 光峰/暗谷低于 1.5
    E. 眼底黄斑萎缩性病变呈牛眼状

55. Stargardt 病表现为
    A. 色素上皮层较多细小黄色斑片，黄斑区色素紊乱，局部 RPE 萎缩

B. 早期明适应和暗适应 ERG 的潜伏期和振幅正常
C. FFA 可见暗脉络膜背景荧光（脉络膜淹没征）
D. 视野初期可见相对性中心暗点，晚期可见绝对中心暗点
E. 可见黄斑中心凹暗的自发荧光伴周围高亮斑点

56. 关于视锥细胞营养不良，正确的是
    A. 患者为获得性色觉障碍，畏光，夜盲
    B. OCT 示中心凹光感受器层萎缩，IS/OS 改变，中断或消失
    C. 典型的 FFA 表现黄斑区呈靶心样或"牛眼样"改变
    D. EOG 光峰/暗谷明显降低，EOG 比 ERG 更敏感
    E. 明视 ERGb 波振幅减退甚至熄灭

三、共用题干单选题

（1～4 题共用题干）

患者，男性，32 岁。主诉：因"双眼晚夜间视物不见 1 年"入院。现病史：患者 1 年前无明显诱因出现晚夜间视物不见，逐渐加重，未行诊治。眼科检查：双眼角膜透明，前房深度正常，虹膜纹理清晰，晶状体和玻璃体透明。散瞳查眼底：双眼视盘界清，蜡黄色，中周部视网膜可见散在骨细胞样色素沉着。否认家族史、外伤史。视网膜电图（ERG）：双眼各波波幅降低，暗视反应显著降低，较明视反应严重。

1. 根据该患者的病史、症状和体征，首先考虑的诊断是
    A. 脉络膜视网膜炎
    B. 早发视网膜变性
    C. 锥杆细胞营养不良

答案： 52. ABCD 53. ABDE 54. ABD 55. ABCDE 56. BCE
        1. D

D. 原发性视网膜色素变性

E. Leber 先天性黑矇

【解析】原发性视网膜色素变性参考诊断指标如下：①患者在出现视力下降之前首先表现夜间或暗处视力差；②视野：周边视野缺损；③ERG：暗视反应显著降低，较明视反应严重。晚期患者波形记录不到；④眼底：视网膜中周部变性为主：a. 骨细胞样色素或椒盐样色素或灰白色素或不规则色素团块；b. 毯层样视网膜变性。

2. 本病**不需要**进行鉴别诊断的疾病是

A. 脉络膜视网膜炎

B. Stargardt 病

C. 锥杆细胞营养不良

D. 早发视网膜变性

E. Leber 先天性黑矇

【解析】本病需要与脉络膜视网膜炎、早发视网膜变性、锥杆细胞营养不良、Leber 先天性黑矇相鉴别。

3. 关于本病的遗传方式，**不正确**的有

A. 常染色体显性遗传

B. 常染色体隐性遗传

C. X 连锁隐性遗传

D. 伴 Y 遗传

E. 单基因遗传

【解析】原发性视网膜色素变性遗传方式，包括常染色体显性遗传、常染色体隐性遗传及 X 连锁遗传等，大多数为单基因遗传。

4. 对本病最有潜力的治疗方法为

A. 营养素、血管扩张剂

B. 营养神经

C. 抗生素

D. 抗氧化剂

E. 基因治疗

【解析】根据患者病史及临床表现等，最可能的诊断是原发性视网膜色素变性，该病最有潜力的治疗方法为基因治疗。

（5～8 题共用题干）

患者，女性，25 岁。右眼视力突然下降 3 天来诊。伴有眼球转动时疼痛，否认近视、外伤及发热等病史。眼科查体：视力：右眼前手动，左眼 1.0，眼压正常。右外眼正常，右瞳孔略散大，直接对光反应迟钝，间接对光反应存在。眼底：视盘正常，视网膜血管走行正常，黄斑区中心凹反射存在。

5. 该患者可能初步诊断为

A. 视盘炎

B. 球后视神经炎

C. 缺血性视神经病变

D. Leber 遗传性视神经病变

E. 视神经萎缩

6. 为明确诊断，患者还需要进行的辅助检查**不包括**

A. 血常规、红细胞沉降率、CRP

B. 乙肝、结核、艾滋病、梅毒等感染指标

C. AQP4-Ab

D. 颅脑核磁共振

E. 激光共焦显微镜

【解析】视神经炎发病原因较为复杂，可能与脱髓鞘；细菌、病毒感染；SLE. 结节病等自身免疫性疾病；维生素 B_1 缺乏、抗结核药物应用等有关。还需与动脉炎性缺血性视神经病变、非动脉炎性缺血性视神经病变等疾病相鉴别。激光共焦显微镜适用于眼前节病变的检查诊断。

7. 该病的临床表现**不包括**

A. 该病可逐渐发病，也可以突然视力减退，甚至无光感

答案：　2. B　3. D　4. E　5. B　6. E　7. B

B. 多为双眼发病

C. 如单眼发病，瞳孔直接对光反应迟钝或消失，间接对光反应存在

D. 眼底可见视盘水肿，3周至1个月出现视盘颞侧色淡或变白

E. 视野可见巨大中心暗点、哑铃状暗点，甚至全盲

8. 患者血液学指标 AQP4（+），正确的治疗方案**不包括**

A. 给予甲泼尼龙静滴，1g/d，3～5天

B. 冲击之后酌情给予激素阶梯依次减半，至120mg

C. 减至口服泼尼松片每日1mg/kg体重，逐渐缓慢减量

D. 总疗程不大于3个月

E. 可加用硫唑嘌呤、环磷酰胺、吗替麦考酚酯等药物

【解析】AQP4（+）视神经脊髓炎，症状重，易复发，激素治疗应规范并逐渐减量，总疗程不小于6～12个月，免疫抑制剂应用可减少复发。

（9～11题共用题干）

患者，女性，30岁。因左眼视力显著下降伴眼痛1周就诊。眼科检查：视力：右眼1.2，左眼0.1，矫正无提高；左眼角膜透明，前房适中，瞳孔3mm，RAPD阳性，晶状体透明，视盘色淡红，边界清楚。

9. 为明确诊断，该患者首先应该进行的检查是

A. 荧光素眼底血管造影

B. CT

C. MRI

D. 视野

E. B超

【解析】患者为青年女性，单眼视力下降

伴眼痛，RAPD阳性，视盘正常，应首先考虑球后视神经炎，故应进一步检查视野已明确诊断。特发性视神经炎应首选糖皮质激素冲击治疗。

10. 该患者最可能的诊断是

A. 球后视神经炎

B. Leber 遗传性视神经病变

C. 视盘水肿

D. 前缺血性视神经病变

E. 假性视盘炎

11. 特发性视神经炎的首选治疗方案是

A. 糖皮质激素冲击治疗

B. 单纯口服糖皮质激素

C. 球后注射糖皮质激素

D. 免疫抑制剂治疗

E. 单纯营养神经治疗

（12～14题共用题干）

患者，男性，16岁。因时双眼无痛性突然视力下降2周就诊。眼科检查：视力：右眼0.15，左眼0.1，双眼前节正常，眼底：视盘色界正常，黄斑未见异常。视野检查示双眼中心暗点。其母和舅父均在30岁后出现视力下降。

12. 该患者首先应考虑进行的检查是

A. 荧光素眼底血管造影

B. 视野检查

C. 视觉电生理检查

D. MRI

E. 线粒体基因检查

【解析】患者青少年男性，双眼无痛性视力下降，有母系家族病史。视野检查示双眼中心暗点，应首先考虑诊为 Leber 遗传性视神经病变。故应进行线粒体基因检查以明确诊断。Leber 遗传性视神经病变的常见

突变位点是 11778、3460 及 14484,且为错义突变。

13. 该患者最可能的诊断是
    A. 球后视神经炎
    B. Leber 遗传性视神经病变
    C. 视盘水肿
    D. 视盘炎
    E. 假性视盘炎

14. 以下关于 Leber 遗传性视神经病变的说法,**错误**的是
    A. 男性发病率多于女性,有伴性遗传的特点
    B. 常见突变位点为 11778、3460 及 14484
    C. 常由无义突变引起
    D. 部分患者视力可以自行好转
    E. 目前缺乏有效治疗

（15～16题共用题干）
    患者,女性,65 岁。因晨起右眼视力下降 3 天就诊,患者有糖尿病病史 10 余年,现规范口服降血糖药物治疗。眼科检查:视力:右眼 0.2,矫正无改善;左眼 1.0。右眼前节正常,视盘下半部灰白水肿,边界模糊,伴小片放射状出血。视野检查见右眼上半侧偏盲。

15. 该患者应首先考虑的诊断是
    A. 视盘炎
    B. 非动脉炎性前部缺血性视神经病变
    C. 视盘水肿
    D. 假性视盘炎
    E. 视盘血管炎

【解析】患者为老年女性,有糖尿病病史,晨起后发现上方视野遮挡,眼科检查显示视盘下半部灰白水肿,伴小片放射状出

血。视野检查见右眼上半侧偏盲,符合非动脉炎性前部缺血性视神经病变的典型表现。

16. 缺血性视神经病变的临床特点**不包括**
    A. 通常合并高血压、糖尿病等基础病变
    B. 视力常为轻度或中度下降
    C. RAPD 可表现为阳性
    D. 视野缺损难以完全恢复
    E. VEP 典型表现为 P100 潜伏期延长

【解析】非动脉炎性前部缺血性视神经病变的 VEP 典型表现为 P100 振幅降低,潜伏期一般正常。

（17～20题共用题干）
    患者,男性,40 岁。因双眼一过性黑矇 1 个月就诊,平时偶有头痛,但未曾诊治。眼科检查:视力:双眼 1.0,双眼前节正常,眼底:视盘高度水肿,隆起度大于 3D,边界模糊,视盘周围视网膜中央静脉明显迂曲、怒张。

17. 该患者的病因很可能是
    A. 颅内占位性病变
    B. 非动脉炎性前部缺血性视神经病变
    C. 视盘炎
    D. 眶蜂窝织炎
    E. 假性视盘炎

【解析】患者临床表现符合视盘水肿诊断,后者主要由颅内占位性病变引起。视盘水肿应注意与视盘炎、前部缺血性视神经病变、视盘血管炎和假性视盘炎相鉴别,治疗原则为积极查找病因,针对病因治疗。

18. 该患者属于视盘水肿的阶段是
    A. 早期   B. 中期
    C. 晚期   D. 萎缩期
    E. 临床前期

【解析】视盘水肿的临床表现分期为:

答案: 13. B 14. C 15. B 16. E 17. A 18. B

①早期：视盘充血、水肿，轻度隆起，视网膜中央静脉可轻度扩张、充盈。②中期（进展期）：视盘隆起明显，可高达3～4D，边缘模糊，直径扩大，视盘表面毛细管扩张明显，周围可见火焰状出血，视网膜静脉怒张、弯曲，在视盘边缘可呈断续状。病变严重者可见Paton线。③晚期（萎缩期）：视盘呈灰白色或白色，轻微隆起，边缘不清，视网膜血管变狭窄，静脉恢复正常或变细。

19. 视盘水肿的治疗原则为
　　A. 积极查找病因，针对病因治疗
　　B. 早期给予糖皮质激素冲击治疗
　　C. 单纯神经营养药物治疗
　　D. 立即行脑脊液分流术
　　E. 改善微循环药物治疗

20. 视盘水肿的鉴别诊断**不包括**
　　A. 视盘炎
　　B. 前部缺血性视神经病变
　　C. 视盘血管炎
　　D. 假性视盘炎
　　E. 屈光不正

（21～25题共用题干）
　　患者，男性，26岁。因右眼视力下降3个月，左眼视力下降1周就诊。眼科检查：视力：右眼0.1，左眼指数/30cm，矫正均无提高，双眼RAPD（−），视盘充血水肿，轻度隆起，边界模糊，黄斑正常。

21. 为进一步明确诊断，应对患者进行的检查，**除了**
　　A. 色觉检查
　　B. 视野检查
　　C. 视觉电生理检查（VEP）
　　D. 荧光素眼底血管造影（FFA）
　　E. 眼眶X线检查

【解析】患者为青年男性，临床表现为双眼先后视力下降。眼科检查示视盘充血水肿，应首先考虑视盘炎或Leber遗传性视神经病变。色觉、视野、视觉电生理检查、荧光素眼底血管造影对于诊断视盘炎和Leber遗传性视神经病变均具有重要意义，但眼眶X线检查无诊断价值。充血、水肿的视盘有无荧光素渗漏对于鉴别视盘炎和Leber遗传性视神经病变具有重要意义。视盘有明显荧光素渗漏支持视盘炎，反之，则支持Leber遗传性视神经病变。视盘炎应首选糖皮质激素冲击治疗，而Leber遗传性视神经病变目前缺乏有效治疗，口服艾地苯醌对患者视功能具有部分改善效果。

22. 如果视野检查显示双眼巨大中心暗点，VEP显示双眼P100潜时明显延长，FFA显示左眼视盘弥漫性荧光素渗漏，则可能的诊断是
　　A. 视盘炎
　　B. 前部缺血性视神经病变
　　C. 视盘血管炎
　　D. 假性视盘炎
　　E. Leber遗传性视神经病变

23. 如果视野检查显示双眼巨大中心暗点，VEP显示双眼P100潜时明显延长，FFA显示左眼视盘弥漫性荧光素渗漏，则首选的治疗方案是
　　A. 糖皮质激素冲击治疗
　　B. 单纯口服糖皮质激素
　　C. 球后注射糖皮质激素
　　D. 免疫抑制剂治疗
　　E. 单纯营养神经治疗

24. 如果视野检查显示双眼巨大中心暗点，VEP显示双眼P100潜时明显延长，FFA

答案：　19. A　20. E　21. E　22. A　23. A　24. E

显示造影期间双眼视盘始终无荧光素渗漏，则首先应进一步做的检查是

A. 抗髓鞘少突胶质细胞糖蛋白抗体

B. 抗水通道蛋白4抗体

C. 抗核抗体

D. 梅毒螺旋体特异性抗体

E. 线粒体基因检查

25. 如果视野检查显示双眼巨大中心暗点，VEP显示双眼P100潜时明显延长，FFA显示造影期间双眼视盘始终无荧光素渗漏，线粒体基因检查显示11778位点突变，则可以选择的治疗是

A. 糖皮质激素冲击治疗

B. 免疫抑制剂治疗

C. 口服艾地苯醌

D. 视神经减压手术治疗

E. 糖皮质激素滴眼液治疗

四、案例分析题

【案例1】患者，男性，29岁。发现右眼眼前黑影飘动8天，视力明显下降2天。既往全身无重要脏器疾病史。眼部检查，V_{OD}0.6（-6.5DS），前房深，Tyn（-），晶状体透明，玻璃体混浊，可见少量积血。原瞳下视盘颞侧近视弧形斑，后极部视网膜模糊可见，未见明显异常。V_{OS}1.0（-6.25DS），前房深，晶状体透明，玻璃体轻，原瞳下视盘颞侧近视弧形斑，后极部视网膜正常。双眼眼压正常。

第1问：门诊首诊时，为帮助诊断，首先要进行的检查是

A. 双散瞳眼底检查

B. 眼部光学相干断层扫描（OCT）

C. 荧光素眼底血管造影（FFA）

D. 眼部超声生物显微镜（UBM）检查

E. 眼部B超

F. 眼视网膜电图（ERG）及视觉诱发电位（VEP）

【解析】视力下降，玻璃体混浊，首先要散瞳检查视网膜情况，患者矫正0.6，散瞳后基本能判别原因。

第2问：可能考虑的疾病为

A. 孔源性视网膜脱离

B. 视网膜静脉周围炎

C. 后巩膜炎

D. 葡萄膜渗漏综合征

E. 福格特-小柳-原田综合征

F. 玻璃体后脱离

【解析】由于有轻度的玻璃体积血，孔源性视网膜脱离以及玻璃体后脱离患者玻璃体牵拉导致视网膜血管破裂而出血，视网膜静脉周围炎则多数是由于周边视网膜新生血管膜牵拉出血。患者年龄29岁，但有高度近视，玻璃体后脱离可以提前发生。

第3问：双眼散瞳检查发现右眼玻璃体絮状出血，周边视网膜可见数处血管周围白鞘或白线状，周围有多处出血及渗出灶。左眼周边颞上方也可见小血管周围白鞘，视网膜少量小片状出血点。B超仅提示左眼玻璃体混浊，未见视网膜脱离。最可能的诊断是

A. 孔源性视网膜脱离

B. 视网膜静脉周围炎

C. 后巩膜炎

D. 葡萄膜渗漏综合征

E. 福格特-小柳-原田综合征

F. 玻璃体后脱离

【解析】视网膜静脉周围炎多为健康青年男性患者，常双眼发作。本病特点是反复发作的视网膜玻璃体积血。主要累及视网

答案： 25. C 【案例1】 1. A 2. ABF 3. B

膜周边部,血管旁白鞘,广泛周边无灌注区及新生血管形成。

第4问:接下去最需要考虑做的辅助检查为

    A. 眼部光学相干断层扫描(OCT)

    B. 荧光素眼底血管造影(FFA)

    C. 眼部超声生物显微镜(UBM)检查

    D. 眼部B超检查

    E. 眼视网膜电图(ERG)及视觉诱发电位(VEP)

    F. 眼眶CT

【解析】荧光素眼底血管造影有助于该疾病的诊断,显示受累的视网膜小静脉管壁染色,荧光素渗漏,可见毛细血管扩张及微血管瘤,如果周边部有大片状毛细血管无灌注区和严重渗漏荧光素的新生血管,则应对该患者进行视网膜激光光凝治疗。

第5问:患者的荧光素眼底血管造影检查:右眼视网膜周边部可见大片无灌注区和新生血管,左眼颞上方周边视网膜少数静脉扩张,管壁荧光着染,未见无灌注区,下一步治疗方案是

    A. 肺部CT、结核菌素试验等排除结核

    B. 给予活血化瘀药保守治疗,根据病情变化评估是否行玻璃体切割手术

    C. 双眼视网膜激光光凝

    D. 右眼视网膜无灌注行激光光凝治疗

    E. 尽快给予右眼玻璃体切割手术

    F. 排除皮质类固醇使用禁忌证后全身使用皮质类固醇治疗

【解析】右眼视力0.6,暂时可给予药物保守治疗以及视网膜无灌注区激光光凝治疗;双眼视网膜有活动性改变建议辅以全身激素治疗,激素治疗前必须排除其结核等可能的感染因素。左眼FFA未见无灌注区,无需激光光凝治疗。

【案例2】患者,男性,65岁。高血压病史10年,糖尿病病史7年。自诉左眼突发视物不见30分钟,无其他不适症状,休息后无缓解。眼部查体:V_{OD}.0.8,V_{OS}:HM/30cm,左眼角膜透明,前房深,房水清亮,瞳孔约5mm×5mm,对光反应迟钝,晶状体轻度混浊,眼底视盘色淡,边缘模糊,动静脉管径均变细,后极部视网膜灰白色水肿苍白,黄斑区呈现相对的淡红色。右眼晶状体轻度混浊,余未见明显异常。NCT:12mmHgOD,11mmHgOS。

第1问:该患者首先应该考虑的疾病是

    A. 前节缺血性视神经病变

    B. 视网膜中央静脉阻塞

    C. 视网膜中央动脉阻塞

    D. 视神经炎

    E. 糖尿病视网膜病变

    F. 眼动脉阻塞

【解析】前节缺血性视神经病变非缺血区视盘色红,静脉管径不变细,黄斑无樱桃红。视神经炎患者视盘多充血水肿,静脉多增粗,患者多伴眼眶痛或转动痛,黄斑无樱桃红。眼动脉阻塞一般视力无光感,全视网膜水肿,可有棉绒斑,黄斑无樱桃红。

第2问:最需考虑做的辅助检查是

    A. 眼部光学相干断层扫描(OCT)

    B. 荧光素眼底血管造影(FFA)

    C. 眼部超声生物显微镜(UBM)检查

    D. 眼部B超检查

    E. 眼视网膜电图(ERG)及视觉诱发电位(VEP)

    F. 眼眶CT

【解析】FFA检查有助于了解视网膜、脉络膜、视盘的血循环状况,有助于鉴别诊断。

答案: 4. B　5. ABDF　【案例2】1. C　2. B

第3问：该患者荧光素眼底血管造影结果提示为视网膜中央动脉阻塞，其FFA可能的表现有

A. 视网膜动脉充盈时间明显延迟

B. 可见视网膜中央动脉无荧光素染料

C. 视网膜和脉络膜均灌注不良

D. 视网膜动脉管腔内荧光素流变细，可呈节段状或搏动性充盈

E. 视网膜小动脉荧光素充盈可突然中断如树枝折断

F. 发病数周后，FFA可无明显异常表现

G. 视网膜中央静脉迂曲扩张，荧光渗漏明显，黄斑区花瓣样改变

【解析】视网膜中央动脉阻塞患者往往静脉管径变窄或改变不明显，黄斑区显示缺血改变。

第4问：该患者的治疗方案有

A. 吸入95%氧气和5%二氧化碳的混合气体

B. 前房穿刺放液

C. 血管扩张剂

D. 全视网膜激光光凝治疗

E. 按摩眼球

F. 纤溶制剂

【解析】研究证实视网膜缺血超过90分钟视网膜内层细胞将不可逆转的死亡。CRAO总的治疗原则是迅速恢复血流，局部和全身给予扩张血管、降低眼压处理。

【案例3】患者，女性，23岁。自诉左眼视物模糊5个月余，加重1周，否认眼红眼痛，否认外伤史，否认高血压病史，否认糖尿病病史。查体左眼视力0.2，裂隙灯检查眼前节正常，眼压正常，散瞳查眼底：可见视盘轻充血水肿，视网膜静脉迂曲扩张，整个眼底多量视网膜散在浅层出血灶，沿血管分布，后极部更明显，未见棉绒斑。右眼未见明显异常。

第1问：首先考虑的诊断是

A. 糖尿病视网膜病变

B. 视网膜静脉周围炎

C. 视网膜中央静脉阻塞

D. 前部缺血性视神经病变

E. 高血压相关视网膜病变

F. 眼缺血综合征

【解析】眼底表现可见视盘充血水肿，静脉迂曲扩张，沿血管分部的大量浅层出血，考虑视网膜中央静脉阻塞。眼缺血综合征多见于老人，没有视盘水肿，视网膜出血较少且多在中周部，大多为点状或墨迹状，位置较深，常见虹膜红变。

第2问：为明确病因，患者后续要进行的检查是

A. 血黏度检查

B. 同型半胱氨酸检测

C. 血常规+CRP

D. 抗核抗体检测

E. 风湿类风湿检查

F. 荧光素眼底血管造影

G. 相关凝血因子检测

【解析】年轻人出现视网膜中央静脉阻塞需寻找病因，排除全身因素，包括血压、血糖、易栓症如自身免疫系统疾病、血管炎、血液系统疾病等。眼底血管造影可以明确视网膜缺血及黄斑状况。

第3问：若FFA未发现明显缺血性视网膜病变，但提示显著黄斑水肿，后续治疗方案包括

A. 前房穿刺降眼压

B. 玻璃体腔抗VEGF治疗

C. 口服激素治疗

答案： 3. ABCDEF 4. ABCEF 【案例3】 1. C 2. ABCDEFG 3. BCDF

D. 玻璃体腔内地塞米松缓释剂注射治疗

E. 全视网膜激光光凝

F. 格栅样光凝治疗

【解析】视网膜中央静脉阻塞发生黄斑水肿，可考虑抗 VEGF 治疗及玻璃体腔激素治疗，但应关注高眼压及白内障的发生，年轻患者应考虑血管炎症的可能，排除禁忌证后可口服激素治疗。由于为非缺血性，无需全视网膜光凝治疗。

第 4 问：若患者血常规检查结果为血小板 $6.8×10^{10}$/L，追问患者病史，患者自述有反复流产史，后续最应该补充进行的检查是

A. 颈动脉 B 超

B. 心脏超声

C. 骨髓穿刺

D. 抗心磷脂抗体检查

E. 肝、胆、脾、胰 B 超

F. 肺部 CT

【解析】年轻女性患者，出现血小板降低伴有反复流产史，应怀疑抗磷脂综合征的存在，抗磷脂综合征可致血栓形成，造成视网膜静脉阻塞。

【案例 4】患者，男性，60 岁。左眼视物不清 3 个月余，加重 10 天入院。现病史：患者自述 3 个月余前无明显诱因下出现左眼视物不清，未重视，10 天前左眼视物不清明显加重。有高血压 10 余年，糖尿病 5 余年。查体：左眼视力 FC/BE，结膜无明显充血，角膜清，前房深、房水清亮，晶状体轻度混浊，小瞳下眼底模糊不清。右眼视力 1.0，晶状体轻度混浊，余无特殊。

第 1 问：该患者就诊后，为明确诊断，首先进行的检查项目有

A. 眼部光学相干断层扫描（OCT）

B. 荧光素眼底血管造影（FFA）

C. 眼部超声生物显微镜（UBM）检查

D. 散瞳查眼底

E. 眼视网膜电图（ERG）及视觉诱发电位（VEP）

F. 眼眶 CT

G. 眼部 B 超

【解析】老年患者，无外伤史，视物不清，眼前节无殊，白内障不严重，小瞳下眼底模糊，需考虑玻璃体混浊、出血的可能，所以首先应散瞳以及行眼部 B 超。

第 2 问：该患者散瞳后可见玻璃体血性混浊，眼底仍窥不清，查 B 超发现玻璃体腔混浊，伴视网膜脱离，该患者可能的诊断有

A. 视网膜中央静脉阻塞

B. 增殖性糖尿病性视网膜病变

C. 视网膜静脉周围炎

D. 视网膜分支静脉阻塞

E. 孔源性视网膜脱离

F. 视网膜大动脉瘤

【解析】老年患者，高血压病史，玻璃体积血伴视网膜脱离，需考虑的疾病包括视网膜分支静脉阻塞、孔源性视网膜脱离伴血管牵拉出血、视网膜大动脉瘤破裂出血；患者虽然有糖尿病，但对侧眼底无明显异常，暂不考虑糖尿病视网膜病变所致；视网膜中央静脉阻塞一般不会引起大量玻璃体积血。视网膜静脉周围炎多发生在年轻男性，双眼发病。

第 3 问：患者目前最需要的治疗为

A. 玻璃体内抗 VEGF 治疗

B. 玻璃体腔内注射地塞米松缓释剂

C. 玻璃体切割术手术治疗

D. 口服止血药

E. 眼底激光治疗

F. 全身激素治疗

答案： 4. D 【案例 4】 1. DG 2. DEF 3. C

【解析】患者玻璃体腔积血合并视网膜脱离,首选玻璃体切割术手术治疗。

第4问:玻璃体切割术术中发现患者颞上方视网膜脱离,颞上分支血管迂曲白线状,视网膜脱离区1点钟方位近周边可见机化膜牵拉所致裂孔,目前考虑的诊断为

A. 视网膜中央静脉阻塞

B. 糖尿病性视网膜病变

C. 视网膜静脉周围炎

D. 视网膜分支静脉阻塞

E. 孔源性视网膜脱离

F. 视网膜大动脉瘤

【解析】缺血性视网膜分支静脉阻塞,如果不给予激光光凝干预,发病3~6个月后易出现新生血管,进而导致玻璃体积血及视网膜脱离。

【案例5】患者,男性,55岁。职业会计。以"右眼视力下降,视野中央黑影1天"就诊。眼部检查:右眼视力指数/20cm,左眼视力1.0.双眼视力矫正不提高。眼压:右眼15mmHg,左眼14mmHg。双眼前节未见异常,屈光间质透明。眼底照相见图12-6。

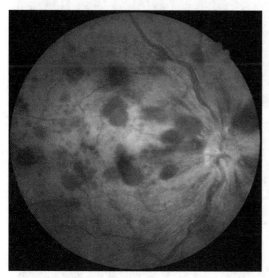

图 12-6

第1问:针对该患者的眼底情况,需要重点询问的病史是

A. 外伤史

B. 家族史(尤其是年龄相关性黄斑变性家族史)

C. 家族史(尤其是青光眼家族史)

D. 内科病史(尤其是高血压、血脂情况)

E. 吸烟史

F. 家族史(尤其是夜盲史)

【解析】该患者眼底表现:①视网膜静脉迂曲、扩张,视网膜出血,提示有视网膜中央静脉阻塞;②黄斑部视网膜苍白、水肿,提示有视网膜动脉阻塞。上述均反映患者血液循环异常,因此应重点询问心血管方面的情况。

第2问:该患者最需要做的辅助检查是

A. 眼部B超

B. 光学相干断层扫描(OCT)

C. 荧光素眼底血管造影(FFA)

D. 角膜曲率检测

E. 眼部CT

F. 超声活体显微镜(UBM)检查

【解析】OCT检查为明确黄斑水肿的程度,以确定是否需要球内注药治疗;FFA是明确视网膜的血循环状态,重点是明确是否有缺血区,从而确定是否需要行视网膜激光光凝治疗。

[提示]患者FFA检查结果见图12-7。

第3问:根据患者的临床资料和检查结果,考虑诊断为

A. 视网膜中央静脉阻塞

B. 睫状视网膜动脉阻塞

C. 视网膜中央动脉阻塞

D. 年龄相关性黄斑变性

E. 息肉样脉络膜血管病变

F. 高度近视性视网膜变性

答案: 4. DE 【案例5】1. D 2. BC 3. AB

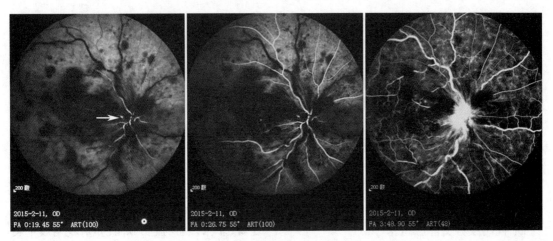

图 12-7

【解析】该患者视网膜中央静脉阻塞的诊断一目了然，比较特殊的是黄斑部视网膜色泽过度苍白，与一般的视网膜静脉阻塞继发的黄斑水肿表现不同，提示有视网膜动脉阻塞。在 FFA 图像中，可以发现该患者还有一条睫状视网膜动脉，充盈时间较其他动脉时间迟缓（观察 19 秒和 26 秒时的图像可见到栓子，图 12-8 中箭头所示）

［提示］患者 OCT 检查结果见图 12-8。

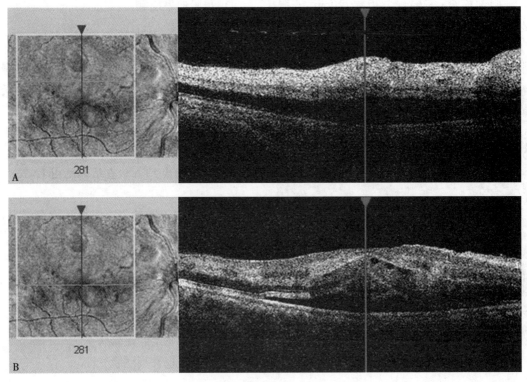

图 12-8

第4问：根据OCT图像（图12-8）分析，引起该患者视力下降、视野中央黑影的原因是

  A. 视网膜神经纤维层萎缩

  B. 黄斑水肿

  C. 玻璃体积血

  D. 视网膜神经纤维层肿胀

  E. 黄斑部视网膜色素上皮（RPE）萎缩

  F. 视网膜层间结构紊乱

【解析】图12-8中A水平的绿色扫描线相对应的区域为眼底彩照中视网膜苍白水肿的区域。OCT表现为神经纤维层反射信号增强，局部肿胀，这是供应该区域的视网膜动脉阻塞导致的细胞缺血、细胞性水肿。图12-8中B水平的绿色扫描线相对应的区域为黄斑中心凹，可见中心凹部位水肿，凹样形态消失，视网膜层间结构紊乱。

【案例6】患者，男性，70岁。有糖尿病病史1年。常规体检时发现右眼视力不好，因而到眼科就诊。眼部检查：右眼视力指数/眼前，左眼视力0.6。散瞳后检查，可见晶状体周边皮质混浊，眼底照相见图12-9。

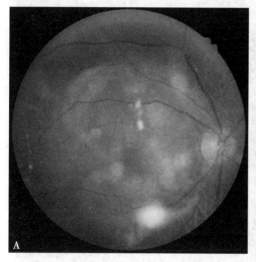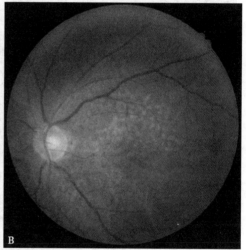

图 12-9

第1问：该患者需要进行的辅助检查是

  A. 视觉电生理

  B. 光学相干断层扫描（OCT）

  C. 荧光素眼底血管造影（FFA）

  D. 角膜曲率检测

  E. 眼部CT

  F. 吲哚菁绿脉络膜血管造影（ICGA）

【解析】从眼底图像可见患者右眼后极部视网膜呈大泡样隆起，可能是视网膜神经上皮脱离，也可能是浆液性视网膜色素上皮（RPE）脱离，或者是二者皆有，OCT是目前唯一能够清晰显示视网膜横断面的检查方法，故OCT检查必不可少。视网膜神经上皮/色素上皮脱离的原因有中心性浆液性脉络膜视网膜病变、脉络膜新生血管（CNV）、息肉样脉络膜血管病变（PCV）等。单从眼底照片看，该患者不具有典型湿性年龄相关性黄斑变性（AMD）的特点（视网膜下出血、环形脂质沉积等），可能是PCV，ICGA是诊断PCV的金标准，故最好同时行FFA和ICGA同步检查。

  [提示] 该患者FFA、ICGA、OCT检查结果见图12-10～图12-13。

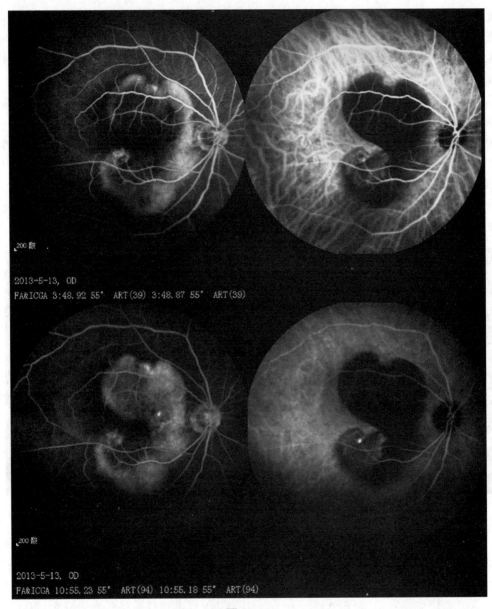

图 12-10

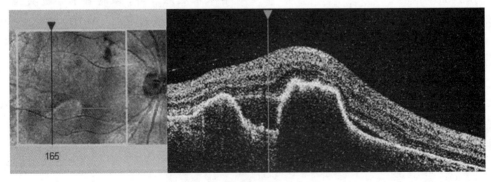

图 12-11

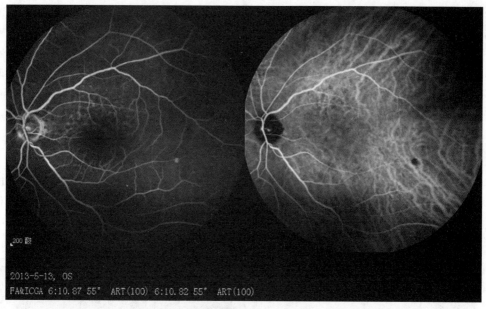

图 12-12

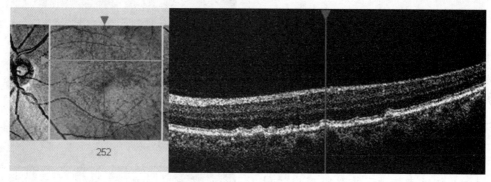

图 12-13

第2问：根据上述临床资料和影像学检查结果综合考虑，患者的诊断可能为

A. 右眼中心性浆液性脉络膜视网膜病变，左眼中期老年性黄斑变性（AMD）

B. 双眼高度近视性黄斑病变

C. 右眼葡萄膜炎，左眼中期 AMD

D. 双眼湿性 AMD

E. 右眼糖尿病黄斑水肿，左眼中期 AMD

F. 右眼特发性息肉样脉络膜血管病变（PCV），左眼中期 AMD

【解析】右眼眼底图片、FFA 及 OCT 图像均显示为浆液性 RPE 脱离。ICGA 检查：造影 3 分 48 秒时出现结节样强荧光点，与之对应的 OCT 表现为手指样的 RPE 陡峭隆起，这是 PCV 的特征性表现。但是从提供的图像来看，双层征不够典型，ICGA 没有典型的分支血管网和息肉图像，因此本例也有可能是隐匿性 CNV，但提供的选项并没有这一项，因此就不考虑。左眼黄斑中心凹附近黄色斑点在 OCT 图像中显示为驼峰状的色素上皮隆起，在 FFA 中对应

答案： 2. F

为强荧光点，这些是玻璃膜疣的表现，因为病理上玻璃膜疣是透明物质，位置处于色素上皮下，可将色素上皮顶起使其变薄，从而透见脉络膜背景荧光（窗样荧光）。按照《中国老年性黄斑变性临床诊断治疗路径》，任何>125mm 玻璃膜疣，任何中心凹 2 个视盘直径内的 RPE 异常，诊断为中期 AMD。

第 3 问：下列适合该患者的治疗措施是

　A. 右眼球内注射抗血管内皮生长因子（VEGF）药物

　B. 右眼球内注射曲安奈德

　C. 右眼玻璃体切割术＋视网膜内界膜剥除术

　D. 右眼玻璃体腔内注气术

　E. 口服抗氧化维生素和矿物质补充剂

　F. 密切观察

【解析】右眼病变为 PCV 活动期，由血管异常渗漏引起，可以行抗 VEGF 治疗。左眼为中期 AMD，按照我国新制定的 AMD 临床路径，中期 AMD 需口服抗氧化维生素和矿物质补充剂，左眼符合此期表现，故应给予药物治疗。

　［提示］该患者接受了右眼眼球内注射抗 VEGF 药物，在注药后第 3 天，患者自觉右眼前有线状黑影飘动。

第 4 问：此时应该对患者重点进行的检查是

　A. 裂隙灯显微镜观察是否有角膜上皮擦伤

　B. OCT 检查观察黄斑水肿是否消退

　C. 裂隙灯显微镜观察房水是否清亮

　D. 裂隙灯显微镜观察原有的晶状体周边部皮质混浊是否加重

　E. 散瞳，前置镜详细观察玻璃体情况

　F. FFA 检查异常血管渗漏是否消退

【解析】该患者 70 岁。从眼底照片可见其玻璃体内有白色团、絮状混浊，提示可能已经存在玻璃体液化或后脱离。球内注射后因药液干扰玻璃体，可能导致玻璃体内混浊移位，从而有飘动黑影的感觉。但同时要高度警惕眼内炎，因此需要详细检查房水和玻璃体的情况。

【案例 7】患者，男性，76 岁。以"左眼视物变形 3 天"就诊。眼部检查：右眼视力 0.8，左眼视力 0.3。散瞳后眼底检查见图 12-14。

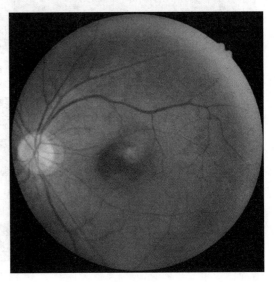

图 12-14

第 1 问：根据患者的眼底情况，需要重点询问的病史是

　A. 眼外伤史

　B. 年龄相关性黄斑变性（AMD）家族史

　C. 青光眼家族史

　D. 内科病史（高血压、糖尿病等）

　E. 吸烟史

　F. 夜盲史

【解析】该患者 76 岁。眼底表现为视网膜下出血，黄白色的视网膜下膜样组织，这

答案：　3. AE　4. CE　【案例 7】1. BDE

是湿性 AMD 的常见眼底特征，因此要重点询问与 AMD 有关的家族史及与 AMD 发病有关的吸烟史。由于高血压、视网膜动脉瘤、糖尿病等病变也可造成视网膜出血，因此相关的内科病史也必须询问。

［提示］患者光学相干断层扫描（OCT）和荧光素眼底血管造影（FFA）检查结果见图 12-15、图 12-16。

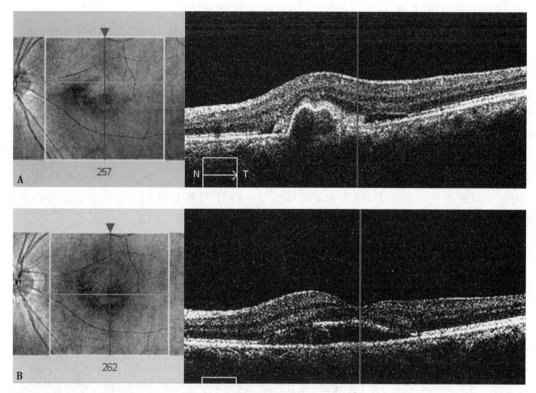

图 12-15

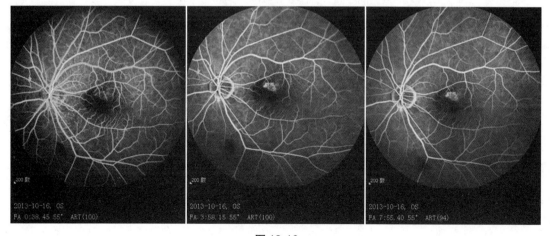

图 12-16

第2问：该患者应诊断为

A. 中心性浆液性脉络膜视网膜病变

B. 高度近视性黄斑病变

C. 干性年龄相关性黄斑变性（AMD）

D. 湿性 AMD

E. 糖尿病性黄斑水肿

F. 特发性息肉状脉络膜血管病变（PCV）

【解析】黄白色的膜样组织在 OCT 中表现为不规则的视网膜色素上皮脱离，色素上皮连续性破坏，其破坏处的上、下方可见中等反射信号，病灶两侧可见视网膜下的少量积液。该病变位于黄斑中心凹上方，视网膜积液因重力作用沉积于中心凹，中心凹处神经上皮脱离。而 FFA 图像与病灶对应的是随时间出现的荧光积存改变，这些都是脉络膜新生血管（CNV）的典型表现。

［提示］该患者接受了1次球内注射抗 VEGF 药物治疗，1个月后复查。

第3问：复查的内容应该包括

A. 最佳矫正视力检测

B. 眼部 CT　　　　C. FFA

D. 眼部 B 超　　　E. OCT

F. 视觉电生理检查

【解析】视力检查是常规，OCT 检查可以从视网膜切面清晰观察到视网膜色素上皮脱离和视网膜下积液是否缓解。FFA 是有创检查，不可频繁进行。

［提示］该患者接受了抗 VEGF 药物治疗，每个月1次，共3次。第2次注药后复查 OCT 结果见图 12-17，第3次注药后复查 OCT 结果见图 12-18。

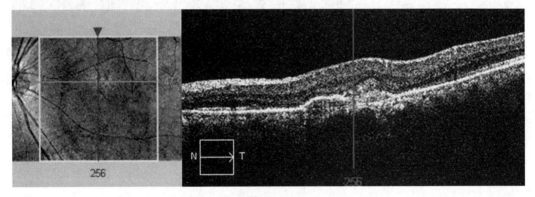

图 12-17

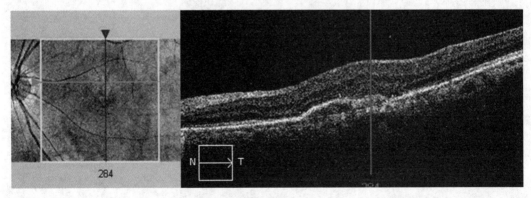

图 12-18

答案： 2. D　3. AE

第4问：建议患者的后续治疗是

A. 继续每个月 1 次抗 VEGF 治疗

B. 继续每季度 1 次抗 VEGF 治疗

C. 继续每年 1 次抗 VEGF 治疗

D. 光动力治疗

E. 定期随访，发现有新的活动病灶时，再给予抗 VEGF 治疗

F. 白内障手术

【解析】连续两次的 OCT 检查中，视网膜色素上皮脱离已经缓解并稳定，视网膜下积液吸收，视网膜层间干燥，提示 CNV 静止。故不需要继续注药治疗。

【案例 8】患者，女性，33 岁。教师。以右眼中心黑影、视物变形 2 天就诊。眼部检查：右眼视力 0.2，左眼视力 0.8。10 年前曾行准分子激光角膜屈光手术，当时的屈光状态：右眼 −11.0DS，左眼 −8.0DS。眼压：右眼 20mmHg，左眼 19mmHg。双眼前节未见异常，屈光间质透明。眼底照相见图 12-19。

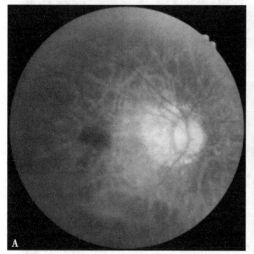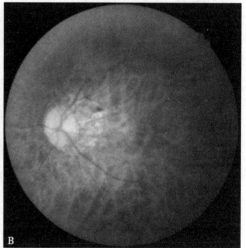

图 12-19

第1问：该患者右眼出现黑影、视物变形的原因是

A. 黄斑部出血

B. 高度近视视网膜色素上皮（RPE）萎缩

C. 高度近视黄斑部裂孔

D. 视神经萎缩

E. 高度近视脉络膜萎缩

F. 特发性脉络膜新生血管（CNV）

【解析】引起眼前黑影的病变可以有很多，包括视神经缺血、视网膜裂孔、视网膜出血、视路病变等，但视物变形的原因只有黄斑水肿或黄斑出血。从眼底彩照中可以观察到右眼黄斑处有视网膜出血，患眼虽然同时有豹纹状眼底、脉络膜萎缩弧、视神经颜色苍白等高度近视视网膜病变的表现，但这些都不是视物变形、黑影的原因。

[提示] 患者进行了荧光素眼底血管造影（FFA）、吲哚菁绿脉络膜血管造影（ICGA）、光学相干断层扫描（OCT）结果见图 12-20～图 12-22。

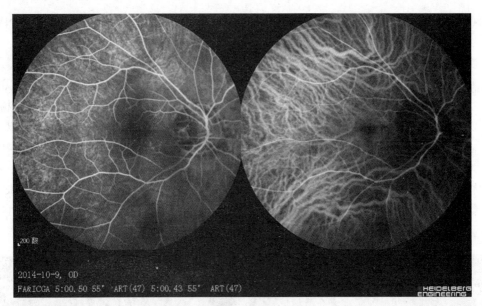

图 12-20

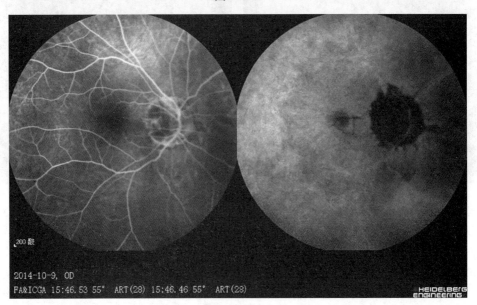

图 12-21

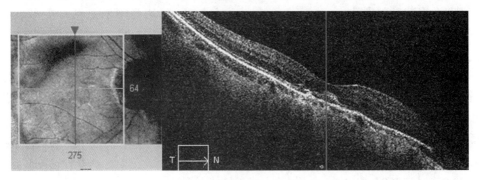

图 12-22

第2问：目前该患者的诊断是
A. 中心性浆液性脉络膜视网膜病变
B. 高度近视性黄斑病变
C. 湿性年龄相关性黄斑变性
D. 特发性 CNV
E. 高度近视黄斑变性继发 CNV
F. 特发性息肉样脉络膜血管病变（PCV）

【解析】从该患者的眼底图像中可见其黄斑中心凹处视网膜出血，与之相对应的 OCT 图像未发现视网膜层间分离、水肿等异常，而 FFA 和 ICGA 图像仅显示了出血导致的荧光遮蔽，未发现任何荧光素渗漏情况，由此提示无脉络膜血管异常。

第3问：该患者发生黄斑出血的原因是
A. 曾接受角膜屈光手术
B. 高度近视导致眼球变大，视网膜极度伸展并破裂
C. 脉络膜新生血管破裂
D. 视网膜色素上皮破裂
E. Bruch 膜及脉络膜毛细血管复合体破裂
F. 视网膜血管破裂

【解析】高度近视性黄斑出血分为继发于 CNV 的黄斑出血和非继发于 CNV 的黄斑出血，也称作单纯的黄斑区出血。单纯的黄斑区出血是指在高度近视眼中，由于 Bruch 膜及脉络膜毛细血管复合体破裂导致的黄斑区出血，这种出血容易与继发于 CNV 的黄斑出血相混淆，但两者治疗方法及预后截然不同。

第4问：该患者需要接受的治疗是
A. 密切观察
B. 球内注射抗血管内皮生长因子（VEGF）药物
C. 球内注射曲安奈德

D. 玻璃体切割术+视网膜内界膜剥除术
E. 后巩膜加压术
F. 晶状体屈光手术

【解析】该患者是单纯的黄斑出血，无 CNV、黄斑前膜等病变，而且出血量少，因此仅需观察，不需要特殊处理。

【案例9】患者，男性，70岁，退休工人。以左眼突然视力下降1天就诊。眼部检查：右眼视力0.6，左眼视力指数/眼前。双眼前节无异常，玻璃体透明，眼底照相见图12-23。

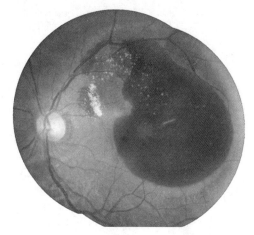

图12-23

第1问：对患者的紧急处理措施有
A. 玻璃体腔内注射抗血管内皮生长因子（VEGF）药物
B. 玻璃体腔内注射曲安奈德
C. 玻璃体切割术+球内注气术
D. 玻璃体腔内注气术
E. 全身应用活血药物
F. 荧光素眼底血管造影（FFA）和吲哚菁绿脉络膜血管造影（ICGA）

【解析】该患者有大片视网膜下出血，并波及黄斑部。不论是何种原因所致，最紧急的处理应该是将视网膜下出血驱除，避免黄斑部视网膜下出血瘢痕化导致视力永久性

下降。最简单的办法是玻璃体腔内注气，并嘱患者俯卧位，利用气体的顶压作用及新鲜出血的流动性，将黄斑部的出血驱赶至周边视网膜，从而恢复中心视力。从患者的年龄和出血表现可以推测出该患者突然出血的原因很大可能是 CNV 或 PCV 破裂，因此也可同时进行抗 VEGF 治疗。

[提示] 患者接受了球内注气术治疗，行俯卧位 2 天后，黄斑部的大量视网膜下出血被气体驱赶至周边部。眼底照相见图 12-24。

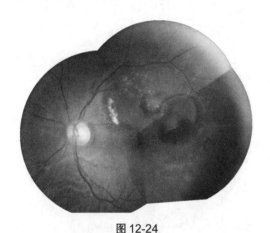

图 12-24

第 2 问：此时应该对患者进行的检查是
  A. 光学相干断层扫描（OCT）
  B. 荧光素眼底血管造影（FFA）
  C. 吲哚菁绿脉络膜血管造影（ICGA）
  D. 视觉电生理检查
  E. 角膜曲率检测
  F. 超声活体显微镜（UBM）检查
【解析】OCT、FFA 和 ICGA 等检查可以帮助明确患眼发生视网膜下出血的直接原因，从而完善后续的治疗方案。

[提示] 患者因对造影剂过敏，无法进行 FFA 和 ICGA 检查，OCT 检查结果见图 12-25。

第 3 问：根据以上眼底和 OCT 图像分析，该患者发生左眼黄斑大量出血的原因可能是
  A. 视网膜动脉瘤
  B. 糖尿病性视网膜病变
  C. 湿性年龄相关性黄斑变性（AMD）
  D. 特发性息肉样脉络膜血管病变（PCV）
  E. 视网膜静脉阻塞
  F. 高度近视性黄斑变性
【解析】患者眼底可见橘红色结节样病灶，OCT 图像可见双层征，但是 PCV 诊断的确切依据是 ICGA，因为该患者未能进行 ICGA 检查。

第 4 问：该患者的后续治疗是
  A. 球内注射抗 VEGF 药物

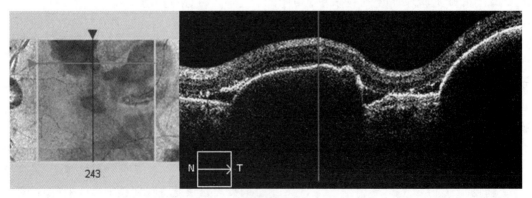

图 12-25

答案： 2. ABC 3. CD 4. A

B. 球内注气术

C. 球内注射曲安奈德

D. 光动力疗法

E. 玻璃体切割术

F. 继续观察

【解析】患者突然出现视网膜下大量出血合并 OCT 图像中的异常所见，提示患眼有脉络膜新生血管，也有可能是 PCV，并处于活动期，因此需要抗 VEGF 治疗。光动力疗法需要眼底血管造影指导，由于该患者

对造影剂过敏，故不能进行造影检查，因此不应选 PDT 治疗。

【案例 10】患者，男性，30 岁，公司职员。以双眼视力差 10 余年就诊。眼部检查：右眼裸眼视力 0.1，左眼裸眼视力 0.08；矫正视力不提高。眼压：右眼 15mmHg，左眼 16mmHg。双眼前节未见异常，屈光间质透明。眼底照相见图 12-26（彩图见文末彩插图 12-26）。

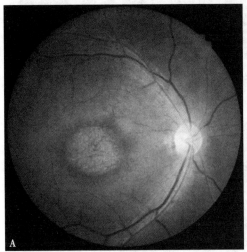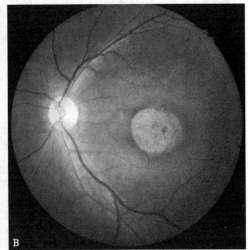

图 12-26

第 1 问：该患者需要详细询问的病史是

　A. 年龄相关性黄斑变性（AMD）家族史

　B. 内科病史（尤其是高血压，糖尿病）

　C. 眼外伤史

　D. 药物和营养补充剂的使用状况，饮食状况

　E. 上一代是否有近亲结婚史

　F. 同胞中是否有视力差者

【解析】患者 30 岁，视力差 10 余年，矫正视力不提高，可能少年时代就已经发病；双眼病变十分对称，均为黄斑部椭圆形萎缩区伴有黄色斑点，应考虑为遗传性黄斑营养

不良，青少年性黄斑营养不良多为常染色体隐性遗传，多发生于近亲婚配的子女，因此重点需询问家族中是否有相似发病者，是否有近亲结婚情况。

　[提示]患者荧光素眼底血管造影（FFA）和吲哚菁绿脉络膜血管造影（ICGA）结果见图 12-27～图 12-30。

第 2 问：该患者可能的病变有

　A. 黄斑区色素上皮萎缩

　B. 黄斑区微血管瘤

　C. 黄斑水肿

答案：【案例 10】　1. EF　2. AE

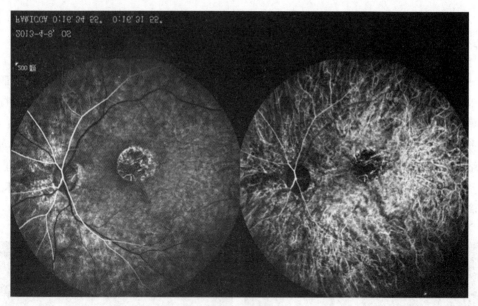

图 12-27

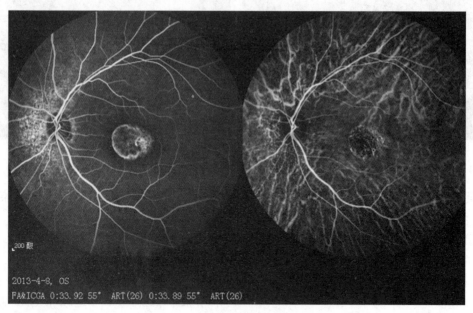

图 12-28

D. 脉络膜新生血管

E. 脉络膜毛细血管萎缩

F. 息肉样脉络膜血管病变（PCV）

【解析】FFA 图像显示为黄斑部斑驳状强荧光，这是因为视网膜色素上皮萎缩导致窗样缺损状的透见荧光，视网膜黄色斑点浓厚时，表现为遮蔽荧光的小点。动态观察左眼 FFA 和 ICGA，可见黄斑部"牛眼"状色素上皮萎缩区中，脉络膜粗大血管异常明显，提示脉络膜毛细血管萎缩。

［提示］患者光学相干断层扫描（OCT）图像见图 12-31。

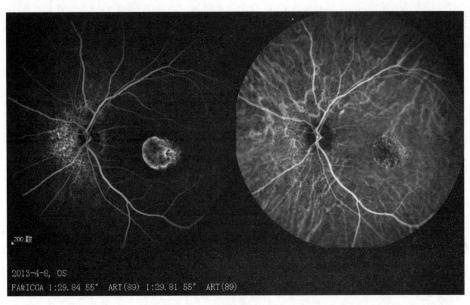

图 12-29

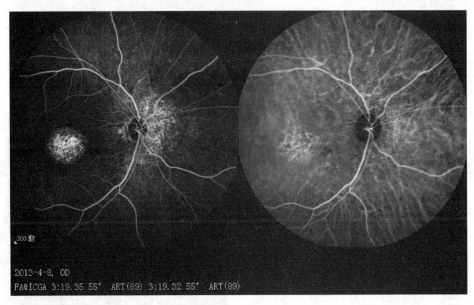

图 12-30

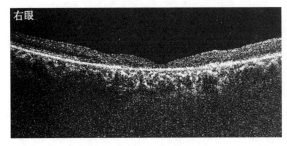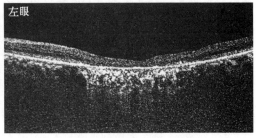

图 12-31

第3问：患者视力差的原因是

  A. 黄斑部色素上皮萎缩合并视锥细胞缺失

  B. 黄斑部色素上皮萎缩合并视杆细胞缺失

  C. 黄斑部脉络膜新生血管（CNV）

  D. 黄斑部脉络膜出血

  E. 视网膜神经纤维层萎缩

  F. 脉络膜萎缩

【解析】从 OCT 图像清晰可见黄斑色素上皮变薄，其上 IS/OS 层光带消失，对应的细胞核层（外核层）消失。黄斑部的光感受器细胞为视锥细胞，故选 A 项。黄斑部脉络膜的信号增强，是由于此处视网膜色素上皮萎缩，检测光线的穿透力增强，反射信号增强，并不是脉络膜血管异常。

第4问：该患者的诊断是

  A. Stargardt 病

  B. Best 病

  C. 视网膜色素变性

  D. 高度近视性黄斑病变

  E. 特发性 CNV

  F. 高度近视继发 CNV

【解析】Stargardt 病是遗传性黄斑营养不良中最常见的一种，多在青少年期发病，以双眼中心视力下降及对称性黄斑部进行性萎缩为主要表现，眼底特征是黄斑区中心凹反光消失，色素紊乱，呈金箔样反光，逐渐形成横椭圆形的色素上皮萎缩区，可出现黄色斑点。OCT 显示病变区 RPE 和光感受器萎缩，神经上皮层菲薄。FFA 早期可出现散在的点状透见荧光，晚期可出现与萎缩灶大小相符的牛眼状透见荧光。病变晚期 ICGA 表现为脉络膜毛细血管萎缩。该患者的眼底表现，OCT、FFA 和 ICGA 检查结果均符合 Stargardt 病。

第5问：该患者的正确治疗方法是

  A. 球内注射抗血管内皮生长因子药物

  B. 行球内注气术

  C. 球内注射曲安奈德

  D. 光动力疗法

  E. 玻璃体切割术

  F. 继续观察

【解析】Stargardt 病是一种原发于视网膜色素上皮层的常染色体隐性遗传病，目前尚无有效疗法。

【案例 11】患者，男性，42 岁。主诉：因"左眼视力下降半年"就诊。现病史：患者半年前出现左眼视力轻度下降，无视物变形、变色，因工作忙未曾诊治，现自觉视力下降加重，今来门诊就诊。眼科检查：视力：L 0.4，矫正视力0.6，R 1.0。左眼结膜无充血，角膜透明，前房清，瞳孔颞下方局部后粘连，晶状体未见混浊，玻璃体轻度混浊，眼底视盘边界清，黄斑区散在色素紊乱，中心凹反射消失，黄斑颞下方视网膜见片状灰色病灶（图 12-32 彩图见文末彩插 12-32）；右眼未见异常。双眼眼压正常。

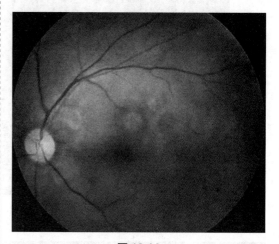

图 12-32

第1问：该患者接下来可能需要做的眼部辅助检查是

  A. 荧光素眼底血管造影

  B. 眼部 B 超

C. 眼部超声生物显微镜检查

D. 视觉电生理检查

E. 视野检查

F. 光学相干断层扫描

【解析】根据患者体征检查，左眼底见黄斑区散在色素紊乱，中心凹反射消失，黄斑颞下方视网膜见片状灰色病灶，考虑眼底病变，应行眼底血管造影检查及OCT检查以明确诊断。

第2问：患者行眼底血管造影检查，如图12-33所示，考虑诊断是

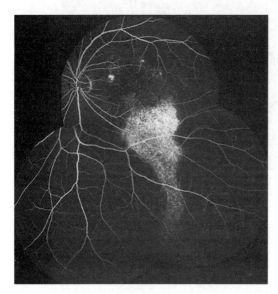

图 12-33

A. 左眼陈旧性虹膜炎

B. 左眼急性后极部多灶性鳞状色素上皮病变（APMPPE）

C. 左眼中心性浆液性脉络膜视网膜病变

D. 特发性息肉状脉络膜血管病变（PCV）

E. 左眼全葡萄膜炎

F. 弓形虫性视网膜脉络膜炎

【解析】根据患者眼底及造影表现，造影显示黄斑区拱环鼻上级颞上视网膜可见点状强荧光，黄斑颞下视网膜长片状强荧光改变，结合病史，是慢性中心性浆液性脉络膜视网膜病变的典型表现，条片状强荧光为长期液体未能吸收随重力作用下沉形成的萎缩带。

第3问：患者行左眼OCT检查，如图12-34～图12-36所示，导致该疾病的诱因是

A. 高血压

B. 养猫

C. 每天喝瓶装饮料

D. 用眼过度

E. 感冒发热

F. 系统性红斑狼疮

【解析】导致中心性浆液性脉络膜视网膜病变发生的诱因包括精神紧张，不良生活习惯、高血压、系统性红斑狼疮、器官移植、妊娠及糖皮质激素应用等相关。

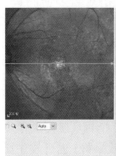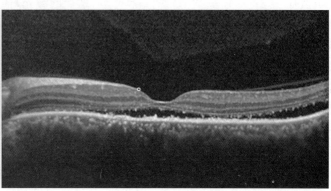

图 12-34

答案：2. AC　3. ADEF

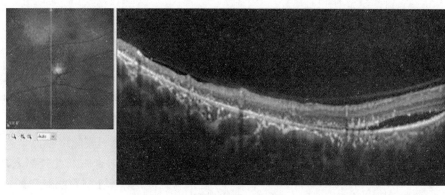

图 12-35

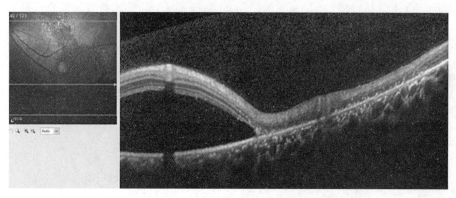

图 12-36

第4问：目前患者可考虑的治疗是

  A. 观察，不予任何治疗，等待自行恢复

  B. 眼内注射抗 VEGF 治疗

  C. 眼内注射长效激素治疗

  D. 视网膜激光光凝治疗

  E. PDT 治疗

  F. 神经营养药物治疗

【解析】根据临床表现及检查结果，诊断为慢性中心性浆液性脉络膜视网膜病变。因病情较长，迁延不愈，不易继续观察，需要给予治疗。严禁使用激素，易加重病情。可给予营养神经等药物治疗，眼内抗 VEGF 及 PDT，可减轻水肿，促进视力恢复。渗漏点在中心凹无血管区外且明确孤立的可行激光治疗，减短病程，但本例渗漏点较多，OCT 多发视网膜浅脱离，不建议行激光治疗。

第5问：患者最后决定行 PDT 治疗，关于治疗内容以下正确的是

  A. 使用 1/2 剂量的维替泊芬 10 分钟内进行静脉注射

  B. 输液停止后 5 分钟，应用波长 577nm 的激光，照射病灶区，时间 83 秒

  C. 治疗期间，不能应用四环素、磺胺、吩噻嗪及噻嗪类利尿剂是因为药物之间相互作用会导致过敏反应

  D. 光斑的大小是根据吲哚菁绿脉络膜造影测算的

  E. PDT 治疗 1 个月后脉络膜厚度增加

  F. PDT 治疗效果好，也可发生脉络膜缺血及脉络膜新生血管

【解析】PDT 的激光波长为 692nm，577nm 激光是眼底视网膜光凝的波长；PDT

答案：　4. BEF　5. ADF

治疗不能与四环素、磺胺、吩噻嗪及噻嗪类利尿剂联合应用是因为这些药物会加重光敏反应，导致视网膜损伤；有研究表明，PDT 治疗中心性浆液性脉络膜视网膜病变 1 个月后，脉络膜厚度是降低的。

【案例 12】患者，女性，61 岁。主诉：因"右眼视力下降伴视物变形 2 年"就诊。现病史：患者 2 年前出现右眼视力降，伴视物变形，未曾诊治，现来医院就诊。既往无高血压、糖尿病、心脏病病史等。眼科检查：视力：R 0.15，L 0.8。双眼晶状体皮质不均匀混浊，核 II 级，玻璃体轻度混浊，右眼眼底视盘边界清，黄斑区及颞下血管弓处可见出血，围以黄白色渗出（图 12-37 彩图见文末彩插图 12-37）；左眼眼底未见异常。眼压：R 15mmHg，L 17mmHg。

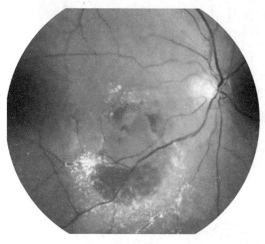

图 12-37

第 1 问：该患者接下来可能需要做的眼部辅助检查是

 A. 荧光素眼底血管造影

 B. 眼部 B 超

 C. 角膜内皮及人工晶状体度数测量

 D. 吲哚菁绿脉络膜血管造影

 E. 视野检查

 F. 光学相干断层扫描

【解析】根据患者病史及眼底检查，右眼眼底黄斑区及颞下血管弓处可见出血，围以黄白色渗出，考虑眼底病变，如老年性黄斑变性、PCV、分支静脉阻塞等，应给予眼底相关眼科辅助检查，包括眼底血管造影、脉络膜血管造影及 OCT 检查以明确诊断；该患者屈光间质混浊不明显，可散瞳查眼底，无需行眼部 B 超检查，未涉及白内障手术，故无需行角膜内皮及人工晶状体度数检查。

第 2 问：患者行 FFA、ICGA 及 OCT 检查（图 12-38～图 12-40），综合以上病史及检查，考虑该患者的诊断是

 A. 右眼湿性老年性黄斑变性

 B. 双眼年龄相关性白内障

 C. 右眼中心凹旁毛细血管扩张症

 D. 右眼特发性息肉状脉络膜血管病变（PCV）

 E. 高血压

 F. 右眼视网膜血管瘤样增生

【解析】根据患者造影及 OCT 表现，右眼 ICGA 表现为黄斑区簇状息肉样荧光改变，其颞上可见明显异常脉络膜血管网，末期息肉"冲刷现象"，是 PCV 的典型造影表现；OCT 显示右眼黄斑区指状突起样 PED 及双层征，因此该患者应诊断为"右眼特发性息肉状脉络膜血管病变"；同时，患者双眼晶状体皮质混浊，老年，诊断为"双眼年龄相关性白内障"；患者无高血压、糖尿病等疾病史，不诊断高血压。渗出性老年性黄斑变性患者，其 ICGA 表现为斑状或焦点状强荧光，晚期可荧光渗漏，并无息肉样荧光及 BVN；而视网膜血管瘤样增生属于视网膜内新生血管，FFA 上多表现为典型性 CNV，视网膜脉络膜血管吻合为其特征表现。

答案：【案例 12】 1. ADF 2. BD

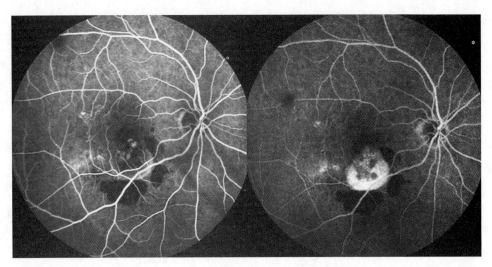

图 12-38

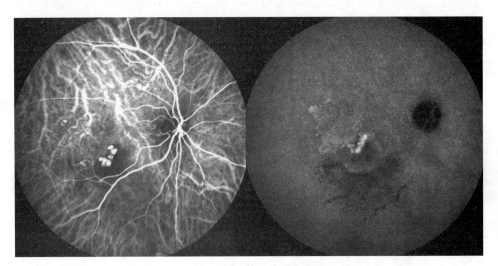

图 12-39

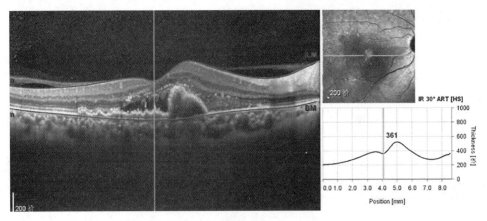

图 12-40

第3问：根据患者目前的诊断，适合的治疗是

  A. 右眼球内注射抗 VEGF 药物

  B. 右眼注射地塞米松玻璃体内植入剂

  C. 右眼玻璃体切割术

  D. 行右眼视网膜激光光凝治疗

  E. 行右眼 PDT 治疗

  F. 行右眼 PDT 及抗 VEGF 联合治疗

【解析】根据患者 ICGA 典型息肉样病灶及 BVN，及 OCT 特征性指状突起及双层征，诊断为右眼 PCV；病变处于活动期，可见黄斑区出血及视网膜下出血，目前主要的治疗包括玻璃体内抗 VEGF 注射，PDT 治疗等，而 PDT 联合抗 VEGF 疗效较单独治疗好；病灶位于黄斑区以外者也可行视网膜激光光凝治疗，但本例患者病灶位于黄斑区内，因此不能行眼底激光治疗。无应用眼内激素适应证。

第4问：患者行右眼康柏西普玻璃体腔注射治疗，治疗后 1 个月时复查，复查的内容应该包括的项目是

  A. 视觉电生理检查

  B. OCT

  C. 最佳矫正视力检测

  D. 眼部 B 超

  E. ICGA

  F. 眼前节检查

【解析】抗 VEGF 治疗后，复查需要行最佳矫正视力、散瞳眼底检查、OCT 检查，评估病情变化。ICGA 为有创性检查，不用每次复查都做；未行前节手术，无需行眼前节照相；患者屈光间质清，没必要行 B 超检查；患者无视觉电生理检查指标。

第5问：患者行右眼康柏西普玻璃体腔注射治疗，每月 1 次，共 3 次，术后 1、2、3 个月 OCT 结果见图 12-41，建议后续治疗方案是

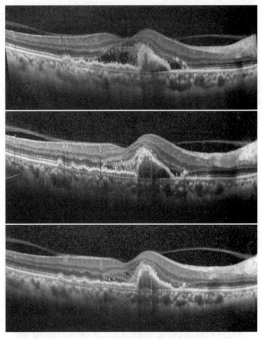

图 12-41

  A. 继续每月 1 次抗 VEGF 治疗

  B. 继续每年 1 次抗 VEGF 治疗

  C. PDT 治疗

  D. 定期随访，发现新病灶再给予抗 VEGF 治疗

  E. 白内障手术治疗

  F. 继续每 3 个月 1 次抗 VEGF 治疗

【解析】患者行抗 VEGF 治疗，每月 1 次共 3 次，术后 1、2、3 个月 OCT 复查，视网膜下液未见明显吸收，病灶仍处于活动期，仍需治疗，可继续每月行抗 VEGF 治疗，如治疗 5 至 6 次，仍无明显效果，可考虑换药治疗，每 3 个月 1 次或 1 年 1 次抗 VEGF 达不到消退视网膜下液效果；可考虑给予 1 次 PDT 治疗，之后继续抗 VEGF 治疗可能有较好治疗效果。

【案例 13】患者，女性，63 岁。主诉：因"右眼视力下降 1 年半，左眼视力下降 8 个

答案：3. AEF 4. BC 5. AC

月,伴双眼视物变形"就诊。现病史:患者1年半前出现右眼视力下降,左眼视力下降8个月,伴视物变形,未曾诊治,今来门诊就诊。既往高血压病史2年,平素口服马来酸左旋氨氯地平2.5mg/d,血压控制于130/80mmHg;胆结石病史20年。眼科检查:视力:R 0.05,矫正不应;L 0.4,矫正视

力0.5。双眼晶状体皮质轻度混浊,右眼底视盘边界清,黄斑区中心凹黄白色病灶,周围见黄白色渗出,黄斑颞下方视网膜见片状灰色病灶,左眼底黄斑区可见中心凹黄色病灶和界限清晰的圆形色素上皮脱离灶(图12-42彩图见文末彩插图12-42)。双眼眼压20mmHg。

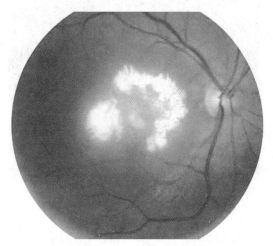
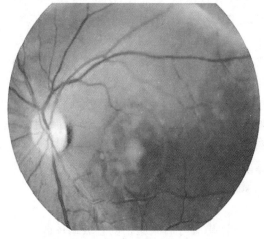

图 12-42

第1问:根据目前的病史及临床表现,患者右眼可能的诊断是

A. 中心性浆液性脉络膜视网膜病变

B. 湿性老年性黄斑变性

C. 中心凹旁毛细血管扩张症

D. 视网膜血管瘤样增生

E. 息肉状脉络膜血管病变

F. 年龄相关性白内障

【解析】根据患者右眼眼底表现,黄斑区中心黄色病灶,周围绕以黄白色渗出,因未行进一步OCT及造影检查,导致黄斑区病变和渗出的疾病均有可能。而湿性AMD、PCV、RAP都可导致黄斑区的病灶及渗出改变;中心凹旁毛细血管扩张症也可导致黄斑的硬性渗出,因此不能排除。中心性浆液性脉络膜视网膜病变(简称中浆)一般黄斑区有神经上皮浅脱离暗区,可有散在黄白

色点状改变,所以不考虑中心性浆液性脉络膜视网膜病变。根据患者前节晶状体混浊,可诊断白内障。

第2问:为确定诊断,该患者接下来可以做的辅助检查是

A. 荧光素眼底血管造影

B. 光学相干断层扫描血管成像

C. 角膜内皮及人工晶状体度数测量

D. 吲哚菁绿脉络膜血管造影

E. 眼部B超

F. 光学相干断层扫描

【解析】患者双眼眼底黄斑区病变,右眼黄斑区黄白色病灶及渗出,左眼黄斑区PED,需进一步行眼底相关检查如FFA、ICGA、OCTA或OCT等以确诊。患者双眼晶状体轻度混浊,暂不需要行白内

答案:【案例13】　1. BCDEF　2. ABDF

障手术,行眼部 B 超及人工晶状体度数
测量。

第 3 问:患者 FFA 及 OCT 检查结果如图 12-43、
图 12-44 所示,则目前患者的诊断应为
　　A. 双眼湿性老年性黄斑变性
　　B. 双眼白内障
　　C. 右眼中心凹旁毛细血管扩张症
　　D. 右眼湿性老年性黄斑变性,左眼中心
　　　　性浆液性脉络膜视网膜病变
　　E. 右眼湿性老年性黄斑变性,左眼玻璃
　　　　膜疣性 PED

F. 高血压
【解析】患者右眼底造影提示黄斑区膜样
强荧光,晚期明显荧光渗漏,结合 OCT 黄斑
区内层视网膜水肿,外层团状高反射,RPE
不连续,病灶两侧外层可见大量高反色渗出,
可诊断为右眼湿性 AMD;左眼眼底造影晚期
黄斑区荧光积存,结合 OCT 黄斑区较大色素
上皮脱离,其上神经上皮浅脱离,为玻璃膜
疣性 PED。因此该患者诊断为:“右眼湿性老
年性黄斑变性,左眼玻璃膜疣性 PED”;患者
双眼晶状体轻度混浊,因此诊断“双眼白内
障”,患者高血压病史,诊断“高血压”。

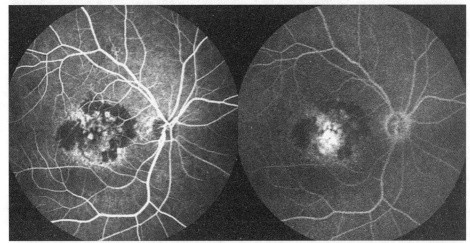

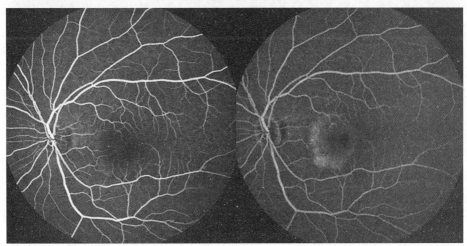

图 12-43

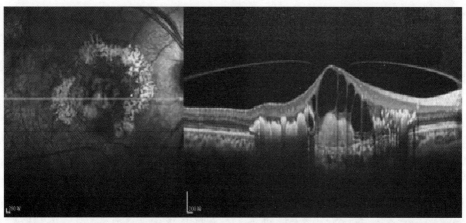

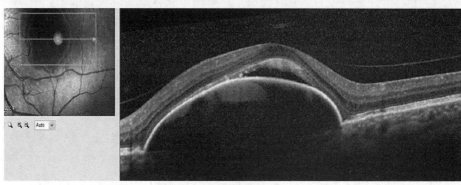

图 12-44

第 4 问：患者右眼诊断为湿性 AMD，根据 FFA 表现，患者的诊断应为

A. 焦点状 CNV

B. 隐匿性 CNV

C. 完全典型性 CNV

D. 斑状 CNV

E. 轻微典型性 CNV

F. 典型为主性 CNV

【解析】CNV 根据造影分类分为：完全典型性 CNV、隐匿性 CNV、典型为主性 CNV（CNV 面积占整个病变 50% 以上）、轻微典型性 CNV（CNV 面积占整个病变 50% 以下）；本例血管造影 CNV 成分占整个病灶 50% 以上，因此选择典型为主性 CNV。

第 5 问：根据临床诊断，患者目前的治疗可考虑为

A. 双眼玻璃体腔注射抗 VEGF 治疗

B. 双眼 PDT 治疗

C. 右眼玻璃体腔注射抗 VEGF 治疗，左眼观察随诊

D. 右眼玻璃体腔注射抗 VEGF 治疗，左眼眼玻璃体腔注射地塞米松植入剂

E. 双眼玻璃体腔注射地塞米松植入剂

F. 补充叶黄素、抗氧化剂、微量元素等

【解析】根据患者临床表现，诊断为"右眼湿性老年性黄斑变性，左眼玻璃膜疣性 PED"，因此右眼可行玻璃体腔注射抗 VEGF、PDT 治疗，左眼为玻璃膜疣 PED，对抗 VEGF 治疗不敏感，治疗效果差，因此

答案： 4. F 5. CF

不建议,可随诊观察,口服抗氧化剂、叶黄素等进行治疗,随诊观察变化,若病变转为湿性 AMD 可再行抗 VEGF 治疗。无用激素适应证,因此正确答案为 CF。

第 6 问:患者左眼转变成湿性 AMD 的可能因素有

    A. 右眼湿性 AMD

    B. 高血压

    C. 左眼较大软性玻璃膜疣

    D. 吸烟

    E. 患者年龄 63 岁

    F. 胆结石病史

【解析】非渗出性 AMD 转化为渗出性 AMD 因素包括:①对侧眼已发生渗出性 AMD;②黄斑区多发大玻璃膜疣;③黄斑区局部色素增生;④ICGA 分水带位于黄斑区或 FA 黄斑区存在多发弱荧光玻璃膜疣;⑤年龄;⑥高血压;⑦吸烟;⑧黄斑区叶黄素降低等。该患者符合第①、②、⑤、⑥条。

【案例 14】患者,男性,54 岁。因突发左眼飞蚊增多伴视力下降 1 天门诊就诊,无糖尿病及高血压病史。最佳矫正视力 OD 1.0, OS 0.02。

第 1 问:此时应及时安排的检查为

    A. 散瞳眼底检查

    B. 免散瞳眼底照相

    C. 裂隙灯检查

    D. 荧光素眼底血管造影

    E. 吲哚菁绿脉络膜血管造影

    F. 眼部 B 超

【解析】根据患者主诉,考虑玻璃体视网膜病变可能性大,安排此 3 种检查为无创性快速眼科检查为佳。

第 2 问:眼部 B 超提示大量玻璃体混浊积血,进一步追问病史,患者近期有上呼吸道

感染病史,剧烈咳嗽 1 周,为进一步明确诊断应做的检查是

    A. 荧光素眼底血管造影

    B. 吲哚菁绿脉络膜血管造影

    C. OCT

    D. OCTA

    E. UBM

    F. VEP

【解析】尽管 B 超提示玻璃体积血,但是荧光素眼底血管造影仍可在显示出血遮挡较少的视网膜血管形态,可能为进一步诊断提供线索,吲哚菁绿脉络膜血管造影显影能力弱,受出血遮挡不能很好地显示实脉络膜血管形态。

第 3 问:安排患者行荧光素眼底血管造影后显示,大量出血遮蔽黄斑,视盘及下方视网膜,上方视网膜血管显影未见明显异常,患者出现玻璃体积血的原因可能是

    A. Eale 病

    B. 息肉样脉络膜血管病变

    C. 视网膜分支静脉阻塞

    D. 视网膜大动脉瘤

    E. 视网膜脱离

    F. 糖尿病视网膜病变

【解析】就患者的年龄和发病特点考虑息肉样脉络膜血管病变可能引起大出血导致严重玻璃体积血,而下方的视网膜分支静脉阻塞也可被出现遮蔽了病变血管,视网膜大动脉瘤的患者多数有严重的高血压病史且年纪偏大,视网膜脱离在 B 超中应该有所提示,Eale 病患者的荧光素眼底血管造影往往显示多个象限的静脉血管渗漏,荧光素染色或无灌注区。

第 4 问:现阶段给予最好的治疗是

    A. 抗结核治疗

答案: 6. ABCDE   【案例 14】1. BCF   2. A   3. BC   4. DE

B. 玻璃体腔注射抗 VEGF 药物

C. 玻璃体手术清除积血

D. 口服活血化瘀药物

E. 密切观察,排除内科疾病,眼科每周复查

F. 视网膜激光光凝

【解析】对于新发玻璃体积血患者(非外伤引起)一般不需立即行手术治疗,可给予口服活血化瘀药物治疗加速出血吸收,并密切观察积血吸收情况,每周复查以进一步明确诊断并预防并发症发生。

第 5 问:患者于 1 周后视力有所恢复至 0.3,但仍有明显遮挡感,至 2 周后,感上方视野固定遮挡感,此时需尽快行的检查是

A. 散瞳眼底检查

B. 免散瞳眼底照相

C. 裂隙灯检查

D. 荧光素眼底血管造影

E. 吲哚菁绿脉络膜血管造影

F. 眼部 B 超

【解析】此例患者出现固定遮挡感,应考虑到视网膜脱离的可能性,之前的玻璃体积血多为视网膜裂孔牵拉血管破裂所致,因出血遮挡裂孔不能及时发现裂孔,随着出血的逐渐吸收和玻璃体液化牵拉裂孔导致视网膜脱离,因此血散瞳检查视网膜状态,B 超有利于显示视网膜脱离与否。

第 6 问:第二次 B 超提示玻璃体不均匀混浊,伴下方视网膜脱离,此时需进行的治疗为

A. 视网膜裂孔激光治疗复位视网膜

B. 玻璃体腔注射抗 VEGF 药物清除玻璃体积血

C. 玻璃体切割手术清除积血复位视网膜

D. 外路视网膜脱离修复手术

E. 口服活血化瘀药物

F. 口服糖皮质激素

【解析】患者已经形成视网膜脱离,激光可能受出血遮挡的影响不能完全控制脱离视网膜范围,D 选项虽然有助于视网膜复位但是不能有效清除积血,B 选项难以复位视网膜。

【案例 15】患者,女性,66 岁。糖尿病 20 年,因双眼视力显著下降 3 个月,右眼失明 3 周门诊就诊,最佳矫正视力:ODHM, OS0.1,患者否认高血压,外伤及既往手术史。

第 1 问:此时应及时安排的检查为

A. 散瞳眼底检查

B. 免散瞳眼底照相

C. 裂隙灯检查

D. 荧光素眼底血管造影

E. 吲哚菁绿脉络膜血管造影

F. 眼部 B 超

【解析】根据患者主诉,考虑糖尿病视网膜病变可能性大,安排此三种无创性快速眼科检查为佳。D 选项需先行检查患者的肾小球滤过率以减低造影的不良反应。

第 2 问:不立即进行散瞳眼底检查是由于

A. 糖尿病患者瞳孔难以散大

B. 可能存在房角新生血管,散瞳导致眼压升高

C. 晶状体膨胀,散瞳可能导致瞳孔阻滞,眼压升高

D. 周边前房深度未检查,散瞳可能诱发闭角型青光眼急性发作

E. 不利于观察瞳孔对光反应,鉴别视网膜和视神经疾病

F. 不利于观察虹膜形态和虹膜新生血管

【解析】以上都应该成为不首先散瞳检查眼底的原因。

答案: 5. AF 6. C 【案例 15】1. BCF 2. ABCDEF

第 3 问：B 超提示右眼玻璃体大量混浊，伴后极部视网膜脱离，考虑患者右眼诊断为

  A. 玻璃体混浊伴孔源性视网膜脱离

  B. 玻璃体积血伴牵拉性视网膜脱离

  C. 渗出性视网膜脱离

  D. 黄斑裂孔

  E. 眼球内占位

  F. 玻璃体后脱离

【解析】患者有 20 年糖尿病病史，双眼同等程度视力下降，右眼的 B 超显示应首先考虑增殖性糖尿病视网膜病变的可能，而增殖性糖尿病视网膜病变形成的视网膜脱离以牵拉性视网膜脱离为主。

第 4 问：患者稍后进行了荧光素眼底血管造影，提示右眼大量遮蔽荧光视网膜显影不清晰，左眼视网膜散在微动脉瘤，出血遮蔽荧光，各象限周边可见大片无灌注区，视盘及视网膜散在新生血管伴明显渗漏，晚期黄斑区弥漫强荧光伴黄斑中心毛细血管拱环破坏，为进一步明确诊断并制定治疗方案，需补充的眼科检查是

  A. UBM　　　　　　B. 房角镜

  C. OCT　　　　　　D. 视野

  E. ERG　　　　　　F. VEP

【解析】鉴于患者双眼均为严重的增殖期糖尿病视网膜病变，需行房角镜检查明确是否形成房角新生血管，OCT 可显示左眼黄斑水肿程度和黄斑视网膜结构形态，有助于左眼治疗方案的制定。

第 5 问：房角镜可见双眼房角新生血管，右眼瞳孔缘虹膜少许新生血管，右眼眼压 25mmHg，左眼 21.2mmHg，OCT 右眼无法探及，左眼黄斑中心厚度 550μm，伴内层视网膜结构破坏，左眼应首选

  A. 眼内注射曲安奈德 1mg

  B. 眼内注射抗 VEGF 药物

  C. 全视网膜光凝

  D. 滴用碳酸酐酶抑制剂眼液

  E. 玻璃体切割手术，剥除黄斑区内界膜

  F. 黄斑格栅样光凝

【解析】目前对于存在糖尿病黄斑水肿的患者的一线治疗方案为眼内注射抗 VEGF 药物。

第 6 问：针对患者右眼，拟行的治疗是

  A. 眼内注射曲安奈德 1mg

  B. 眼内注射抗 VEGF 药物

  C. 全视网膜光凝

  D. 滴用碳酸酐酶抑制剂眼液

  E. 青光眼滤过手术

  F. 玻璃体切割手术及视网膜激光光凝

【解析】患者右眼玻璃体积血伴牵拉性视网膜脱离，应以手术为主，可以及时清除积血，解除牵拉，充足的视网膜激光光凝可以缓解右眼的新生血管青光眼。

【案例 16】患者，男性，7 岁。因学前体检发现双眼视力不佳就诊，追问病史双眼自幼视力较差，伴夜间视物困难。否认外伤，家族史及既往手术史。

第 1 问：为进一步明确诊断，首选的检查有

  A. 裂隙灯检查　　　B. 散瞳验光

  C. OCT　　　　　　D. FA

  E. ERG　　　　　　F. 视野

【解析】儿童就诊时应首选快速，无创，易于配合的检查进行；此外，根据患者的病史，可疑视网膜色素变性疾病，ERG 有助于此类疾病的诊断。

第 2 问：散瞳验光提示双眼最佳矫正视力 0.6，ERG 暗适应视杆反应明显减弱。眼底检查双眼视盘蜡黄色，后极部血管管径细。

答案：　3. B　4. BC　5. B　6. F　　【案例 16】 1. ABCE　2. C

根据上述检查提示拟诊为

A. 双眼弱视

B. 双眼视神经萎缩

C. 双眼视网膜色素变性

D. 双眼视盘发育不良

E. 双眼视锥细胞营养不良

F. 双眼 Stargardt 病

【解析】患者视力 0.6，ERG 提示视杆细胞功能异常，应首先考虑先天性视杆细胞营养不良类疾病。

第 3 问：患儿的 OCT 可能出现以下改变

A. 神经纤维层普遍变薄

B. 黄斑中心凹形态失常，内层视网膜不对称囊性改变

C. 黄斑区视网膜内层劈裂

D. 黄斑区外层视网膜变薄，椭圆体带不完整

E. 黄斑区中心凹外椭圆体带不完整或萎缩

F. 黄斑区外层视网膜变薄，椭圆体带内三角锥形改变

【解析】视网膜色素变性中视杆细胞结构异常早期表现为椭圆体带不连续或萎缩，晚期可出现外核层萎缩。

第 4 问：除眼部症状外，患儿同时具备多指多趾、肥胖、外生殖器发育不良、智力低下等症状和体征，可能性最大的疾病是

A. CHARGE 综合征

B. Laurence-Moon-Biedl-Bardet 综合征

C. Bietti 结晶状营养不良

D. Norrie 病

E. Ogchi 病

F. Knobloch 综合征

【解析】患儿具备了 Laurence-Moon-Biedl-Bardet 综合征的主要症状和体征。

【案例 17】患儿，男性，1.5 岁。因右眼周皮肤红肿，伴右眼结膜充血，哭闹烦躁、不睁眼，于急诊眼科就诊，否认营养不良、外伤及既往疾病史。

第 1 问：此时，急诊医生应首先完成的检查是

A. 在家属的协助下张开眼睑，仔细检查

B. 眼部 B 超

C. 眼压

D. 视力检查

E. 头部及眼眶 MRI

F. 血常规及肝、肾、酶脂功能检查

【解析】对于不能配合的急诊患者，应首选易于完成，无创性检查，尽快获得更多疾病信息，以助于诊断，当患儿表现为眼部及眼眶急诊时，除了眼部检查外，还应该完善外周血红细胞、白细胞和血小板，以及肝肾肝肾功能、酶、血脂检查。

第 2 问：患儿生命体征稳定，体温 37.1℃，心率 110 次 /min。右眼眼部检查可见眼周皮肤高度隆起，水肿充血，皮温高，结膜充血，角膜长大水肿欠透明，前房内少许积血，瞳孔可见散大，其后结构看不清，B 超显示右眼视网膜脱离，玻璃体腔内不均匀中等回声信号。左眼正常，根据以上资料拟诊为

A. 眶蜂窝织炎

B. 眼内炎

C. 视网膜母细胞瘤

D. Coats 病

E. 孔源性视网膜脱离

F. 先天性大角膜

【解析】根据患儿体貌和眶周组织肿胀，结膜出血等表现首选需考虑眶蜂窝织炎和眼内炎，至于是感染性还是非感染性，可以进一步检查明确，此外，还需牢记的是在儿

童中能引起类似眶蜂窝织炎体征的疾病还有视网膜母细胞瘤和 Coats 病。

第 3 问：为鉴别 Coats 病和视网膜母细胞瘤，可进行的检查是

　A. 穿刺抽取房水和玻璃体液寻找肿瘤细胞

　B. 眼部 CT

　C. 头部和眼眶 MRI

　D. 眼部 B 超

　E. 眼部彩超

　F. RB1 基因突变检测

【解析】本题旨在考核考生对视网膜母细胞瘤的认识，RB 为眼内恶性肿瘤，95% 为散发病例而非遗传性，体细胞中 RB1 基因检测效能不高，此外，RB 的确诊不凭借穿刺活检或者脱落细胞检测，因为此种操作可能诱发肿瘤的扩散，另外，RB 虽然多在眼内形成钙化，CT 特征明显，但是因 CT 的放射性高，会增加此类患儿二次肿瘤风险，并且对于 RB 的颅内转移病灶显示欠佳。

第 4 问：眼部彩超：右眼内实性占位，期内血流丰富。眼眶 MRI 提示右眼球长大，球内占位侵占玻璃体腔 4/5 体积，眼环尚完整。最终确诊为

　A. 右眼视网膜母细胞瘤眼内 A 期

　B. 右眼视网膜母细胞瘤眼内 B 期

　C. 右眼视网膜母细胞瘤眼内 C 期

　D. 右眼视网膜母细胞瘤眼内 D 期

　E. 右眼视网膜母细胞瘤眼内 E 期

　F. 右眼视网膜母细胞瘤眼外期

【解析】MRI 显示眼环完整则提示肿瘤尚局限于眼内，应诊断为右眼视网膜母细胞瘤眼内 E 期。

第 5 问：视网膜母细胞瘤的常用治疗方法有

　A. 肿瘤激光

　B. 肿瘤冷冻治疗

　C. 全身化疗

　D. 眼动脉超选介入治疗

　E. 眼内肿瘤切除

　F. 玻璃体腔内化疗

【解析】RB 禁忌手术行眼内肿瘤摘除。

【案例 18】患儿，女性，4 岁。因左眼内斜伴左眼视力差就诊，其父母发现患儿自幼左眼内斜，曾于 1 岁验光显示右眼 +1.0D，左眼 −6.25D，给予配镜矫正至今，视力无提高。近两周因母亲发现患儿左眼睁不开，结膜充血，遂到眼科门诊就诊。追问病史，患儿为早产儿，出生胎龄 28 周，出生体重 1 220g，有宠物饲养史及过敏性鼻炎。

第 1 问：有助于明确诊断的检查是

　A. 散瞳验光

　B. 裂隙灯检查眼前节

　C. 散瞳眼底检查

　D. 眼部 B 超

　E. UBM

　F. 视野

【解析】患儿有明确早产史，左眼屈光不正，高度近视，突发左眼红，睁眼困难，在考虑眼前节疾病如角膜炎，角膜溃疡的前提下，还应该考虑到早产儿视网膜病变的可能性，应对视网膜状态进行评估。

第 2 问：眼部 B 超提示左眼颞下方视网膜脱离伴纤维条索增殖，左眼眼轴长 20mm，右眼眼轴长 23mm，导致患儿发生视网膜脱离的原因最可能为

　A. 开放性眼外伤　　B. 闭合性眼外伤

　C. 视网膜裂孔　　D. 慢性葡萄膜炎

　E. 眼弓蛔虫病　　F. 眼弓形虫病

【解析】患儿虽然有宠物饲养史，但是自由左眼内斜视力不佳，故不首先考虑眼弓蛔

答案：　3. CDE　　4. E　　5. ABCDF　　【案例 18】　1. BCD　　2. C

虫病,由于患儿为早产儿,周边血管可能发育不良,导致严重的左眼屈光不正,随年龄长大后病变交界区的变性及视网膜裂孔是导致视网膜脱离的最常见原因。

第3问:为进一步明确诊断,建议进行的检查是

A. ERG   B. VEP
C. OCT   D. FFA
E. UBM   F. 视野

【解析】FFA 有助于显示右眼视网膜血管形态,辅助诊断。

第4问:FFA 显示右眼颞侧周边视网膜血管末梢膨大伴荧光素渗漏,近锯齿缘无血管荧光,无血管区内斑驳条带状透见荧光;左眼视网膜脱离,周边血管形态异常,伴荧光素渗漏。考虑诊断为

A. 家族性渗出性玻璃体视网膜病变
B. 早产儿视网膜病变
C. 色素失禁症
D. 镰状细胞贫血
E. 眼弓形虫病
F. 眼弓蛔虫病

【解析】患儿的眼底改变符合早产儿视网膜病变表现。

【案例19】患者,女性,56 岁。双眼视物模糊半年余,左眼加重伴黑影飘动遮挡2个月。有2型糖尿病病史10余年,目前胰岛素治疗,血糖控制一般。否认高血压。测空腹血糖 7.8mmol/L,血压 156/88mmHg。眼科检查:矫正视力 OD 0.2,OSFC/40cm,双眼结膜无充血,角膜透明,前房清浅,PAC小于 1/4CT,瞳孔圆,晶状体轻度混浊。眼底:右眼视盘界清,C/D 约 0.3,小孔下见视网膜散在微血管瘤和渗出。左眼玻璃体积血,眼底窥不清。

第1问:为明确诊断,需要进一步做的检查是

A. 眼压测定   B. 验光
C. 眼部B超   D. 前房角检查
E. ICGA   F. FFA

【解析】患者双眼浅前房为散瞳检查眼底的禁忌证。

第2问:患者 UBM 检查:双眼浅前房,双眼 1/4 房角关闭。NCTOD 14mmHg,OS 16mmHg。为进一步检查首选的措施是

A. 左眼小梁切除联合玻璃体视网膜手术
B. 右眼全视网膜光凝
C. 双眼激光虹膜周切术
D. 左眼玻璃体视网膜手术
E. 测 24 小时眼压
F. 玻璃体腔注射雷珠单抗

【解析】首先处理患者双眼浅前房,以便于进一步的散瞳眼底检查。

第3问:完成前一步的治疗后,为明确右眼病情,需要进一步做的检查是

A. 散瞳查眼底   B. FFA
C. 黄斑部 OCT   D. 眼底照相
E. 中心视野   F. 角膜地形图

【解析】眼底检查明确病变及分期。

［提示］右眼的眼底照相及荧光素眼底血管造影:OD 视盘界清,网膜散在出血渗出,棉絮斑,可见视网膜静脉串珠样改变,FFA 见无灌注区。

第4问:该患者左眼玻璃体积血最可能的原因是

A. 糖尿病视网膜病变(Ⅳ期或以上)
B. 视网膜中央静脉阻塞
C. 视网膜分支动脉阻塞

答案: 3. D   4. B   【案例19】1. ABCD   2. C   3. ABCD   4. A

D. 息肉样脉络膜血管病变

E. 视网膜裂孔

F. 年龄相关性黄斑变性

【解析】右眼的检查结果显示为糖尿病视网膜病变,提示左眼玻璃体积血最可能的原因是 PDR。

【案例 20】患者,男性,60 岁。因左眼痛、视力下降 2 个月就诊。患者有高血压病史 10 年,冠心病史 20 余年,糖尿病病史 17 年。5 个月前行双眼白内障手术。眼部检查:矫正视力右眼 0.5,左眼视力 0.12;眼压:右眼 17mmHg,左眼 32mmHg。右眼角膜透明;前房清深度正常,瞳孔 3mm,IOL 正,眼底可见后极部出血和软性渗出。左眼角膜水肿,前房深度正常,虹膜表面可见新生血管;瞳孔圆 4mm,对光反应消失,人工晶状体在位,左眼眼底窥视不清。

第 1 问:左眼虹膜出现新生血管可能的原因是

A. 白内障手术

B. 糖尿病性视网膜病变

C. 高血压

D. 冠心病

E. 视网膜中央静脉阻塞

F. 颈动脉阻塞性疾病

【解析】只要能引起眼后节广泛缺血或前节局部缺血的眼部或全身性疾病均可导致虹膜新生血管。

第 2 问:该患者左眼需要进行的眼部检查是

A. 前房角镜检查

B. 眼部超声生物显微镜(UBM)检查

C. 色觉检查

D. 荧光素眼底血管造影(FFA)

E. 眼部 B 超

F. 角膜厚度测量

【解析】患者左眼眼底窥视不清,无法进行 FFA 检查。前房角镜和 UBM 检查可以了解前房角关闭及新生血管情况。眼部 B 超有助于明确原发病。

［提示］前房角镜检查:显示左眼未见任何前房角结构。UBM 检查:显示左眼前房角全周粘连关闭。B 超:显示左眼视网膜在位,但视网膜增厚,表面毛糙。

第 3 问:该患者所患青光眼类型为

A. 新生血管性青光眼

B. 原发性急性闭角型青光眼

C. Fuchs 异色性虹膜睫状体炎

D. 剥脱综合征

E. 血影细胞性青光眼

F. 虹膜睫状体炎继发青光眼

【解析】患者患糖尿病 17 年,双眼前房深度尚可。右眼存在糖尿病性视网膜病变;左眼虹膜红变,前房角全周粘连关闭,眼压升高。双眼白内障手术可能加速糖尿病视网膜病变的进展。因此,应考虑诊断为新生血管性青光眼。

第 4 问:目前最佳的治疗措施是

A. 小梁切除术

B. 玻璃体腔注射抗 VEGF 药物

C. 睫状体冷凝术

D. 睫状体光凝术

E. 青光眼阀植入术

F. 激光后囊截开术

【解析】抗 VEGF 注射可消除虹膜及视网膜的新生血管,为后续的进一步治疗创造机会。

［提示］经上述治疗后,患者左眼虹膜新生血管消退,眼压 16mmHg,角膜透明,眼底视网膜可见出血渗出,棉絮斑,局部见新生血管。

答案:【案例 20】　1. BEF　2. ABE　3. A　4. B

第 5 问：患者下一步首选的治疗措施是

  A. 小梁切除术

  B. 全视网膜光凝

  C. 滴用前列腺素类降眼压药

  D. 玻璃体切割术

  E. 视网膜冷凝术

  F. 青光眼阀植入术

【解析】该患者抗 VEGF 治疗后，新生血管消退，眼压下降，角膜恢复透明，眼底清晰可见，应当抓住虹膜新生血管消退的有利时机尽早施行充分的视网膜光凝治疗。

【案例 21】患者，男性，54 岁。主诉：因"右眼视物模糊 10 天"入院。现病史：患者无流泪、眼红，无眼球转动痛，无虹视、雾视，无飞蚊飘动感，无眼前黑影遮挡，无视物变暗、变黄、变小症状。既往史："高血压病"1年。眼部检查：右眼视力 0.8，左眼视力 1.0。眼压：右眼 13mmHg，左眼 14mmHg。结膜无充血，角膜透明，KP（-），前房中等深度，房水闪辉（-），虹膜纹理清晰；瞳孔圆，直径 3mm，对光反应存在；晶状体位置正且透明，玻璃体透明；眼底检查如图 12-45 所示（彩图见文末彩插图 12-45）。双眼运动未见明显受限。

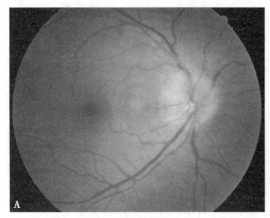 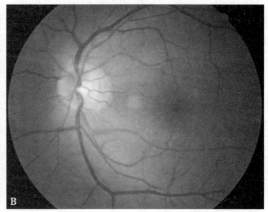

图 12-45

第 1 问：该患者初步诊断为

  A. 颅高压

  B. 视盘炎

  C. 视盘血管炎

  D. 假性视盘水肿

  E. 前部缺血性视神经病变

  F. 球后视神经炎

【解析】该患者虽然视力仅轻微下降，但是根据其发病年龄、高血压病史、单眼发病、主述右眼视物模糊、眼底检查仅右眼出现视盘水肿并以颞上方为主等特征，可以排除其他原因造成的视盘水肿。

第 2 问：为明确诊断，最有价值的辅助检查是

  A. 颅脑 CT/MRI

  B. 视觉诱发电位（VEP）检测

  C. 眼电图（ERG）检测

  D. 视盘断层扫描

  E. 荧光素眼底血管造影（FFA）

  F. 视野检查

  G. 眼球彩色超声

【解析】对于前部缺血性视神经病变的诊断，最有价值的检查为 FFA 和视野。

  [提示] 由于患者有严重的碘过敏史，因

答案： 5. B 　【案例21】 1. E 　2. EF

此，未行 FFA 检查。Humphrey 静态阈值视野检查见图 12-46。图形视觉诱发电位（PVEP）检查：右眼 P100 波潜时 134ms，振

幅 2.0μV；左眼 P100 波潜时 100.5ms，振幅 6.0μV。

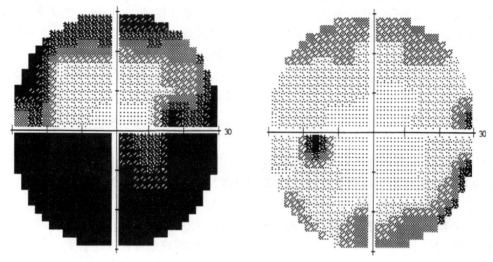

图 12-46

第 3 问：如该患者能行 FFA 检查，可能出现的结果有

A. 右眼视盘充盈迟缓

B. 早期右眼视盘颞上象限弱荧光，其他部位正常荧光

C. 早期右眼全视盘弱荧光

D. 早期右眼视盘颞上象限强荧光，其他部位正常荧光

E. 早期右眼全视盘强荧光

F. 晚期右眼视盘有明显的荧光素渗漏

【解析】前部缺血性视神经病变患者行 FFA 检查有诊断意义的表现为：视盘充盈迟缓，早期视盘各部位荧光强弱不对称，多数患者表现为局限弱荧光，少数患者表现为与视野改变对应的局限强荧光。

第 4 问：对于该患者具有病因分类诊断意义的检查是

A. 颅脑 MRI/CT

B. 骶髂关节正侧位 X 线片

C. 脑脊液检查

D. 免疫功能全套检查

E. TORCH 抗体测定

F. 血红细胞沉降率

G. 颞动脉组织活检

H. 结核菌素试验（PPD）、梅毒快速血浆反应素试验（RPR）

【解析】前部缺血性视神经病变可分为动脉炎性前部缺血性视神经病变和非动脉炎性前部缺血性视神经病变。两者的鉴别诊断要点：发病年龄、视力下降严重程度、单双眼受累、前驱黑朦症状、视盘色泽、全身动脉炎改变、血红细胞沉降率等。如果怀疑前部缺血性视神经病变，可行颞动脉活检以确诊。

［提示］血红细胞沉降率 18mm/h；TORCH 抗体测定：巨细胞病毒抗体（IgG）87.3U/ml，单纯疱疹病毒抗体 1/2（IgG）＞

答案： 3. ABDF 4. FG

30.0COI，血、尿、粪常规及血生化检验未见异常，乙型肝炎两对半检测未见明显异常。

第5问：针对该患者的治疗措施，正确的是
A. 短期应用大剂量糖皮质激素
B. 大剂量糖皮质激素维持应用半年以上
C. 禁用糖皮质激素
D. 应用血管扩张剂
E. 应用神经营养药
F. 应用降眼压滴眼液
G. 控制血压

【解析】综合该患者情况，可以明确诊断为非动脉炎性前部缺血性视神经病变。因此，为了减轻视盘水肿，可以短期使用糖皮质激素，并辅以血管扩张剂、降眼压药、神经营养剂等治疗。

【案例22】患者，女性，29岁。主诉：因"双眼视物不清4天"入院。现病史：无头痛、头晕，无视物变形、闪光感、重影，无眼前黑影遮挡，无恶心、呕吐，无肢体感觉异常、运动障碍等全身不适。眼部检查：右眼视力无光感，左眼视力0.1（戴 −3.00DS=0.3）；眼压：右眼14mmHg，左眼12mmHg。双眼角膜透明，前房中等深度，房水清亮，虹膜表面纹理清晰；双眼瞳孔圆，中等散大，直径约4mm，直接和间接对光反应均迟钝；双眼晶状体、玻璃体尚透明；双侧眼底见视盘界清，色红，C/D=0.3，A/V=2/3，视网膜未见明显异常。双眼各方向运动未见明显异常。

第1问：为明确诊断，患者必须进行的辅助检查是
A. 颅脑及眼眶MRI
B. 眼部彩色超声
C. 视觉诱发电位（VEP）检测
D. 视网膜电图（ERG）检测
E. 眼底光学相干断层扫描（OCT）
F. 荧光素眼底血管造影（FFA）
G. 视野检查

【解析】根据患者视力突然急剧下降，瞳孔对光反应迟钝，视网膜未见明显异常，可以判断为视路病变。因此，需要进行视路病变的确诊、定位、定性检查。

[提示]颅脑及眼眶MRI检查未见明显异常，闪光视觉诱发电位（FVEP）的P100波：右眼147ms，左眼110ms，振幅正常。视野检查无法配合。

第2问：该患者初步诊断为
A. 视盘炎
B. 球后视神经炎
C. 前部缺血性视神经病变
D. 癔症
E. 伪盲
F. 视网膜中央动脉阻塞

【解析】根据辅助检查可以排除颅内占位病变，双眼VEP的P100波潜时延长，可以排除癔症、伪盲。眼底检查可见视盘炎症性改变。前部缺血性视神经病变除了视盘有炎症性病变外，视力有轻度下降。

第3问：患者球后视神经炎的可能病因是
A. 炎性脱髓鞘
B. 结核
C. 梅毒
D. 病毒感染
E. 自身免疫性疾病
F. 肿瘤

【解析】球后视神经病变最常见原因：炎性脱髓鞘病变、感染、自身免疫性疾病。其中炎性脱髓鞘病变最为常见，结核和梅毒是国内较常见的感染性视神经炎病因。

答案：　5. ADEFG　【案例22】1. ACG　2. B　3. ABCDE

［提示］该患者经大剂量甲泼尼龙冲击治疗后，双眼视力均有所提高。2个月时，糖皮质激素用量减至泼尼松 20mg/d，视力突然下降。

第 4 问：为明确视力下降原因，需要进行的检查是

    A. 颈椎、胸椎 MRI 平扫加增强

    B. 胸部 X 线摄片

    C. 脑脊液检查

    D. 人类免疫缺陷病毒（HIV）、丙型肝炎病毒（HCV）、梅毒血清反应素（RPR）检测

    E. TORCH 抗体测定

    F. 免疫功能全套检测

    G. 神经脊髓炎（NMO）-IgG 检测

    H. 结核菌素（PPD）试验

【解析】球后视神经病变的常见原因：炎性脱髓鞘病变、感染、自身免疫性疾病。临床上一般根据常见病因进行排查，但 1/3 至 1/2 的患者无法找到病因。该患者年轻、双眼发病，治疗过程中复发，因此需要进行全身的系统排查，力求找到病因进行针对性治疗。

［提示］颈椎、胸椎 MRI 平扫加增强、胸部 X 线摄片未见异常。血红细胞沉降率（ESR）46mm/h。脑脊液生化、血液病毒学、HIV、HCV、RPR、PPD 检查均未见异常。NMO-IgG（++）。抗核抗体（ANA）谱：抗 SSA 抗体阳性（+），抗 Ro-52 抗体阳性（+），抗 SSB 抗体阳性（+），余抗 RNP/Sm 抗体、组蛋白（Histone）抗体、抗核糖体 P 蛋白（Rib-P）抗体、抗 Sm 抗体、抗 Scl-70 抗体、抗 Jo-1 抗体、抗着丝点 B（CENPB）抗体、抗核小体（Nukleo）抗体均阴性。

第 5 问：该患者的最终诊断是

    A. 视盘炎

    B. 球后视神经炎

    C. 前部缺血性视神经病变

    D. 视神经脊髓炎相关性视神经炎

    E. 多发性硬化相关性视神经炎

    F. 干燥综合征相关性视神经炎

    G. Leber 遗传性视神经病变

【解析】综合该患者情况，可以明确诊断为炎性视神经病变，以炎性脱髓鞘病变或自身免疫性疾病可能性大。虽然该患者 ANA 检查异常，但是干燥综合征的诊断依据仍然不足，且干燥综合征累及视神经较少见。该患者 NMO-IgG 阳性，因此，可以明确诊断为视神经脊髓炎相关性视神经炎。该病表现为严重的视神经炎，双眼发病较其他原因引起的视神经炎常见，部分患者无明显的脊髓脱髓鞘改变，NMO-IgG 阳性，约半数患者可伴有其他自身免疫性疾病抗体阳性，如抗核抗体、抗 SSA/SSB 抗体、抗心磷脂抗体，甲状腺相关抗体，乙酰胆碱受体抗体等阳性。

【案例 23】患者，女性，86 岁。主诉：因"右眼突然视物不见 14 天，左眼视物模糊 6 天"入院。现病史：14 天前右眼突然视物不见，6 天前左眼视物模糊。无眼球转动痛，无闪光感、飞蚊感，无发热、恶心、呕吐等不适。于当地医院应用甲泼尼龙 500mg 冲击治疗 3 天，并辅以保胃、补钾、补钙、营养神经、改善循环等处理，治疗过程中出现左眼视物模糊进行性加重，故转诊本院。眼部检查：右眼视力无光感，左眼视力指数 /40cm（无法矫正）。眼压：右眼 12mmHg，左眼 14mmHg。双眼角膜透明，前房中等深度，房水清亮，虹膜纹理清晰；右眼瞳孔圆，直径约 4.5mm，直接对光反应消失，间接对光反应存在；左眼瞳孔圆，直径约 3mm，直、间接对光反应迟钝；双眼晶状体黄色

混浊。右眼底无法窥入；左眼底模糊，眼底检查如图 12-47 所示（彩图见文末彩插 12-47）。

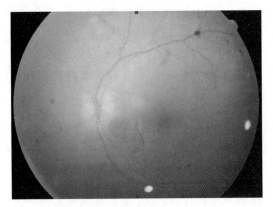

图 12-47

第 1 问：该患者初步诊断为

A. 视盘炎

B. 视盘血管炎

C. 前部缺血性视神经病变

D. 球后视神经炎

E. 视网膜中央动脉阻塞

F. 假性视盘水肿

G. 颅高压

【解析】患者为老年人，视力突然急剧下降，瞳孔对光反应迟钝，眼底窥视不清，隐约可见视盘边界不清，因此，考虑视神经炎症性改变、缺血性病变和视网膜中央动脉阻塞为主。

第 2 问：为明确诊断，最有价值的辅助检查是

A. 颅脑 CT/MRI 检查

B. 视觉诱发电位（VEP）检测

C. 视网膜电图（ERG）检测

D. 视盘光学相干断层扫描（OCT）

E. 荧光素眼底血管造影（FFA）

F. 视野检查

G. 眼球彩色超声

【解析】对于视神经定位、定性诊断，最有价值的辅助检查为 FFA 和视野检查。由于该患者视力极差，且年龄大配合较差，视野无法检查。

［提示］FFA 检查结果见图 12-48。

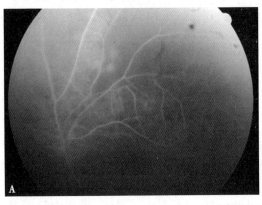
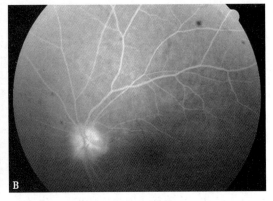

图 12-48

第 3 问：该患者最可能的诊断是

A. 视盘炎

B. 球后视神经炎

C. 动脉炎性前部缺血性视神经病变

D. 非动脉炎性前部缺血性视神经病变

E. 视网膜中央动脉阻塞

答案：【案例 23】 1. ACDE　2. E　3. C

F. 假性视盘水肿

G. 颅高压

【解析】根据 FFA 检查结果，隐约可见视盘在动静脉期无显影，后期荧光素渗漏明显，且视盘全周荧光强度不均匀。如为视盘炎症，早期即可见视盘大量荧光素渗漏。

［提示］追问病史，该患者有偏头痛病史。

第 4 问：为确定诊断，需进一步做的检查是

A. 颅脑 MRI/CT 检查

B. 骶髂关节正侧位 X 线摄片

C. 脑脊液检查

D. 免疫功能全套检测

E. TORCH 抗体测定

F. 血红细胞沉降率检测

G. 颞动脉活检

H. 结核菌素（PPD）试验、梅毒血清反应素（RPR）检测

【解析】巨细胞动脉炎性前部缺血性视神经病变多见于高龄患者，常合并白内障和全身病，因此，该病诊断虽然以视野和 FFA 检查为主要手段，但是常出现无法检查或检查结果不可靠的情况，给诊断和治疗带来困难。因此，必须掌握巨细胞动脉炎性前部缺血性视神经病变的临床表现：大于 60 岁的患者，突然发生双眼视力急剧下降，且进行性加重，视盘肿胀，伴有偏头痛。遇此情况首先考虑巨细胞动脉炎性前部缺血性视神经病变，确诊需查血红细胞沉降率并行颞动脉活检。

【案例 24】

患者，男性，63 岁。主诉：因"左眼视物不清 1 天"入院。现病史：1 个半月前发现粟粒性肺结核，于当地医院异烟肼、利福平、乙胺丁醇、吡嗪酰胺联合治疗。眼科检查：V_{OD} 0.8，V_{OS} 0.1（无法矫正），双眼角膜透明，前房中等深度，房水清亮，双眼瞳孔圆，左眼中等散大，直径约 5mm，直接对光反应迟钝，间接对光反应存在。双眼晶状体、玻璃体尚透明，双眼底见视盘界清，色红，视网膜未见明显异常。眼压：右眼 13mmHg，左眼 12mmHg。

第 1 问：该患者最可能的病因是

A. 异烟肼性视神经炎

B. 利福平性视神经炎

C. 乙胺丁醇性视神经炎

D. 吡嗪酰胺性视神经炎

E. 缺血性视神经病变

F. 结核性视神经炎

【解析】异烟肼、利福平、乙胺丁醇均会引起视神经炎，但是乙胺丁醇最常见，其次是异烟肼。

［提示］该患者予停用抗结核药，并给予泼尼松 50mg 清晨顿服，联合大剂量维生素 B 复方樟柳碱颞浅静脉处皮下注射等治疗。1 个月后突发右眼视力下降。

第 2 问：需要进一步做的检查是

A. 视野检查

B. VEP

C. FFA

D. 肺部 CT

E. 颅脑 CT

F. 腰穿及脑脊液检查

【解析】抗结核药物引起的视神经炎在及时停药后一般恢复较好，停用抗结核药物后出现症状加重，要考虑结核性病变造成的可能性大，尤其合并大剂量糖皮质激素的情况下。最常见的包括：结核性视神经炎，结核性视神经网膜炎，结核性脑膜炎继发脑神经病变。粟粒性肺结核尤其容易引起结核性脑膜炎。

［提示］颅脑 CT、肺部 CT、腰穿未见明

答案：　4. FG　【案例 24】1. C　2. ABCDEF

显异常。FVEP 示 P 波潜时延长、振幅下降，眼底检查示视盘水肿，黄斑区神经层脱离。FFA 示视盘强荧光，未见葡萄膜炎改变。

第 3 问：该患者的诊断为
- A. 异烟肼性视神经炎
- B. 利福平性视神经炎
- C. 乙胺丁醇性视神经炎
- D. 吡嗪酰胺性视神经炎
- E. 缺血性视神经病变
- F. 结核性视神经炎
- G. 结核性视盘视网膜炎

【解析】由于患者视盘水肿合并黄斑区病变，而且没有明显的脉络膜炎症病变，因此考虑为结核性视盘视网膜炎。

第 4 问：本病进一步治疗方案中正确的是
- A. 静脉使用糖皮质激素冲击治疗
- B. 减量或停止糖皮质激素的使用
- C. 恢复常规四联抗结核治疗
- D. 改用三联抗结核治疗
- E. 采用 DLV 抗结核方案
- F. 营养神经
- G. 中药联合治疗

【解析】患者是由于抗结核治疗造成视神经炎而停药造成的结核性视盘视网膜炎，因此，必须恢复抗结核治疗，这时无论是三联或四联用药方案因为都含有视神经毒性药物，不宜采用。糖皮质激素使用必须根据患者病情变化调整，如果全身有恶化倾向，则停用糖皮质激素，如果全身情况尚可，考虑到该患者有视盘视网膜炎症伴渗出，可以使用低剂量糖皮质激素。

【案例 25】患者，男性，21 岁。主诉：因"右眼视物不清 14 天，左眼视物不清 1 天"就诊。现病史：14 天前右眼视物不清，1 天前左眼视物不清。眼科查体：VOU：0.1（无法矫正），双眼角膜透明，前房中等深度，房水清亮，双眼瞳孔圆，直径 3mm，对光反应存在。双眼晶状体、玻璃体尚透明，双眼底见视盘色红，鼻侧边界模糊，毛细血管扩张。眼压：右眼 13mmHg，左眼 12mmHg。

第 1 问：该患者需要考虑的疾病是
- A. 视盘炎
- B. 前部缺血性视神经病变
- C. Leber 遗传性视神经病变
- D. Foster-Kennedy 综合征
- E. 高血压脑病
- F. 颅高压

【解析】该患者以视力下降为主要表现，且为双眼视盘轻度水肿，因此 DEF 不考虑。

第 2 问：该患者需进一步做的检查是
- A. VEP
- B. ERG
- C. OCT
- D. FFA
- E. 颅脑 MRI
- F. 腰穿及脑脊液检查

【解析】腰穿及脑脊液检查是有创性检查，暂时不考虑。

[提示] VEP 无明显异常。OCT 示 RNFL 厚度增厚，GCL-IPL 复合体变薄。FFA 示视盘血管扩张，强荧光，无渗漏。

第 3 问：该患者最可能的诊断
- A. 视盘炎
- B. 前部缺血性视神经病变
- C. Leber 遗传性视神经病变
- D. Foster-Kennedy 综合征
- E. 高血压脑病
- F. 颅高压

【解析】FFA 视盘无渗漏，OCT 示 GCL-

答案： 3. G　4. BEFG　【案例 25】 1. ABC　2. ABCDE　3. C

IPL 复合体变薄,且视力下降严重而瞳孔对光反应存在,因此考虑 LHON 可能性最大。

第4问:对本病最有诊断价值的检查是

A. FFA

B. OCT

C. 颅脑 MRI

D. 水通道蛋白检测

E. 外周血 RNA

F. 外周血线粒体 DNA

【案例 26】患者,女性,42 岁。主诉:因"右眼视物不清 3 天"就诊。现病史:3 天前突然右眼视物不清。眼科查体:V_{OD} 0.2(无法矫正),V_{OS} 1.0,双眼角膜透明,前房中等深度,房水清亮,右眼瞳孔圆,直径约 4mm,直接对光反应迟钝,间接对光反应存在。双眼晶状体、玻璃体尚透明,双眼底未见明显异常。眼压:右眼 15mmHg,左眼 17mmHg。

第1问:该患者可能的病因有

A. 球后视神经炎

B. 缺血性视神经病变

C. 视网膜中央动脉痉挛

D. 视网膜中央动脉阻塞

E. 皮质盲

F. 癔症

第2问:需要进一步做的检查是

A. 视野检查

B. VEP

C. FFA

D. 颅脑 MRI

E. 血液病毒学检查

F. 血液梅毒螺旋体相关检测

G. 血液结核抗体检测

H. 自身免疫性抗体

I. AQP4

【解析】视神经炎和缺血性视神经病变鉴别要依靠症状、典型体征、典型视野改变和 FFA 鉴别。视神经炎的诊断属于排除性诊断,需要鉴别特发性视神经炎、感染性视神经炎、自身免疫性视神经炎,因此需进行相关检测。

[提示]该患者视野检查右眼中心暗点,VEP 示 P 波潜伏期延长、振幅下降,颅脑 MRI、血液检查均正常。

第3问:该患者的诊断是

A. 特发性视神经炎

B. 视神经脊髓炎

C. 感染性视神经炎

D. 自身免疫性视神经炎

E. 皮质盲

F. 癔症

第4问:本病治疗方案正确的是

A. 甲泼尼龙冲击 3 天后改口服,总疗程不超过两周

B. 甲泼尼龙冲击 3 天后改口服,总疗程 3 个月以上

C. 环孢素

D. 环磷酰胺

E. β 干扰素

F. 免疫球蛋白

G. B 族维生素

H. 中医药

【解析】患本病诊断 IDON,糖皮质激素治疗疗程宜短。由于排除其他类型如 NMO-ON、自身免疫性疾病,因此不需要使用免疫抑制剂。由于颅脑 MRI 未发现多发性硬化,因此暂时不考虑使用干扰素。

【案例 27】患者,男性,21 岁。因"双眼突发视力下降 3 天"来诊。眼科体查:VOU

0.02；矫正视力右 −2.50DS → 0.05，左 −2.0DS → 0.05；双眼眼位正，角膜透明，前房深度正常，虹膜纹理清晰，瞳孔直径约 3mm，直接对光反应稍减弱，晶状体透明，视盘充血，视盘表面毛细血管扩张、迂曲，C/D=0.3。

第 1 问：该患者可能的诊断有

A. 青光眼

B. Leber 遗传性视神经病变

C. 视神经炎

D. 前部缺血性视神经病变

E. 视盘水肿

F. 视盘小凹

G. 颅内占位

【解析】患者突发视力下降，角膜透明，杯盘比正常，青光眼可能性低。患者 21 岁。视盘充血，血管扩张，前部缺血性视神经病变可能性低。

第 2 问：为明确诊断，还需进一步做的检查是

A. B 超

B. FFA

C. OCT

D. MRI

E. 血液 mtDNA 检测

F. 视野检查

【解析】FFA 检查无荧光渗漏可与视神经炎鉴别，mtDNA 检测可确诊 Leber 遗传性视神经病变。

第 3 问：患者 FFA 检查无荧光渗漏，患者线粒体 DNA 检测异常，可能的常见突变位点为

A. mtDNA 第 11778 核苷酸

B. mtDNA 第 3460 核苷酸

C. mtDNA 第 4145 核苷酸

D. mtDNA 第 14458 核苷酸

E. mtDNA 第 14484 核苷酸

F. mtDNA 第 14490 核苷酸

【解析】现公认常见的原发性位点突变为 11778、3460、14484 三个位点。

第 4 问：该疾病的遗传特点是

A. 本病与母系的细胞质遗传有关

B. 完全符合孟德尔遗传定律

C. 男性患者其后代不发病

D. 女性患者子女中男性约 50% 发病

E. 女性患者子女中女性发病率高

F. 90%～95% 的患者与三个原发性 mtDNA 突变相关

【解析】LHON 的遗传方式不完全符合孟德尔遗传定律。女性患者子女中女性发病率低，但可能为携带者。

第 5 问：该疾病的临床表现特点有

A. 疼痛性视力下降

B. 后期视盘苍白，可伴视盘周围血管白鞘

C. 视野异常以中心暗点和旁中心暗点最多见

D. 色觉障碍常以黄蓝色盲多见

E. 家系成员可表现有其他的神经异常，如外周神经病变、头痛、偏头痛、智力障碍

F. 无症状女性致病基因携带者眼底可出现微血管扩张

【解析】该疾病为无痛性视力下降，色觉障碍常以红绿色盲多见。

第 6 问：关于该疾病的治疗及预后，说法正确的是

A. 目前临床上尚无特殊治疗

B. 基因治疗可能带来新希望

C. 视力不同程度减退，多数在 0.1 左右

答案：【案例 27】 1. BC　2. BE　3. ABE　4. ACDF　5. BCEF　6. ABCEF

D. 该病晚期全盲者较多

E. 有自发性视力恢复倾向可能

F. 14484型突变通常预后相对较好

【解析】该病有自发性视力恢复倾向，与不同位点有关，较少全盲者。

【案例28】患儿，男性，2岁。足月顺产，否认吸氧史，无外伤史。家长发现患儿右眼瞳孔区黄白色反光2个月就诊。眼部检查：右眼眼压T+1，左眼眼压Tn。右眼混合充血，角膜轻度水肿，虹膜少许新生血管，瞳孔欠圆，直径约5mm，对光反应迟钝，玻璃体腔内可见黄白色肿物。

第1问：为明确诊断，患儿一般需要行的检查是

A. 光学相干断层扫描（OCT）

B. CT扫描

C. 荧光素眼底血管造影（FFA）

D. 眼部B超

E. 视野检查

F. 超声生物显微镜（UBM）检查

【解析】本例为2岁患儿，具有白瞳症、眼压高，无外伤史，此时应排除眼内占位病变的可能性，一般可根据条件行双眼CT、B超检查，此2种检查在诊断球内占位病变中具有重要价值，且费用较低，对于视网膜母细胞瘤而言，CT具有确诊价值。其余检查对诊断价值不大，且患儿年龄小，不易操作。

［提示］眼部CT扫描：示右眼球略增大，玻璃体腔内可见球形实质性占位病变，且肿物内具有钙化斑。

第2问：该患儿目前应诊断为

A. 视网膜母细胞瘤

B. 永存原始玻璃体增生症

C. 早产儿视网膜病变

D. Coats病

E. 脉络膜黑色素瘤

F. 视网膜毛细血管瘤

【解析】对于无眼外伤史且眼球内有明显钙化的患儿，一般应首先考虑有视网膜母细胞瘤的可能。

第3问：根据患儿临床表现，目前病变应属于

A. A期 B. B期

C. C期 D. D期

E. E期 F. F期

【解析】患儿右眼混合性充血，瞳孔散大，眼压高，提示患儿视网膜母细胞瘤病变处于E期。

第4问：如果患儿头颅及双眼CT检查：右眼球内占位性病变，而头颅及眼眶未见肿物转移灶。肝、胆、脾、双肾检查，未见明显肿瘤转移。此时对该患儿右眼的治疗方案是

A. 全身化疗 B. 眼球摘除术

C. 局部冷冻术 D. 光凝治疗

E. 局部放射治疗 F. 外放射治疗

【解析】以化疗为基础辅以眼科局部治疗是目前视网膜母细胞瘤的治疗原则。该患儿眼部充血，则说明病变已经处于E期，保留眼球价值不大，就眼科治疗而言首选眼球摘除术为妥。

第5问：如果眼底检查发现左眼赤道部有一2mm×3mm大小白色肿物，那么左眼的治疗方案为

A. 全身化疗 B. 眼球摘除术

C. 局部冷冻术 D. 光凝治疗

E. 局部放射治疗 F. 外放射治疗

【解析】左眼肿物位于赤道部，且体积较小，激光较冷冻手术后反应小，为此，首选激光治疗，鉴于患儿双眼视网膜母细胞瘤，故需要全身化疗，以防止复发。

答案：【案例28】 1. BD 2. A 3. E 4. AB 5. AD

【案例29】患者女性,25 岁。常规体检时发现:右眼视网膜颞侧赤道部可见暗红色隆起,肿物周边可见黄色渗出及粗大迂曲血管生长,迂曲血管大小为 1PD,高出视网膜约 2 个屈光度。

第 1 问:为明确诊断,该患者应进行的最有意义的检查是

  A. 眼底照相

  B. 荧光素眼底血管造影(FFA)

  C. 眼部 B 超

  D. 三面镜检查

  E. 双眼 CT

  F. 眼压检查

【解析】该患者为暗红色肿物,且有粗大血管长入,考虑为血管瘤样病变,对于眼底血管性疾病最有意义的检查是荧光素眼底血管造影。

[提示] FFA 检查:造影早期可见供养动脉迅速充盈,随即荧光素充盈瘤体及回流静脉,血管瘤周围毛细血管扩张,染料外渗。

第 2 问:该患者初步诊断为

  A. 视网膜海绵状血管瘤

  B. 视网膜毛细血管瘤

  C. 视网膜蔓状血管瘤

  D. 视盘血管瘤

  E. 脉络膜血管瘤

  F. Coats 病

【解析】荧光素眼底血管造影早期显示供养动脉迅速充盈,随即荧光素充满肿瘤及回流静脉,并可见血管瘤周围的毛细血管扩张,染料外渗。为视网膜毛细血管瘤的表现。

第 3 问:该患者目前应首选的治疗方法是

  A. 放射治疗

  B. 冷冻治疗

  C. 眼底激光治疗

  D. 电凝固术

  E. 玻璃体切割术

  F. 球内注射曲安奈德药物

【解析】该患者血管瘤位于颞侧赤道部,大小为 1PD,高出视网膜约 2 个屈光度。对于这样的毛细血管瘤,首选激光治疗。

第 4 问:对于该患者还需要做的检查是

  A. 视觉电生理检查

  B. 头颅核磁共振

  C. 肝、胆、脾、胰腺、双肾 CT

  D. 头颅 CT

  E. 肝、胆、脾、胰、双肾 B 超

  F. 血常规

【解析】视网膜毛细血管瘤可以为单纯视网膜血管瘤(von Hippel 病),也可以是 von Hippel-Lindau 综合征的眼部表现。Von Hippel-Lindeu 综合征是 3 号染色体短臂突变所致的常染色体显性遗传病,患者有可能合并中央神经系统包括小脑、脊柱、延髓的肿瘤,以及肺、肝、睾丸、卵巢的肿瘤,嗜铬细胞瘤、胰岛细胞癌或胰腺的囊肿以及红细胞增多症等。所以需要对该患者进行全面系统的检查,以排除 von Hippel-Lindeu 综合征。

第 5 问:如果该患者行头颅及肝、胆、脾、胰腺、双肾 CT,发现颅内及双肾可见占位性病变。此时考虑该患者诊断的疾病是

  A. von Hippel-Lindau 综合征

  B. von Hippel 病

  C. 视网膜蔓状血管瘤

  D. 视网膜海绵状血管瘤

  E. 视网膜大动脉瘤

  F. Coats 病

【解析】该患者通过 CT 及 B 超检查,发

答案:【案例29】 1. B　2. B　3. C　4. BCDE　5. A

现颅内及双肾均可见占位性病变,符合 von Hippel-Lindeu 综合征的诊断。Von Hippel-Lindeu 综合征是 3 号染色体短臂突变所致的常染色体显性遗传病,患者有可能合并中央神经系统包括小脑、脊柱、延髓的肿瘤,肺、肝、睾丸、卵巢的肿瘤,嗜铬细胞瘤、胰岛细胞癌或胰腺的囊肿及红细胞增多症等。

【案例 30】患者,男性,53 岁。主诉:左眼视力下降 4 个月。患者 4 个月前出现左眼渐进性视力下降,于 2019 年 8 月就诊我院,眼科检查:视力右眼 0.5(矫正 1.0),左眼 0.1(矫正无助);左眼结膜充血,角膜清,房水闪辉(+),晶状体混浊,玻璃体混浊。欧堡全景 200T× 激光扫描检眼镜检查见图 12-49(彩图见文末彩插图 12-49)。

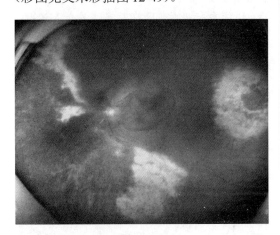

图 12-49

第 1 问:该患者临床诊断应考虑

 A. 巨细胞病毒性视网膜炎

 B. 慢性葡萄膜炎

 C. 视网膜血管炎

 D. 眼内恶性淋巴瘤

 E. 眼内炎

 F. 转移癌

 【解析】根据病程可排除 A 和 E。

第 2 问:患者既往高血压病史 5 年,血压控制欠佳;糖尿病病史 15 年,胰岛素治疗;类风湿关节炎病史 3 年;淋巴瘤病史 1 年。下列最有利于明确诊断的检查是

 A. FFA

 B. 取房水细胞学检查

 C. 组织病理学检查

 D. 血液学检查

 E. 眼眶 MRI

 F. 眼部彩超

 【解析】细胞学检查与组织病理学检查是诊断玻璃体视网膜淋巴瘤的金标准。

第 3 问:该患者通过细胞学检查确诊为眼内恶性淋巴瘤,下列治疗正确的是

 A. 应采用已有的标准化治疗方案

 B. 可进行放疗、化疗或自体造血干细胞移植

 C. 以全身系统性治疗为主,眼部可不做局部治疗

 D. 对于化疗药物,玻璃体腔注射比全身使用疗效更好

 E. 玻璃体切除手术治疗

 F. 双眼受累的患者,在无法耐受化疗时,外放射治疗是首选的治疗方案

 【解析】该病目前尚无标准化治疗方案。治疗包括单独放疗或联合放疗、局部或全身化疗以及自体造血干细胞移植。若病变累及中枢神经系统需进行全身系统性治疗,若病变只局限于眼部则进行局部治疗。由于血 - 眼屏障阻碍了系统性化疗药物进入眼内,因此,玻璃体腔注射化疗药物能够获得较好疗效,且复发率较低。对于双眼受累的患者,如无法耐受玻璃体腔内化疗药物注射,EBRT 仍可作为首选的治疗方案。

——

答案:【案例 30】 1. BCDF　2. BC　3. BCDF

第 4 问：关于原发性玻璃体视网膜淋巴瘤，下列说法正确的是

A. 多累及双眼

B. 早期表现慢性或反复发作的葡萄膜炎和玻璃体炎

C. 前房和玻璃体内 IL-10 浓度检测有助于诊断

D. 抗对糖皮质激素治疗敏感

E. 对外放射治疗效敏感

F. 表现为葡萄膜炎，对抗炎治疗反应较好

【解析】原发性玻璃体视网膜淋巴瘤，原称原发性眼内淋巴瘤，通常表现为反复的、糖皮质激素治疗不敏感（糖皮质激素治疗可以使"炎症"细胞部分或完全消退但反复发作）的慢性葡萄膜炎和玻璃体炎，初发时可为单眼或双眼病变，但 80%～90% 的患者最终发展为双眼病变。由于恶性 B 细胞产生 IL-10，因此前房和玻璃体内 IL-10 浓度升高提示 B 细胞来源淋巴瘤。其常伪装成后葡萄膜炎，对抗炎治疗反应差。

【案例 31】患者，男性，16 岁。左眼视力下降 3 天就诊。主诉：近 1 年来左眼反复视力下降，1～2 周后可自行好转。患者近 1 年有参加举重训练。眼部检查：矫正视力右眼 1.0，左眼 0.05。眼压：右眼 15mmHg，左眼 16mmHg。双眼前节未见异常，屈光间质透明。原瞳孔下右眼：视盘界清，黄斑区中心凹反光见，网膜平，未见出血渗出。左眼玻璃体积血，眼底窥不清。B 超检查：左眼玻璃体积血，网膜平。

第 1 问：该患者左眼玻璃体积血可能的原因有

A. Eales 病

B. 家族性渗出性视网膜病变

C. Coats 病

D. 获得性视网膜大动脉瘤

E. 永存玻璃体动脉

F. 糖尿病视网膜病变

【解析】Coats 病为渗出性视网膜病变。获得性视网膜大动脉瘤见于老年人，常伴有高血压、动脉硬化。糖尿病视网膜病变常为双眼，且玻璃体积血已为 PDR 表现。

第 2 问：该患者左眼玻璃体积血宜进行的处理是

A. 立即行玻璃体手术

B. 玻璃体腔注射曲安奈德

C. 玻璃体腔内注射抗 VEGF 药物

D. 玻璃体腔注气术

E. 周边视网膜冷凝术

F. 密切观察

【解析】该患者近 1 年来反复玻璃体积血，均能自行吸收，目前不宜过多介入治疗，宜观察 1～2 周积血吸收后查清病因对因治疗，若玻璃体积血不能吸收再考虑手术。

[提示] 2 周后该患者复查，左眼视力 0.8，眼底照相见图 12-50（彩图见文末彩插 12-50）。

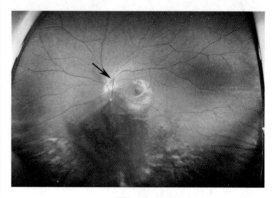

图 12-50

第 3 问：该患者左眼的诊断为

A. Eales 病

B. 家族性渗出性视网膜病变

C. Coats 病

D. 获得性视网膜大动脉瘤

E. 永存玻璃体动脉

F. 糖尿病视网膜病变

【解析】玻璃体动脉后段,视盘端残留。

第 4 问: 永存玻璃体动脉出血的原因可有

A. 自发性

B. 眼部钝挫伤

C. 睡眠中眼球快速运动

D. 玻璃体后脱离

E. 玻璃体视网膜牵拉

F. 爆发性运动

答案:　4. ABCDEF

第十三章 眼 眶 病

一、单选题

1. 眶蜂窝织炎最常见的感染途径是
   A. 外伤直接感染
   B. 血行感染
   C. 手术
   D. 眶周围结构炎症蔓延
   E. 其他

2. MRI 扫描常常可见病变区域出现液化腔的疾病是
   A. 眶蜂窝织炎
   B. 横纹肌肉瘤
   C. 视网膜母细胞瘤
   D. 黄褐瘤病
   E. 绿色瘤

3. 眶蜂窝织炎的易感人群是
   A. 老年人　　　　　B. 中年人
   C. 青年男性　　　　D. 儿童
   E. 青年女性

4. 眶蜂窝织炎的临床表现应**除外**
   A. 结膜无充血及水肿
   B. 眼眶及眼球疼痛
   C. 眼球突出
   D. 眼睑充血肿胀
   E. 视力下降

5. 眶蜂窝织炎的病理表现应**除外**
   A. 嗜酸性粒细胞增多
   B. 小血管和毛细血管扩张，管壁渗透性增强
   C. 血管内液体和细胞成分渗出，使组织水肿
   D. 中性细胞浸润
   E. 新生毛细血管及成纤维细胞形成的肉芽组织构成脓肿壁

6. 特发性眼眶炎性假瘤极少累及的组织结构为
   A. 眼睑　　　　　　B. 泪腺
   C. 眶脂肪　　　　　D. 眼外肌
   E. 眶骨

7. 在诊断特发性眼眶炎性假瘤中最具价值的检查是
   A. MRI　　　　　　B. CT
   C. B 超　　　　　　D. FFA
   E. OCT

8. 一般**不需要**与特发性眼眶炎性假瘤进行鉴别诊断的疾病是
   A. 眶蜂窝织炎
   B. 眼眶淋巴瘤
   C. 眼眶横纹肌肉瘤
   D. 泪腺淋巴上皮病变
   E. 眼眶皮样囊肿

答案： 1. D　2. A　3. D　4. A　5. A　6. E　7. A　8. E

9. 最有助于甲状腺相关性眼病与炎性假瘤鉴别的特征是
   A. 眼睑肿胀
   B. CT 或 MRI 检查发现眼外肌增粗
   C. CT 或 MRI 检查发现泪腺肿大
   D. 眼睑退缩
   E. 眼球突出
   【解析】甲状腺相关性眼病与炎性假瘤都可以表现为眼睑肿胀、眼球突出、CT 或 MRI 检查发现眼外肌增粗和泪腺肿大，只有眼睑退缩最可能是甲状腺相关性眼病的特征性表现。

10. 有关甲状腺相关性眼病，下列描述**错误**的是
    A. 眼眶减压术的适应证包括患者不能接受的眼球突出，要求改善外观
    B. 患者甲状腺功能可以正常、亢进或减退
    C. 患者可有眼眶脂肪增多
    D. 患者眼外肌受累频次排序为下直肌、外直肌、上直肌、内直肌
    E. 炎症活动期患者排除禁忌后常常需要糖皮质激素短期冲击治疗
    【解析】患者眼外肌受累频次排序为下直肌、内直肌、上直肌、外直肌。其余选项描述均正确。

11. 甲状腺相关性眼病早期最常见的眼部体征是
    A. 视力下降
    B. 眼球突出
    C. 上睑退缩和迟落
    D. 复视和眼球运动障碍
    E. 暴露性角膜炎
    【解析】甲状腺相关性眼病的眼部表现中，眼球突出是常见的典型症状，多为双

侧，可不对称，与病情轻重程度无明显关系；上睑退缩和迟落为早期最常见体征。

12. 甲状腺相关性眼病常引起眼外肌肥大，下列叙述**不正确**的是
    A. 常引起多条眼外肌肥大
    B. 最常累及的眼外肌为下直肌
    C. 引起的眼球运动障碍是限制性眼球运动障碍
    D. 可见单一的眼外肌肥大
    E. 可见单一的外直肌肥大

13. 甲状腺相关性眼病患者最特征性的体征是
    A. 眼睑退缩   B. 眼睑肿胀
    C. 眼球突出   D. 结膜水肿
    E. 眼球运动受限

14. 属于甲状腺相关性眼病极重度的临床表现是
    A. 恒定性复视
    B. 眼睑退缩 2mm
    C. 重度软组织受累
    D. 压迫性视神经病变
    E. 眼球运动受限

15. 眼眶海绵状血管瘤最常见的临床表现是
    A. 上睑下垂   B. 眼球运动障碍
    C. 视力减退   D. 眼球突出
    E. 眶区疼痛

16. 眼眶脑膜瘤可能出现的综合征是
    A. Tolosa-Hunt syndrome
    B. Stevens-Johnson syndrome
    C. Wyburn-Mason syndrome
    D. Batten-Mayon syndrome
    E. Foster-Kennedy syndrome

答案： 9. D   10. D   11. C   12. E   13. A   14. D   15. D   16. E

17. 儿童时期最常见的眼眶恶性肿瘤是
    A. 神经母细胞瘤　　B. 横纹肌肉瘤
    C. 腺样囊性癌　　　D. 血管内皮肉瘤
    E. 绿色瘤

18. 患者,男性,45 岁。因左侧眼球突出行
    CT 检查,结果显示:左眶外上方不规则
    形占位病变,边界清楚,内密度不均,病
    变内部 CT 值为 −80HU 和 +35HU,邻近
    病变之骨壁增厚、骨缺失,且有骨嵴形
    成(图 13-1),根据 CT 图像,最可能的诊
    断是

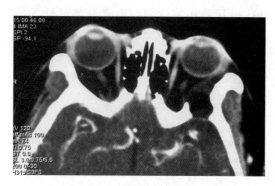

图 13-1

    A. 皮样囊肿　　　　B. 静脉性血管瘤
    C. 蝶骨嵴脑膜瘤　　D. 骨瘤
    E. 泪腺腺样囊性癌

19. 下列**不是**眼眶静脉性血管瘤的 CT 特征
    的是
    A. 眶腔扩大　　　　B. 静脉石
    C. 虫蚀样骨破坏　　D. 眶上裂扩大
    E. 密度不均匀

20. 最常见的泪腺上皮性肿瘤为
    A. 泪腺炎性假瘤
    B. 泪腺淋巴瘤
    C. 泪腺多形性腺瘤

    D. 泪腺多形性腺癌
    E. 泪腺腺样囊性癌

21. 视神经鞘脑膜瘤的影像特征是
    A. 挖空征　　　　　B. 车轨征
    C. 渐进性强化　　　D. 静脉石
    E. T 形征

22. 下列**不是**婴幼儿血管瘤治疗的有效方
    法的是
    A. 口服普萘洛尔
    B. 口服糖皮质激素
    C. 博来霉素局部注射
    D. 激光治疗
    E. 冷冻治疗

二、多选题

1. 眶蜂窝织炎的临床表现包括
   A. 眼眶及眼球疼痛
   B. 眼球运动受限,严重者固视
   C. 眼睑充血水肿
   D. 眼球突出
   E. 视力下降

2. 以下对眶蜂窝织炎有诊断价值的检查指
   标是
   A. 外周血白细胞计数增高,中性粒细胞
      增多,红细胞沉降率(血沉)加快
   B. X 线检查受累眶内密度增高,合并有
      鼻窦密度增高和液平面
   C. MRI 扫描可见眶内组织呈炎性改变
   D. CT 扫描显示可见眶内脂肪炎性浸润,
      呈边界不清的片状或团块状影,眼环
      增厚,眼外肌可增粗
   E. 房水及血浆的乳酸脱氢酶(LDH)、磷
      酸异构酶(PGI)均增高

答案:　17. B　18. A　19. C　20. C　21. B　22. E
　　　　1. ABCDE　2. ABCD

3. 眶蜂窝织炎的发病机制可能包括
   A. 致病微生物直接对眼眶组织结构造成损害
   B. 致病微生物可以引起眼眶局部组织水肿
   C. 致病微生物可以导致眼眶微循环障碍
   D. 致病微生物可以引起眶压升高
   E. 致病微生物可以引起眶内脓肿

4. 眶蜂窝织炎的感染源包括
   A. 眶内异物
   B. 鼻窦炎症
   C. 眼科的手术
   D. 身体其他部位的化脓性炎症或脓毒血症
   E. 颜面部的疖毒

5. 儿童眶蜂窝织炎需要相鉴别的疾病是
   A. 视网膜母细胞瘤　　B. 皮样囊肿
   C. 绿色瘤　　　　　　D. 横纹肌肉瘤
   E. 炎性假瘤

6. 特发性眼眶炎性假瘤的临床表现为
   A. 结膜充血水肿　　　B. 眼睑肿胀
   C. 眼球突出　　　　　D. 眼球运动障碍
   E. 视力下降

7. 常用于特发性眼眶炎性假瘤的影像学检查是
   A. MRI　　　　　　　B. CT
   C. B超　　　　　　　D. FFA
   E. OCT

8. 特发性眼眶炎性假瘤的可能病因是
   A. 细菌感染　　　　　B. 真菌感染
   C. 病毒感染　　　　　D. 沙眼衣原体感染
   E. 免疫反应异常

9. 特发性眼眶炎性假瘤的治疗方法包括
   A. 糖皮质激素治疗
   B. 免疫抑制剂治疗
   C. 手术治疗
   D. 放疗
   E. 中医中药治疗

10. 特发性眼眶炎性假瘤可能导致的后遗症包括
    A. 视力减退　　　　　B. 眼球运动障碍
    C. 上睑下垂　　　　　D. 眼球突出
    E. 视神经萎缩

11. 下列关于甲状腺相关性眼病说法，<u>不正确</u>的是
    A. 手术顺序通常为先眼眶减压，再眼肌手术，最后眼睑手术
    B. 诊断甲状腺相关性眼病需同时伴有甲状腺功能异常
    C. 甲状腺相关性眼病常累及眼外肌，出现眼球运动障碍和复视
    D. 严重的眼球突出可导致眼睑闭合不全，引起暴露性角膜炎、角膜溃疡
    E. 眼外肌增粗的程度与炎症程度一致
    【解析】患者甲状腺功能可以正常、亢进或减退。眼外肌增粗的程度与炎症程度可以不一致。

12. CT 表现为眼外肌增粗的病例，其鉴别诊断包括
    A. 甲状腺相关性眼病
    B. 肌炎型炎性假瘤
    C. 颈动脉海绵窦瘘
    D. 转移性肿瘤
    E. Wegener 肉芽肿
    【解析】可以引起眼外肌增粗的疾病较

答案：　3. ABCDE　4. ABCDE　5. ACDE　6. ABCDE　7. ABC　8. ABCE　9. ABCDE　10. ABCDE　11. BE　12. ABCDE

多，既可是炎症性病变，也可是肿瘤性病变、寄生虫、血管性病变等。

13. 甲状腺相关性眼病的眼睑改变是其最常见的临床表现，查体可见
    A. 眼睑退缩　　　B. 上睑迟落
    C. 上睑下垂　　　D. 眼睑水肿
    E. 睑裂增大
    【解析】甲状腺相关性眼病的眼睑改变可表现为上睑退缩、下睑退缩、睑裂增大、瞬目减少、上睑迟落、眼睑水肿，但不包括上睑下垂。

14. 甲状腺相关性眼病视神经病变的特征包括
    A. 视力减退
    B. 视野缩小
    C. 视盘水肿或苍白
    D. 视网膜水肿或渗出
    E. 视网膜静脉迂曲扩张

15. 甲状腺相关性眼病的可采用的治疗方法包括
    A. 手术治疗
    B. 糖皮质激素治疗
    C. 免疫抑制剂治疗
    D. 放射治疗
    E. 眼部对症治疗

16. 甲状腺相关性眼病的病理改变包括
    A. 白细胞浸润
    B. 淋巴细胞浸润
    C. 葡萄糖胺聚糖沉积
    D. 组织纤维化
    E. 组织水肿

17. 眼眶海绵状血管瘤的超声图像特征包括
    A. 病变边界清楚
    B. 内回声分布均匀
    C. 声衰减少
    D. 具有可压缩性
    E. 病变内无彩色血流信号

18. 眼眶脑膜瘤的临床表现有
    A. 眼球突出　　　B. 眼睑水肿
    C. 视力丧失　　　D. 眼底视睫状静脉
    E. 视盘萎缩

19. 眼眶横纹肌肉瘤的特征是
    A. 暴露性角膜溃疡
    B. 肿瘤可向颅内生长
    C. B 型超声显示肿瘤内回声强而分布均匀
    D. CT 可见眶内软组织密度病变和骨破坏
    E. 对放射治疗不敏感

20. 有助于皮样囊肿诊断的是
    A. 眼球突出并向内下方移位
    B. 疾病进展缓慢
    C. 皮肤可破溃，反复感染
    D. B 型超声显示病变内部回声呈多样性
    E. MR 成像显示病变在 T_1WI 和 T_2WI 均呈高信号

21. 儿童时期常见的眼眶疾病是
    A. 脑膜脑膨出　　　B. 脑膜瘤
    C. 表皮样囊肿　　　D. 黏液囊肿
    E. 静脉性血管瘤

22. 神经纤维瘤病的临床表现为
    A. 皮肤牛奶咖啡斑

答案： 13. ABDE　14. ABCDE　15. ABCDE　16. BCDE　17. ABCDE　18. ABCDE　19. ABD
20. ABCDE　21. ACE　22. ABCD

B. 丛状神经纤维瘤

C. 蝶骨大翼缺失

D. 视神经胶质瘤

E. 听神经瘤

23. 眼眶静脉畸形的特征描述正确的是

A. 可出现结膜下出血

B. 低头试验均为阳性

C. CT 上可见静脉石

D. 对糖皮质激素敏感

E. 手术通常可以完整切除

24. 泪腺腺样囊性癌的临床特点包括

A. 眼眶疼痛

B. 眼球突出、移位

C. CT 示邻近骨破坏、骨侵蚀

D. 化疗敏感

E. 手术完整切除后不易复发

三、共用题干单选题

（1～3题共用题干）

患者，男性，36 岁。因右眼球突出 1
年、视力下降 2 周就诊。既往有甲状腺功
能亢进病史、吸烟史。患者自述近 1 年来
右眼球突出，睡眠时眼睑不能完全闭合。
近 2 周来视力下降明显，伴眼痛，到当地医
院就诊，予以氧氟沙星滴眼液治疗，效果
不明显。查体：一般情况尚可。眼部检查：
右眼矫正视力 0.1；眼球前突，眼睑轻度肿
胀，上下眼睑退缩，闭合不全，球结膜轻度
充血；角膜上皮点状脱落，前房中等深度，
房水闪辉（－）；瞳孔圆，直径约 4mm，直接
对光反应迟钝；眼底视盘边缘模糊，静脉
迂曲（图 13-2～图 13-4）（彩图见文末彩插
图 13-2～13-4）。左眼稍前突，运动自如，
眼底未见异常。

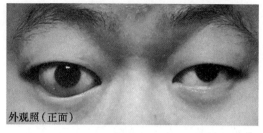

外观照（正面）

图 13-2

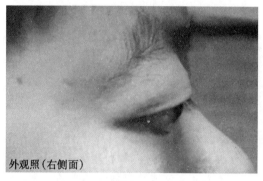

外观照（右侧面）

图 13-3

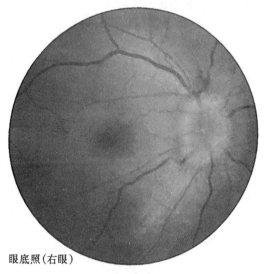

眼底照（右眼）

图 13-4

1. 患者初步诊断为

A. 眼眶蜂窝织炎

B. 眼眶横纹肌肉瘤

答案： 23. AC 24. ABC

1. C

C. 甲状腺相关性眼病

D. 视神经乳头炎

E. 眼眶炎性假瘤

【解析】本例患者具有甲状腺功能亢进病史，且具有甲状腺相关性眼病的典型表现（眼球突出、眼睑退缩、视神经压迫等），故诊断为甲状腺相关性眼病。

2. 如采取手术治疗，患者的手术方案是

   A. 上睑退缩矫正术

   B. 睑裂缝合术

   C. 斜视手术

   D. 眼眶减压术

   E. 青光眼手术

【解析】甲状腺相关性眼病的手术分为三大类：眼睑手术、斜视手术及眼眶减压术。该患者有压迫性视神经病变的表现，在甲状腺功能稳定的情况下，首选眼眶减压术，以挽救患者视功能。

3. **不建议**患者采取的诊疗措施是

   A. 内分泌检查　　　B. 放射性碘治疗

   C. 戒烟　　　　　　D. 眼压监测

   E. 局部应用人工泪液

【解析】甲状腺相关性眼病可能影响涡静脉回流，升高眼压；放射性碘治疗会加重眼部病情，应尽量避免。循证医学证据表明吸烟可加重眼部病情，戒烟有利于眼病恢复。戒烟应该作为甲状腺相关性眼病治疗的常规建议。

（4～6 题共用题干）

患者，女性，53 岁。因双眼肿胀伴视力下降 1 个月就诊。患者自诉近 1 个月来，双眼肿胀，伴视力下降、眼痛。查体：一般情况尚可。眼部检查：双眼矫正视力均 0.6。眼球突出度：左眼 19mm，右眼 20mm。双

眼各方位运动受限；眼睑肿胀，上睑退缩、迟落；球结膜、泪阜充血水肿；角膜上皮点状脱落，前房深，房水清亮；瞳孔圆，直径 3mm，直接对光反应存在；眼底未见异常。眼眶 CT：双侧下、内直肌呈梭形增粗见图 13-5（彩图见文末彩插图 13-5）、图 13-6。

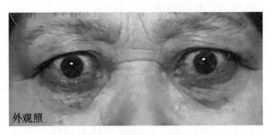

外观照

图 13-5

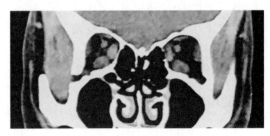

图 13-6

4. 患者初步诊断为

   A. 眶蜂窝织炎

   B. 横纹肌肉瘤

   C. 甲状腺相关性眼病

   D. 视神经乳头炎

   E. 炎性假瘤

【解析】患者为老年女性，具有典型的甲状腺相关性眼病体征。本例眼睑退缩和迟落是鉴别甲状腺相关性眼病与炎性假瘤的关键要点。

5. 患者视力下降的主要原因包括

   A. 眼外肌炎症

   B. 角膜上皮脱落

答案： 2. D　3. B　4. C　5. B

C. 压迫性视神经病变

D. 眼球突出

E. 屈光状态异常

【解析】甲状腺相关性眼病导致视力严重下降的常见原因是压迫性视神经病变和暴露性角膜炎。本例角膜上皮脱落是视力下降的原因之一。双侧下、内直肌呈梭形增粗，虽然瞳孔直接对光反应存在、眼底正常，但是仍然不能排除压迫性视神经病变，因压迫性视神经病变体现的瞳孔异常最特征性的表现是相对性瞳孔传导阻滞（RAPD）。其余选项均不是导致本例患者视力下降的主要原因。

6. 患者需要考虑采取的进一步治疗方案**不包括**

A. 局部应用人工泪液

B. 补充微量元素硒

C. 糖皮质激素冲击治疗

D. 眼眶减压术

E. 放射性碘治疗

【解析】患者为甲状腺相关性眼病活动期，严重程度分级为中重度。需要在内分泌调控的前提下，积极采用糖皮质激素静脉冲击治疗，以减轻炎症反应。同时给予人工泪液保护角膜，修复角膜上皮、预防暴露性角膜炎。微量元素硒有助于调节和平衡甲状腺相关性眼病的免疫功能。放射性碘治疗可加重眼病，应尽量避免。本例患者如果在糖皮质激素冲击治疗后，角膜症状不改善或者加重，视功能进一步受到威胁，需要行眼眶减压术。

（7～9 题共用题干）

患者，男性，37 岁。发现双眼视物成双 1 年。全身一般情况可，眼部情况：视力：右 1.2，左 1.2，向前平视右眼上睑缘位于角巩膜上缘高度，结膜无充血，角膜透明，眼底未见异常。角膜映光：左眼 L/R20°，双眼上转受限、右眼为甚，B 超：右眼下直肌增粗，眼球突出度：右眼 22mm，左眼 19mm。第一眼位见图 13-7（彩图见文末彩插图 13-7），上转位见图 13-8（彩图见文末彩插图 13-8）。

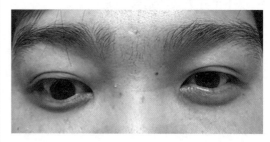

图 13-7

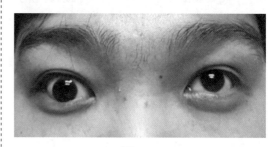

图 13-8

7. 患者初步诊断为

A. 麻痹性上斜视

B. 共同性上斜视

C. 重症肌无力（眼型）

D. 甲状腺相关性眼病

E. 眼眶特发性炎性假瘤

【解析】患者有眼睑退缩和眼外肌增粗，为甲状腺相关性眼病的典型眼征，故初步诊断为甲状腺相关性眼病。

8. 患者就诊后，首先要做的检查项目是

A. 眼部 B 超　　　　B. 眼压测量

C. 眼眶 CT　　　　　D. 眼眶 MRI

答案： 6. E　7. D　8. E

E. 甲状腺功能检测和影像检查

【解析】为明确诊断，必须检测甲状腺功能，尤其是中青年双眼发病患者常有甲状腺功能异常。但进一步的影像检查，如 CT、MR 有助于对眼外肌状态的评判。

9. 以下治疗方案**不适合**的是

　　A. 戒烟

　　B. 补充微量元素硒

　　C. 口服糖皮质激素治疗

　　D. 内分泌科治疗

　　E. 局部应用人工泪液

【解析】循证医学证据表明吸烟可能加重甲状腺相关性眼病，戒烟有利于眼部症状恢复，戒烟应该作为甲状腺相关性眼病治疗的常规建议。目前的循证医学证据表明，糖皮质激素冲击疗法的效果优于口服，口服糖皮质激素疗效差、不良反应大，甲状腺相关性眼病患者不宜采用，本例处于非活动期，更加不考虑激素治疗。有甲状腺功能异常者，内分泌的积极治疗有助于眼病的改善。给予人工泪液保护角膜，以预防暴露性角膜炎。

（10～13 题共用题干）

患者，男性，23 岁。因右眼肿胀、上睑下垂 20 余年就诊。查体：V_{OD} 0.6，V_{OS} 0.8。右眼上睑弥漫性肿胀，伴褐色斑片样色素沉着，上睑遮盖 1/2 瞳孔，肌力 5～6mm，Bell 征阴性，上转欠 1～2mm。左眼眼睑位置正常。否认外伤史、手术史。

10. 对本病临床诊断**不必要**的检查是

　　A. CT

　　B. MRI

　　C. 彩超

　　D. 荧光素眼底血管造影

　　E. 裂隙灯检查

11. 本病可能出现的临床表现**不包括**

　　A. 上睑下垂

　　B. 眼睑、眼眶占位性病变

　　C. 眼眶骨质缺损

　　D. Lisch 结节

　　E. 低头试验阳性

12. 若该患者 CT 检查提示，右眼上睑弥漫性肥厚，密度增高，与眶上方病变相连续，边界不清，侵犯上直肌、提上睑肌，眶上裂增宽，部分蝶骨大翼缺失，则该患者最可能的诊断为

　　A. 眼眶静脉畸形　　B. 神经纤维瘤病

　　C. 眼眶炎性假瘤　　D. 眼眶神经鞘瘤

　　E. 蝶骨嵴脑膜瘤

13. 若患者伴有耳鸣、听力减退、眩晕，MRI 提示双侧内听道口区占位，则该患者的可能诊断为

　　A. 神经鞘瘤

　　B. 脑膜瘤

　　C. Ⅰ型神经纤维瘤病

　　D. Ⅱ型神经纤维瘤病

　　E. 胶质瘤

四、案例分析题

【案例 1】患者，男性，22 岁。大学生。因右眼睑高度肿胀伴视物不清 1 天就诊。患者自述 3 天前行右侧上龋齿拔除术，术后未休息，一直在网吧内玩电子游戏，近 1 天发现右眼睑肿胀、疼痛，伴明显视力下降，故来本院就诊。查体：体温 38.5℃，余未见异常。眼部检查：右眼视力数指 /1m，固视，眼睑高度肿胀、充血，睑裂明显缩小，球结膜充血，部分突出睑裂之外；角膜上皮略干燥，前房清、中等深度，瞳孔圆，直径约 5mm，直接对光反应迟钝；眼底未见异常。

答案：　9. C　10. D　11. E　12. B　13. D

左眼检查未见异常。

第1问：为明确诊断，需要立即进行的检查是

A. 眼部B超
B. 血常规检查
C. 眼眶CT
D. 眼眶核磁共振
E. 视野检查
F. 荧光素眼底血管造影

【解析】眶蜂窝织炎可以导致血中白细胞数升高；眼部影像学检查可以明确显示眶内炎症部位，同时可以排除眶内异物、骨折及其他肿瘤的占位性病变。

第2问：该病初步诊断为

A. 眶蜂窝织炎
B. 横纹肌肉瘤
C. 黄褐瘤病
D. 绿色瘤
E. 炎性假瘤
F. 海绵状血管瘤

【解析】本例患者有拔牙史，查体体温升高，眼部也有炎症体征，故初步诊断为眶蜂窝织炎。

第3问：该患者需要进行鉴别的疾病是

A. 横纹肌肉瘤
B. 黄褐瘤病
C. 皮样囊肿
D. 炎性假瘤
E. 眼部神经纤维瘤病
F. 眼眶海绵状血管瘤

【解析】横纹肌肉瘤患者病情发展较快，眼部可以有红肿样外观，影像学扫描可见眶内实性占位肿物。急性炎性假瘤患者眼部可以出现炎症样体征，但二者血中白细胞数一般不高。

第4问：患者入院后为了控制病情，挽救患者视力，需要进行的处置是

A. 应用大剂量广谱抗生素
B. 适当应用糖皮质激素
C. 行眼眶减压术
D. 应用甘露醇降低眶压
E. 进行结膜囊细菌培养及药物敏感试验
F. 进行血培养+药物敏感试验

【解析】在应用大剂量广谱抗生素治疗眶蜂窝织炎时，可酌情使用糖皮质激素，以减轻炎症反应，挽救患者视功能。同时行病变区组织细菌培养和药物敏感试验，依此调整抗生菌种类。病情好转后，应持续用药1周或改用口服给药。如有原发感染病灶，应积极治疗原发感染。鼻窦炎症经抗生素治疗不好转，应请耳鼻喉科行窦腔引流术，由异物引起的炎症应尽早手术取出，脓肿形成后切开排脓引流，眶压高引起视功能损害时，可行眼眶减压术，以挽救患者部分视力。

[提示]患者经过3天的抗生素治疗，右眼睑肿胀略微减轻，扪之有波动感。

第5问：该患者可能发生的并发症是

A. 脓毒性海绵窦血栓静脉炎
B. 眼眶脓肿
C. 脑膜炎
D. 脑脓肿
E. 暴露性角膜炎
F. 败血症

【解析】眶蜂窝织炎是一种感染性眼科急症，如果患者抵抗力较低下，或者治疗不当，都可以导致多种并发症，如眼眶脓肿、暴露性角膜炎、视网膜中央动脉栓塞、败血症、脓毒性海绵窦血栓静脉炎、脑膜炎、脑脓肿等，本患者眼睑可以扪及波动感，故考虑发生的并发症为眼眶脓肿。

答案：【案例1】 1. ABCD 2. A 3. AD 4. ABCDEF 5. B

【案例2】患者,男性,45岁,银行职员。因右眼睑红肿1周就诊。患者自述1周前右眼睑无明显诱因出现红肿,右眼视力无明显下降,分泌物未见明显增多,局部疼痛轻微。患者在家自行局部应用红霉素眼膏及口服头孢类抗生素,症状未见好转,故来本院就诊。查体:体温36.7℃,全身一般情况可。眼部检查:双眼视力1.0,右眼睑红肿,上眼睑轻度下垂,结膜充血水肿,角膜清亮;前房清,中等深度;瞳孔圆,直径约3mm,对光反应存在,眼底未见异常。左眼检查未见异常。

第1问:根据患者目前情况,最可能的诊断为

    A. 眶蜂窝织炎

    B. 横纹肌肉瘤

    C. 睑腺炎

    D. 绿色瘤

    E. 特发性眼眶炎性假瘤

    F. 淋巴瘤

【解析】特发性眼眶炎性假瘤具有炎症表现,但一般不发热,对抗生素治疗无明显反应。

第2问:为了进一步明确诊断,可以选用的检查是

    A. 眼眶MRI

    B. 眼眶CT

    C. 眼眶B超

    D. 光学相干断层扫描(OCT)

    E. 视野检查

    F. 眼底血管造影

【解析】特发性眼眶炎性假瘤累及范围广泛,影像学检查具有重要诊断价值。常用的检测方法包括眼眶MRI、CT、B超。如果视力减退,可以增加评估视功能的检测方法,本例视力未见减退,故视野、OCT检查可以不选用。

[提示] 如果患者进行眼眶MRI检查,结果显示右眼眼睑肿胀,上直肌和提上睑外增粗,T_1WI呈等信号,T_2WI呈略高信号,增强后明显强化,未见液性暗区。

第3问:该患者需要相鉴别的疾病是

    A. 眼眶横纹肌肉瘤

    B. 眶蜂窝织炎

    C. 眼睑脓肿

    D. 特发性眼眶炎性假瘤

    E. 眼眶淋巴瘤

    F. 眼眶海绵状血管瘤

【解析】眼眶横纹肌肉瘤患者眼部可以有红肿样外观,但该病一般多发生于儿童。眶蜂窝织炎和眼睑脓肿一般对抗生素治疗有反应。眼眶淋巴瘤一般发生率较低,以老年人多见,有时可以伴有全身症状。眼眶海绵状血管瘤一般多表现为眼球突出,眼位偏斜等,不会出现眼睑红肿的表现。

第4问:初步诊断后,需要给予患者进行的处置是

    A. 全身应用抗生素

    B. 全身应用糖皮质激素

    C. 行眼眶减压术

    D. 应用甘露醇降低眶压

    E. 进行结膜囊细菌培养及药物敏感试验

    F. 进行血培养+药敏试验

【解析】对于特发性眼眶炎性假瘤患者,一经确诊应首选全身应用糖皮质激素进行治疗。

第5问:如果患者对全身糖皮质激素治疗反应不佳,还可以采用的措施为

    A. 局部热敷

    B. 免疫抑制剂

    C. 局部放疗

    D. 手术切除

答案:【案例2】 1. E 2. ABC 3. ABCE 4. B 5. ABCDE

E. 局部理疗

F. 滴用醋酸泼尼松龙滴眼液

【解析】特发性眼眶炎性假瘤较为难治，治疗方法较多，一般首选全身应用糖皮质激素治疗。如果糖皮质激素治疗效果不佳，可以应用免疫抑制剂、局部放疗，若病变局限者可以采用手术切除。眼局部热敷、理疗可以促进炎症反应的消散，提高治疗效果。

【案例3】患者，男性，44岁，农民。主诉：右眼睑肿胀4个月，伴复视。患者自述4月前右眼睑无明显诱因开始逐渐肿胀，但右眼视力无下降，无疼痛不适感。患者在家自行局部应用妥布霉素滴眼液，效果不佳。查体：全身一般情况可。眼部检查：双眼视力1.0，双眼眼压正常。右眼上眼睑肿胀，充血不明显，上眼睑轻度下垂，泪腺区可扪及肿物，活动度欠佳。双眼结膜无明显充血，角膜清亮；前房中等深度、房水清亮；瞳孔圆，直径约3mm，对光反应存在，眼底未见异常。右眼球无明显突出，眼球运动正常。

第1问：根据患者目前的临床表现和体征，最可能的诊断为

A. 特发性眼眶炎性假瘤

B. 泪腺混合瘤

C. 泪腺良性淋巴上皮病变

D. 泪腺脱垂

E. 眶脂肪脱垂

F. 甲状腺相关眼病

【解析】特发性眼眶炎性假瘤可以呈现慢性病变过程，一般单眼发病，此时眼部可以表现为眼睑肿胀及上睑下垂，但一般充血不明显。

第2问：为了明确诊断，可以选用的检查方法是

A. 眼眶MRI　　　　B. 眼眶CT

C. 眼眶B超　　　　D. OCT

E. 视野检查　　　　F. 眼底血管造影

【解析】特发性眼眶炎性假瘤累及范围广泛，影像学检查具有重要诊断价值。常用的检测方法包括眼眶MRI、CT、B超。如果视力减退，可以增加评估视功能的检测方法，本例视力未见减退，故视野、OCT、荧光素眼底血管造影可以不采用。

第3问：若MRI检测显示患者右眼睑肿胀，右侧泪腺肿大，T_1和T_2呈等信号且病变可被强化；此时需要相鉴别的疾病是

A. 甲状腺相关眼病

B. 泪腺混合瘤

C. 泪腺区皮样囊肿

D. 泪腺区海绵状血管瘤

E. 泪腺淋巴瘤

F. 泪腺良性淋巴上皮病变

【解析】甲状腺相关眼病一般双眼发病，MRI可见眼外肌肥大，眶脂肪水肿等改变。泪腺混合瘤、泪腺区皮样囊肿和泪腺区海绵状血管瘤一般眼睑不肿胀，发病缓慢，且MRI影像学扫描也缺乏炎性改变特征。发生于泪腺的淋巴瘤和泪腺良性淋巴上皮病变都可以表现为眼睑肿胀和泪腺肿大，其影像学特征与泪腺型炎性假瘤类似；但淋巴瘤患者一般发病年龄较大，泪腺良性淋巴上皮病变者一般以双眼多见。

第4问：有助于最终确诊的方法是

A. 病理组织学检查

B. 试用糖皮质激素

C. 试用免疫抑制剂

D. 血清IgG4水平检查

E. 甲状腺功能检查

F. 血红细胞沉降率检测

【解析】发生于泪腺区的特发性眼眶炎

性假瘤、淋巴瘤及良性淋巴上皮病变的临床表现和影像学改变较为相似,病理组织学检查是鉴别诊断的金标准。

第5问:明确诊断后,常用的治疗措施包括
　　A. 口服糖皮质激素
　　B. 眶内注射曲安奈德
　　C. 口服免疫抑制剂
　　D. 手术切除
　　E. 局部放疗
　　F. 局部热敷

【解析】特发性眼眶炎性假瘤较为难治,复发率较高。一般首选糖皮质激素治疗。对于病变局限者可以采用手术切除。如果应用糖皮质激素治疗效果不佳,可以应用免疫抑制剂、局部放疗,但应注意免疫抑制剂和局部放疗的毒副作用。眼局部热敷可以促进炎症反应的消散,提高治疗效果。

【案例4】患者,女性,24岁。因"双眼大小不对称5个月"就诊。眼部检查:VOU:1.0,双眼上睑轻度肿胀,结膜轻充血,右眼上睑位于角膜缘上1.5mm,左眼上睑遮盖角膜3mm,双眼眼球突出度15mm,双眼球运动正常,眼前后段检查未见异常。否认外伤史和手术史。

第1问:有助于临床诊断的检查是
　　A. CT　　　　　　B. MRI
　　C. 甲状腺功能　　D. 眼部彩超
　　E. 新斯的明试验　F. 肌电图检查

第2问:若甲状腺功能检查提示桥本甲状腺炎,该患者的诊断为
　　A. 甲状腺相关性眼病
　　B. 眼睑退缩
　　C. 眼眶炎性假瘤
　　D. 黄色肉芽肿病

　　E. 眼睑静脉畸形
　　F. 眶尖综合征

第3问:若CT提示双眼眶内软组织肿胀,未见明显眼外肌肥大,可采用何种治疗方案
　　A. 手术治疗
　　B. 糖皮质激素治疗
　　C. 放射治疗
　　D. 内分泌科治疗
　　E. 神经营养治疗
　　F. 静脉注射抗生素治疗

第4问:若经过糖皮质激素治疗后1年,双眼上睑未见明显肿胀,结膜无充血,右眼上睑位于角膜缘上1mm,左眼上睑遮盖角膜3mm,甲状腺功能检查未见异常,可采用的治疗方案为
　　A. 右眼上睑退缩矫正术
　　B. 左眼上睑下垂矫正术
　　C. 右眼眶减压术
　　D. 双眼眶减压术
　　E. 局部放射治疗
　　F. 右眼提上睑肌缩短术

【案例5】患者,男性,42岁。主因左眼球突出3年就诊,无其他不适。全身检查未见异常。眼科检查:左眼远视力0.5,近视力1.0,眼球突出度检查:右眼13mm,左眼17mm,眶距108mm;左侧眶压(++);提上睑肌功能正常,眼球运动各方向正常,眼前节未见明显异常,眼底视盘边界清,色淡红,动脉稍细。右眼未见异常。

第1问:为明确诊断,应对患者进行的检查是
　　A. 眼部B型超声　　B. 眼眶CT扫描
　　C. 眼眶MRI　　　　D. DSA
　　E. CDI　　　　　　F. FFA
　　G. OCT

答案: 5. ABDF 　【案例4】1. ABCDE　2. AB　3. BD　4. A　【案例5】1. ABCE

【解析】患者眼球突出首先考虑眶内占位病变，B型超声检查可显示病变内回声、回声衰减等声学特性；CT扫描可揭示病变的位置、形状、密度及与周围结构的关系，以及眶骨有无增生、凹陷或破坏；MRI可以确定肿物有无颅内蔓延，而且不同性质的肿瘤在T_1WI和T_2WI显示的信号不同，为诊断提供更多信息；彩色多普勒超声（CDI）可以显示病变内血流信号及血流频谱，对鉴别实体性和囊性病变有帮助，根据病变内血流情况，对有些疾病具有定性诊断意义。

第2问：患者B型超声结果见图13-9，CT扫描见图13-10，该患者最可能的诊断是

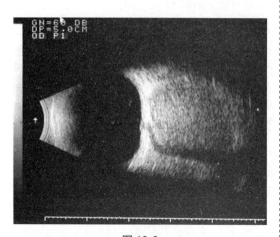

图13-9

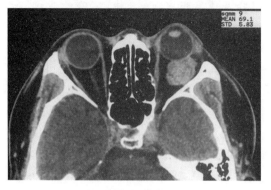

图13-10

A. 神经鞘瘤　　　　B. 视神经脑膜瘤
C. 海绵状血管瘤　　D. 多形性腺瘤
E. 腺样囊性癌　　　F. 静脉性血管瘤
G. 淋巴瘤

【解析】CT显示海绵状血管瘤多位于肌肉圆锥内，边界清楚，但不光滑，可有小的突起，如土豆状，密度为均质。B型超声显示肿瘤呈类圆形，边界清楚，内回声强而分布均匀，声衰减中等。此种B型超声图像对海绵状血管瘤具有定性诊断意义。

第3问：该患者诊断为海绵状血管瘤，根据CT图像，需要进行鉴别的疾病是

A. 神经鞘瘤　　　　B. 炎性假瘤
C. 单纯性囊肿　　　D. 多形性腺瘤
E. 视神经脑膜瘤　　F. 皮样囊肿

【解析】神经鞘瘤、炎性假瘤均可发生于肌肉圆锥内，且呈类圆形，边界清楚，均质。视神经脑膜瘤可沿视神经呈块状生长，遮蔽视神经。而单纯性囊肿B型超声为无回声或低回声；多形性腺瘤发生于泪腺区，位于眼眶第二间隙；皮样囊肿多发生于眶外上方颧额缝骨膜下。

第4问：对该患者最佳的治疗方案是

A. 手术切除
B. 放射治疗
C. 化学治疗
D. 生物治疗
E. ^{125}I粒子植入治疗
F. 手术、放疗、化疗联合治疗
G. 伽马刀治疗

【解析】因患者有明显的眼球突出，CT显示肿瘤位于眶前部，周围有脂肪组织，说明肿瘤无明显粘连，且海绵状血管瘤易完整摘除，术后极少复发，所以适合于手术切除。

答案：　2. C　3. ABE　4. A

第5问：如果选择手术治疗，首先考虑的手术入路是

    A. 外侧开眶术

    B. 内、外联合开眶术

    C. 内侧开眶术

    D. 经结膜入路开眶术

    E. 经睫毛下切口

    F. 经额开眶术

【解析】CT 显示眶尖部有透明脂肪区，说明肿瘤与周围组织无明显粘连，无需分离；海绵状血管瘤包膜与肿瘤内纤维组织相延续，钳夹肿瘤组织，不易破裂，因此选择结膜切口，只要暴露肿瘤的前端，即可将肿瘤轻轻牵出。手术损伤小，时间短，无明显可见瘢痕。

第6问：手术治疗可出现的眼部并发症是

    A. 上睑下垂

    B. 压迫性视神经萎缩

    C. 复视

    D. 眼球萎缩

    E. 视网膜中央动脉阻塞

    F. 角膜上皮剥脱

【解析】手术时为暴露肿瘤，往往用脑压板牵拉周围组织，造成肌肉、神经、血管长时间压迫，从而导致上睑下垂、压迫性视神经病变、眼外肌麻痹、复视、视网膜中央动脉阻塞。结膜入路手术时，睑裂开大，如不注意保护角膜，常因干燥导致角膜上皮剥脱。

【案例6】患儿，男性，4岁。主因左眼球突出2周就诊。2周前患者有摔伤史，外伤后第二天患儿家长发现其左眼球突出，且进展迅速，遂来就诊。患儿足月顺产，无眼病史，无药物过敏史。全身检查：体格发育正常，全身检查未见异常。眼部检查：左眼视力 0.2，眼睑充血、水肿，眼球突出度检查：右眼 10mm，左眼 19mm，眶距 90mm；眶压（+++）；眼球近于固定，球结膜充血、水肿，脱出于睑裂外，睑裂闭合不全，角膜下方灰白色浸润。眶上方饱满，眼球稍向下移位。眼前节未见明显异常，眼底因患儿不合作，不能窥入。右眼正常。

第1问：患者就诊后，为确诊应对患者做的检查是

    A. 眼部 B 型超声

    B. 眼部彩色多普勒超声

    C. 血常规检查

    D. 眼部 CT 扫描

    E. 视野检查

    F. 眼部 MRI 检查

    G. OCT

【解析】患者眼球突出首先考虑眶内占位病变，B 型超声检查可显示病变内回声、声衰减等声学特性；CT 扫描可揭示病变的位置、形状、密度及与周围结构的关系，以及眶骨有无增生、凹陷或破坏；MRI 可以确定肿物有无颅内蔓延，而且不同性质的肿瘤在 T_1WI 和 T_2WI 显示的信号不同，为诊断提供更多信息；彩色多普勒超声（CDI）可以显示病变内血流信号及血流频谱，对鉴别实体性和囊性病变有帮助，根据病变内血流情况，对有些疾病具有定性诊断意义。因患儿眼睑及球结膜充血、水肿，不除外炎症，所以做血常规检查。

第2问：患者 CT 检查结果见图 13-11，B 型超声检查见图 13-12，CDI 检查见图 13-13，血常规检查结果回报：白细胞：$9.6 \times 10^9/L$，中性粒细胞百分比 48.3%，淋巴细胞百分比 40.40%，单核细胞百分比 11.30%，血红蛋白 134g/L，红细胞 $4.56 \times 10^{12}/L$，血小板 $305 \times 10^9/L$。该患者最可能的诊断是

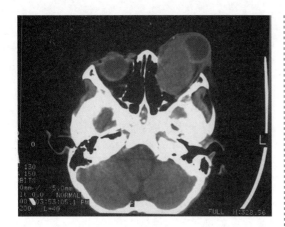

图 13-11

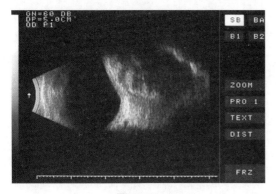

图 13-12

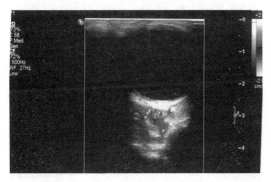

图 13-13

A. 眼眶脓肿　　　　B. 眶蜂窝织炎
C. 横纹肌肉瘤　　　D. 皮样囊肿破裂
E. 眼眶血肿　　　　F. 静脉性血管瘤
【解析】患儿发病急，进展迅速，短期内

眼球高度突出，应考虑恶性肿瘤的可能，且B型超声显示弱回声，CDI 显示肿瘤内具有丰富的彩色血流信号，符合横纹肌肉瘤的特征。眼眶脓肿、皮样囊肿、血肿均为囊性病变，CDI 检查病变内无血流信号。静脉性血管瘤属眼眶良性病变，发展缓慢，病史不符合。蜂窝织炎应白细胞增高，中性核白细胞比例增高，CT 显示为弥漫性密度增高，而无局限肿块，因此可以排除。

第 3 问：如考虑患者为横纹肌肉瘤，为了解病情进展，还应做的检查是
　　A. 眼眶和头颅 MRI
　　B. DSA
　　C. OCT
　　D. FFA
　　E. 胸部 X 线片
　　F. 腹部超声
【解析】MRI 可以发现有无肿瘤颅内或鼻窦蔓延；X 线片可以观察有无肿瘤肺脏转移；腹部超声可以发现肝脏、脾脏、肾脏等腹腔器官有无肿瘤转移。

第 4 问：该患者需要进行鉴别的疾病是
　　A. 眶蜂窝织炎
　　B. 绿色瘤
　　C. 静脉性血管瘤瘤内出血
　　D. 视神经胶质瘤液化坏死
　　E. 组织细胞增生症（黄色瘤病）
　　F. 眼眶毛细血管瘤
【解析】该患者需与急性发病的各种疾病进行鉴别，眶蜂窝织炎发病急，进展快，临床表现可有眼球突出，眼睑及球结膜充血、水肿，球结膜脱出于睑裂外。静脉性血管瘤瘤内出血发病急，突发眼球突出，眼睑、球结膜充血水肿，睑裂闭合不全，可伴有恶心呕吐等高眶压症状。因此以上两种

答案：　3. AEF　4. AC

疾病需进行鉴别。视神经胶质瘤液化坏死可突发眼球突出，临床症状类似静脉性血管瘤瘤内出血，但视力不符；绿色瘤血常规检查可发现幼稚细胞，白细胞比例异常；组织细胞增生症虽发病急，但病变以骨破坏为中心，周围有软组织影像；毛细血管瘤缓慢发病。

第 5 问：对该患者可采取的治疗方式是

 A. 肿瘤局部切除

 B. 眶内容剜除术

 C. 扩大的肿瘤切除术

 D. 放射治疗

 E. 化学治疗

 F. 生物治疗

【解析】恶性肿瘤即使做肿瘤局部切除，也要扩大切除，包括肿瘤周围的正常组织，即扩大的肿瘤切除术；眶内容切除术可较彻底去除肿瘤；横纹肌肉瘤对放射治疗和化学治疗较为敏感，生物治疗可以增加自身免疫力。总之，横纹肌肉瘤需综合治疗。

第 6 问：有关眼眶横纹肌肉瘤正确的说法包括

 A. 只发生于儿童时期

 B. 发病急，肿瘤生长迅速，但恶性程度低

 C. B 型超声显示为内回声少，局部可见无回声区

 D. CT 可有骨破坏

 E. 肿瘤可经血行转移至全身

 F. 治疗以手术为主，对放疗和化疗不敏感

【解析】横纹肌肉瘤多发生于儿童时期，但也偶见于成人；肿瘤恶性程度高，预后差；肿瘤对放疗和化疗比较敏感，应以综合治疗为主，以提高患者生存率。

【案例 7】患者，女性，50 岁。因左眼睑肿胀 3 年，眼球突出 1 年就诊。自幼因双眼近视，戴镜矫正。全身检查未见明显异常。眼

科检查，裸眼视力：右眼 0.2，左眼 0.2；戴镜视力：右眼 1.0，左眼 0.2。左眼睑肿胀，无充血；眼球突出度检查：右眼 12mm，左眼 15mm，眶距 98mm；左侧眶压（++）；眼球各方向运动基本到位，眶周未扪及肿物。眼前节检查未见异常，眼底视盘颜色较对侧稍淡，边界清楚，下方可见视睫状静脉。右眼正常。

第 1 问：患者就诊后，为明确诊断，应对患者进行的检查是

 A. 验光配镜 B. 视野检查

 C. FFA   D. 眼部 B 型超声

 E. 眼眶 CT 扫描 F. 眼眶 MRI 检查

【解析】患者视力减退、无法矫正、屈光间质正常，应考虑视路疾病，所以应做视野检查。眼球突出，眶压增高，应考虑眼眶占位病变，B 型超声检查可显示病变内回声、回声衰减等声学特性；CT 扫描可揭示病变的位置、形状、密度及与周围结构的关系，以及眶骨有无增生、凹陷或破坏；MRI 可以确定肿物有无颅内蔓延，而且不同性质的肿瘤在 T_1WI 和 T_2WI 显示的信号不同，为诊断提供更多信息。

第 2 问：患者 CT 检查结果见图 13-14，MRI 检查见图 13-15，患者最可能的诊断是

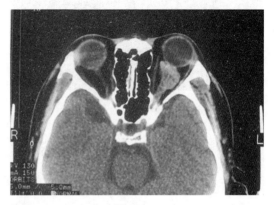

图 13-14

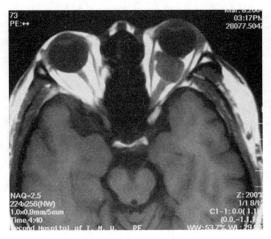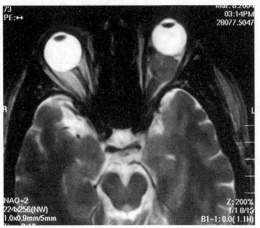

图 13-15

A. 视神经胶质瘤

B. 视神经脑膜瘤

C. 神经鞘瘤

D. 蝶骨嵴脑膜瘤

E. 蛛网膜囊肿

F. 炎性假瘤

【解析】CT 显示患者左眶后端视神经增粗,前端视神经膨大,密度均匀。MRI 显示肿物起源于视神经,肿物与增粗的视神经信号一致,在 T_1WI 和 T_2WI 均为中信号,符合视神经脑膜瘤的影像学改变。患者为中年女性,属视神经脑膜瘤的好发人群。眼底视睫状静脉也是脑膜瘤的一个特征性改变。

第 3 问:患者诊断为视神经脑膜瘤。脑膜瘤的四联症包括的临床表现是

A. 眼睑水肿

B. 眼球突出

C. 视力丧失

D. 继发性视神经萎缩

E. 视睫状静脉

F. 复视

【解析】眼球突出、视力丧失、继发性视神经萎缩和视睫状静脉称为脑膜瘤四联症,眼睑水肿和复视也是脑膜瘤的常见临床症状。

第 4 问:某些眼部疾病常有一些特征性的临床征象或影像学特点,下列组合正确的是

A. 视神经脑膜瘤—车轨征

B. 视网膜母细胞瘤—肿瘤内钙斑

C. 静脉性血管瘤—静脉石

D. 视神经脑膜瘤—视睫状静脉

E. 神经纤维瘤病—虹膜 Lisch 结节

F. 眼眶淋巴瘤—铸造形生长

【解析】视神经脑膜瘤多起源于视神经鞘的蛛网膜,肿瘤沿蛛网膜向眶内生长,在 CT 图像上显示视神经鞘膜密度增高,而视神经纤维密度较低,类似车轨状。视网膜母细胞瘤远离血管的肿瘤组织因缺血可发生坏死、钙化,CT 或 B 型超声均可发现肿瘤内钙斑。静脉性血管瘤因血流缓慢,形成血栓,钙化后形成静脉石。视神经脑膜瘤患者由于视神经肿瘤压迫造成水肿、缺血,视网膜血管和睫状血管形成交通支,为视神经睫状静脉。神经纤维瘤病肿瘤发生在虹膜上,可见黄色结节,呈 Lisch 结节。眼眶淋巴瘤通常发生在眶前部,无包膜,呈浸润性生长,围绕眼球,影像学上显示肿瘤与眼球呈铸造样改变。

第 5 问:针对该患者,为了解肿瘤范围,还应做的检查是

答案: 3. BCDE 4. ABCDEF 5. DE

A. DSA

B. PET-CT

C. CDI

D. 眼眶增强 CT 扫描

E. 眼眶增强 MRI 检查

F. FFA

【解析】因视神经脑膜瘤通常沿视神经，经视神经管向颅内生长，增强 CT 或增强 MRI 均可显示肿瘤的生长方式和在颅内的范围，CT 同时可以显示骨骼的改变。

第 6 问：针对该患者，最佳的治疗方式是

A. 外侧开眶切除肿瘤

B. 开颅手术切除眶内及视神经管内视神经及肿瘤

C. 伽马刀治疗

D. 观察

E. 眶内容剜除术

F. 外侧开眶切除眶内段视神经，管内段视神经行放射治疗

【解析】因患者还存有有用视力 0.2，肿瘤尚局限，眼球突出不明显，所以应选择保存视力的治疗方案，但不宜再观察。

【案例 8】患者，男性，32 岁。主因左眼球突出 3 年就诊。患者回忆 15 岁时曾行眼部手术，但无病理诊断，疾病不详。3 年前自觉左眼较右眼突出，未予诊治。后来逐渐发展，但进展很慢。无其他不适主诉。体格检查未见异常。眼部检查：左眼眉弓上方外科瘢痕，左眼视力：0.6，不能矫正；眼球突出度测量：右眼 12mm，左眼 15mm，眶距 100mm；左眼球向下方移位约 5mm；眶压（++）；眼球各方向运动基本到位，触诊眶上方饱满，无触痛；内眼检查未见异常。右眼正常。在当地医院 CT 检查结果见图 13-16、图 13-17。

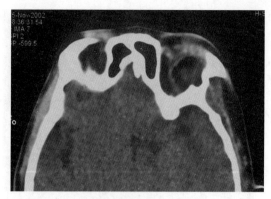

图 13-16

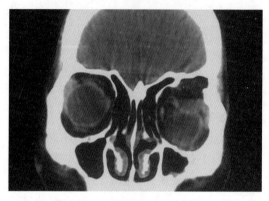

图 13-17

第 1 问：根据上述 CT 图像，该患者最可能的诊断是

A. 蝶骨嵴脑膜瘤

B. 皮样囊肿

C. 泪腺腺样囊性癌

D. 泪腺多形性腺瘤

E. 嗜酸性肉芽肿

F. 横纹肌肉瘤

【解析】CT 显示左眶外上方类圆形占位病变，边界清楚，内密度不均质，有负值区，密度同脂肪，说明肿瘤成分既有软组织密度成分，又有脂肪。肿瘤周围骨壁有明显的压迫性骨凹陷和骨增生。眶腔扩大。从发病部位和病变 CT 影像均符合皮样囊肿改变。

第 2 问：如该患者做眼眶 MRI 检查，T_1WI 和 T_2WI 可能表现出的信号是

    A. T_1WI 低信号，T_2WI 高信号

    B. T_1WI 中信号，T_2WI 高信号

    C. T_1WI 低信号，T_2WI 低信号

    D. T_1WI 高信号，T_2WI 高信号

    E. T_1WI 高低混杂信号，T_2WI 高低混杂信号

    F. T_1WI 高低混杂信号，T_2WI 高信号

【解析】因脂肪在 T_1WI 和 T_2WI 上均显示为高信号，该患者皮样囊肿内大部分为脂肪，小部分为皮脂腺分泌物等其他软组织，所以在 T_1WI 和 T_2WI 上必有高信号成分，或脂肪与软组织的混杂信号。

第 3 问：该患者 CT 显示除软组织病变外，眶骨可见压迫性骨凹陷和骨增生。可引起骨增生的疾病是

    A. 蝶骨嵴脑膜瘤   B. 皮样囊肿

    C. 泪腺腺样囊性癌 D. 泪腺多形性腺瘤

    E. 嗜酸性肉芽肿   F. 慢性炎症

【解析】蝶骨嵴脑膜瘤起源于蝶骨嵴和蝶骨大翼的脑膜组织，主要表现为蝶骨大翼骨增生及眶、颅两侧软组织病变。皮样囊肿长期压迫骨壁，在骨凹陷的周围常常有骨增生，骨嵴形成。慢性炎症也可长期刺激骨质，引起骨增生。腺样囊性癌多表现为眶壁虫蚀样骨破坏。多形性腺瘤则表现为长期压迫导致的骨凹形成或骨吸收、骨缺失。嗜酸性肉芽肿多以骨破坏为中心，周围为软组织病变。

第 4 问：该患者 CT 显示除软组织病变外，眶骨可见压迫性骨凹陷和骨增生。可引起压迫性骨凹陷的疾病是

    A. 蝶骨嵴脑膜瘤

    B. 皮样囊肿

    C. 泪腺腺样囊性癌

    D. 泪腺多形性腺瘤

    E. 嗜酸性肉芽肿

    F. 神经鞘瘤

【解析】压迫性骨凹陷多见于眼眶良性肿瘤，由于肿瘤的长期存在，造成邻近骨壁的压迫性骨凹陷，甚至骨吸收。

第 5 问：可引起骨破坏的眼眶肿瘤是

    A. 蝶骨嵴脑膜瘤

    B. 泪腺腺样囊性癌

    C. 泪腺多形性腺瘤

    D. 嗜酸性肉芽肿

    E. 尤因肉瘤

    F. 横纹肌肉瘤

【解析】骨破坏多见于眼眶软组织恶性肿瘤邻近的骨壁，或原发于骨壁的病变，如嗜酸性肉芽肿，尤因肉瘤等。

第 6 问：该患者影像学诊断为皮样囊肿，有关皮样囊肿正确的说法包括

    A. 是胚胎时期表面外胚层植入或粘连于中胚层所形成的囊肿

    B. 囊壁为纤维结缔组织，手术时残留不会引起复发

    C. 皮样囊肿多发生于眶外上方骨缝处，可蔓延至颅内

    D. 皮样囊肿破溃导致炎症反复发生，皮肤可形成窦道

    E. 因囊腔内含有脱落上皮、毛发、皮脂腺及汗腺的分泌物等多种成分，因此属于畸胎瘤

    F. CT 扫描显示的眶骨改变对眼眶皮样囊肿具有定性诊断意义

【解析】皮样囊肿的囊壁为复层鳞状上皮，囊壁外环绕纤维结缔组织，如果残留囊壁，会引起囊肿复发。囊腔内含有的脱落上皮、毛发、皮脂腺等均为表面外胚层成分，

答案： 2. DEF 3. ABF 4. BDF 5. BDEF 6. ACDF

属一个胚层。畸胎瘤是含有两个胚层以上组织形成的囊肿。

【案例9】患儿，女性，12岁。主因突发右眼球突出，剧烈眼痛、头痛、恶心、呕吐，视力急剧减退4小时就诊。患儿6岁时曾因眼眶血管瘤行手术治疗，治疗后眼部恢复正常。全身检查未见异常。眼科检查：右眼视力：光感可疑；眼球突出度测量：右眼18mm，左眼12mm，眶距92mm；眶压（+++），眼球近于固定，眼睑充血、水肿，球结膜下出血、水肿突出于睑裂外，睑裂不能闭合。左眼正常。

第1问：对该患儿应做的急症检查是

A. 血常规检查

B. 出凝血时间检查

C. 眼部B型超声

D. 眼眶CT扫描

E. 眼眶MRI检查

F. 便常规检查

【解析】患儿突发眼球突出，眼睑充血水肿，出血和炎症的可能性大，因此需进行血常规和出凝血时间检查，除外炎症和出血性疾病。眼球突出6mm，具有占位效应，需进行B型超声、CT和MRI检查，确定占位病变的位置、性质及范围。

第2问：患儿血液各项检查正常，B型超声、CT及MRI检查结果见图13-18～图13-20，该患儿最可能的诊断是

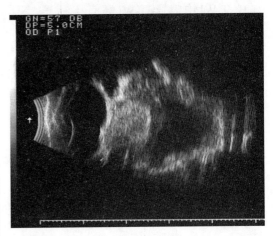

图 13-18

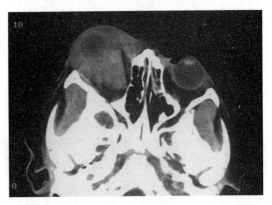

图 13-19

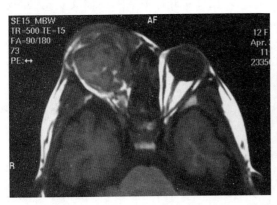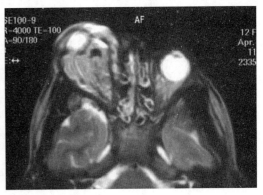

图 13-20

答案：【案例9】 1. ABCDE 2. B

A. 眼眶脓肿

B. 眼眶自发出血

C. 急性青光眼发作

D. 眼眶肿瘤坏死液化

E. 横纹肌肉瘤

F. 急性眶蜂窝织炎

【解析】B 型超声显示病变形状不规则，内回声强弱不均，有液性暗区。CT 显示病变呈不规则形，弥漫分布于眶内，包绕眼球。MRI 病变呈分叶状，信号不等，均符合出血的改变。结合患儿曾有血管瘤病史及手术史，故诊断为眼眶血管瘤导致的自发性出血。

第 3 问：患儿诊断为眼眶静脉性血管瘤自发出血，对该患儿可做的处理是

A. 加压包扎

B. B 型超声引导下穿刺抽血

C. 开眶手术引流出血

D. 伽马刀治疗

E. X 刀放射治疗

F. 观察，待出血自行吸收

【解析】因患儿发病 4 小时，且视力显著下降至光感不确，为挽救视力，应积极去除积血，解除对视神经的压迫。出血 4 小时，血液尚未完全凝固，有液态血，可在超声引导下穿刺抽吸，使眶压降低，压迫征得到一定程度的缓解。也可开眶探查，彻底清除瘀血，更大程度地缓解高眶压。单纯观察，待出血自行吸收，可能导致永久性视力丧失。

第 4 问：静脉性血管瘤具有的 CT 征是（不仅限于该患儿）

A. 眶腔扩大

B. 单个或多个静脉石

C. 软组织病变为不规则形或分叶状，不均质

D. 眶上裂扩大

E. 肿瘤可向颅内蔓延

F. 虫蚀样骨破坏

【解析】静脉性血管瘤多发生于儿童时期，缓慢生长，长期存在的病变可使眶腔扩大、眶上裂扩大，并经扩大的眶上裂向颅内蔓延。因肿瘤根据血管走行扩张生长，呈不规则形或分叶状。畸形血管内血液流动缓慢，形成血栓，钙化后成为静脉石。而且血管瘤内可有不同程度的自发性出血，在 CT 上显示为肿物密度不均质。

第 5 问：该患儿病情稳定后，后期可选择的治疗方法是

A. 伽马刀治疗

B. 观察

C. 眶内容剜除术

D. 手术切除肿瘤

E. X 刀放射治疗

F. 眶内硬化剂治疗

【解析】伽马刀定位准确，对血管性疾病疗效显著，在出血吸收后可选择伽马刀治疗。如果出血完全吸收，症状和体征恢复，也可采取密切观察。可选择手术切除，但由于肿瘤位于肌肉圆锥内，与视神经关系密切，术中或术后出血对视力有一定的威胁，手术时应格外小心。患者为良性肿瘤，不考虑眶内容剜除术及 X 刀放射治疗。眶内注射硬化剂会引起严重并发症，故不予采纳。

第 6 问：如选择手术切除肿瘤，术前向家属告知手术并发症时，应告知的内容是

A. 复视，眼球运动障碍

B. 视力下降或丧失

C. 上睑下垂

D. 肿瘤复发，并向颅内蔓延

E. 自发出血

F. 颅内同时存在血管瘤的可能

答案： 3. BC 4. ABCDE 5. ABD 6. ABCDEF

【解析】该患者病变范围较大,位于肌肉圆锥内,手术牵拉、压迫、分离均有可能造成提上睑肌、眼外肌及视神经损伤,导致眼球运动障碍、复视、视力下降或丧失、上睑下垂等并发症。肿瘤围绕视神经或眼外肌,很难切除彻底,肿瘤易复发,并经眶上裂向颅内蔓延。血管瘤破裂有自发出血的可能。此外,如果是 Sturge-Weber 综合征患者,不但眼眶、颜面部血管瘤,颅内也有血管瘤存在。

【案例10】患儿,男性,6个月。其母亲发现患儿左眼睑肿胀且呈青色1个月就诊。患儿足月顺产。全身检查未见异常。眼部检查:左眼视力:可随物移动;左眼上睑肿胀,内侧隆起呈青紫色,眼睑部分下垂,但未遮盖瞳孔;眼球较对侧稍有突出,眼球运动正常,眶压(+),眼底正常。右眼正常。患儿外观像见图13-21(彩图见文末彩插图13-21)。

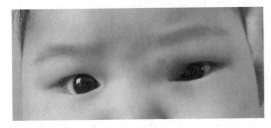

图 13-21

第1问:为明确诊断,应对患儿做的检查是
　　A. 眼部 B 型超声　　　　B. 眼部 CDI
　　C. 眼部 CT　　　　　　　D. 眼部 MRI
　　E. PET-CT　　　　　　　F. OCT

【解析】B 型超声可以根据病变的回声确定病变是囊性还是实体性;CDI 显示病变内血流信号,对有些肿瘤可做出定性诊断;CT 和 MRI 可以显示病变的位置、范围、与周围结构的关系,而且 MRI 可确定病变向眶外蔓延的范围。

第2问:患儿 CDI 检查结果见图 13-22,MRI 检查结果见图 13-23,患儿最可能的诊断是

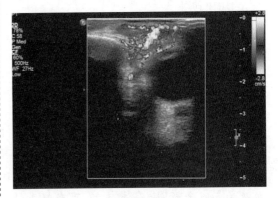

图 13-22

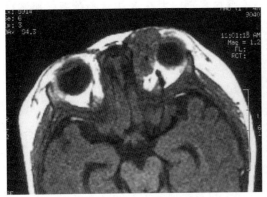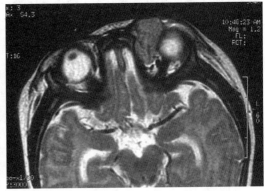

图 13-23

答案:【案例10】 1. ABCD　 2. B

A. 横纹肌肉瘤

B. 毛细血管瘤

C. 静脉性血管瘤

D. 动静脉血管畸形

E. 静脉曲张

F. 睑板腺囊肿

【解析】毛细血管瘤多发生于婴儿时期，也称婴儿型血管瘤，多见于上睑，位于皮下组织，或累及表皮和真皮组织，而呈草莓状。肿瘤可自眼睑向眶内生长，MRI 显示该患者肿物位于眼睑及眶内侧，T_1WI 呈中信号，T_2WI 呈中高信号，符合毛细血管瘤改变。CDI 显示肿瘤内弥漫分布的红蓝色血流信号，为毛细血管瘤所特有的特征。

第 3 问：根据患儿病史和影像学表现，应进行鉴别的疾病是

A. 横纹肌肉瘤

B. 蜂窝织炎

C. 动静脉血管畸形

D. 静脉性血管瘤

E. 静脉曲张

F. 皮样囊肿

【解析】横纹肌肉瘤是多发生于儿童时期的眼眶恶性肿瘤，发展迅速，CDI 显示肿瘤内血流信号丰富，但多呈分支状；动静脉血管畸形 CDI 表现为红蓝相间的片状血流信号；这两种疾病在 CDI 上容易与毛细血管瘤相混淆，因此需进行鉴别。静脉性血管瘤多发生于幼儿期和学龄期，多位于上睑内侧及眶内侧，需与毛细血管瘤鉴别。

第 4 问：该患儿首选的治疗方法是

A. 手术切除

B. 冷冻治疗

C. 敷贴器治疗

D. 肿瘤内注射糖皮质激素

E. 肿瘤内注射硬化剂

F. 口服糖皮质激素

【解析】肿瘤内注射糖皮质激素可使毛细血管内皮萎缩，血管闭塞，肿瘤逐渐萎缩、消退。而且局部注射糖皮质激素副作用小，治疗效果显著。肿瘤位于上睑，病变边界不清，手术时出血多，易引起上睑下垂等并发症。冷冻治疗和敷贴器治疗也具有治疗效果，但容易造成皮肤脱色素，影响外观。肿瘤内注射硬化剂容易造成眼睑畸形。口服糖皮质激素也具有治疗效果，但全身副作用大，因此首选肿瘤内注射糖皮质激素。

第 5 问：判断疗效最好的检查方法是

A. CT 扫描观察肿瘤的体积

B. MRI 检查观察肿瘤的范围

C. CDI 检查观察肿瘤内血流变化

D. B 型超声观察肿瘤内回声强弱

E. 眼球突出计测量观察眼球突出度

F. 指测眶压

【解析】肿瘤内注射糖皮质激素后，血管闭塞，肿瘤萎缩，在 CDI 上表现为肿瘤体积缩小，肿瘤内血流信号明显减少。且 CDI 检查无创伤，可反复检查，是判断毛细血管瘤疗效的最好方法。CT 虽可以观察肿瘤体积的变化，但具有放射性，不能重复检查。MRI 检查时间长，患儿需全身麻醉，不适于反复检查。B 型超声不能显示血流变化。眼球突出计和指测眶压只能粗略观察眼球突出和眶压的改变，不能反映疗效。

第 6 问：肿瘤瘤内注射可出现的并发症是

A. 眶内出血

B. 视网膜中央动脉阻塞

C. 眼睑局部萎缩、凹陷

答案： 3. ACD 4. D 5. C 6. ABCDEF

D. 视力减退或丧失

E. 视网膜脱离

F. 球内出血

【解析】肿瘤内注射后如不加压,瘤内血液可经针道流入眶内,造成眶内出血。混悬剂糖皮质激素颗粒容易随血流移动引起视网膜中央动脉阻塞。注射局部脂肪组织可发生萎缩,眼睑出现凹陷,影响外观。注射后如发生眶内出血、视网膜中央动脉阻塞、或误损伤眼球或视神经,均可造成视力减退或丧失。如果注射针误穿入眼球,可导致视网膜脱离和球内出血。

第十四章 眼屈光及调节

―――――――――

一、单选题

1. 在老视验光配镜中，与老视近附加度数关系最小的因素是
   A. 年龄
   B. 身高和手臂长度
   C. 习惯工作距离
   D. 屈光度数
   E. 阅读物的颜色

2. 检影时，放置镜片 $-5.00D$ 达到影动中和，工作距离是 $67cm$，最后的检影结果是
   A. $-4.50D$
   B. $-5.50D$
   C. $-6.50D$
   D. $-7.50D$
   E. $-8.50D$

3. 由角膜曲率改变导致的近视是
   A. 单纯性近视
   B. 复合性近视
   C. 轴性近视
   D. 混合性近视
   E. 屈光性近视

4. 改善老视症状最常用的方法是
   A. 佩戴角膜接触镜
   B. 针灸治疗
   C. 佩戴框架眼镜
   D. 手术治疗
   E. 药物治疗
   【解析】老视的矫治主要有三种方式，分别是佩戴框架眼镜、接触镜和手术治疗。其中使用框架眼镜是改善老视症状的最基本和常用的方法。

5. 关于老视，以下说法**错误**的是
   A. 研究发现飞秒激光可破坏晶状体基质的结构，同时保持其光学透明度，可能将老化的晶状体恢复至其老视前的可塑形态
   B. 最新研究表明脂肪酸类药物 EV06 在小鼠体内导致晶状体蛋白二硫化物浓度依赖性降低，同时使晶状体弹性增加
   C. 随着年龄的增长，晶状体悬韧带的收缩和松弛对晶状体形状的影响逐渐减小
   D. 老视是生理性存在的现象，无法避免
   E. 改善老视症状的最基本方法是佩戴角膜接触镜
   【解析】使用框架眼镜是改善老视症状的最基本和常用的方法。由于老年人角膜敏感性降低，更应注意角膜接触镜对角膜的健康和安全方面的影响。

6. 可能应用于老视临床治疗的药物是
   A. 胰岛素
   B. 镇静药
   C. 抗风湿药
   D. 利尿剂
   E. 脂肪酸胆碱酯类药物
   【解析】长期使用胰岛素、镇静药、抗风

答案：1. E 2. C 3. E 4. C 5. E 6. E

湿药、利尿剂等药物也能使老视提早，由于药物对睫状肌的作用产生影响，较早出现老视。最新研究表明脂肪酸类药物 EV06，其在小鼠体内导致晶状体蛋白二硫化物浓度依赖性降低，同时晶状体弹性增加。EV06 是一种前体药物，由 1.5% 的脂肪酸胆碱酯组成。EV06 旨在通过减少晶状体纤维细胞内晶状体蛋白之间的二硫键来恢复和维持调节幅度使晶状体软化，从而治疗老视。

7. 关于为 40～45 岁正视眼提高视近需求的给镜度数原则，以下说法正确的是
　　A. +0.00D～+0.50D
　　B. +0.50D～+1.00D
　　C. +1.00D～+2.00D
　　D. +2.25.00D～+3.50D
　　E. 以上 +4D 左右
　　【解析】正视眼给镜度数大致原则为：40～45 岁：+1.00D～+2.00D，50～60 岁：+2.25.00D～+3.50D，60 岁以上 +4D 左右。

8. 以下属于调节性手术治疗老视的为
　　A. 巩膜扩张术
　　B. 角膜激光手术
　　C. 射频传导性角膜成形术
　　D. 单焦点人工晶状体植入术
　　E. 双焦点人工晶状体植入术
　　【解析】调节性手术包括巩膜扩张术，可调节人工晶状体植入术等。非调节性手术包括角膜激光手术，射频传导性角膜成形术，单焦及双焦点人工晶状体植入术等。

二、多选题

1. 眼内屈光手术包括
　　A. 准分子激光手术
　　B. 有晶状体眼前房型人工晶状体植入术
　　C. 有晶状体眼后房型人工晶状体植入术
　　D. 飞秒激光小切口角膜透镜取出术（SMILE）
　　E. 屈光性晶状体置换术

2. 准分子激光原位角膜磨镶术（LASIK）的适应证是
　　A. 仅适合近视患者
　　B. 任何近视度数都可以
　　C. 任何年龄都适合
　　D. 一般认为屈光力矫正范围：近视 −1.00D～−12.00D，远视 +1.00D～+6.00D，散光 6.00D 以下，且近两年屈光状态稳定（每年变化在 1.00D 以内）
　　E. 角膜曲率在 39.00D～48.00D，角膜厚度一般大于 460μm

3. 某 10 岁学生屈光度数为右眼 −3.00D、左眼 −2.25D，可行的处理方法是
　　A. 佩戴框架眼镜
　　B. 佩戴软性角膜接触镜
　　C. 佩戴硬性角膜接触镜
　　D. 佩戴角膜塑形镜
　　E. 行角膜屈光手术

4. 验配角膜塑形镜时，应注意的问题是
　　A. 让患者了解角膜塑形镜的局限性
　　B. 适合任何度数的近视
　　C. 检查角膜曲率
　　D. 佩戴后要定期复查
　　E. 双眼滴荧光素，在裂隙灯显微镜下观察适配度

5. 激光角膜屈光手术术前需进行评估的因素是
　　A. 患者年龄及心理状态

答案：　7. C　8. A
　　1. BCE　2. DE　3. ABCD　4. ACDE　5. ABCDE

B. 视力和屈光状态

C. 佩戴角膜接触镜情况

D. 角膜曲率

E. 瞳孔直径

6. 关于巩膜扩张术治疗老视,可能出现的手术并发症有

A. 眼前节血

B. 结膜下出血

C. 结膜下糜烂

D. 植入物感染

E. 眼内炎

【解析】巩膜扩张术治疗老视者存在较大手术风险,由于植入物的机械性血管压迫,可能发生眼前节血。植入后可能发生结膜下出血、糜烂,植入物感染和眼内炎。

7. 目前临床矫治老视主要的三种方式是

A. 佩戴框架眼镜

B. 佩戴角膜接触镜

C. 手术治疗

D. 药物治疗

E. 针灸按摩

【解析】老视的矫治主要有三种方式,分别是佩戴框架眼镜、角膜接触镜和手术治疗。改善老视症状的最基本方法是使用框架眼镜,眼镜镜片包括单眼、双焦/三焦或渐进式强光镜片。用于老视的角膜接触镜有两种矫正方式:同时视型和单眼视型。由于目前老视的机制不清,所以矫治老视的手术方式多样化。包括角膜激光手术,射频传导性热角膜成形术,巩膜扩张术,年龄相关性白内障或其他眼内屈光手术等。

8. 临床矫治老视的手术术式包括

A. 射频传导性热角膜成形术

B. 角膜激光手术

C. 巩膜扩张术

D. 人工晶状体植入术

E. 角膜移植术

【解析】由于目前老视的机制不清,所以矫治老视的手术方式多样化。包括角膜激光手术,射频传导性热角膜成形术,巩膜扩张术,年龄相关性白内障或其他眼内屈光手术等。

9. 导致老视出现年龄较早的因素是

A. 远视

B. 近视

C. 手臂较长者

D. 生活在赤道地区

E. 长期使用胰岛素

【解析】远视眼老视较早出现。个子高的人由于手臂较长,阅读距离相对较远,老视出现较晚。生活在赤道地区的人发生老视偏早。可能与气温对晶状体的影响有关。长期使用胰岛素、镇静药、抗风湿药、利尿剂等药物也能使老视提早,由于药物对睫状肌的作用产生影响,较早出现老视。

10. 以下符合老视临床表现的为

A. 视近困难

B. 阅读需要更弱的照明度

C. 视近不能持久

D. 常在阅读后出现眼胀、流泪和头痛等视疲劳症状

E. 过度的慢性刺激,可出现眼睑、结膜慢性炎症变化

【解析】老视的临床表现主要有:视近困难;阅读需要更强的照明度,足够的光线既可以增加对比度,又可使患者瞳孔缩小,景深加大,减少像差,视力提高;视近不能持久,容易疲劳,由于调节与集合之间的联动效应,过度调节将引起过度集合,导致阅

答案：　6. ABCDE　7. ABC　8. ABCD　9. ADE　10. ACDE

读时字体呈双影,容易串行,某些患者甚至会出现眼胀,流泪和头痛等视疲劳症状;过度的慢性刺激,可出现眼睑、结膜慢性炎症变化。

三、共用题干单选题

(1～3题共用题干)

患者女性,26岁,双眼近视18年,因佩戴框架眼镜不美观,欲佩戴硬性透氧性角膜接触镜(RGP),现要求行屈光手术摘除眼镜。患者否认眼部活动性疾病、全身疾病、青光眼及圆锥角膜家族史,近两年屈光度稳定。验光处方:右眼 −15.00/−1.50×40=0.8,左眼 −15.50/−1.00×170=0.8。眼前节检查:结膜不充血,角膜、晶状体均透明。中央角膜厚度:右眼 445μm,左眼 440μm。

1. 针对该患者首先需要采集的病史<u>不包括</u>
   A. 眼部活动性疾病
   B. 严重全身疾病,包括糖尿病、全身结缔组织疾病、免疫功能抑制,有以上疾病者禁忌手术
   C. 对手术的期望值
   D. 近两年屈光状态是否稳定
   E. 青光眼家族史
   F. 圆锥角膜家族史

【解析】对于有眼部活动性疾病、屈光状态不稳定及圆锥角膜家族史的患者不宜行屈光矫正手术。对手术期望值过高,有青光眼家族史的患者慎行手术,因此,正确选项为A、C、D、E、F。对于糖尿病、全身结缔组织疾病、免疫功能抑制患者需慎行手术,但并非绝对禁忌证,因此,选项B正确。

2. 患者在行近视眼手术前需进行的眼部检查<u>不包括</u>
   A. 验光
   B. 眼压测量
   C. 裂隙灯显微镜检查

D. 眼底检查
   E. 角膜地形图检查
   F. 角膜共聚焦显微镜检查

【解析】近视眼手术前必须进行全面的眼部状态评估,包括了解患者的屈光状态、眼前节及眼底状态,进行角膜地形图检查了解角膜形态,排除圆锥角膜。另外,激光角膜屈光手术对患者的角膜厚度有要求,也是术前检查的重要指标。因此,正确选项为F。

3. 适合该患者的屈光手术包括
   A. 准分子激光原位角膜磨镶术(LASIK)
   B. 准分子激光上皮下原位角膜磨镶术(LASEK)
   C. 飞秒激光小切口角膜透镜取出术(SMILE)
   D. 准分子激光屈光性角膜切削术(PRK)
   E. 有晶状体眼人工晶状体植入术
   F. 屈光性晶状体置换术

【解析】该患者屈光度数大于 −12.00D,角膜厚度较薄,不宜行激光角膜屈光手术,因此,排除选项 A、B、C、D,可考虑行眼内屈光手术。由于患者年龄较轻,晶状体透明,不适合采用屈光性晶状体置换术,因此选择 E。

四、案例分析题

【案例1】患者,男性,22岁。因"双眼渐近性视物模糊20天"就诊。患者20天来自觉双眼视物模糊逐渐加重,无眼痛、眼红、畏光、流泪。1年前曾因双眼高度近视接受双眼准分子激光上皮瓣下角膜磨镶术(LASEK)。眼部检查:右眼裸眼视力0.5,左眼裸眼视力0.12;非接触式眼压:右眼 8.1mmHg,左眼 8.3mmHg。裂隙灯显微镜下观察发现角膜切削区上皮及其下方基质混浊。

答案: 1. B　2. F　3. E

第1问：该患者目前的临床诊断是

    A. 细菌性角膜炎

    B. 病毒性角膜炎

    C. 真菌性角膜炎

    D. 角膜 Haze

    E. 弥漫性板层角膜炎（DLK）

    F. 角膜营养不良

第2问：裂隙灯观察发现角膜混浊，轻度影响观察虹膜纹理，根据 Haze 分级标准，该患者 Haze 属于

    A. 0 级   B. 0.5 级

    C. 1 级   D. 2 级

    E. 3 级   F. 4 级

第3问：以下检查方法中，最能客观反映患者角膜透明度的是

    A. 激光共聚焦显微镜

    B. 角膜地形图

    C. 眼前节光学相干断层扫描（OCT）

    D. IOL-Master

    E. 角膜内皮镜

    F. 眼部超声生物显微镜（UBM）

【案例2】患儿，男性，5岁。幼儿园体检发现双眼视力差1天就诊。眼部检查：右眼视0.1，左眼视力0.15。双眼眼位正，眼球向各方向运动良好，角膜透明，前房深度正常，房水透明，瞳孔对光反应良好；双眼底见视盘较小，色稍红，黄斑中心凹光反射可。非散瞳状态下验光：右眼 +5.50DS=0.2，左眼 +4.25DS=0.3。

第1问：患儿可能的诊断是

    A. 双眼高度近视

    B. 双眼高度远视

    C. 屈光参差

    D. 双眼视疲劳

    E. 双眼干眼

    F. 弱视

【解析】患儿双眼视力差，眼底视盘较小，色稍红，提示有双眼高度远视。双眼屈光度不等，引起屈光参差。高度远视可能导致弱视。

第2问：患儿首选的检查项目是

    A. 双眼视觉诱发电位（VEP）检查

    B. 双眼光学相干断层扫描（OCT）

    C. 双眼同视机检查

    D. 双眼角膜地形图检查

    E. 充分散瞳后检影、验光

    F. 头颅MR检查

【解析】高度远视患者未进行屈光矫正时，为了获得清晰视力，在视远时就开始使用调节，视近时使用更多的调节。高度远视持续存在即会出现弱视，需要佩戴全屈光处方眼镜矫正并治疗弱视。因此，患儿首选的检查法是阿托品眼膏充分散瞳后检影、验光，明确远视度数以及有无弱视。

［提示］1% 阿托品眼膏散瞳验光：右眼 +7.00DS=0.25，左眼 +5.75DS=0.4。

第3问：患儿目前的治疗方案是

    A. 根据阿托品眼膏散瞳验光结果佩戴凹透镜片

    B. 根据阿托品眼膏散瞳验光结果佩戴凸透镜片

    C. 3周后根据复验结果佩戴凹透镜片

    D. 3周后根据复验结果佩戴凸透镜片

    E. 手术治疗

    F. 弱视治疗

【解析】远视用凸透镜矫正，轻度远视如无症状则不需矫正。在矫正屈光不正的基础上进行弱视治疗。

答案：【案例1】1. D　2. D　3. C　　【案例2】1. BCF　2. E　3. BF

［提示］患儿治疗 2 个月后复查：右眼戴镜视力 0.25，左眼戴镜视力 0.5。

第 4 问：患儿下一步首选的治疗方法是

    A. 屈光性角膜手术治疗

    B. 药物治疗

    C. OK 镜治疗

    D. 遮盖左眼治疗

    E. 重新散瞳验光，调整镜片度数

    F. 遮盖右眼治疗

【解析】双眼矫正视力相差 2 行以上时，需要遮盖视力较好的眼，强迫大脑使用被抑制的眼，以便使双眼视力达到均等。遮盖治疗时，需注意被遮盖眼的情况，避免发生因遮盖引起的形觉剥夺性弱视。

【案例 3】患者，女性，40 岁。因"双眼佩戴角膜接触镜视近不清半年"就诊。患者验光处方：右眼 −5.25DS，左眼 5.25DS；角膜接触镜处方：右眼 −5.00DS，左眼 −5.00DS。患者诉戴框架眼镜较角膜接触镜视近明显改善。

第 1 问：佩戴角膜接触镜视近不清的可能原因是

    A. 角膜接触镜近视过矫

    B. 角膜接触镜近视欠矫

    C. 存在未矫正的散光

    D. 角膜接触镜调节需求增加

    E. 角膜接触镜护理不当

    F. 缺氧致角膜新生血管形成

【解析】验配框架眼镜后视远清晰，说明不存在未矫正的散光；患者年龄 40 岁。处于调节能力降低的初始期。

第 2 问：对该患者可采取的处理措施是

    A. 适当降低角膜接触镜的度数

    B. 适当增加角膜接触镜的度数

    C. 转为佩戴框架眼镜

    D. 戴角膜接触镜视近时，佩戴加光眼镜

    E. 矫正残余散光

    F. 采用单眼视的矫正方式

【解析】患者调节能力下降，佩戴框架眼镜的调节需求相对较低，可佩戴框架眼镜矫正。如佩戴角膜接触镜，需适当降低角膜接触镜度数，提高近视力，也可同时佩戴加光镜提高近视力。采用单眼视矫正方式也可在保证远视力的前提下提高近视力。

［提示］患者未按要求更换镜片。3 个月后再次就诊，诉近期出现眼部异物感、分泌物增多，伴眼痒。查体可见睑结膜乳头增生，角膜接触镜表面可见蛋白质沉淀。

第 3 问：出现上述情况的最可能原因是

    A. 细菌性角膜炎

    B. 细菌性结膜炎

    C. 巨乳头性结膜炎

    D. 病毒性角膜炎

    E. 真菌性角膜炎

    F. 角膜溃疡

【解析】根据患者病史和临床症状不难判断患者出现上述情况的最可能原因是过敏性（巨乳头性）结膜炎。

第 4 问：目前可采取的处理措施是

    A. 应用抗生素滴眼液

    B. 局部或全身抗过敏治疗

    C. 加强镜片去蛋白清洁

    D. 缩短镜片的使用周期

    E. 接触镜的佩戴及其型别的优化

    F. 全身使用糖皮质激素

【解析】巨乳头性结膜炎是非感染性免疫性炎症反应，不需要抗生素治疗，可眼部使用糖皮质激素及免疫抑制剂治疗，必要时可全身抗过敏治疗，但不能长期使用糖皮质激素滴眼液，更不需要全身使用糖

答案： 4. D 【案例 3】 1. D 2. ACDF 3. C 4. BCDE

皮质激素。减少过敏物质接触也是有效的方法。

【案例4】患者,男性,23岁。因右眼视力下降2个月就诊。患者曾于3年前行双眼准分子激光原位角膜磨镶术(LASIK),手术后双眼裸眼视力正常。眼部检查:右眼裸眼视力0.3,左眼裸眼视力1.0。眼压:右眼11.2mmHg,左眼13.1mmHg。双眼角膜透明,前房深度正常,房水透明,瞳孔圆,晶状体透明,视盘边界清晰,C/D约0.3。

第1问:该患者右眼视力下降的原因首先考虑为

A. LASIK术后视力回退

B. 原发性圆锥角膜

C. 继发性圆锥角膜

D. 角膜Haze

E. 原发性开角型青光眼

F. 弱视

【解析】患者有LASIK手术史,术后初期视力正常,右眼缓慢无痛性视力下降,首先考虑视力回退。LASIK手术造成角膜变薄,可能发生继发性圆锥角膜。患者术后早期视力正常,可排除弱视诊断。患者眼压正常,杯盘比正常,可排除青光眼诊断。患者角膜透明,排除角膜Haze诊断。

第2问:为了明确诊断,该患者首先需完善的检查是

A. 主觉验光

B. 角膜厚度测量

C. 角膜地形图

D. 眼前节照相

E. UBM

F. 视野检查

【解析】主觉验光可初步明确为视力回退或继发性圆锥角膜,而角膜厚度测量、角膜地形图、眼前节照相可进一步明确诊断。

第3问:患者继发性圆锥角膜的诊断依据是

A. 曾行LASIK

B. 术后视力下降

C. 术后随访角膜地形图显示曲率值异常增高

D. 术后随访角膜地形图显示角膜前后表面高度值异常增高

E. 眼前节照相显示角膜出现Fleischer环

F. 术后随访提示近视和散光度数增加

【解析】依据患者有LASIK手术史、典型圆锥角膜临床体征(视力、屈光度数、角膜地形图的变化及眼前节照片)。

第4问:此疾病发生的高危因素是

A. 术前角膜形态不对称,下方较陡

B. 术前中央角膜厚度偏薄

C. 术中切削过深

D. 角膜基质床厚度剩余过少

E. 角膜瓣过厚

F. 揉眼习惯

【解析】患者术前角膜形态不对称且下方较陡,术前中央角膜厚度偏薄,术中切削过深,角膜基质床厚度剩余过少,角膜瓣过厚,揉眼习惯均为发生继发性圆锥角膜的高危因素。

【案例5】患者,女性,26岁。双眼近视18年,因佩戴框架眼镜不美观,欲佩戴硬性透氧性角膜接触镜(RGP),但由于不能耐受眼部异物感而放弃,现要求行屈光手术摘除眼镜。

第1问:针对该患者首先需要采集的病史包括

A. 眼部活动性疾病

答案:【案例4】 1. AC 2. ABCD 3. ABCDEF 4. ABCDEF 【案例5】 1. ACDEF

B. 严重全身疾病，包括糖尿病、全身结缔组织疾病、免疫功能抑制，有以上疾病者禁忌手术

C. 对手术的期望值

D. 近两年屈光状态是否稳定

E. 青光眼家族史

F. 圆锥角膜家族史

【解析】对于有眼部活动性疾病、屈光状态不稳定及圆锥角膜家族史的患者不宜行屈光矫正手术。对手术期望值过高，有青光眼家族史的患者慎行手术。对于糖尿病、全身结缔组织疾病、免疫功能抑制患者需慎行手术，但并非绝对禁忌证，因此，排除 B 选项。

[提示] 该患者否认眼部活动性疾病、全身疾病、青光眼及圆锥角膜家族史，近两年屈光度稳定。

第 2 问：患者在行近视眼手术前需进行的眼部检查是

A. 验光

B. 眼压测量

C. 裂隙灯显微镜检查

D. 眼底检查

E. 角膜地形图检查

F. 角膜厚度测量

【解析】近视眼手术前必须进行全面的眼部状态评估，包括了解患者的屈光状态、眼前节及眼底状态，进行角膜地形图检查了解角膜形态，排除圆锥角膜。另外，激光角膜屈光手术对患者的角膜厚度有要求，也是术前检查的重要指标。

[提示] 验光处方：右眼 −15.00/−1.50×40=0.8，左眼 −15.50/−1.00×170=0.8。眼前节检查：结膜不充血，角膜、晶状体均透明。中央角膜厚度：右眼 445μm，左眼 440μm。

第 3 问：适合该患者的屈光手术包括

A. 准分子激光原位角膜磨镶术（LASIK）

B. 准分子激光上皮下原位角膜磨镶术（LASEK）

C. 飞秒激光小切口角膜透镜取出术（SMILE）

D. 准分子激光屈光性角膜切削术（PRK）

E. 有晶状体眼人工晶状体植入术

F. 屈光性晶状体置换术

【解析】该患者屈光度数大于 −12.00D，角膜厚度较薄，不宜行激光角膜屈光手术，可考虑行眼内屈光手术。由于患者年龄较轻，晶状体透明，不适合采用屈光性晶状体置换术。

第 4 问：该患者拟行有晶状体眼人工晶状体植入术，需完善的检查是

A. 前房深度检查

B. 前房角结构检查

C. 角膜内皮镜检查

D. 角膜共聚焦显微镜检查

E. 视网膜视力检查荧光素眼底血管造影

F. 泪道冲洗

【解析】有晶状体眼人工晶状体植入术对患者的前房深度、房角结构、角膜内皮细胞状态均有要求。为避免内眼手术后的眼内感染，需行泪道冲洗排除慢性泪囊炎患者。患者矫正视力较高，无需行视网膜视力检查。眼底检查未发现明显异常，无需行荧光素眼底血管造影。

[提示] 患者术后 1 周复诊，双眼矫正视力均 1.0，但自诉视近较之前模糊。

第 5 问：此时患者应如何处理

A. 验配近用眼镜（近视附加）

B. 调节训练

C. 验配远用眼镜

D. 后巩膜加固术

答案：　2. ABCDEF　3. E　4. ABCF　5. B

E. 嘱患者多休息

F. 局部应用抗生素滴眼液

【解析】视近较之前模糊说明患者的调节量不够,考虑患者年纪较轻,首选调节训练。

[提示]患者术后2周出现左眼单眼复视,无明显眼红及眼痛。

第6问:患者出现左眼单眼复视最可能的原因是

A. 继发性青光眼

B. 并发性白内障

C. 角膜水肿

D. 人工晶状体偏中心

E. 视网膜脱离

F. 眼底出血

【解析】患者术后出现单眼复视,可能为人工晶状体移位所致;典型者人工晶状体上缘降至瞳孔区,可导致单眼复视。

[提示]患者手术后半年,无明显诱因出现右眼视物模糊,无眼红、眼痛、眼胀等症状;左眼无明显异常。

第7问:患者出现右眼视物模糊最可能的原因是

A. 继发性青光眼

B. 并发性白内障

C. 角膜水肿

D. 人工晶状体偏中心

E. 角膜炎

F. 结膜炎

【解析】患者手术后半年无明显诱因出现右眼视物模糊,首先考虑是并发性白内障引起。

【案例6】患者,男性,40岁。既往无眼病病史。自述最近阅读报纸后双眼眼胀。建议进一步检查。

第1问:患者下一步应进行的检查是

A. 视力检测　　B. 眼压检测

C. 眼眶CT　　D. 裂隙灯检查

E. 电脑验光　　F. 泪道冲洗

【解析】根据患者症状,首选检查为视力,眼压得到基础数据,根据验光明确患者是否有屈光不正,裂隙灯检查判断患者是否有器质性病变。

[提示信息]患者双眼远视力均为1.0,近视力均为J2。电脑验光:右眼+1.00DS,左眼+1.25DS,眼压右眼15mmHg,左眼13mmHg。双眼前节及眼底未见异常。

第2问:首先考虑的诊断是

A. 远视　　B. 老视

C. 近视　　D. 散光

E. 结膜炎　　F. 青光眼

【解析】患者为轻度远视,近视力J2,根据检查结果,诊断应为远视,老视。

第3问:关于远视眼发生老视的说法,正确的是

A. 远视眼在20~40岁近距离阅读时出现眼酸,头痛等视疲劳症状

B. 远视眼超过40岁后调节幅度进一步下降,隐性远视转为显性

C. 远视眼调节幅度下降后部分患者不仅视近需要矫正,视远也需要矫正

D. 远视眼可在视近时通过降低光照度缓解视疲劳

E. 远视眼超过40岁后调节幅度进一步上升,显性远视转为隐性

F. 远视眼随着年龄增长,调节幅度提高,出现视近困难

【解析】老视眼需要足够的光线既可以增加对比度,又可使患者瞳孔缩小,景深加

大，减少像差，视力提高。远视眼超过 40 岁后调节幅度进一步下降，隐性远视转为显性，对于中高度远视患者不仅视近需要矫正，视远也需要矫正。

第 4 问：患者为解决阅读困难症状，下一步应采取的治疗方法包括

A. 佩戴凸透镜

B. 植入可调性人工晶状体

C. 佩戴角膜接触镜

D. 佩戴凹透镜

E. 巩膜扩张术

F. 角膜激光手术

【解析】老视的矫治主要有三种方式，分别是佩戴框架眼镜、接触镜和手术治疗。框架镜为凸透镜，凹透镜用于矫正近视眼。手术方式包括巩膜扩张术，眼内屈光手术，角膜激光手术，射频传导性角膜成形术，单焦及双焦点人工晶状体植入术等。

【案例 7】患者，女性，43 岁。既往佩戴近视镜 30 年。自述每天对着电脑工作半小时后双眼酸疼伴头晕，字体出现双影，阅读易串行，摘镜阅读反而更清楚。建议进一步检查。

第 1 问：患者下一步应进行的检查是

A. 视力检测

B. 眼压检测

C. 视野检查

D. 裂隙灯检查

E. 综合验光

F. 复视检查

【解析】根据患者症状，首选检查为视力，眼压得到基础数据，根据验光明确患者是否有屈光不正，裂隙灯检查判断患者是否有器质性病变。

[提示信息]患者双眼裸眼远视力均为 0.3，近视力均为 J1，验光：右眼 -3.00DS=1.0，左眼 -3.00DS=1.0，眼压右眼 16mmHg，左眼 17mmHg。双眼前节及眼底未见异常。

第 2 问：首先考虑的诊断是

A. 远视　　　　　　B. 老视

C. 近视　　　　　　D. 散光

E. 结膜炎　　　　　F. 青光眼

【解析】患者为轻度近视，近视力 J1，根据检查结果和症状描述，诊断应为近视，老视。

第 3 问：关于老视的说法，正确的是

A. 老视是生理性存在的现象，但近视眼不会老视

B. 近距离用眼多的人出现老视较早

C. 因人眼调节能力减退，患者要在接近双眼调节极限的状态下进行近距离工作，所以不能持久

D. 由于调节与集合之间的联动效应，过度调节将引起过度集合，导致阅读时字体呈双影

E. 佩戴角膜接触镜者较框架眼镜者较晚出现老视

F. 近视眼随着年龄增长，调节幅度提高，出现视近困难

【解析】老视是生理性存在的现象，不可避免。佩戴角膜接触镜者较框架眼镜者较早出现老视。近视眼随着年龄增长，调节幅度会逐渐减退。

第 4 问：关于未经矫正的 -3.00DS 患者，以下说法正确的是

A. 远点在 33cm 处

B. 如阅读 33cm 处物体，无须调节即可看清

C. 可佩戴凸透镜矫正老视

答案：　4. ABCEF　【案例 7】1. ABDE　2. BC　3. BCD　4. ABE

D. 远点在 1m 处

E. 可采取角膜激光手术，单眼保留 −0.5～1.00D 近视

F. 如阅读 33cm 处物体，需动用 3D 调节才能看清

【解析】未经矫正的 −3.00DS 患者远点在 33cm 处，如阅读 33cm 处物体，无须调节即可看清。可采取角膜激光手术，单眼保留 −0.5～1.00D 近视。

第十五章　斜视与弱视

一、单选题

1. 用于斜视的定性检查的方法是
   A. 角膜映光法
   B. Krimsky 法
   C. 交替遮盖法
   D. 遮盖去遮盖法
   E. 三面镜加交替遮盖法

2. 间歇性外斜视主要的治疗方法是
   A. 矫正屈光不正　　B. 佩戴三面镜
   C. 遮盖主导眼　　　D. 佩戴负镜片
   E. 手术治疗

3. 集合不足型间歇性外斜视的诊断要点是
   A. 视近斜视角大于视远斜视角至少 10△
   B. 视远斜视角大于视近斜视角至少 10°
   C. 视远斜视角大于视近斜视角至少 15△
   D. 视近斜视角大于视远斜视角至少 15°
   E. 视近斜视角大于视远斜视角至少 15△

4. 有关间歇性外斜视的临床特点，下列描述正确的是
   A. 常主诉阳光下闭一只眼
   B. 双眼斜视角不相等
   C. 佩戴屈光眼镜可以矫正

D. 眼球运动有障碍
E. 常有代偿头位

5. 先天性内斜视一般发生在
   A. 出生即有
   B. 出生后 6 个月之内
   C. 出生后 1 年之内
   D. 2 岁之前
   E. 3 岁之前

6. 关于间歇性外斜视的临床特点，说法正确的是
   A. 常常主诉阳光下闭一只眼
   B. 以单眼斜视为主
   C. 戴屈光眼镜可以矫正
   D. 眼球运动有障碍
   E. 双眼斜视度不等

7. 关于先天性内斜视的治疗，说法正确的是
   A. 戴屈光眼镜斜视度可以完全矫正
   B. 多伴有弱视，全部患者需要弱视治疗
   C. 一般需要手术矫正
   D. 通常斜视度小，戴三棱镜可以矫正
   E. 无需治疗

8. 关于共同性斜视的描述，正确的是
   A. 眼球运动有障碍
   B. 在任何方向斜视度无变化
   C. 左右眼分别注视时斜视度相差很大

答案：　1. D　2. E　3. E　4. A　5. B　6. A　7. C　8. B

D. 向上下注视时斜视度相差大于 15△

E. 病因单一明确

9. 屈光不正儿童散瞳配镜的原则是

 A. 伴内斜视的远视性屈光不正，需要低矫

 B. 伴外斜视的远视性屈光不正，按最好视力的最高度数给处方

 C. 伴间歇性外斜视或较大外隐斜的近视性屈光不正，需全天光学足矫

 D. 如果双眼屈光参差大，为达到双眼平衡，按度数较低的给予双眼相同度数处方

 E. 伴内斜视的远视性屈光不正，需要过矫

10. 部分调节性内斜视的治疗原则是

 A. 确诊后立即手术矫正眼位

 B. 手术矫正戴镜无法矫正的眼位

 C. 此类斜视随着年龄增长会消失，不应手术矫正

 D. 手术矫正不戴镜的眼位

 E. 所有病人均可通过视功能训练矫正眼位

11. 鉴别同侧上斜肌麻痹与对侧上直肌麻痹，采用的方法是

 A. Hirschberg 法

 B. Bielschowsky 法

 C. 红玻璃检查

 D. Lancaster 屏检查法

 E. Hess 屏检查法

【解析】嘱患者头向右肩或左肩倾斜，利用前庭反射观察头被动向一侧倾斜时的眼位，当头向右肩倾斜时，右眼发生内旋（内旋肌为上直肌和上斜肌），左眼发生外旋（外旋肌为下直肌和下斜肌），正常情况下，

右眼上直肌的上转作用和上斜肌的下转作用相互抵消，当右眼上斜肌麻痹时，上斜肌的下转作用不能抵抗上直肌的上转作用，垂直斜视更加明显。

12. 关于 Y 型斜视的描述，**不正确**的是

 A. 常伴有下斜肌亢进

 B. 没有眼底旋转

 C. 歪头试验阴性

 D. 不伴有上斜肌不足

 E. 是一种异常神经支配

【解析】Y 型斜视的上转分开原因为上直肌和外直肌的异常神经支配，而非下斜肌亢进。

13. 鉴别眼性斜颈与外科斜颈的简便方法是

 A. 同视机检查

 B. 遮盖一眼

 C. 散瞳检查

 D. 斜视角检查

 E. 颈部 B 超检查

【解析】遮盖一眼后，如果异常头位消失，支持眼性斜颈的诊断。

14. 复视像检查时红波片放在右眼前，患者向右侧注视时所见为红灯在右侧、白灯在左侧，应是

 A. 右外直肌麻痹

 B. 右内直肌麻痹

 C. 右上斜肌麻痹

 D. 右下斜肌麻痹

 E. 左外直肌麻痹

【解析】红波片试验结果为同侧复视像，说明是内斜视，麻痹肌作用方向复视像分离最大，所以是右眼外直肌麻痹导致的内斜视。

答案： 9. C 10. B 11. B 12. A 13. B 14. A

15. 关于上斜肌麻痹,以下说法**错误**的是
    A. 上斜肌麻痹大多数为先天性
    B. 上斜肌麻痹的头位都表现为头向低位眼倾斜
    C. 先天性上斜肌麻痹患者常见面部发育不对称
    D. 可采取 Parks 三步法帮助诊断上斜肌麻痹
    E. 上斜肌麻痹患者可出现同侧眼上斜肌不足、同侧眼下斜肌亢进和对侧眼下斜肌亢进

【解析】少数上斜肌麻痹患者采取矛盾性头位,使物像分离以减小干扰。

16. 关于 A-V 型斜视,以下说法**错误**的是
    A. A 型斜视的诊断标准是向上方与向下方注视时水平斜视度的差≥15△
    B. V 型斜视的诊断标准是向上方与向下方注视时水平斜视度的差≥15△
    C. 采用视远视标,通过下颌内收或者上抬25°测量斜视度
    D. A-V 型斜视可以不伴有斜肌异常
    E. A-V 型斜视既不属于共同性斜视,也不属于非共同性斜视

【解析】在生理范围内,向上注视的时候视轴会出现轻度分开,向下注视的时候视轴后出现轻度集合,考虑的这个生理特征,V 征的诊断标准是≥15△,而 A 征的诊断标准是≥10△。

17. 有关 Duane 眼球后退综合征的**错误**描述是
    A. 外转受限
    B. 内转受限
    C. 外转时睑裂开大
    D. 内转时睑裂变小
    E. 外转时伴有上转或者下转

18. 下列**不是** Duane 眼球后退综合征Ⅰ型的常见临床表现的是
    A. 外转明显受限制
    B. 内转稍受限制
    C. 试图内转时,眼球向眶内退缩,睑裂变小
    D. 内转及外转均受限制,但内转限制更为显著
    E. 试图外转时,睑裂变大

19. 关于 Brown 上斜肌鞘综合征的临床表现描述**错误**的是
    A. 原在位患眼可能为正位
    B. 原在位患眼可能为轻度下斜位
    C. 原在位患眼可能为轻度上斜位
    D. 眼球内转时患眼上转显著受限制
    E. 做水平运动时,患眼内转时有下斜现象

20. Brown 上斜肌鞘综合征与下斜肌麻痹的主要鉴别点是
    A. 患眼眼球内上转是否受限
    B. 是否有代偿头位
    C. 原在位是否有明显的下斜视
    D. 发病年龄
    E. 被动牵拉试验

21. 关于分离性垂直斜视的**错误**描述是
    A. 非注视眼出现缓慢的上斜视伴有外旋转
    B. 经常为双眼发病,但是程度不同
    C. 手术治疗效果确切,大部分可以根治
    D. 经常采用的手术方式为患眼上直肌的超常量后徙
    E. 可以同时行双眼手术

22. 关于周期性内斜视的**错误**描述是
    A. 周期性内斜视发病原因是明确的

答案: 15. B 16. A 17. E 18. D 19. C 20. E 21. C 22. A

B. 一般周期为 48 小时，即患眼一天呈现内斜视一天呈正位

C. 在出现斜视时，多呈大角度内斜视，且远近斜视度相等或相近

D. 本病为非调节性，戴镜不能矫正眼位，以手术治疗为主

E. 手术量应根据斜视日的斜视度计算

23. 关于冲动性眼球震颤的描述，**不正确**的是

A. 多有中间带

B. 代偿头位与中间带方向相反

C. 代偿头位时双眼视力较好

D. 手术原则是将中间带移向正前方

E. 手术方法为缩短慢相侧的一对配偶肌

24. 有明显头位的冲动性眼球震颤伴斜视的手术治疗，正确的是

A. 只需要矫正斜视

B. 只需要矫正眼球震颤

C. 注视眼手术矫正眼球震颤的头位，非注视眼手术矫正斜视

D. 注视眼手术矫正斜视，非注视眼手术矫正眼球震颤的头位

E. 无需手术

25. 眼球震颤的治疗目的**不包括**

A. 减轻、停止正前方眼球震颤

B. 纠正代偿头位

C. 获得较好视力

D. 减轻视疲劳

E. 仅为改善外观

二、多选题

1. 下列间歇性外斜视的非手术疗法中正确的是

A. 屈光矫正

B. 正位视训练

C. 口服神经营养剂

D. 耳针疗法

E. 佩戴负镜片

2. 间歇性外斜视的临床分型有

A. 基本型

B. 外展过强型

C. 集合过强型

D. 集合不足型

E. 假性外展过强型

3. 促使外斜视发展的因素有

A. 随年龄增长眼眶开散增大

B. 紧张性集合能力降低

C. 视觉抑制发生

D. 融合性控制能力增加

E. 调节力减退

4. 先天性内斜视的临床特点是

A. 出生后 6 个月内发病

B. 斜视度较大且比较稳定

C. 多数患者双眼视力相近，呈交替性注视

D. 可有假性展神经麻痹症状

E. 可伴发分离性垂直偏斜、下斜肌功能亢进和眼球震颤等症状

5. 关于调节性内斜视，下列说法正确的是

A. 往往是先天发病

B. 发病初期多为间歇性内斜视，逐渐发展为恒定性内斜视

C. 用点光源检查时，得到的斜视度数可能比实际斜视度数小

D. 多合并弱视

E. 使用睫状肌麻痹剂检影，多为远视，屈光度应全部矫正

答案：　23. E　24. C　25. E

　　　1. ABE　2. ABDE　3. ABCE　4. ABCDE　5. BCDE

6. 间歇性外斜视的分型包括
  A. 基本型
  B. 分开过强型
  C. 集合不足型
  D. 类似分开过强型
  E. 类似集合不足型

7. 先天性内斜视应进行鉴别的疾病是
  A. 假性内斜视
  B. Duane 综合征 I 型
  C. 先天性展神经麻痹
  D. Mobius 综合征
  E. 知觉性内斜视

8. 共同性斜视与麻痹性斜视的鉴别要点有
  A. 双眼分别注视时斜视度是否相等
  B. 眼球运动有无障碍
  C. 有无代偿头位
  D. 各方向注视斜视度是否相等
  E. 视力

9. 属于共同性斜视的是
  A. A 型内斜视　　B. 调节性内斜视
  C. 间歇性外斜视　　D. V 型外斜视
  E. 分离性垂直斜视

10. 出现同侧复视最可能麻痹的肌肉是
  A. 外直肌　　　B. 上直肌
  C. 下直肌　　　D. 上斜肌
  E. 下斜肌
  【解析】同侧复视见于内斜视，外直肌的主要作用、上斜肌和下斜肌的次要作用为外转，发生麻痹时造成内斜视。

11. 麻痹性斜视的检查项目包括
  A. 原在位斜视角
  B. 牵拉试验

C. Hess 屏
D. Lancaster 屏
E. 歪头试验

12. 先天性上斜肌麻痹，以下说法正确的
  A. 原在位可以表现为垂直斜视
  B. 眼底像检查呈内旋
  C. 眼底像检查呈外旋
  D. 原在位角膜映光检查也可以呈正位
  E. 头位既可以向低位眼倾斜，也可以向高位眼倾斜
  【解析】上斜肌的主要作用是内旋，一旦麻痹则出现外旋。

13. 动眼神经麻痹常见的体征是
  A. 眼球运动受限　　B. 内斜视
  C. 外斜视　　　　　D. 瞳孔散大
  E. 上睑下垂
  【解析】动眼神经支配上直肌、内直肌、下直肌、瞳孔括约肌，分别起上转、内转、下转、缩小瞳孔的作用，因而麻痹时可出现上述情况。

14. 患者，男性，65 岁。主诉：双眼复视 1 周，有高血压病史 5 年。眼部检查：眼位 33cm 角膜映光 +7°L/R8°；眼球运动：双眼向右下方运动时左眼落后最明显，Bielschoesky 法检查左眼（+）。患者最可能的诊断和最可能的头位是
  A. 最可能的诊断是左上斜肌麻痹
  B. 最可能的诊断是右上直肌不全麻痹
  C. 患者最可能的头位是头向右肩倾、下颌内收、面向右侧
  D. 患者最可能的头位是头向左肩倾、下颌内收、面向左侧
  E. 最可能的诊断是左眼下直肌麻痹
  【解析】根据眼球运动检查，双眼向右下

答案： 6. ABCD　7. ABCDE　8. ABCD　9. BC　10. ADE　11. ABCDE　12. ACDE　13. ACDE　14. AC

方运动时左眼落后最明显，因而右眼下直肌亢进或左眼上斜肌不足，歪头试验（+）提示为左眼上斜肌麻痹。由于上斜肌主要作用是内旋，左眼上斜肌的作用方向位于右侧，患者可采取头向低位眼倾斜，面向右，下颌内收。

15. 下列有关 Duane 综合征的描述，正确的有
　　A. 女性多见，左右眼发病率约为 3∶1
　　B. 企图外转时睑裂增大，内转时睑裂变小且伴有上射或下射
　　C. 主要与动眼神经和面神经的异常支配有关
　　D. 原在位可以呈内斜视、外斜视或正位
　　E. 主要与动眼神经和三叉神经的异常支配有关

【解析】Duane 综合征主要与动眼神经和展神经的异常支配有关。

16. 下列有关非共同性斜视描述，正确的有
　　A. 第一斜视角大于第二斜视角
　　B. 多有代偿头位
　　C. 非共同性斜视不仅有麻痹因素，还有限制因素
　　D. 第二斜视角大于第一斜视角
　　E. 一定有复视

17. 关于上斜肌麻痹的临床表现，**不正确**的是
　　A. 患眼和对侧眼均可能为注视眼
　　B. 眼球运动检查可能仅表现为患眼的下斜肌亢进
　　C. 患眼常表现为内旋
　　D. 仰卧位时斜视度发生改变
　　E. 长期的上斜肌麻痹会出现"麻痹泛化"

【解析】患眼常表现为外旋；仰卧位时斜视度不发生改变，可与 skewdeviation 鉴别。

18. Duane 眼球后退综合征Ⅱ型的临床表现是
　　A. 外转轻度受限制或者正常
　　B. 内转正常
　　C. 经常有代偿头位，面转向患眼侧
　　D. 原在位的眼位多为外斜视
　　E. 有明显代偿头位或者外斜视者可以手术治疗

19. Brown 上斜肌鞘综合征的临床表现是
　　A. 患眼眼球内上转明显受限
　　B. 可以采取下颌上抬的代偿头位
　　C. 原在位可以是正位
　　D. 原在位可以是下斜视
　　E. 与下斜肌麻痹的主要鉴别法是被动牵拉试验

20. Duane 眼球后退综合征的治疗原则是
　　A. 原在位无明显斜视和代偿头位者无特殊治疗
　　B. 原在位有明显斜视和代偿头位者可以手术治疗
　　C. 手术仅限于改善眼位和代偿头位
　　D. 手术方式以眼外肌减弱术为主
　　E. 手术方式禁忌行眼外肌加强术

21. 垂直分离性斜视的治疗原则是
　　A. 平时无明显交替上斜视者可以不给予特殊治疗
　　B. 可以用光学手段转换注视眼，以避免上斜视的出现
　　C. 合并下斜肌亢进者可行下斜肌后徙转位术
　　D. 下斜肌后徙转位术是将下斜肌断端缝合固定在下直肌颞侧

答案：　15. ABD　16. BCD　17. CD　18. ADE　19. ABCDE　20. ABCDE　21. ABCD

E. 下斜肌后徙转位术是将下斜肌断端缝合固定在下直肌颞侧止端外2mm、后3mm处

22. 有关Graves（甲状腺）眼病的正确描述是
    A. 经常表现为一定程度的眼球突出，伴有下斜视和内斜视
    B. 最常见于女性，发病原因为甲状腺功能异常
    C. 最常受累的病变肌肉是下直肌
    D. 有复视和异常头位的患者，可待病情稳定时手术治疗
    E. 手术方式以肌肉减弱术为主，禁忌行肌肉加强术

23. 有关周期性内斜视的正确描述是
    A. 在发病后至少观察6个月，再行斜视矫正术
    B. 常有明显诱因，如发热惊吓、外伤等开始为周期规律性内斜视，随后逐渐变为恒定性内斜视
    C. 患者的斜视角也可能不很稳定，可因情绪等原因而暂时发生紊乱
    D. 正位相与斜位相的时间可以相等，也可以不相等
    E. 手术应安排在斜视日，否则易过矫

24. 冲动性眼球震颤伴头位的治疗方法是
    A. 佩戴三棱镜　　　B. 肉毒素注射
    C. 手术治疗　　　　D. 戴屈光矫正眼镜
    E. 无需治疗

25. 关于眼球震颤的描述，正确的是
    A. 眼球震颤是一种非自主的、节律性的眼球摆动或跳动
    B. 显性眼球震颤和隐性眼球震颤可以合并存在

C. 先天性眼球震颤患者多数合并有弱视
D. 部分眼球震颤患者可有两个或多个中间带
E. 冲动性眼球震颤有快相和慢相，眼球转向快相一侧眼震快，转向慢相一侧眼震慢

26. 眼球震颤术前检查的项目包括
    A. 头位扭转角度
    B. 眼球震颤值
    C. 是否伴斜视（眼位）
    D. 头位时的双眼视力
    E. 双眼屈光度

27. 患儿，女性，5岁。发现眼斜1年。眼部检查：右裸眼视力0.2，左裸眼视力0.8。双眼前节及眼底未见异常。角膜映光法检查：右眼+20°。眼球运动无受限。1%阿托品眼膏散瞳验光：右眼+6.00DS=0.5；左眼+1.00DS=1.0。目前治疗建议是
    A. 全部屈光矫正　　B. 左眼部分遮盖
    C. 右眼弱视治疗　　D. 双眼视训练
    E. 斜视手术治疗

28. 形成弱视的可能病因是
    A. 斜视　　　　　　B. 结膜炎
    C. 先天性白内障　　D. 睑内翻
    E. 屈光参差

29. 有关弱视治疗的描述，正确的是
    A. 弱视的疗效与治疗时机有关，发病越早，治疗越晚，疗效越差
    B. 弱视治疗要首先消除形觉剥夺的原因
    C. 弱视治疗要矫正在视觉上有意义的屈光不正

答案：　22. ACDE　23. ABCD　24. ABCD　25. ABCDE　26. ABCDE　27. ABC　28. ACE　29. ABCD

　D. 弱视治疗要促进弱视眼的使用

　E. 确诊为弱视的患儿可以先观察，不需要立即治疗

三、共用题干单选题

（1～4 题共用题干）

患儿，男性，4 岁。自幼右侧歪头视物

3 年，外科检查已排除斜颈。双眼视力 0.8，眼球运动检查如图 15-1 所示（彩图见文末彩插图 15-1）。

1. 眼球运动检查亢进的眼外肌是

　A. 左眼上直肌　　　　B. 左眼上斜肌

　C. 左眼下斜肌　　　　D. 右眼下斜肌

　E. 右眼上斜肌

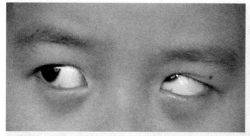
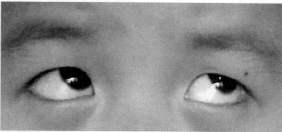
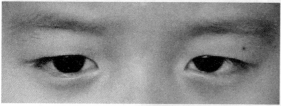
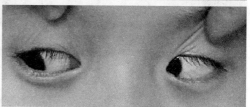
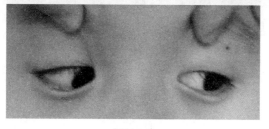

图 15-1

2. 考虑患者诊断为

　A. 右眼先天性上斜肌麻痹

　B. 左眼先天性上斜肌麻痹

　C. 右眼先天性下斜肌麻痹

　D. 左眼先天性下斜肌麻痹

　E. 右眼先天性上直肌麻痹

3. 有助于诊断的检查是

　A. 歪头试验　　　　B. 娃娃头试验

　C. 散瞳验光　　　　D. 视野检查

　E. 角膜映光法

4. 手术设计是

　A. 左眼上直肌部分切除

　B. 左眼上斜肌部分切除

　C. 左眼下斜肌部分切除

　D. 右眼下斜肌部分切除

　E. 右眼上斜肌部分切除

（5～8 题共用题干）

患者，男性，15 岁。车祸后右眼转动困难 1 周。无眼眶骨折。眼球运动检查如图 15-2 所示（彩图见文末彩插图 15-2）。

答案：　1. C　2. B　3. A　4. C

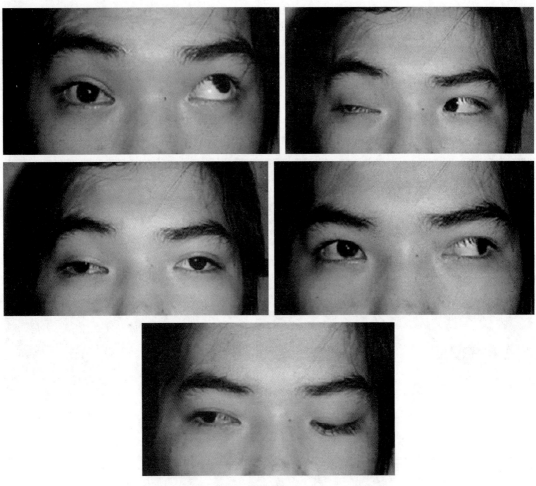

图 15-2

5. 右眼球运动障碍考虑受损的脑神经是
   A. 展神经   B. 面神经
   C. 三叉神经   D. 动眼神经
   E. 滑车神经

6. 关于眼肌对应的神经支配,下列描述**错误**的是
   A. 上斜肌由滑车神经支配
   B. 外直肌由展神经支配
   C. 上直肌由动眼神经支配
   D. 下直肌由动眼神经支配
   E. 下斜肌由三叉神经支配

7. 根据图 15-2 判断,下列描述正确的是
   A. 右眼内斜视
   B. 右眼外斜视
   C. 右眼外转受限
   D. 右眼上斜视
   E. 右眼无上睑下垂

8. 外伤性脑神经受损导致斜视的斜视手术最早时间为
   A. 受伤后1周   B. 受伤后1个月
   C. 受伤后3个月   D. 受伤后6个月
   E. 受伤后1年

答案: 5. D   6. E   7. B   8. D

四、案例分析题

【案例1】患儿女性，5岁。家长诉其在强光下喜闭一只眼，并有时"眼神"不正常。

第1问：患儿最可能的诊断是

   A. 麻痹性斜视　　　　B. 单眼结膜炎

   C. 限制性斜视　　　　D. 单眼角膜炎

   E. 间歇性外斜视　　　F. 恒定性外斜视

【解析】强光下喜闭一只眼是间歇性外斜视患儿的常见临床表现之一，而恒定性外斜视、麻痹性斜视、限制性斜视一般无此表现。

第2问：需要完善的常规检查是

   A. 视力检查

   B. 眼前、后节检查

   C. 屈光检查

   D. 视觉诱发电位（VEP）检查

   E. 遮盖法检查

   F. 同视机检查

   G. 双眼视功能检查

   H. 眼球运动检查

【解析】对于间歇性外斜视常规要进行视力及屈光检查，眼前后节检查以排除结膜炎、角膜炎及其他眼病，通过遮盖法及同视机检查发现外斜视的存在，双眼视功能及眼球运动检查是斜视的基本检查法，而 VEP 主要用于弱视的诊断。

［提示］患儿眼前、后节正常；双眼视力均为 0.8；验光结果：双眼均为 +1.50DS；眼位：33cm，角膜映光法：正位，单眼遮盖后 −15°；眼球运动检查未发现异常。

第3问：对于该患儿精确的斜视度检查是

   A. 角膜映光法

   B. 遮盖去遮盖法

   C. 交替遮盖法

   D. 三棱镜加交替遮盖法

   E. Krimsky 法

   F. 同视机检查法

【解析】患儿为间歇性外斜视，遮盖、去遮盖法及交替遮盖法均为斜视的定性检查，而三棱镜加交替遮盖法才是准确检测斜视度的方法，常以此种测量法设计斜视手术量。

［提示］患儿视远立体视明显下降，同视机检查无同时视，在显斜视时无复视主诉。

第4问：对于该患儿首选的治疗方法是

   A. 佩戴三棱镜　　　　B. 遮盖单眼

   C. 佩戴负镜片　　　　D. 手术矫正斜视

   E. 集合训练　　　　　F. 融合功能训练

【解析】目前，间歇性外斜视的主要治疗方法仍是手术矫正眼位，而其他几种保守疗法只是等待手术阶段维持双眼单视功能的处理方法。

【案例2】患儿，男性，5岁。家长代诉其4岁始有时一只眼向外偏斜。眼部检查：双眼视力均为 0.8；验光结果：双眼均为 +1.50DS；眼位：角膜映光法 −10°，能控制正位；33cm：−25△，5m：−40△；眼球运动检查：双眼协调，各向到位；眼前、后节未发现异常。

第1问：该患儿的诊断是

   A. 麻痹性斜视　　　　B. 共同性内斜视

   C. 共同性外斜视　　　D. 限制性外斜视

   E. 间歇性外斜视　　　F. 恒定性外斜视

【解析】患儿眼球运动、眼前后节均未发现异常，斜视有时正位、有时外斜位，故应诊断为共同性外斜视和间歇性外斜视。

第2问：此种斜视属于的临床类型是

   A. 集合不足型　　　　B. 集合过强型

   C. 外展过强型　　　　D. 基本型

E. 假性外展过强型 F. 外展不足型

G. 集合不足型

【解析】间歇性外斜视分为四种临床类型：基本型、集合过强型、外展过强型、假性外展过强型，其中外展过强型为远、近斜视度之差大于15△。

第3问：为了最终确定临床类型，需进一步采取何种方法后，再分别测量远、近斜视度

　　A. 应用缩瞳滴眼液

　　B. 根据眼位控制程度单眼遮盖30分钟至1小时

　　C. 单眼遮盖90分钟

　　D. 佩戴+3.00D透镜

　　E. 滴用散瞳眼液

　　F. 双眼遮盖30分钟

【解析】假性外展过强型间歇性外斜视通过单眼遮盖或佩戴+3.00D透镜后，视近斜视度可能增加。故对于间歇性外斜视首次检查视远斜视度大于视近斜视度时，通常要做单眼遮盖或双眼戴+3.00D透镜后，进一步检查斜视度，而不能轻易诊断为外展过强型间歇性外斜视。

　　[提示]当单眼遮盖30分钟后，视近斜视度增加到−45△，视远斜视度未发生变化。

第4问：患儿最终确定的临床类型是

　　A. 集合不足型　　B. 集合过强型

　　C. 外展过强型　　D. 基本型

　　E. 假性外展过强型 F. 外展不足型

　　G. 集合不足型

【解析】因视近斜视度与视远斜视度相差小于10△，故最终诊断为基本型间歇性外斜视。

第5问：患儿矫正斜视应采取的手术方式是

　　A. 单眼外直肌后徙术

　　B. 双眼外直肌后徙术

　　C. 单眼内直肌截除术

　　D. 一只眼外直肌后徙及内直肌截除，加另一只眼外直肌后徙术

　　E. 双眼内直肌截除术

　　F. 单眼外直肌后徙加内直肌截除术

【解析】对于基本型间歇性外斜视，根据斜视度大小可选择双眼外直肌后徙或一只眼外直肌后徙加内直肌截除术。对于40△的外斜视，单条眼外肌手术不能完全矫正眼位。

【案例3】患儿，女性，4岁。由母亲主诉其生后3个月发现"对眼"。眼部检查：双眼视力4.9，内斜视20°，双眼球运动无障碍。

第1问：为明确诊断，下一步需要做的检查是

　　A. 是否双眼交替注视

　　B. 眼前节检查

　　C. 眼底检查

　　D. 睫状肌麻痹剂散瞳检影

　　E. 荧光素眼底血管造影

　　F. 视野检查

【解析】儿童单眼先天性白内障、视网膜母细胞瘤、视神经萎缩等均可引起内斜视。因此，对于内斜视患儿，应该检查眼前节、眼底排除以上疾病。同时常规检查双眼是否交替注视和睫状肌麻痹剂散瞳检影，以确定内斜视的类型。

　　[提示]眼部检查显示双眼交替注视，眼前节和眼底均未见异常，睫状肌麻痹剂散瞳检影显示双眼均为+1.75DS。

第2问：患儿的可能诊断为

　　A. 调节性内斜视

　　B. 先天性内斜视

　　C. 部分调节性内斜视

答案：　3. BD　4. D　5. BF　　【案例3】1. ABCD　2. B

D. 继发性内斜视

E. 急性共同性内斜视

F. 知觉性内斜视

【解析】母亲主诉其生后 3 个月发现"对眼"，双眼交替注视，眼前节和眼底均未见异常，睫状肌麻痹剂散瞳检影显示双眼均为 +1.75DS（低度远视），符合先天性内斜视诊断。

第 3 问：需与下列疾病相鉴别的有

A. 假性内斜视

B. Duane 综合征 1 型

C. 先天性展神经麻痹

D. Mobius 综合征

E. 知觉性内斜视

F. 麻痹性内斜视

第 4 问：目前的治疗措施是

A. 尽快手术矫正内斜视

B. 佩戴屈光矫正眼镜，无需手术

C. 佩戴三棱镜

D. 无需治疗

E. 弱视治疗

F. 先佩戴屈光矫正眼镜，1 年后不能矫正再行手术

【解析】先天性内斜视严重影响视功能，特别是立体视，应该尽早手术。如果散瞳验光≥+2.00DS，可以先戴全矫眼镜，观察 3～6 个月眼位变化，再行手术。

【案例 4】患儿，男性，4 岁。其母主诉其 3 岁时发现"对眼"，呈间断性，有时以视近处明显。眼部检查：双眼视力 4.5。眼位 33cm 和 6m：均为正位；眼球运动无障碍。

第 1 问：为明确诊断，下一步患儿需做的检查项目是

A. 小目标诱发眼位

B. 睫状肌麻痹剂散瞳检影

C. 眼部 B 超

D. 眼部常规检查

E. 视野检查

F. 光学相干断层扫描（OCT）

【解析】调节性内斜视最初可表现为正位，需要小目标近处诱发才能显现内斜视。一些单眼疾病如先天性白内障、视网膜母细胞瘤等可能出现内斜视，故应该常规进行眼部检查。

［提示］小目标诱发：眼位 +25°；睫状肌麻痹剂散瞳检影：双眼 +6.50DS，戴镜后视力：双眼 4.6，戴镜眼位为正位。内眼检查未见异常。

第 2 问：患儿目前可能的诊断是

A. 调节性内斜视

B. 部分调节性内斜视

C. 先天性内斜视

D. 继发性内斜视

E. 急性共同性内斜视

F. 弱视

【解析】小目标诱发为内斜视，佩戴远视眼镜可以完全矫正，内眼检查未见异常，符合调节性内斜视诊断。双眼裸眼视力 4.5，矫正视力 4.6，故同时诊断弱视。

第 3 问：为明确患儿屈光度，选择使用的散瞳剂是

A. 快速散瞳剂

B. 1% 阿托品

C. 托平酰胺

D. 环戊酮

E. 复方托吡卡胺滴眼液（美多丽）

F. 睫状肌麻痹剂

【解析】6 岁以下伴内斜视患儿应该使用睫状肌麻痹剂散瞳检影。

答案： 3. ABCDEF　4. A　【案例 4】1. ABD　2. AF　3. BDF

第4问：目前患儿如何治疗

　　A. 手术

　　B. 佩戴远视全矫正眼镜

　　C. 弱视治疗

　　D. 佩戴三棱镜

　　E. 肉毒杆菌毒素注射

　　F. 无需治疗

　　【解析】调节性内斜视患者，佩戴全矫眼镜可以完全矫正眼位，无需手术，故选择答案B。如果合并弱视，应同时进行弱视治疗，故选择C项。

　　【案例5】患儿，男性，2岁。内斜视半年，眼前节及眼底检查未见异常。睫状肌麻痹剂散瞳检影：+5.0DS+2.00DC×90°，戴镜眼位如图15-3所示。

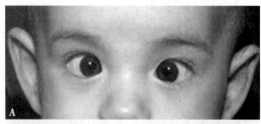

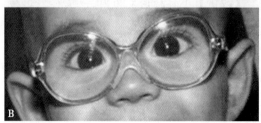

图 15-3

第1问：患儿可能诊断为

　　A. 麻痹性内斜视（右眼）

　　B. 调节性内斜视

　　C. 非调节性内斜视

　　D. 先天性内斜视

　　E. 部分调节性内斜视

　　F. 继发性内斜视（右眼）

　　【解析】根据患儿的眼部表现，戴眼镜后内斜视完全矫正，拟诊为调节性内斜视。

第2问：为明确屈光度，需要使用的散瞳剂是

　　A. 快速散瞳剂

　　B. 1%阿托品

　　C. 托吡卡胺滴眼液

　　D. 环戊酮滴眼液

　　E. 复方托吡卡胺滴眼液

　　F. 睫状肌麻痹剂

　　【解析】6岁以下伴内斜视患儿，应该使用睫状肌麻痹剂散瞳检影。

第3问：该患儿的配镜原则是

　　A. 低矫　　　　　　B. 完全矫正

　　C. 过矫　　　　　　D. 不需戴镜

　　E. 去掉散光　　　　F. 散光低矫

　　【解析】内斜视患儿远视应该佩戴完全矫正眼镜。

第4问：该患儿的治疗措施是

　　A. 手术

　　B. 佩戴远视全矫正眼镜

　　C. 同时进行弱视治疗

　　D. 佩戴三棱镜

　　E. 肉毒杆菌毒素注射

　　F. 无需手术

　　【解析】该患儿虽然戴镜可以矫正内斜视，但是散瞳检影：+5.0DS+2.00DC×90°，故应同时进行弱视治疗。因为戴远视全矫眼镜可以完全矫正眼位，因此不必手术矫正。

　　【案例6】患儿，女性，8岁。家长主诉"有时出现一只眼外偏"，以视远处明显。眼部检查：双眼裸眼视力4.6，双

答案：　4. BC　　【案例5】1. B　2. BDF　3. B　4. BCF

眼复方托吡卡胺滴眼液（美多丽）散瞳验光：OD-1.50DS/-0.50DC×180°=5.0，OS-2.00DS=5.0。眼位：33cm：-15°、6m：-20°；眼球运动无障碍；内眼检查未见异常。

第1问：患儿可能的诊断为

　A. 间歇性外斜视

　B. 屈光不正

　C. 假性外斜视

　D. 继发性外斜视

　E. 麻痹性外斜视

　F. 眼球后退综合征Ⅱ型

第2问：患者还容易出现以下的症状体征是

　A. 户外强光下喜闭一只眼

　B. 视疲劳

　C. 注意力集中时斜视度可能变小甚至正位

　D. 疲劳时外斜视明显

　E. 代偿头位

　F. 佩戴镜斜视度可以完全矫正

【解析】疲劳时集合减弱，外斜度可能增大。

第3问：为明确下一步治疗方案，需要做的检查是

　A. 遮盖＋三棱镜

　B. 同视机检查

　C. 立体视检查

　D. 集合功能检查

　E. 眼位控制力评估

　F. 眼球运动检查

【解析】间歇性外斜视患者应根据斜视频率、斜视度、双眼立体视功能综合决定下一步诊疗方案。

［提示］患者遮盖＋三棱镜：33cm：30△、6m：40△。同视机检查：Ⅰ级：-20°，Ⅱ级：-22°～-18°，Ⅲ级：无立体视。

第4问：患者下一步应采取的治疗措施是

　A. 手术

　B. 佩戴镜矫正视力

　C. 术前行双眼视功能训练

　D. 观察

　E. 肉毒杆菌毒素注射

　F. 无需治疗

【解析】间歇性外斜视患者以手术治疗为主，该患者双眼视功能已受损，应及时手术，防止双眼视功能的进一步损伤。术前不应进行双眼视功能训练，否则，容易出现手术后过矫。

【案例7】患者，男性，9岁。因"外伤后歪头视物伴头晕、恶心呕吐2天"就诊。眼部检查：双眼视力均1.0。裂隙灯显微镜检查：左侧眼睑皮肤青紫，双眼球结膜不充血，角膜透明，前房清，虹膜纹理清晰。瞳孔圆，对光反应灵敏，晶状体透明。直接检眼镜检查：视盘界清，黄斑区未见明显异常。

第1问：初步考虑患者的诊断是

　A. 青光眼急性发作

　B. 斜颈

　C. 胃肠炎

　D. 垂直旋转斜视

　E. 麻痹性斜视

　F. 限制性斜视

　G. 间歇性斜视

　H. 眼外伤

　I. 颅内疾病

【解析】非共同性斜视是眼性斜颈的常见原因，非共同性斜视包括麻痹和限制因素所致的眼球运动异常。

［提示］眼肌专科检查：眼位：33cm角膜映光大致正位。眼球运动：左眼上转、下转均受限。左侧瞳孔轻度散大。追问病史，患儿两日前在学校曾有跌伤史。

答案：【案例6】　1. AB　2. ABCD　3. ABCDEF　4. AB　　【案例7】　1. DEFH

第2问：目前还需进行的检查是

 A. 眼底光学相干断层扫描（OCT）

 B. 眼压测量

 C. 视野检查

 D. 海德堡视网膜断层扫描（HRT）

 E. 眼底照相

 F. 前房角镜检查

 G. 牵拉试验

 H. Hess 屏检查

 I. 同视机检查

 J. 眼眶 CT

 K. 荧光素眼底血管造影（FFA）

【解析】需明确非共同性斜视所致眼性斜颈的原因，患者有明确外伤史，应注意排除有无眼眶骨折导致限制性斜视的可能。

［提示］患者左眼被动牵拉试验（＋）。眼眶 CT 检查结果见图 15-4。

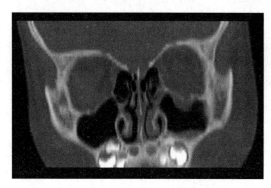

图 15-4

第3问：该患者可能的诊断是

 A. 左眼第Ⅳ对脑神经不全麻痹

 B. 左眼第Ⅲ对脑神经不全麻痹

 C. 左眼眶骨折

 D. 左眼麻痹性斜视

 E. 左眼上直肌麻痹

 F. 左眼下直肌麻痹

 G. 左眼限制性斜视

【解析】眼眶骨折所致限制性斜视应与麻痹性斜视区别，麻痹性斜视患者被动牵拉试验正常。

第4问：下一步应对患者采取的治疗方案是

 A. 观察并随访，暂不予处理

 B. 验光配三棱镜

 C. 眼外肌肉毒菌素注射

 D. 眼外肌手术治疗

 E. 眼眶手术治疗

 F. 给予神经营养药物，无需手术

 G. 给予适量激素，消除眼眶组织水肿

【解析】眼眶骨折手术指征包括复视、眼球运动受限及眼球内陷等，该患者有明显的眼球运动受限，并有代偿头位，应考虑眼眶整复术，以解除限制因素。

【案例 8】患者，男性，33 岁。因"双眼视物倾斜伴头晕 4 日"就诊。患者 10 日前曾有车祸外伤史，且有短暂昏迷。查体：全身情况良好，神经系统检查无异常。眼部检查：右眼视力 1.2，左眼视力 1.0。

第1问：为明确诊断，患者需要做的检查是

 A. 荧光素眼底血管造影（FFA）

 B. 眼底检查

 C. 眼位检查

 D. 眼球运动检查

 E. 眼压测量

 F. 海德堡视网膜断层扫描（HRT）

 G. 眼部超声生物显微镜（UBM）检查

 H. 屈光度检测

 I. 眼眶 CT

 J. 视野检查

【解析】外伤后视物倾斜多与眼眶骨折、眼球运动神经麻痹有关；另外，必须了解有无屈光异常。

答案：　2. GHIJ　3. CG　4. EG　【案例 8】1. BCDHI

［提示］眼部检查：双眼球结膜不充血，角膜透明，前房清，虹膜纹理清晰；瞳孔圆，直径约 2.5mm；晶状体透明，未见晶状体脱位；眼底：视盘界清，视网膜平伏，黄斑区未见明显异常。眼位检查：角膜映光法 33cm 正位，交替遮盖眼球基本不动，双眼向各方向运动无明显障碍，眼眶 CT 未见明显异常。

第 2 问：患者还需做的检查是

A. Hess 屏检查
B. 眼眶 MRI
C. OCT
D. 眼底照相

E. 红玻璃片复视像检查
F. Titmus 检查
G. 视觉电生理检查
H. 转神经内科会诊
I. 新斯的明试验
J. 同视机检查

【解析】眼眶 CT 未见异常可排除眼眶骨折造成的限制性斜视。眼球正位、眼球运动未明显受限，应考虑旋转斜视的可能。

［提示］屈光度检查：双眼均无屈光不正。红玻璃片复视像试验为交叉性垂直性复视。眼底照相见图 15-5（彩图见文末彩插 15-5）。

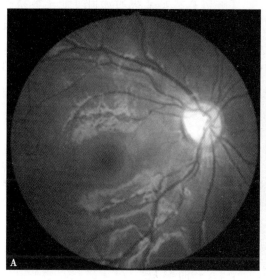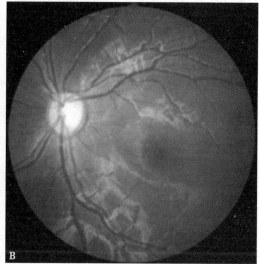

图 15-5

第 3 问：该患者最可能的诊断是

A. 颅内疾病
B. 双眼下斜肌麻痹
C. 双眼上直肌麻痹
D. 双眼下直肌麻痹
E. 双眼上斜肌麻痹
F. 双眼旋转斜视
G. 双眼动眼神经麻痹
H. 单眼下斜肌麻痹

I. 单眼上斜肌麻痹

【解析】红玻璃片复视像试验提示为垂直性复视，且双眼底照相证实为双眼外旋视，结合病史考虑，可能诊断为双眼上斜肌麻痹。

第 4 问：旋转斜视的定量检查方法包括

A. Hirchberg 法
B. Krimsky 法

答案：　2. ADEJ　3. EF　4. CEF

C. 同视机检查

D. 三面镜加交替遮盖法

E. 双马杆检查

F. 眼底照相

G. Titmus 检查

H. Baglini 线状镜检查

I. 4△底向外三面镜检查

【解析】旋转斜视的定量检查与水平和垂直斜视不同，旋转斜视度的检查可以采用同视机的十字画片、双马杆检查或眼底照相。

第5问：患者为外伤所致的双眼上斜肌麻痹，原在位无垂直斜视，可以采取的手术治疗方法是

A. HaradaIto 术

B. 上斜肌加强术

C. 下斜肌断腱术

D. 上斜肌矢状移位术

E. 上斜肌减弱术

F. 下斜肌加强术

G. 上斜肌断腱术

H. 上直肌减弱术

I. 下斜肌减弱术

J. 上直肌后徙术

【解析】原在位无垂直斜视的双眼上斜肌麻痹，通常选择上斜肌矢状移位术，即HaradaIto 术，该手术属于上斜肌加强术，该术式仅加强内旋，对垂直眼位几乎无影响。

【案例9】患者，男性，50岁。因"复视2周"就诊。2周前无明显诱因出现复视，遮盖一眼复视消失。眼部检查：双眼视力均1.0。裂隙灯显微镜检查：双眼球结膜不充血，角膜透明，前房清，虹膜纹理清晰；瞳孔圆，直径约2.5mm，对光反应灵敏；晶状体轻度混浊。眼底检查：双眼视盘边界清，黄斑区未

见明显异常。

第1问：该患者需要做的检查是

A. 眼部光学相干断层扫描（OCT）

B. 眼压测量

C. 视野检查

D. 眼位及眼球运动检查

E. 新斯的明试验

F. 前房角镜检查

G. 牵拉试验

H. 头颅 MRI

I. 同视机检查

J. 眼眶 CT

K. 甲状腺 B 超

【解析】双眼复视的原因可能是麻痹性斜视，也可能是限制性斜视所致，也可能是脑部病变所致。

［提示］角膜映光法检查：眼位33cm，右眼注视 OS+15°；眼球运动检查：左眼外转不足，过中线5°，余各方向运动正常。

第2问：患者可能的诊断是

A. 左眼展神经麻痹

B. 右眼展神经麻痹

C. 左眼动眼神经不全麻痹

D. 右眼动眼神经不全麻痹

E. 甲状腺相关眼病

F. 重症肌无力

G. 脑部肿瘤

H. 左眼上斜肌麻痹

【解析】左眼外转不足可能是麻痹因素所致，包括脑部病变、重症肌无力或展神经麻痹均可以造成外转不足；另外，甲状腺相关眼病也因眼外肌挛缩表现为外转不足。

第3问：该患者的代偿头位最可能是

A. 面向左转，视线向右

B. 面向右转，视线向左

答案： 5. ABD 【案例9】1. DEGHIJK 2. AEFG 3. A

C. 头向右肩倾，下颌内收，面向左转

D. 头向左肩倾，下颌内收，面向右转

E. 面向右转，视线向右

F. 面向左转，视线向左

【解析】代偿头位多以维持双眼单视为目的，患者仅表现为左侧方向运动受限，可以采用面向左，视线向右维持双眼单视。

［提示］患者拟诊断为左眼展神经麻痹。

第4问：目前考虑应采取的处理方法是

A. 控制血压、血糖

B. 神经内科会诊排除脑部病变

C. 遮盖左眼

D. 佩戴三棱镜

E. 左眼内直肌肉毒杆菌毒素注射治疗

F. 左眼外直肌肉毒杆菌注射治疗

G. 立即手术治疗

H. 病情稳定6个月后，行手术治疗

【解析】高血压、糖尿病所致的脑部病变可以导致展神经麻痹，为了避免内直肌挛缩，可以采用肉毒杆菌内直肌注射。手术治疗应在诊断明确、病情稳定6个月以上进行。

【案例10】患者，男性，70岁。因"左眼胀痛、视物重影伴头痛1日"就诊。视力检查：右眼0.4，左眼0.3。

第1问：患者首先需要进行的检查是

A. 裂隙灯显微镜检查

B. 眼底检查

C. 眼压测量

D. 前房角镜检查

E. 海德堡视网膜断层扫描（HRT）

F. 视野检查

G. 眼部超声生物显微镜（UBM）检查

H. 眼部B超

I. 屈光检查

J. Titmus检查

K. 眼位检查

L. 眼球运动检查

【解析】尽管患者主诉以视物重影为主，在进行眼球运动相关检查同时，仍不能忽视眼部的常规检查。

［提示］眼部检查：双眼矫正视力0.7。眼压：右眼15.3mmHg，左眼13.8mmHg。右眼上睑缘位于角膜缘下1mm，左眼睑完全下垂。裂隙灯显微镜检查：右眼未见明显异常。左眼结膜不充血，角膜透明，周边前房深度约1/2CT，虹膜纹理清晰；瞳孔圆，直径约4mm，对光反应迟钝；晶状体混浊。眼底检查：双眼视盘界清，C/D约0.3，视网膜平伏，黄斑区未见明显异常。眼位：角膜映光法OS-20°。左眼向上、内、下方运动受限。

第2问：患者最可能的诊断是

A. 第Ⅲ对脑神经不全麻痹

B. 慢性闭角型青光眼

C. 颅内病变

D. 重症肌无力

E. 上睑下垂

F. 麻痹性斜视

G. 缺血性视神经病变

H. 第Ⅲ对脑神经麻痹

I. 眶尖综合征

J. 第Ⅴ对脑神经麻痹

K. 第Ⅵ对脑神经麻痹

【解析】完全性动眼神经麻痹表现为上睑下垂、眼球内转、上转和下转受限，同时伴有瞳孔散大。动眼神经麻痹可能是脑部病变所致。

［提示］患者拟诊断为左眼动眼神经麻痹。

第3问：目前考虑采取的处理方式是

A. 控制血压、血糖

B. 神经内科会诊排除脑部病变

C. 立即手术矫正上睑下垂和斜视

D. 遮盖左眼

E. 给予神经营养药物

F. 大剂量激素冲击治疗

G. 眼科治疗,定期随访观察

H. 病情稳定 6 个月后,必要时行手术矫正上睑下垂和斜视

【解析】动眼神经麻痹可能是脑部病变的表现,应行全面的神经内科检查。手术必须在诊断明确、病情稳定 6 个月以上才能施行。

【案例 11】患者,男性,52 岁。因"双眼复视伴头昏及行走困难 2 年"就诊。眼部查:右眼视力 0.8,左眼视力 1.0。双眼睑轻度肿胀,球结膜充血,角膜透明,前房清,虹膜纹理清晰;瞳孔圆,直径约 2.5mm;晶状体密度高;眼底视盘边界清,视网膜平伏,黄斑区未见明显异常。

第 1 问:为明确诊断,患者需要进行的检查是

A. 眼部光学相干断层扫描(OCT)

B. 同视机检查

C. 眼眶 CT

D. 眼球突出度检查

E. 视觉诱发电位(VEP)检查

F. 甲状腺功能五项检查

G. 新斯的明试验

H. 色觉检查

I. 视野检查

J. 斜视度检查

K. 眼球运动检查

【解析】患者双眼复视的原因可能是麻痹性斜视,也可能是甲状腺相关眼病或眼眶肿瘤所致的非共同性斜视。

[提示]眼眶 CT:左眼下直肌肥大,眼上静脉扩张。甲状腺功能检查各项指标正常,甲状腺无明显增大,心率 65 次 /min。眼球突出度:右眼 16.0mm,左眼 15.5mm。

第 2 问:目前患者可能的诊断是

A. 炎性假瘤

B. 甲状腺相关眼病

C. 肥大性肌炎

D. 颈动脉海绵窦瘘

E. 眼眶非特异性炎症

F. 眶蜂窝织炎

G. 黏膜相关淋巴瘤

H. 共同性斜视

I. 非共同性斜视

J. 麻痹性斜视

【解析】该患者为甲状腺功能正常型的甲状腺相关眼病(TAO)。由于眼眶静脉回流障碍,可出现眼上静脉扩张。

[提示]眼位检查:角膜映光法,左眼下斜 20°。同视机检查:10° I 级画片 R/L21.5°,+3°重合;II 级画片 -4°~+32°;III 级画片有立体感。眼球运动检查:左眼上转受限,不能过中线;余各方向运动大致正常。被动牵拉试验阳性。

第 3 问:患者双眼复视的原因是

A. 共同性斜视

B. 非共同性斜视

C. 麻痹性斜视

D. 限制性斜视

E. 右眼上直肌麻痹

F. 右眼下直肌麻痹

G. 左眼上直肌麻痹

H. 左眼下直肌麻痹

【解析】该患者为 TAO 所致限制性斜视。

第 4 问:甲状腺相关眼病通常施行的手术顺序是

A. 眼睑手术→眼肌手术→眼眶手术

B. 眼睑手术→眼眶手术→眼肌手术

C. 眼眶手术→眼肌手术→眼睑手术

D. 眼眶手术→眼睑手术→眼肌手术

E. 眼肌手术→眼睑手术→眼眶手术

F. 眼肌手术→眼眶手术→眼睑手术

【解析】甲状腺相关眼病的手术顺序应该为眼眶、眼肌、眼睑。

【案例 12】患者,女性,9 岁。生后 1 个月发现外斜视。2 岁时曾行左眼上睑下垂矫正术,曾因左眼弱视行右眼遮盖治疗。G_2P_2,早产 20 天,否认宫内及生后缺氧,生长发育无异常。眼部查:右眼视力 1.0,左眼视力 0.3。

第1问:为明确诊断,患者需要进行的检查是

A. 眼部光学相干断层扫描(OCT)

B. 同视机检查

C. 验光

D. 眼底照相

E. 视觉诱发电位(VEP)检查

F. 诊断眼位检查

G. 色觉检查

H. 视野检查

I. 眼球运动检查

J. Hirchberg 映光法

【解析】斜视常规知觉功能及运动功能评估。

[提示] 验光:R+0.50DC×95° → 1.0;L+2.00DS/-1.00DC×35° → 0.8。33cm 角膜映光 -20°。遮盖去遮盖试验:遮盖左眼时左眼球上漂,去遮盖时眼球回落;遮盖右眼时右眼球上漂,去遮盖时眼球回落。眼球运动:双眼向左下转时左眼落后,向右下转时右眼落后。眼底像双眼内旋。

第2问:目前患者可能的诊断是

A. 弱视

B. 外斜视

C. DVD

D. 双眼上斜肌麻痹

E. 双眼下直肌亢进

F. 双眼上斜肌亢进

G. 双眼下斜肌麻痹

【解析】患者矫正视力≥0.8,不能诊断弱视。角膜映光 -20°,为外斜视。遮盖去遮盖试验结果反映 DVD。双眼外下转时反映的配偶肌为上斜肌和下直肌,结果反映上斜肌亢进。

[提示] 斜视度检查:5m 正前方 -35△,上转 25°-30△,下转 25°-45△。

第3问:目前患者可能的诊断是

A. 外斜 A 征

B. 外斜 V 征

C. DVD

D. 共同性斜视

E. 非共同性斜视

F. 早产儿视网膜病变

【解析】下转时斜视度大于上转时斜视度,且超过 10△,有 A 征。有 A 征,有 DVD,为非共同性斜视。

第4问:目前手术治疗考虑的手术方式是

A. 双眼下斜肌转位

B. 双眼外直肌缩短

C. 双眼外直肌后徙

D. 双眼上直肌后徙

E. 双眼上直肌缩短

F. 双眼上斜肌后徙

G. 双眼上斜肌缩短

【解析】外斜视考虑双眼外直肌后徙,DVD 不伴有下斜肌亢进考虑双眼上直肌后徙,上斜肌亢进及 A 征,考虑双眼上斜肌后徙。

答案:【案例 12】 1. BCDFIJ 2. BCF 3. ACE 4. CDF

【案例13】患儿，男性，12岁，学生。由家长代诉自幼向右侧方注视不便，经常用转头来代替。患儿足月顺产。其母孕期无特殊疾病史。眼部检查：双眼视力均1.0。双眼前节及眼底均未见明显异常。眼位：正前方角膜映光正位。眼球运动：右眼外转时明显受限，睑裂稍有开大，内转时轻度受限，合并有眼球上转时眼球后退、睑裂变小，其他方向运动正常；左眼各个方向运动正常。

第1问：为明确诊断和治疗，患儿首先应进行的检查项目是

　　A. 眼球运动检查　　B. 头部MRI

　　C. 眼眶CT　　　　　D. 眼位检查

　　E. 立体视检查　　　F. 血常规检查

【解析】患儿右方视物不便，提示眼外肌疾病可能性大；眼眶CT可以排除眶内疾病，立体视检查对治疗有一定指导意义。

［提示］患儿眼眶CT检查结果排除了眶内疾病，立体视检查结果正常。

第2问：该患儿初步诊断为

　　A. 右眼Duane眼球后退综合征Ⅰ型

　　B. 右眼Duane眼球后退综合征Ⅱ型

　　C. 右眼Duane眼球后退综合征Ⅲ型

　　D. 右眼展神经麻痹

　　E. 右眼外肌纤维化

　　F. 右眼动眼神经麻痹

【解析】本例患儿特征性的眼球运动基本可以确诊为Duane眼球后退综合征，根据其内转时轻度受限，可排除Duane眼球后退综合征Ⅱ型和Ⅲ型。

第3问：Duane眼球后退综合征Ⅰ型需要相鉴别的疾病是

　　A. 右眼展神经麻痹

　　B. 重症肌无力

　　C. 眼外肌纤维化

　　D. Graves（甲状腺）眼病

　　E. 动眼神经麻痹

　　F. 线粒体病

【解析】展神经麻痹多合并大角度内斜视，而且不会有内转受限，本例患者为正位且有内转受限。

第4问：目前患者应采取的治疗方案是

　　A. 无需处理

　　B. 手术治疗

　　C. 神经营养药物治疗

　　D. 按摩等物理治疗

　　E. 佩戴棱镜眼镜

　　F. 屈光矫正

【解析】患者注视正前方无斜视且无明显代偿头位，双眼视功能正常，因此无需任何处理。

【案例14】患者，女性，7岁，学生。由家长代诉其自幼向左侧注视时不便，经常用转头来代替；1岁后逐渐习惯歪头视物。患儿足月顺产。其母孕期无特殊疾病史。眼部检查：双眼视力均1.0。双眼前节及眼底未见明显异常。眼位：正前方角膜映光+10°；三棱镜检查：33cm右眼注视+15Δ，左眼注视+30Δ；6m注视大致同33cm。眼球运动：右眼各方向运动正常；左眼外转时明显受限，刚过中线，睑裂稍有开大，内转时少有亢进且合并眼球后退、睑裂变小，其他方向运动正常。

第1问：为明确诊断和治疗，患儿首先应进行的检查项目是

　　A. 眼球运动　　　　B. 头部MRI

　　C. 眼眶CT　　　　　D. 眼位检查

　　E. 立体视检查　　　F. 血常规检查

【解析】患儿向左方视物不便，提示眼外肌疾病可能性大；眼眶CT检查可以排除眶内疾病，立体视功能检查对治疗有指导意义。

答案：【案例13】　1. CDE　2. A　3. A　4. A　　【案例14】　1. CDE

［提示］患儿眼眶 CT 检查排除了眶内疾病；立体视检查在代偿头位状态下立体视正常。

第 2 问：该患儿初步诊断为
　A. 左眼 Duane 眼球后退综合征Ⅱ型
　B. 左眼 Duane 眼球后退综合征Ⅰ型
　C. 左眼 Duane 眼球后退综合征Ⅲ型
　D. 左眼展神经麻痹
　E. 左眼外肌纤维化
　F. 线粒体病

【解析】本例患儿特征性的眼球运动可以确诊为 Duane 眼球后退综合征，外转受限，内转正常，可以确诊为 Duane 眼球后退综合征Ⅰ型。Ⅱ型内转一般明显受限或不能内转，Ⅲ型内转、外转均受限。

第 3 问：Duane 眼球后退综合征Ⅰ型需要相鉴别的疾病是
　A. 展神经麻痹
　B. 重症肌无力
　C. 眼外肌纤维化
　D. Graves（甲状腺）眼病
　E. 动眼神经麻痹
　F. 线粒体病

【解析】展神经麻痹多合并大角度内斜视，而且不会有内转时睑裂变小。

第 4 问：目前该患儿的治疗方案是
　A. 因为有明显斜视和代偿头位，尽管立体视正常，也可以考虑手术治疗
　B. 宜采用左眼内直肌后徙术
　C. 手术后代偿头位应有明显改善
　D. 手术后左眼眼球运动也会有明显改善
　E. 因为立体视正常，可以不采取手术治疗
　F. 为改善代偿头位也可以试用压贴三棱镜治疗

【解析】因为原在位有明显斜视和代偿头位，可以手术矫正斜视及代偿头位，但是眼球运动不可能明显改善，对于暂时不决定手术者，可以用压贴三棱镜改善代偿头位，也可以对手术效果做预测。

【案例 15】患儿，女性，5 岁，学龄前。由家长代诉其 1 岁后经常出现左眼向上方斜视现象，以疲劳或生病时最为明显。患儿足月顺产。其母孕期无特殊疾病史。眼部检查：双眼视力均 1.0。双眼前节及眼底未见明显异常。眼位：33cm 角膜映光正位，遮盖后左眼上斜视伴有向外旋转，去除遮盖后缓慢下落；遮盖左眼后，右眼也有类似情况，但是程度较轻。6m 注视大致同 33cm，但上斜视的角度较为明显。三棱镜检查：垂直斜视角有波动，右眼注视 L/R 最大时 30Δ，左眼注视时 R/L 最大时 10Δ。眼球运动：双眼各方向运动均正常。Titmus 立体视检查 100 弧秒，同视机检查有二级功能。

第 1 问：为明确诊断和治疗，患儿最有必要进行的检查项目是
　A. 反复多次检查眼球运动
　B. 头部 MRI
　C. 眼眶 CT
　D. 斜视角度的准确测量
　E. 散瞳验光
　F. 血常规检查

【解析】因为患儿斜视角度波动较大，需要反复多次测量才能准确；另外导致上斜视的原因也有可能是垂直肌麻痹所致，眼球运动检查是最必要的鉴别手段，鉴于儿童配合性相对较差的特点，也需要反复检查各个方向的运动功能是否真正到位以及是否有异常。

第 2 问：该患儿初步诊断为
　A. 左眼上斜视

B. 左眼垂直分离性斜视

C. 双眼垂直分离性斜视

D. 左眼上斜肌麻痹

E. 双眼上斜肌麻痹

F. 左眼下直肌不全麻痹

【解析】本例患儿特征性的眼球运动形态可以确诊为垂直分离性斜视。本病多为双眼同时发病，本例患儿左眼症状明显，右眼症状较轻。双眼上斜肌麻痹只会在内转位时出现交替性上斜视，而且会有下斜肌的亢进，另外斜视角度很少有大的波动。

第 3 问：垂直分离性斜视需要相鉴别的疾病是

A. 双眼上斜肌麻痹

B. Helveston 综合征

C. 左眼上斜肌麻痹

D. 左眼下直肌麻痹

E. 左眼外肌纤维化

F. 左眼双下转肌不全麻痹

【解析】与双眼上斜肌麻痹鉴别主要根据：双眼上斜肌麻痹只会在内转位时出现交替性上斜视，而且会有下斜肌的亢进。Helveston综合征同时合并外斜视 A 征，左眼下直肌麻痹原在位会有明显上斜视，左眼外肌纤维化，会有多个方向的眼球运动受限，左眼双下转肌不全麻痹，原在位会有明显上斜视。

第 4 问：目前该患儿的治疗方案是

A. 因为左眼有明显自发出现的上斜视，故需要手术治疗

B. 手术方式宜采用左眼上直肌后徙术

C. 右眼无明显自发出现的上斜视，可以不予处理

D. 左眼上直肌可以后徙 7～8mm

E. 可以首选左眼上直肌后徙联合下直肌加强术

F. 可以行左眼下斜肌后徙转位术

【解析】由于对垂直分离性斜视的病因尚不清楚，目前仍不能根治，手术只能改善症状，在无下斜肌亢进的情况下，以上直肌超常量后徙为首选方法。而对于不自发出现上斜视的对侧眼可以不予治疗。

【案例 16】患者，男性，14 岁，学生。由家长代诉其 2 岁后出现歪头视物现象，尤以看书学习时为甚。患者足月顺产。其母孕期无特殊疾病史。眼部检查：双眼视力均 1.0。双眼前节及眼底未见明显异常。头位时，头向肩倾；面左转时，下颌上抬。眼位：33cm，角膜映光正位，遮盖去遮盖 L/R，左侧注视垂直分离加大 L/R15Δ。眼球运动：右眼内转时上转显著受限，其余各方向运动正常；左眼各方向运动正常。Titmus 立体视检查 400s，同视机检查有一级功能。

第 1 问：为明确诊断，患者需进行的检查项目是

A. 反复多次的斜视角度测量

B. 头部 MRI

C. 眼眶 CT

D. 局麻下被动牵拉试验

E. 散瞳验光

F. 血常规检查

【解析】根据眼球运动异常情况，首先应做被动牵拉试验，如果阳性，也就是眼球不能被牵拉至内上方，提示有该方向的眼球运动受限，可能为 Brown 上斜肌鞘综合征，阴性可能为下斜肌麻痹。

[提示]患者被动牵拉试验阳性。

第 2 问：该患者初步诊断为

A. 右眼 Brown 上斜肌鞘综合征

B. 右眼下斜肌麻痹

C. 右眼上直肌麻痹

答案： 3. ABCDEF 4. ABCD 【案例 16】 1. D 2. A

D. 右眼上斜肌麻痹

E. 右眼下直肌麻痹

F. 右眼上转肌麻痹

【解析】根据本例患者特征性的眼球运动形态，结合被动牵拉试验，可以确诊为Brown 上斜肌鞘综合征。

第 3 问：Brown 上斜肌鞘综合征需要相鉴别的疾病是

A. 右眼下斜肌麻痹

B. 右眼上直肌麻痹

C. 右眼上斜肌麻痹

D. 右眼下直肌麻痹

E. 右眼外肌纤维化

F. 右眼上转肌麻痹

【解析】下斜肌麻痹被动牵拉试验为阴性，可以与 Brown 上斜肌鞘综合征鉴别，右眼上直肌麻痹原在位会有明显的下斜视。

第 4 问：目前该患者的治疗方案为

A. 因为明显的代偿头位，需要手术治疗

B. 原在位无明显斜视，不需要治疗

C. 可行上斜肌鞘分离和上斜肌减弱术

D. 可行下斜肌加强术

E. 应用神经营养药物

F. 应用针灸等物理疗法

【解析】该综合征的病因为上斜肌鞘的发育异常，有一些较短靠前的纤维韧带使下斜肌的内上转受限。因此手术以分离上斜肌鞘和减弱上斜肌功能为目的。也可以同时加强下斜肌功能。

【案例 17】患者，男性，15 岁。由家长代诉其生后 2 个月出现左眼上睑下垂，伴有外斜视现象。患者足月顺产。其母孕期体健。眼部检查：右眼视力 1.0，左眼视力 0.1。右眼瞳孔直径约 3～4mm，左眼瞳孔直径约

5～6mm；瞳孔对光反应：右眼正常，左眼迟钝。双眼眼底未见明显异常。眼位：33cm，角膜映光左眼 −30° R/L10°。眼球运动：左眼上转、内转、下转均显著受限，外转正常。Titmus 立体视检查大于 3 000 弧秒，同视机检查无一级功能。

第 1 问：为明确诊断，患者首先需进行的检查项目是

A. 反复多次的斜视角度测量

B. 头部 MRI

C. 眼眶 CT

D. 局麻下被动牵拉试验

E. 散瞳验光

F. 血常规检查

【解析】本例患儿眼球运动明显受限，提示可能眼外肌受损，同时瞳孔直径变大，对光反应迟钝，提示眼内肌也有受损，因此首先要排除颅内和眼眶内病变，可以做头部 MRI 和眼眶 CT，另外被动牵拉试验，可以排除限制性病变。

第 2 问：该患者初步诊断为

A. 左眼动眼神经麻痹

B. 左眼上直肌麻痹

C. 左眼下直肌麻痹

D. 左眼内直肌麻痹

E. 左眼下直肌麻痹

F. 左眼弱视

【解析】本例患者动眼神经支配的肌肉，如提上睑肌、内直肌、下直肌、上直肌均出现麻痹，符合动眼神经麻痹的诊断。头部 MRI 可以排除颅内病变，眼眶 CT 可以排除眶内病变所致的眼外肌限制性疾病。局部麻醉下被动牵拉试验也可以帮助排除限制性斜视。

第 3 问：动眼神经麻痹需要相鉴别的疾病是

A. 左眼上直肌麻痹

B. 左眼下直肌麻痹

C. 左眼内直肌麻痹

D. 左眼下直肌麻痹

E. 左眼多条眼外肌纤维化

F. 重症肌无力

【解析】多条眼外肌纤维化也会导致眼球各个方向运动受限，但一般不会合并上睑下垂。重症肌无力一般不会合并眼内肌肉即瞳孔括约肌受损。

第4问：目前该患者需采取的治疗方案是

A. 神经科会诊排除颅内病变

B. 斜视手术矫正外斜视

C. 首选外直肌大量后徙联合内直肌缩短术

D. 手术目的为改善外观，眼球运动不可能改善

E. 应用神经营养药物治疗

F. 应用针灸等物理疗法

【解析】动眼神经麻痹病因在颅内，但一般先天性或者生后早期发病者很难找到颅内病灶，因此请神经科会诊是必要的，本例患者为陈旧性疾病，应用神经营养药和针灸理疗很难奏效。病情稳定者可以矫正外斜视，以改善外观，但眼球运动不可能改善。

【案例18】患儿，男性，5岁。家长代诉：出生后4个月出现歪头视物且眼球摆动。视力：OD.4.5，OS：4.6，双眼视力：歪头：4.8，头正：4.6。双眼眼球呈水平冲动性眼球震颤，右侧震颤减轻，面向左转。

第1问：患儿出现代偿头位的目的包括

A. 获得较好视力

B. 尽可能使注视时间延长

C. 置双眼单视野于正前方

D. 减轻视疲劳

E. 减轻眼球震颤

F. 减轻晃视感

【解析】尽管眼球震颤患者的双眼在不停的运动，但患者极少有晃视感。

第2问：接下来患儿需要做的检查是

A. 头位扭转角度

B. 眼球震颤值

C. 眼位、眼球运动

D. 双眼眼前节检查

E. 双眼屈光度

F. 双眼眼底检查

［提示］患儿双眼眼前节及眼底未见异常，眼球运动正常，眼位正，双眼屈光度+1.00DS，头位扭转角度：面向左转30°，中间带在右前方。患儿诊断为：先天性水平冲动性眼球震颤。

第3问：需要鉴别的疾病是

A. 隐性眼球震颤

B. 眼球震颤阻滞综合征

C. 眼阵挛

D. 前庭型眼球震颤

E. 眼睑痉挛

F. Mobius综合征

［提示］拟通过中间带移位术改善患者头位。

第4问：冲动性眼球震颤中间带移位术的原则是

A. 后徙慢相侧的一对配偶肌

B. 缩短快相侧的一对配偶肌

C. 后徙快相侧的一对配偶肌

D. 缩短慢相侧的一对配偶肌

E. 将中间带移向正前方

F. 将中间带移向左前方

【案例19】患儿，女性，4岁。幼儿园体检发现双眼视力低下1天就诊。眼部检查：右眼

答案： 4. ABCD　【案例18】1. ABCDE　2. ABCDEF　3. ABCD　4. ABE

视力 0.08,左眼视力 0.1。双眼交替性内斜 10°~15°,眼球向各方向运动良好。双眼角膜透明,前房深度正常,房水透明无混浊,瞳孔对光反应良好;双眼底见视盘较小,色稍红,黄斑中心凹光反射暗,旁中心注视。

第1问:患儿可能的诊断是

  A. 双眼高度近视

  B. 双眼高度远视

  C. 屈光参差

  D. 双眼视疲劳

  E. 共同性内斜视

  F. 弱视

【解析】患儿双眼视力差,眼底视盘较小,色稍红,提示有双眼高度远视。双眼屈光度可能不等,引起屈光参差。有交替性内斜 10°~15°,眼球各方向运动良好,说明有共同性内斜视存在。高度远视和斜视可能导致弱视。弱视程度加重后,受累眼可能丧失中心注视能力,形成旁中心注视。

第2问:患儿首选的检查项目是

  A. 双眼视觉诱发电位(VEP)检查

  B. 双眼光学相干断层扫描(OCT)

  C. 双眼同视机检查

  D. 双眼角膜地形图检查

  E. 充分散瞳后检影、验光

  F. 头颅 MR 检查

【解析】远视者未进行屈光矫正时,为了获得清晰视力,在视远时就开始使用调节,视近时使用更多的调节,产生内斜视。远视和内斜视持续存在即会出现弱视,需要佩戴全屈光处方眼镜矫正并治疗弱视。因此,患儿首选的检查法是阿托品眼膏充分散瞳后检影、验光,明确远视度数以及有无弱视。

［提示］1% 阿托品眼膏散瞳验光:右眼 +6.75DS=0.2,左眼 +5.50DS=0.4。

第3问:患儿目前的治疗方案是

  A. 根据阿托品眼膏散瞳验光结果佩戴凹透镜片

  B. 根据阿托品眼膏散瞳验光结果佩戴凸透镜片

  C. 3 周后根据复验结果佩戴凹透镜片

  D. 3 周后根据复验结果佩戴凸透镜片

  E. 手术治疗

  F. 弱视治疗

【解析】远视用凸透镜矫正,轻度远视如无症状则不需矫正。远视合并内斜视需要佩戴全屈光处方眼镜。在矫正屈光不正的基础上进行弱视治疗。

［提示］患儿治疗 2 个月后复查:双眼正位,右眼戴镜视力 0.2,左眼戴镜视力 0.5。

第4问:下一步患儿首选的治疗方法是

  A. 手术治疗

  B. 药物治疗

  C. 弱视治疗

  D. 遮盖左眼治疗

  E. 重新散瞳验光,调整镜片度数

  F. 遮盖右眼治疗

【解析】双眼矫正视力相差 2 行以上时,需要遮盖视力较好的眼,强迫大脑使用被抑制的眼,以便使双眼视力达到均等。遮盖治疗时,需注意被遮盖眼的情况,避免发生因遮盖引起的形觉剥夺性弱视。

【案例20】患儿,女性,6 岁。发现眼斜 1 年就诊。眼部检查:右裸眼视力 0.2,左裸眼视力 0.8。双眼前节及眼底未见异常。角膜映光法检查:右眼反光点在颞侧角膜缘和瞳孔缘中间,左眼反光点在瞳孔中央。眼球运动无受限。1% 阿托品眼膏散瞳验光:右眼 +4.75DS/+2.00DC×90°=0.5,左眼 +2.75DS/+1.00DC×90°=1.0。

答案:【案例19】 1. BCEF 2. E 3. BF 4. D

第1问：患儿可能的诊断是

A. 弱视

B. 非共同性内斜视

C. 共同性内斜视

D. 共同性外斜视

E. 复合远视散光

F. 单纯远视散光

【解析】复合远视散光定义：两条主要子午线像均聚焦在视网膜之后，但聚焦位置前后不同。根据患儿验光结果得出复合远视散光、右眼弱视的诊断。角膜映光法检查显示内斜约25°～30°。眼球运动无受限。可得出共同性内斜视的诊断。

第2问：患儿目前的治疗方案是

A. 坚持戴镜治疗　　B. 弱视治疗

C. 药物治疗　　　　D. 手术治疗

E. 理疗　　　　　　F. 遮盖治疗

【解析】远视合并内斜视患儿首先应佩戴眼镜矫正。双眼矫正视力相差2行以上者，需要遮盖治疗。应进行弱视治疗，以使双眼视力达到均等。

［提示］患儿治疗1年后，双眼戴镜视力均1.0。立体图检查无立体视。戴镜时角膜映光法检查：右眼反光点在颞侧瞳孔缘，左眼反光点在角膜中央。

第3问：根据上述角膜映光法检查结果，患儿的斜视角约为

A. 5°　　　　　　　B. 15°

C. 20°　　　　　　D. 25°

E. 30°　　　　　　F. 45°

【解析】角膜映光法是测定斜视角最简单、常用的方法。角膜反光点位于瞳孔缘者，斜视角约为10°～15°；位于瞳孔缘和角膜缘间距的中点时，斜视角约为25°～30°；位于角膜缘时，斜视角约为45°。

第4问：患儿下一步的治疗措施是

A. 坚持戴镜治疗

B. 佩戴三面镜治疗

C. 肉毒杆菌毒素A治疗

D. 手术治疗

E. 局部理疗

F. 双眼视功能训练

【解析】远视合并内斜视的治疗，戴镜后双眼视力达到均等，内斜度数减小，但仍存在部分内斜度数，影响双眼视功能的建立，应行斜视手术矫正戴镜后的内斜度数。内斜视完全矫正后才进行双眼视功能训练。

第5问：此时患儿最确切的诊断是

A. 屈光性调节性内斜视

B. 部分调节性内斜视

C. 非调节性内斜视

D. 非共同性内斜视

E. 部分调节性外斜视

F. 急性共同性内斜视

【解析】屈光性调节性内斜视平均发病年龄2岁半，眼球运动无明显受限，有中度或高度远视性屈光不正，散瞳或戴镜后可以完全矫正眼位。若散瞳或戴镜后斜视度数有所减少，但不能完全矫正眼位，称部分调节性内斜视。

答案：【案例20】 1. ACE　2. ABF　3. B　4. D　5. B

第十六章　眼　外　伤

一、单选题

1. 有关外伤性增生性玻璃体视网膜病变的**错误**描述是
   A. 可由过度的眼内组织修复引起
   B. 巨大裂孔和严重的视网膜牵拉脱离需适时行玻璃体手术
   C. 如发生不严重的视网膜脱离可行巩膜外冷凝加外加压术
   D. 可致眼球萎缩
   E. 可由眼球破裂伤引起

2. 脉络膜破裂的临床特征是
   A. 可单一或多发，多位于周边部视网膜
   B. 可位于后极部，呈弧形，凹面对向视盘
   C. 多位于后极部或视盘附近，呈弧形，凹面对向视盘
   D. 可由微波损伤引起
   E. 可予以手术治疗

3. 虹膜根部离断最常见的原因是
   A. 虹膜睫状体挫伤
   B. 睫状体剥离术后
   C. 前房角后退
   D. 虹膜周边切除术后
   E. 先天性虹膜缺损

4. **不是**视神经撕脱伤的眼部表现的是
   A. 眼球受力极度旋转且向前移位

B. 视盘处坑状凹陷，后部出血，呈挫伤样坏死
   C. 眼穿通伤使视神经向后牵位，从巩膜向后脱位
   D. 挤压使眼内压突然升高致筛板破裂
   E. 视盘血管呈屈膝状且见动脉搏动

5. **不属于**铁质沉着症的临床表现的是
   A. 虹膜异色症
   B. 玻璃体液化呈棕褐色
   C. 视盘色淡、萎缩
   D. 晶状体后囊膜呈棕色
   E. 角膜基质层铁锈色沉着

6. 穿通伤致玻璃体内金属异物的常用检查方法是
   A. X 线摄片
   B. 薄骨 X 线摄片
   C. 伤口探查
   D. CT
   E. MRI

7. 进行眼外伤行裂隙灯显微镜检查时，**不观察**
   A. 眼前节有无穿孔痕
   B. 虹膜有无损伤及嵌顿
   C. 前房有无积血
   D. 眼外肌是否肥大
   E. 晶状体是否混浊

答案：　1. C　2. C　3. A　4. E　5. D　6. B　7. D

8. 关于轻型间接视神经损伤，**错误**的描述是
   A. 受伤部位通常是前额或面部，典型的外伤着力部位是眉弓外侧
   B. 伤眼前节眼底可无异常表现，受伤早期视力有轻度下降
   C. 伤侧瞳孔相对性瞳孔传入性障碍（RAPD）阳性，VEP 检查可见 P100 波振幅或时间的延迟
   D. 视野可以有异常改变
   E. 色觉检查可以表现为蓝、绿辨色力下降

9. 铜质沉着症并发白内障的典型改变是
   A. 前囊膜下棕色颗粒
   B. 后囊膜下棕色颗粒
   C. 向日葵状白内障
   D. 冠状白内障
   E. 绕核性白内障

10. 关于眼球内异物定位 X 线正位片的**错误**描述是
    A. 正位片可以准确地判断出异物所在的径线
    B. 正位片由于眼球运动问题无法准确地测量出异物与矢状轴的距离
    C. 需要通过 X 线侧位片和冠状位片校正正位片的误差
    D. 薄骨位定位法可避开额颞缝和额骨鸡冠的干扰
    E. 薄骨位定位法适用于细小且显影较淡的异物

11. 关于方格定位法的**错误**描述是
    A. 适用于非磁性异物的定位
    B. 适用于眼球壁上异物的定位
    C. 适用于包裹性异物的定位

D. 适用于飘浮异物的定位
E. 适用于角膜缘标记定位法失败时

12. 关于异物在 CT 下显影的**错误**描述是
    A. CT 值 2 000HU 以上的金属异物形成的伪影对周围组织干扰较大
    B. CT 值 1 000HU 以上的多为合金类异物，周围组织成像尚可
    C. CT 值 2 000HU 以上的金属异物其周围组织显影不清时，可进一步行 MRI 检查
    D. 石头、玻璃异物不形成伪影
    E. 木质或塑料异物呈低密度显影，必要时行超声或 MRI 检查

13. **不适合**采用玻璃体切割术取出的眼球内异物是
    A. 玻璃体腔内细小的异物
    B. 玻璃体腔内非磁性异物
    C. 伴眼内炎的异物
    D. 睫状体平坦部异物
    E. 伴视网膜裂孔和脱离的异物

14. 下列有关玻璃体切割术取出球内异物的叙述中，**错误**的是
    A. 发现异物后马上取出，避免因分离异物周边的机化和包裹物使游离的异物向后极部运动，造成视网膜进一步损伤
    B. 磁性异物可以用磁铁或接力磁棒吸出
    C. 非磁性异物或细小的异物用异物钳夹出
    D. 玻璃体后皮质尽量清除干净
    E. 基底部玻璃体尽量清除干净

15. 后径路切开巩膜摘出异物法适用于
    A. 玻璃体腔的细小异物

答案：　8. B　9. C　10. A　11. D　12. C　13. D　14. A　15. E

B. 玻璃体腔的大异物

C. 视网膜面异物

D. 玻璃体腔游离的异物

E. 牢固嵌在视网膜巩膜上的异物

16. 下列**不是**铁质沉着症临床表现的是

A. 角膜 Kayser-Fleischer 环

B. 夜盲

C. 向心性视野缺损

D. 视网膜电图（ERG）a 波和 b 波振幅均下降

E. 虹膜异色

17. 可以考虑暂时**不取**的眼眶内异物是

A. 植物性异物

B. 巨大异物影响眼球运动

C. 邻近眼外肌的异物

D. 肌锥内小石块

E. 邻近视神经的异物

18. 下列可行睫状体平坦部巩膜切开异物试吸术的是

A. 赤道前的异物

B. 细小的异物

C. 嵌顿在眼球壁上的异物

D. 合并玻璃体混浊机化

E. 严重眼内炎

19. 关于角膜缘标记 X 线定位法的**错误**描述是

A. 侧位 X 线片可以准确地测量出异物与角膜缘平面的距离

B. 冠状位 X 线片可以准确地测量出异物与角膜缘平面的距离

C. 侧位 X 线片通过测量异物与矢状轴的垂直距离校正正位 X 线片的误差

D. 冠状位 X 线片通过测量异物与矢状轴的垂直距离校正正位 X 线片的误差

E. 冠状位 X 线片可以用来判断异物与眼球水平面的关系

20. 关于眼铁质沉着症描述**错误**的是

A. 一般铁质异物进入眼内数年后才会发生铁质沉着症

B. 棕色颗粒多位于周边角膜基质层

C. 晶状体的损害首先出现于前囊下

D. 虹膜异色

E. 视网膜易受侵犯，表现为视力下降、视野缩小、夜盲

21. 与磁铁吸出术相比，玻璃体切割术取出异物的优点**不包括**

A. 对角膜、晶状体等屈光间质透明性要求低

B. 可以取出细小的异物

C. 可以取出非磁性异物

D. 医源性创伤相对小

E. 减少后期 PVR 发生的概率

22. 关于玻璃体切除联合异物取出术的描述**错误**的是

A. 先缝合角膜和 / 或巩膜上的创口

B. 必要时摘除晶状体

C. 灌注液中加肾上腺素有利于止血

D. 仔细分离异物周围的机化物，充分游离异物

E. 以尽快取出异物为目标，可保留部分玻璃体

23. 眼化学性烧伤的治疗中最重要的处理措施是

A. 抗感染治疗

B. 酸碱中和治疗

答案： 16. A 17. D 18. B 19. E 20. A 21. A 22. E 23. C

C. 立即大量清水冲洗

D. 激素治疗

E. 手术治疗

24. 提示为重度眼化学烧伤的体征是

A. 结膜出现 1/2 以上角膜缘缺血坏死

B. 角膜上皮完全缺损

C. 角膜明显水肿

D. 角膜上皮形成白色凝固层

E. 眼睑皮肤糜烂

25. 眼化学烧伤原则上**禁用**糖皮质激素的阶段是

A. 急救期

B. 伤后 1 周内

C. 伤后 2~3 周

D. 伤后 3 个月

E. 伤后 2 年

26. 引起电光性眼炎的射线是

A. 微波 B. X 线

C. 可见光 D. 紫外线

E. γ 射线

27. 电光性眼炎的主要临床表现是

A. 角膜上皮点状缺损

B. 晶状体混浊

C. 虹膜睫状体炎

D. 黄斑损伤

E. 视网膜变性

28. 造成吹玻璃工人发生白内障的主要射线辐射是

A. 红外线 B. 紫外线

C. 微波 D. γ 射线

E. 可见光

二、多选题

1. 钝挫伤引起虹膜和瞳孔异常的眼部表现是

A. 晶状体悬韧带断离

B. 近视力发生障碍

C. 瞳孔区可见色素沉着

D. 虹膜根部离断,有单眼复视

E. 晶状体脱位

2. 眼球钝挫伤导致外伤性低眼压的眼部表现为

A. 视物变形、视力下降

B. 加负镜片视力提升

C. 眼轴变长

D. 黄斑水肿和星状皱褶

E. 前房变浅

3. 眼球穿通伤后眼内炎的临床表现是

A. 角膜混浊

B. 多见铜绿假单胞菌、葡萄球菌及真菌感染症状

C. 视力下降加重

D. 玻璃体雪球样混浊

E. 前房积脓及纤维蛋白渗出

4. 关于钝挫伤引起的青光眼,以下正确的是

A. 血液成分机械性阻塞小梁网引起或大量血凝块引起的瞳孔阻滞

B. 巨噬细胞、红细胞碎片阻塞小梁网

C. 房角后退,小梁组织损伤后瘢痕修复阻碍房水外流

D. 晶状体脱位或玻璃体位置异常导致房水引流受阻

E. 小梁组织铁锈症,小梁组织变性,阻碍房水外流

答案: 24. A 25. C 26. D 27. A 28. A

1. BD 2. ADE 3. ACDE 4. ABCDE

5. 眼球贯通伤可引起的改变是
   A. 视网膜裂孔
   B. 视网膜牵拉脱位
   C. 眼球内异物
   D. 外伤性白内障
   E. 眼眶异物

6. 眼球穿通伤的伤口处理原则是
   A. 小于 3mm、对合良好的单纯性角膜小伤口不予任何处理
   B. 对于巩膜裂口，应先充分暴露后，再严密缝合
   C. 对于角巩膜伤口，先予充分暴露后，再严密缝合
   D. 脱出的视网膜一般予以还纳，脱出的玻璃体予以剪除
   E. 嵌顿的虹膜一般予以还纳，不能还纳的予以剪除

7. 关于眼球钝挫伤导致的晶状体脱位，以下正确的描述是
   A. 如脱位的晶状体透明，无严重视力障碍，无虹膜睫状体炎或继发性青光眼等并发症，可不必手术
   B. 如晶状体脱位明显，引起并发症，则需进行手术摘除晶状体
   C. 有玻璃体脱入前房或嵌顿者则需行前部玻璃体切割
   D. 晶状体全脱位时，晶状体脱入前房相对于脱入玻璃体者多
   E. 晶状体全脱位入玻璃体时，取出晶状体的方法推荐采用眼前、后段联合手术方法

8. 眼球穿通伤伴晶状体损伤，需要进行二期手术的情况有
   A. 一期缝合和修复手术时晶状体未完全混浊，以后逐渐发展至全混性白内障
   B. 穿通伤当时已形成白内障，但眼球壁破裂较严重，不宜行白内障手术
   C. 一期修复手术时白内障已摘除，但未植入人工晶状体，需二期植入
   D. 二期手术治疗，一般应在一期手术后 1～2 周左右进行
   E. 对于晶状体囊膜已破裂，且与玻璃体或血液黏着在一起的白内障，推荐经平坦部的晶状体、玻璃体切割术，尽量保留囊膜，以利植入后房型人工晶状体

9. 眼内异物存留的征象是
   A. 玻璃体腔内大量黄绿色细小颗粒提示铁质沉着
   B. 外伤后反复发作的单眼葡萄膜炎
   C. 青壮年不明原因的单眼白内障
   D. 青壮年不明原因的单眼青光眼
   E. 反复发作的局限性角膜边缘水肿

10. 关于铁质沉着症和铜质沉着症的临床表现，正确的描述是
   A. 铁质沉着症棕色颗粒位于周边角膜基质层
   B. 铁质沉着症棕色颗粒位于中央角膜基质层
   C. 铜质沉着症黄绿色颗粒位于周边角膜后弹力层
   D. 铜质沉着症黄绿色颗粒位于中央角膜后弹力层
   E. 早期铁质沉着症棕色颗粒首先出现在晶状体前囊膜下，而玻璃体积血棕色颗粒出现在后囊膜下

11. 精确定位眼球壁上异物的方法有
   A. 方格定位法
   B. 磁吸试验
   C. 眼眶 MRI 定位

答案： 5. ABCDE 6. DE 7. ABE 8. ABCDE 9. BCDE 10. BC 11. ABDE

D. 巩膜顶压法定位

E. 巩膜透照定位

12. 玻璃体切割术取出异物的适应证是

A. 玻璃体混浊或积血

B. 合并视网膜裂孔和脱离

C. 非磁性异物

D. 合并眼内炎

E. 角膜基质水肿

13. 玻璃体切除联合异物取出术预防和处理术中出血的方法是

A. 灌注液中加肾上腺素

B. 仔细分离异物周围的机化物,充分游离异物

C. 降低灌注瓶高度

D. 电凝止血

E. 用玻璃体切割头吸出玻璃体积血

14. 关于 X 线眼球内异物定位,说法正确的是

A. 正位 X 线片可以准确地测量出异物与矢状轴的距离

B. X 线侧位片联合冠状位片可以校正正位片的误差

C. 薄骨位定位法避开额颞缝和额骨鸡冠的干扰,可以发现比较细小、显影较淡的异物

D. 角膜缘标记定位法失败时可以采用方格定位法

E. 由于超声、CT 和 MRI 的应用,可以完全替代 X 线的作用

15. **不适合**采用玻璃体切割术取出球内异物的情况有

A. 玻璃体腔内非磁性异物

B. 角膜创伤严重的玻璃体腔内异物

C. 伴眼内炎的球内异物

D. 睫状体平坦部异物

E. 后极部嵌顿在球壁上的异物,大部分未穿透球壁

16. 眼铜质沉着症的临床表现包括

A. 铜质异物进入眼内数小时即可析出铜离子

B. 铜质沉着症常在铜质异物进入眼内数天后发生

C. 角膜 Kayser-Fleischer 环

D. 葵花状白内障

E. 虹膜异色

17. 羊膜移植治疗化学性眼表损伤的机制是

A. 降低角膜的炎性反应,促进角膜上皮修复

B. 作为球结膜的替代物用于眼表的重建

C. 治疗眼化学伤发生自身免疫时引发的角膜自融

D. 减少瘢痕形成

E. 抗新生血管形成

18. 酸碱烧伤的早期急救治疗的处理措施是

A. 争分夺秒彻底冲洗眼部

B. 前房穿刺术

C. 角膜移植术

D. 羊膜移植术

E. 局部滴用胶原酶抑制剂

19. 眼化学烧伤的治疗中,以下**不正确**的处理措施是

A. 早期局部和全身使用糖皮质激素

B. 伤后 1 天进行前房穿刺冲洗

答案: 12. ABCD 13. ABDE 14. BCD 15. BD 16. ACDE 17. ABCDE 18. AB 19. BCDE

C. 因不能判断致伤化学物的性质，采用 PH 试纸测定酸碱性后再进行中和冲洗

D. 伤后两周胶原酶活性升高，局部使用激素预防角膜溶解

E. 伤后可能会出现眼压升高，因此禁用阿托品散瞳

20. 可造成辐射性眼损伤的射线是

A. 微波　　　　　　B. X 线

C. 可见光　　　　　D. 紫外线

E. γ 射线

21. 离子辐射使眼部产生的病变包括

A. 白内障

B. 视网膜微血管病变

C. 角膜炎

D. 虹膜睫状体炎

E. 视神经病变

22. 由气压突然降低造成的应激性眼损伤可表现为

A. 视力下降

B. 视野缩小

C. 继发性青光眼

D. 白内障

E. 视网膜出血

三、共用题干单选题

（1～4 题共用题干）

患者，男性，28 岁。2 周前左眼被拳击伤后出现视物下降，当地医院诊为"左眼钝挫伤、外伤性视网膜病变"给予"普拉洛芬滴眼液滴眼，泼尼松口服"，无明显好转。专科情况 $V_{OD}1.0$；$V_{OS}0.05～1.5D$ 矫正至 0.4。NCTOD18mmHg；OS6.5mmHg。左眼轻度睫状充血，角膜透明，前房略浅，Tyn（－），瞳孔大小约 5mm×4.5mm，4 点位瞳孔缘部分撕裂，晶状体及玻璃体未见明显混浊，眼底视盘边界欠清，色泽淡红，黄斑区中心凹反光未见。眼球无突出，运动各方位倒位。右眼未见明显异常。患者既往视力正常，否认屈光不正史。

1. 根据该患者的病史、症状和体征，以下考虑**不正确**的是

A. 患眼眼压明显低，需要排除眼球破裂

B. 依据患者眼底情况，需要进行 FFA 和 / 或 ICG 检查

C. 患眼近视状态基本可以确定是受伤前即存在的

D. 眼部 CT 检查及电生理检查排除眼眶骨折和视神经挫伤

E. UBM 或前节 OCT 检查有助于低眼压原因的排查

2. 眼部 CT 示眼球结构完整，FFA 及 ICG 未见明显的脉络膜及视网膜损伤，伤眼眼压低的最大可能是

A. 外伤致睫状体上皮细胞房水分泌功能障碍

B. 外伤性脉络膜脱离致低眼压

C. 眼球破裂导致的低眼压

D. 睫状体分离或脱离可能

E. 葡萄膜挫伤致房水葡萄膜巩膜引流增强

3. 不具备 UBM 或前节 OCT 的情况下，可观察睫状体分离的检查是

A. 眼部 CT

B. 眼部 B 超

C. 共焦显微镜检查

D. 缩瞳后房角镜检查

E. 散瞳后三面镜检查

答案：　20. ABCDE　21. ABCDE　22. ABE

　　1. C　2. D　3. D

4. 有关外伤性睫状体脱离的治疗，**不正确**的描述是
   A. 睫状体脱离范围较小者，可采取保守治疗
   B. 常用的保守治疗包括散瞳、激素、激光光凝等
   C. 睫状体脱离范围较大，超过180°的，应争取一次性手术缝合
   D. 伴有睫状体上腔与前房贯通的或伴有眼底损害的应手术治疗
   E. 视力和眼压的恢复是评判治疗效果的重要指标

四、案例分析题

【案例1】患者，男性，49岁。因"右眼被塑料弹伤，视力明显下降1个月"就诊。眼部检查：右眼视力数指/眼前；光定位、色觉正常；眼睑启闭正常，泪道冲洗通畅；巩膜无黄染，结膜无充血，角膜透明；前房深，房水清亮，周深约1/2CT，KP（－），房水闪辉（－）；瞳孔圆，直径4mm，对光反应灵敏；虹膜震颤（＋）；晶状体脱位于下部玻璃体腔，玻璃体内见大量色素；眼底可见视盘边界清，颜色如常，C/D比值正常，后极部视网膜平伏、色红，黄斑中心凹光反射可见。左眼视力1.0，眼球未见异常。角膜内皮细胞计数：右眼2 582个/mm²，左眼2 971个/mm²。

第1问：初步考虑患者的诊断是
   A. 眼球钝挫伤
   B. 挫伤性青光眼
   C. 外伤性白内障
   D. 外伤性晶状体脱位
   E. 视神经挫伤
   F. 脉络膜挫伤
   G. 眼内炎
   H. 玻璃体积血

【解析】玻璃体未见明显混浊与出血，眼内炎及玻璃体积血可基本排除。

［提示］眼压：右眼15mmHg；左眼17mmHg。患者受伤后未曾应用降眼压药。右眼部B超未提示视网膜隆起。

第2问：下一步有必要对患者进行的检查是
   A. 视野检查
   B. 眼部超声生物显微镜（UBM）检查
   C. 眼部CT
   D. 荧光素眼底血管造影（FFA）
   E. 前房角镜检查
   F. 视觉敏感度检测

【解析】视力仅为指数，视野及视觉敏感度检测的参考价值有限。

第3问：目前考虑对患者实施的手术方案是
   A. 玻璃体切割术
   B. 单纯晶状体摘除术
   C. 小梁切除术
   D. 晶状体、玻璃体切割术
   E. 晶状体、玻璃体切割术，术中探查眼底
   F. 晶状体、玻璃体切割术，小梁切除术

【解析】本例未用降眼压药物，眼压也不高，无挫伤性青光眼，因此不需行小梁切除术。

［提示］完善术前准备后，予以晶状体、玻璃体切除，术中发现鼻上方周边部有视网膜牵引，形成1PD大小马蹄形裂孔。

第4问：需要进一步对患者采取的处理措施是
   A. 晶状体、玻璃体切除后，予以硅油填充
   B. 晶状体、玻璃体切除后，予以眼内注气

答案： 4. C
　　【案例1】 1. AD　 2. BE　 3. E　 4. C

C. 晶状体、玻璃体切除后,予以裂孔周围激光光凝并眼内注气

D. 晶状体、玻璃体切除后,予以裂孔周围激光光凝并巩膜环扎

E. 晶状体、玻璃体切除后,予以裂孔周围激光光凝并巩膜环扎和硅油填充

F. 晶状体、玻璃体切除后,予以裂孔周围激光光凝并硅油填充

【解析】非必要时不予硅油注入,一般裂孔行周围激光光凝加注气治疗即可。

[提示]患者行"右眼晶状体切除+玻璃体切除+裂孔周围激光光凝+注入 C3F8"后 3 个月,右眼视力手动 /40cm,+10.25D=0.8;眼压 13mmHg。角膜透明,前房中等深度,虹膜完整,晶状体缺如,眼底视网膜平伏,上方视网膜裂孔封闭。左眼未见明显异常。

第 5 问:患者下一步的治疗方案是

A. 佩戴角膜接触镜

B. 缝线固定人工晶状体植入术

C. 佩戴框架眼镜

D. 前房型人工晶状体植入术

E. 虹膜夹持型人工晶状体植入术

F. 左眼晶状体摘除+人工晶状体植入术,术后屈光目标参照左眼

【解析】脱位的晶状体、玻璃体切除后,患者无晶状体、无后囊,行缝线固定人工晶状体植入术及虹膜夹持型人工晶状体植入术均可,但操作难度略大。

【案例2】患者,男性,28 岁。左眼被拳击伤后视物模糊 15 天就诊。眼部检查:右眼视力 1.0,左眼视力 0.4,矫正无助。右眼外眼及眼球均未见异常。双眼球无突出,运动自如。眼压:右 16mmHg,左 7mmHg。左眼结膜轻度充血,角膜透明,KP(-);前房

略浅,房水闪辉(-);瞳孔呈 D 形,大小约 5mm×4mm,对光反应迟钝,上方虹膜根部离断,范围约 3 个钟点;晶状体未见明显混浊;玻璃体轻度混浊;视盘边界清,色泽淡红,黄斑中心凹光反射未见。左眼部 B 超:晶状体位置正常,玻璃体轻度混浊,未见视网膜明显脱离。

第 1 问:需要对患者进一步做的眼部检查是

A. 眼部 B 超

B. 眼部超声生物显微镜(UBM)检查

C. 视网膜电图(ERG)及视觉诱发电位(VEP)检查

D. 眼眶 CT

E. 眼部光学相干断层扫描(OCT)

F. 荧光素眼底血管造影(FFA)或吲哚菁绿脉络膜血管造影(ICG)

【解析】除 B 超已做外,其他均为进一步检查项目。

[提示]ERG 及 VEP 检查:波幅及潜伏期均在正常范围。FFA 及 ICG 未见明显的视网膜脉络膜损伤表现。

第 2 问:初步考虑患者的诊断是

A. 轻型间接视神经损伤

B. 眼球钝挫伤

C. 脉络膜挫伤

D. 视网膜挫伤

E. Terson 综合征

F. 可能为睫状体脱离

【解析】眼部钝挫伤后眼压降低最常发生的情况是眼球破裂或睫状体损伤。低眼压和前房变浅是外伤性睫状体脱离的 2 个主要临床体征。因此,可以怀疑本例存在着睫状体脱离的情况,需要 UBM 检查进一步证实。

[提示]UBM 检查:显示 10 至 1 时钟位睫状体脱离,晶状体无移位。

答案: 5. BDE 　【案例2】 1. BCDEF　2. BF

第3问：考虑对患者实施保守治疗的方法是

    A. 毛果芸香碱缩瞳

    B. 阿托品散瞳

    C. 全身和局部应用糖皮质激素

    D. 经巩膜冷凝或加用气体填充

    E. 经巩膜热凝或加用气体填充

    F. 抑制房水产生，以阻抑脉络膜脱离

【解析】睫状体脱离范围较小、无明显眼底损害者可先行保守治疗。

［提示］本例睫状体脱离，经保守治疗无效。

第4问：患者需首选的手术治疗方式是

    A. 玻璃体切除、眼内注气

    B. 玻璃体切除、眼内硅油注入

    C. 睫状体复位缝合

    D. 睫状体复位缝合、玻璃体切割术、眼内硅油注入

    E. 玻璃体切除、眼内激光光凝

    F. 内镜下行眼内激光光凝

【解析】睫状体复位手术与其他手术分别施行较为恰当，因同时进行多项手术对眼部损伤相对较大，需慎重。

【案例3】患者，男性，48岁。劈木柴时左眼被木块弹伤2年，眼红、眼痛伴视力下降1年半就诊。患者有糖尿病病史3年。眼部检查：右眼未见异常。左眼视力0.5，矫正无助；眼压45mmHg；结膜中度混合充血，角膜透明，细小色素性KP（+）；周边前房深，房水闪辉（−）；虹膜纹理清晰，无裂口及粘连；瞳孔直径6mm，对光反应迟钝；晶状体密度高；眼底视盘边界清，色淡白，C/D=0.8，视网膜平伏，血管大致如常。

第1问：初步考虑患者的诊断是

    A. 青光眼睫状体炎综合征

    B. 假性晶状体囊膜剥脱综合征

    C. 虹膜角膜内皮（ICE）综合征

    D. Fuchs 综合征

    E. 钝挫伤性青光眼

    F. 色素性青光眼

【解析】眼外伤数月或数年后仍可能发生钝挫伤性青光眼，其临床表现与原发性开角型青光眼相似，既往眼球钝挫伤史及前房角后退体征等均有助于诊断。

第2问：为进一步了解病因，患者首选重要的眼部检查是

    A. 眼电生理检查

    B. 荧光素眼底血管造影（FFA）

    C. 眼部光学相干断层扫描（OCT）

    D. 前房角镜检查

    E. 视野检查

    F. 眼部超声生物显微镜（UBM）检查

【解析】对于钝挫伤性青光眼，前房角检查在诊断及鉴别诊断中起至关重要的作用。

第3问：患者可选用的抗青光眼药物是

    A. 1% 毛果芸香碱滴眼液

    B. 1% 布林佐胺滴眼液

    C. 0.1% 氟米龙（氟美瞳）滴眼液

    D. 20% 甘露醇

    E. 2% 卡替洛尔滴眼液

    F. 0.004% 曲伏前列素滴眼液

【解析】由于患者有糖尿病病史，因此慎用甘露醇。

［提示］前房角镜检查显示房角后退范围约3个象限，药物治疗不能控制眼压。

第4问：患者需选择的手术方式是

    A. 虹膜根部切除术

    B. 选择性激光小梁成形术

    C. 小梁切除术（联合应用丝裂霉素）

    D. 非穿透性小梁手术

    E. 引流阀植入术

答案： 3. BC 4. C   【案例3】1. E 2. DF 3. BEF 4. CE

F. 小梁切除术

【解析】患者视神经受损，药物控制眼压不理想，则需要考虑行眼外滤过手术，术中联合应用丝裂霉素，以提高手术成功率。

【案例4】患者，男性，5岁。手握铅笔时跌倒，致铅笔插入左眼，视物不见1小时余入院；病程中患儿呕吐2次，为胃内容物，呕吐物中带血，约20ml。患儿全身生命体征平稳，精神差。眼部检查：右眼未见异常。左眼视力无光感，眼睑肿胀，眼球固定，内眦部见一支3~4cm铅笔露出皮肤外，内侧下睑内翻，眼球突出；结膜轻度充血、水肿，角膜中央线状擦伤，前房深；瞳孔圆，直径约7mm，直接、间接对光反应未见，虹膜纹理清晰；晶状体、玻璃体透明；眼底视盘边界清，色泽尚可，C/D≈0.3，后极部视网膜平伏，血管大致正常，黄斑中心凹光反射（-）。眼压：指测Tn。眼眶CT示左侧眶内异物，异物内端在颅内，如图16-1所示。

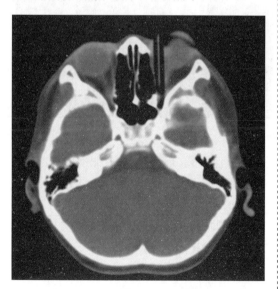

图 16-1

第1问：初步考虑患者的诊断是

A. 颅内异物（左侧）　B. 左眼眶异物

C. 左眶上裂综合征　D. 视神经挫伤

E. 眼球钝挫伤　　　F. 脉络膜挫伤

【解析】眼底检查未见眼底出血等明显脉络膜挫伤体征。

第2问：需要对患者进一步做的检查是

A. 眼部MRI

B. 眼部CT血管造影（CTA）

C. 眼部数字减影血管造影（DSA）

D. 眼眶正侧位X线摄片

E. 视觉诱发电位（VEP）检查

F. 眼部B超

【解析】由于异物的位置深达颅中窝，可能伤及重要颅内动脉血管，需要明确异物与颅内重要血管的关系。

第3问：需要对患者实施的处理措施是

A. 密切监护下拔出铅笔

B. 脑外科会诊，明确病情，选择治疗方案

C. 介入科会诊，明确颅内血管损伤情况

D. 脑外科与眼科协作取出异物

E. 脑外科暴露颈部动脉，作结扎预案

F. 脑外科开颅探查，异物经入路拔出

【解析】由于异物的位置深达颅中窝，可能伤及重要颅内动脉血管，手术难度和风险大，需要多学科会诊协作。

［提示］脑外科与眼科医生协作，由脑外科医生暴露颈部动脉，作结扎预案；由眼科医生经入路拔出铅笔，笔长约9cm，位于眶-颅内约7cm，如图16-2所示（彩图见文末彩插图16-2）。术后患儿全身生命体征平稳，给予甲钴胺、鼠神经生长因子（苏肽生）等神经营养支持治疗。术后3个月复查，左眼视力无光感，上睑轻度下垂，眼球各方向运动基本到位，眼底视网膜血管大致正常。

答案：【案例4】 1. ABCDE　2. ABC　3. BCDE

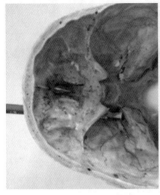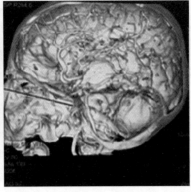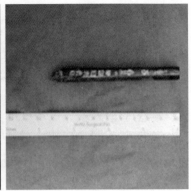

图 16-2

第 4 问：1 年后患眼的视力仍为无光感，眼压 15mmHg；眼球运动基本如常，外斜 20△。眼底检查结果见图 16-3（彩图见文末彩插图 16-3）；双眼眼轴长度基本相同。此时对患眼的诊断是

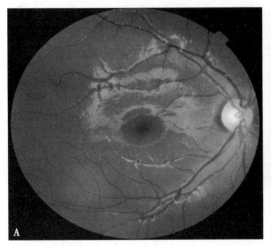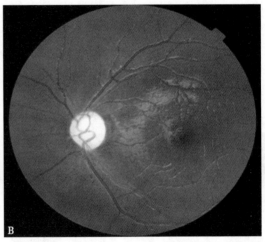

图 16-3

A. 左眼低视力
B. 左眼视神经萎缩
C. 左眼青光眼性视神经病变
D. 左眼球萎缩
E. 左眼失用性外斜视
F. 左眼外伤性视网膜脉络膜病变

【案例 5】患者，男性，58 岁。双眼被爆竹炸伤 15 天。受伤后即感双眼视物不见，因右眼仅留部分眼球组织，当日予以摘除。左眼角巩膜巨大裂口已缝合。左眼有时胀痛，光感不确切。左眼检查见角膜缝线在位，呈灰白色水肿，隐约可见前房浅、晶状体白色混浊，指测眼压 T+1；B 超示玻璃体明显混浊，伴视网膜大范围脱离。

第 1 问：需要对患者进一步做的眼部检查是

A. 视野检测
B. 眼部超声生物显微镜（UBM）检查
C. 视觉诱发电位（VEP）检查
D. 眼眶 X 线摄片

———
答案： 4. BE   【案例 5】 1. BDF

E. 眼部光学相干断层扫描（OCT）

F. 眼眶 CT

【解析】患者光感不确切，视野及 VEP 检查参考价值不大。当角膜水肿和晶状体白色混浊时，OCT 检查也不能施行。

［提示］患者视力检测为光感不确切，视野及 VEP 测不出。

第 2 问：对患者进一步的处理措施是

　　A. 继续药物治疗，观察病情

　　B. 左眼球保留无价值，予以摘除

　　C. 行左眼视网膜复位手术

　　D. 左眼先行角膜移植术，为日后手术创造条件

　　E. 左眼前房穿刺放液，以降低眼压

　　F. 为左眼玻璃体切除手术做准备

【解析】除非眼球结构破坏广泛，眼球缝合无望，否则不予以摘除眼球。

第 3 问：需要对该患者实施的手术方法是

　　A. 做常规闭合式三切口玻璃体切割术准备

　　B. 放置临时性人工角膜

　　C. 晶状体切除、玻璃体切除、眼内注气

　　D. 晶状体、玻璃体切割术，眼内注硅油

　　E. 眼内镜手术

　　F. 角膜移植术

【解析】眼内镜手术适用于眼屈光介质混浊的病例。

第 4 问：对该患者进行硅油处理时，需注意的问题是

　　A. 注入硅油后需要密切观察眼压

　　B. 硅油充填在角膜移植术前进行

　　C. 硅油充填可在缝合角膜植片后进行

　　D. 在视网膜复位和硅油乳化后，取出硅油

　　E. 在视网膜复位的前提下，于术后半年取出硅油

　　F. 在视网膜复位的前提下，于术后 2～3 个月取出硅油

【解析】此类患者大多有前房角挫伤，在视网膜复位的前提下，应尽早取出硅油。

【案例6】患者，男性，31 岁。左眼被铁片弹伤 1 小时就诊，受伤后即感左眼疼痛伴视物不见，无恶心、呕吐。眼部检查：右眼视力 1.0，眼球未见异常。左眼视力手动 / 眼前；下眼睑裂口约 1cm；泪器正常，挤压泪囊无脓液；结膜充血，鼻下方球结膜裂伤，局部巩膜全层裂口，长约 3mm；角膜透明；前房不浅，瞳孔欠圆，直径 4mm，对光反应消失；晶状体未见明显混浊；玻璃体混浊；眼底窥视不清。双眼位正，运动自如。眼部 B 超：左眼玻璃体全段大量点状回声，后脱离带状回声不明显。视觉诱发电位（VEP）检查：左眼 P100 潜伏期 100ms，振幅 1.89μv。

第 1 问：患者需要进一步做的眼部检查是

　　A. 视野检查

　　B. 前房角镜检查

　　C. 眼底三面镜检查

　　D. 眼眶 X 线正、侧位片

　　E. 眼眶 MRI

　　F. 眼眶 CT

【解析】磁性异物不宜考虑 MRI 检查。

［提示］CT 检查及眼眶正侧位 X 线摄片：示左眶内球后异物，直径约 3mm×2mm。血常规检查：白细胞计数 $10.36×10^9$/L。

第 2 问：初步考虑患者的诊断是

　　A. 眼球巩膜穿孔伤

　　B. 球结膜裂伤

　　C. 眼球内异物

　　D. 眼眶异物

　　E. 眼球贯通伤

　　F. 晶状体脱位

答案： 2. CF　3. ABDEF　4. ABCF　【案例6】1. DF　2. ABDE

【解析】CT 及眼眶 X 线摄片示眶内球后异物，眼内未见异物，巩膜可见裂口，提示眼球贯通伤。

［提示］家属及患者同意暂予以左眼巩膜裂口修补术。术后给予抗炎、抗感染、神经营养支持等疗法。术后 3 天：左眼视力 0.25，角膜透明，前房深度正常，KP（－），房水闪辉（＋），瞳孔直径 4mm，晶状体透明，下方玻璃体积血，下方视网膜被遮盖，后极部及上方视网膜平伏。术后 10 天，患者无明显眼痛；左眼视力数指 /30cm；角膜透明，前房深度正常，KP（－），房水闪辉（－）；瞳孔圆，直径 4mm；晶状体未见混浊，玻璃体混浊明显；后极部及下方视网膜窥视不清，上方视网膜隐约可见。

第 3 问：对患者实施的正确处理措施是

A. 玻璃体积血需及时手术，以进一步明确眼底病变

B. 视力下降、玻璃体混浊明显是眼内炎所致，需抗感染治疗

C. 玻璃体腔内注射万古霉素

D. 玻璃体抽样培养，以明确是否眼内炎

E. 眼眶异物尽可能及早取出

F. 眼眶异物不必取出，行单纯玻璃体切割术

【解析】本例无眼内炎的眼痛表现。考虑到眶内铁质异物未取出，可能会造成铁质沉着症，影响视神经和视网膜功能，日久手术难度会增大。患者球后穿孔处视网膜巩膜裂孔未修补，玻璃体积血遮盖未清除，应尽早安排手术。

［提示］患者外伤后 14 天，予以眼眶异物取出、玻璃体切割术，术中发现黄斑区颞下方约 3PD 处后巩膜有一裂口，长约 3mm。

第 4 问：针对患者后巩膜裂口，需要进行的处理是

A. 缝合后巩膜裂口，局部冷凝

B. 不予特殊处理

C. 局部视网膜激光光凝，巩膜裂口不予缝合

D. 玻璃体切除后硅油充填

E. 玻璃体切割术

F. 局部视网膜冷凝，巩膜裂口不予缝合

【解析】多数情况下小的后巩膜裂口可不予缝合，但需要行局部视网膜激光光凝。

【案例 7】患者，男性，54 岁。主诉：因"右眼被异物击伤致视物模糊 5 小时"入院。现病史：5 小时前被异物击伤右眼，视物模糊。眼科检查：右眼视力 0.15（无法矫正），左眼视力 1.0。右眼球结膜充血，5 点钟方位角膜见一不规则裂口，虹膜嵌顿，前房稍浅；瞳孔呈梭形，对光反应消失；晶状体位置正，对应角膜创口位置的皮质呈白色混浊；玻璃体透明，直视下未见异物。左眼未见明显异常。右眼眶 CT 扫描见图 16-4。

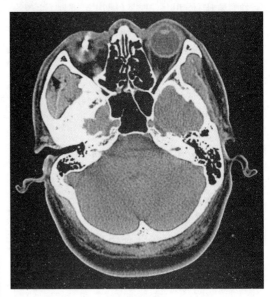

图 16-4

答案：　3. ADE　4. CD

第1问：对该患者**不恰当**的治疗方案是

    A. 角膜清创缝合联合虹膜还纳术

    B. 若异物性质稳定，可暂不取出

    C. 经睫状体平坦部磁铁试吸

    D. 外伤性白内障摘除、人工晶状体植入联合玻璃体手术取出异物

    E. 在最接近异物处的巩膜做切口取出异物并行冷冻

    F. 二期观察晶状体混浊和皮质溢出情况，以决定是否行白内障手术

【解析】该患者异物位于玻璃体前部且较大，因此，可以选择从睫状体平坦部磁铁试吸，或者直接行外伤性白内障摘除、人工晶状体植入联合玻璃体手术取出异物。睫状体平坦部磁铁试吸的优点为操作简单、手术造成的二次创伤较小，尤其适用于基层医院。白内障联合玻璃体手术避免了二次手术，适合于玻璃体手术技术较成熟的医院。由于异物较大，因此，这两种术式的成功率均较高，没必要采用后径路摘除法，避免对视网膜、脉络膜造成手术源性创伤。

第2问：如行睫状体平坦部磁铁试吸取异物法，下一步需采取的诊疗措施是

    A. 散瞳直接检眼镜下寻找异物

    B. 眼眶 CT 三维定位

    C. 眼眶 MRI 扫描定位

    D. 彩色超声定位

    E. 还纳脱出的虹膜，缝合角膜创口，并行角膜缘标记 X 线定位

    F. 还纳脱出的虹膜，缝合角膜创口，于操作便捷的位置行睫状体平坦部异物试吸

【解析】该患者角膜创口有葡萄膜嵌顿，因此应尽快手术，有条件的医院首选眼眶 CT 三维定位，于最接近异物的点钟位切开睫状体平坦部试吸。无条件的医院可以先还纳嵌顿的虹膜，缝合角膜创口，同时缝合角膜缘定位环，行 X 线定位。

第3问：关于 X 线定位法的**错误**描述是

    A. 正位 X 线片可以准确地判断出异物所在的径线

    B. 正位 X 线片可以准确地测量出异物与矢状轴的距离

    C. 侧位 X 线片可以准确地测量出异物与角膜缘平面的距离

    D. 侧位 X 线片必须测量异物与矢状轴的垂直距离

    E. 侧位 X 线片可以准确地判断异物位于矢状面的上方或下方

    F. 冠状位 X 线片无法准确地测量出异物与角膜缘平面的距离

    G. 冠状位 X 线片必须测量异物与矢状轴的垂直距离

    H. 冠状位 X 线片可以准确地判断异物位于矢状面的上方或下方

【解析】拍摄侧位 X 线片的目的是：可以准确地测量出异物与角膜缘平面的距离，判断异物位于水平面的上方或下方，通过测量异物与矢状轴的垂直距离校正正位 X 线片的误差。拍摄冠状位 X 线片的目的是：可以准确地测量出异物与角膜缘平面的距离，判断异物位于矢状面的内侧或外侧，通过测量异物与矢状轴的垂直距离，结合侧位 X 线片校正正位片的误差。

第4问：行睫状体平坦部磁铁试吸取异物失败的常见原因是

    A. 定位有误

    B. 异物无磁性

    C. 时间太久或者炎症反应重，异物包裹

    D. 异物太大

    E. 异物太小

答案：【案例7】 1. BE　2. BE　3. ABFH　4. ABCEF

F. 异物嵌顿在眼球壁上

【解析】吸力的大小和异物体积成正比,所以越小的异物,磁铁对其产生的吸力越小,越难吸出。

第5问:对于该患者,如果行睫状体平坦部磁铁试吸取异物失败,应当如何处理

A. 随访观察

B. 方格法X线定位

C. 眼眶MRI定位

D. 眼球彩色超声定位

E. 行玻璃体手术取出异物

F. 眼球B超定位

【解析】睫状体平坦部磁铁试吸取异物失败,有条件的医院可以直接改行玻璃体手术直视下取出异物,方格X线定位法是一种术中辅助定位法,可以更精确地定位异物,增加异物取出的概率。

【案例8】患者,男性,41岁。主诉:因"右眼外伤后视物不清8天"入院。现病史:8天前右眼外伤后视物不清。眼部检查:右眼视力指数/10cm,左眼视力1.0。右眼混合充血,角膜透明,KP(+),6点钟方位角膜缘可见2mm裂伤口,已闭合;前房中等深度,房水闪辉(+);虹膜表面纹理清晰,无前后粘连,6点钟方位可见穿通孔;瞳孔圆,直径3mm;晶状体混浊;眼底无法窥视。左眼未见明显异常。眼眶X线检查结果如图16-5所示,CT检查结果如图16-6和图16-7(彩图见文末彩插图16-7)所示。

第1问:判断异物位于眼球壁上的方法是

A. 直接观察眼底

B. 后极部异物可以采用OCT扫描准确判断异物嵌入眼球壁的深度

C. 眼球彩色超声

D. 角膜缘环形标记X线定位法

E. 眼眶CT平扫和矢状位扫描可以精确分辨金属性异物与眼球壁的关系

F. 眼眶MRI较CT扫描对异物定位更为精确,能分辨异物与眼球壁各层的位置关系,可以作为初诊时的首选

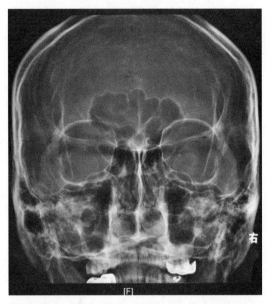

图 16-5

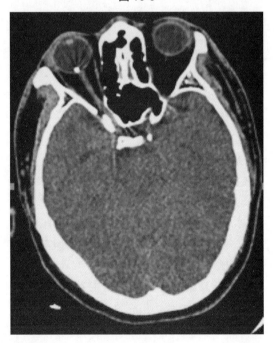

图 16-6

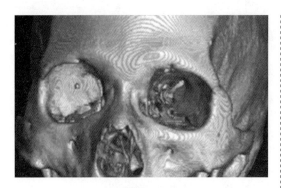

图 16-7

【解析】对于 CT 值 2 000HU 以上的金属异物,由于有明显的放射状伪影,使眼环及周边结构成像模糊,无法精确分辨金属性异物与眼球壁的关系。MRI 可以清晰分辨巩膜、脉络膜、视网膜,较 CT 检查更为精确,但是由于磁性金属异物在磁场下的作用可能对患者眼球造成进一步的创伤,不能作为初诊时的首选,必须是确定非磁性异物时方可行 MRI 检查。直接观察眼底和 OCT 扫描可以判断异物与眼球壁的关系,但是本例患者的屈光介质不透明,因此无法检查。

第 2 问:该患者首选的治疗方案是
    A. 角膜原创口试吸
    B. 随访观察
    C. 经睫状体平坦部磁铁试吸
    D. 外伤性白内障摘除、人工晶状体植入联合玻璃体手术取出异物
    E. 在最接近异物处的巩膜做切口,取出异物并行冷冻治疗
    F. 球内注射万古霉素抗感染治疗
【解析】位于后极部视盘旁眼球壁上的金属性异物对视网膜、视神经均可能造成严重损害,必须取出。为了减少对视网膜脉络膜的继发性损害,以选择玻璃体手术为佳。

第 3 问:关于玻璃体手术取出眼球内异物的适应证,正确的描述是
    A. 玻璃体手术可以在直视下精确地取出眼球内异物,适用于任何情况下的眼球内异物
    B. 角膜损伤重且干扰到眼后节的观察又无条件配备人工角膜时,不适合行玻璃体手术
    C. 外伤 2 周以上,眼内炎症反应控制良好时,是行玻璃体手术的最佳时机
    D. 越周边的异物越适合行玻璃体手术
    E. 伴眼内炎的异物可行玻璃体手术
    F. 伴视网膜裂孔和脱离的异物可行玻璃体手术
【解析】玻璃体手术可以在直视下精确地取出眼球内异物,但是对于眼底极周边部的异物观察不便,与睫状体平坦部取出相比无明显优势;角膜情况影响到术中观察也不适合行玻璃体手术;玻璃体手术最好在早期异物包裹前施行,以免取异物时对周边组织的牵引作用造成手术源性损伤。

第 4 问:玻璃体手术取出眼球内异物需注意的问题是
    A. 根据术前定位,首先切除异物前方混浊的玻璃体和积血,暴露异物
    B. 仔细分离、游离异物周边的机化物和包裹物,再取出异物
    C. 磁性异物可以用磁铁或接力磁棒吸出
    D. 太大的异物需提早扩大切口,以免异物嵌顿和滑脱对视网膜、脉络膜造成更为严重的损害
    E. 巨大异物可以通过瞳孔区从前房取出,避免加重脉络膜、视网膜损害
    F. 基底部玻璃体不需要清除干净
    G. 玻璃体后皮质不需要清除干净
【解析】由于外伤的异物污染或出血容

答案: 2. D 3. BEF 4. ABCDE

易加重玻璃体增生，引起后期牵拉性视网膜脱离，故而必须清除干净玻璃体基底部和后皮质。

【案例9】患者，男性，30岁。主诉：因"车祸致右眼红痛、视物不见16小时"入院。现病史：16小时前车祸致右眼红痛、视物不见，伴眼睑肿胀、流泪，无出血，无眼内容物脱出，无人事不省，无恶心、呕吐，无大小便失禁等不适。体检：体温36.3℃，脉搏77次/min，呼吸18次/min，血压123/77mmHg。神志清楚，心肺腹未见明显异常。眼部检查：右眼视力无光感，左眼视力0.5。右眼睑肿胀，睑皮下青紫色淤血，结膜下血肿；角膜透明，角结膜未见明显破裂口；前房清，虹膜纹理清晰，无前后粘连；瞳孔圆，直径约4mm，对光反应存在；晶状体尚透明；玻璃体腔内可见暗红色红光反射，余窥视不清。左眼未见明显异常。眼压（非接触眼压计）：右眼9mmHg，左眼16mmHg。

第1问：初步考虑患者的诊断是

- A. 右眼睑挫伤
- B. 右眼球钝挫伤
- C. 右眼球破裂伤
- D. 右眼球异物
- E. 右眼眶异物
- F. 右眼玻璃体积血
- G. 右眼睫状体分离
- H. 右眼前房角后退

【解析】车祸容易造成眼部的复合伤，因此需全面考虑。该患者眼睑肿胀淤紫，结膜下出血，因此，需考虑为眼球钝挫伤。由于患者结膜下有血肿、玻璃体腔内大量积血、眼压偏低，而前房无积血，因此，不能排除眼球隐性破裂、异物穿透巩膜、脉络膜视网膜损伤。患者无虹膜角膜出血，前房角后退

的可能性不大。

对于每一个外伤的病人，都必须排除异物伤的可能。因为结膜创口有可能自闭而看不到。

第2问：为明确诊断，首选的眼部检查是

- A. 眼眶CT
- B. 眼眶MRI
- C. 视神经管CT三维成像
- D. 眼眶CT三维成像
- E. 眼球彩色超声
- F. 眼眶正位X线摄片

【解析】眼外伤患者首先必须明确眼球的完整性、是否有异物，以指导下一步诊治。其他检查虽然对明确诊断也有必要，但是首先需行眼眶CT扫描和眼眶正位X线摄片。CT结合X线摄片有助于排除各种类型的异物，CT可以观察眼环的完整性，明确是否有眼眶或视神经管骨折。备选项眼眶MRI检查目的在于考察是否注意到目前不确定是否有金属异物，MRI属检查禁忌。

[提示] 眼眶正位X线摄片及眼眶CT检查结果见图16-8、图16-9。

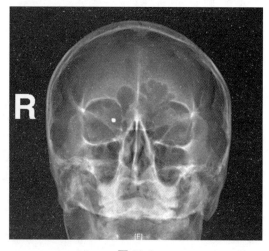

图16-8

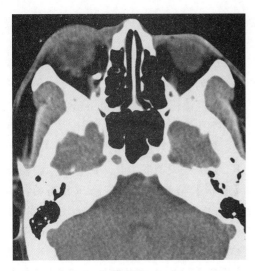

图 16-9

第 3 问：为指导下一步诊治，还需做的眼部检查是

    A. 眼眶 CT
    B. 眼眶 MRI
    C. 视神经管 CT 三维成像
    D. 眼眶 CT 水平、冠状、矢状成像
    E. 眼球彩色超声
    F. 眼眶正侧位 X 线摄片
    G. 异物缝环定位

【解析】已经明确存在眼眶异物，眼环虽然完整，但是眼球壁毛糙，说明可能是由于异物贯通伤造成的玻璃体积血和眼压偏低。由于异物位于球后眼眶内，因此，眼眶 CT 三维成像比异物缝环定位准确。

［提示］眼眶 CT 三维成像见图 16-10。

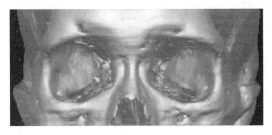

图 16-10

第 4 问：患者下一步的诊疗计划是

    A. 探查术，尽量找到巩膜前后贯通口予以关闭
    B. 贯通伤的出口多数无法处理
    C. 行玻璃体手术，切除玻璃体腔内积血
    D. 532 激光光凝视网膜裂孔
    E. 取玻璃体液细菌培养加药物敏感试验
    F. 探查球后尽量取出异物

【解析】该患者可能是眼球贯通伤，眼压低，此时行玻璃体手术无法修补巩膜创口，且术中眼压维持不佳，所以，第一步先行探查术，封闭巩膜创口，行冷冻治疗，以防止视网膜脱离，尽量取出球后异物。贯通伤的出口多数探查不到，如果无法暴露可不处理。由于患者受伤 16 小时，因此，术中取玻璃体液细菌培养加药物敏感试验有助于指导抗生素的应用。

第 5 问：如果一期无法取出异物，应当进一步采取的处理是

    A. 再次手术，务必取出异物
    B. 随访观察
    C. 如无炎症反应和异物反应，可不必取出异物
    D. 如是铁、铜等性质比较活跃的金属性异物，局部炎症反应迁延不愈，可手术取出异物
    E. 如对异物有反应，可以考虑外侧开眶取异物
    F. 如对异物有反应，可以尝试鼻内镜下取异物，但是容易造成眼眶并发症的发生

【解析】以下几种情况的异物必须取出：植物性异物、性质活泼的金属异物、体积较大的异物（影响眼球运动）、邻近眼外肌的异物（可能在形成包裹的过程中影响眼外肌运动）、邻近视神经的异物（可能影响视神经

答案：　3. D　4. ABEF　5. BCDEF

血供造成视神经萎缩)。由于该患者异物位于眶内侧,离视神经较远,可以先观察;如果有反应,可以选择外侧开眶取异物,也可以尝试在鼻内镜下打开眶内侧壁取出异物,但是容易造成眼眶并发症的发生。

【案例10】患者,男性,40岁,工人。主因工作中不慎将大量石灰水溅入左眼1小时就诊,受伤当时已用自来水冲洗。眼部检查:左眼结膜水肿,下方1/2球结膜苍白,角膜灰白色混浊,后弹力层皱褶,眼内情况不清楚。

第1问:患者就诊后应立即采取的处理措施是

  A. 大量生理盐水冲洗

  B. 反转结膜囊检查是否有异物残留

  C. 切除坏死结膜组织

  D. 结膜下注射维生素C

  E. 羊膜移植

  F. 前房穿刺

【解析】在碱烧伤急救时,及时彻底冲洗局部能将烧伤程度减轻至最低,早期前房穿刺可减轻对眼内组织的损害,维生素C结膜下注射有助于组织修复。

第2问:碱烧伤急性期应采用的治疗药物主要包括

  A. 局部和全身应用抗生素预防感染

  B. 局部应用促进上皮修复滴眼液

  C. 局部应用阿托品滴眼液扩瞳

  D. 局部应用维生素C滴眼液

  E. 局部应用非甾体抗炎药滴眼液

  F. 局部应用糖皮质激素类滴眼液

【解析】碱烧伤早期的治疗药物主要包括抗感染、散瞳、激素类药物,激素具有抑制炎症反应和新生血管形成、促进上皮愈合等作用。

第3问:在治疗过程中,患者出现眼压升高的可能机制是

  A. 小梁网受损

  B. 前列腺素释放

  C. 炎症渗出物堵塞Schlemm管

  D. 瞳孔扩大导致前房角关闭

  E. 表层巩膜静脉压增高

  F. 房水生成增多

【解析】碱烧伤后早期眼压升高的机制主要包括:碱引起表层巩膜静脉压升高,小梁网受损,炎症渗出物堵塞Schlemm管及前列腺素释放。

[提示]患者经药物治疗1周后,角膜混浊水肿改善不明显,出现角膜溃疡,但深度仅达角膜浅基质层。

第4问:此时需考虑实施的手术治疗方式是

  A. 切除坏死结膜组织

  B. 结膜移植

  C. 羊膜移植

  D. 自体唇黏膜移植

  E. 角膜板层移植

  F. 角膜全层移植

【解析】对早期酸碱化学伤等引起的角膜缘缺血、球结膜坏死、持续性角膜上皮缺损、角膜基质水肿混浊、部分睑球粘连和浅层角膜溃疡等患者,可以采用切除坏死结膜组织,联合结膜移植和羊膜覆盖于角膜表面的治疗措施,对于控制炎症、减少睑球粘连、预防感染等有明显效果。

[提示]患者手术后角膜水肿较前减轻,病情逐渐稳定。

第5问:该患者晚期可能出现的并发症是

  A. 角膜血管翳

  B. 睑球粘连

答案:【案例10】1. ABDF　2. ABCDF　3. ABCE　4. ABC　5. ABCDEF

C. 继发青光眼

D. 睑外翻或睑内翻

E. 并发性白内障

F. 干眼

【解析】重度碱烧伤患者由于其眼表面损伤严重，常出现严重的角膜血管翳、睑球粘连、继发性青光眼、睑外翻、睑内翻等并发症，也可引起并发性白内障。由于碱烧伤导致杯状细胞丢失过多，副泪腺遭到破坏，可发生干眼。

【案例11】患儿，男性，3岁。自行玩耍时将零食袋中的干燥剂袋子撕开，致干燥剂溅入右眼，随即出现眼红、眼痛、流泪，家长以自来水简单冲洗后立即就诊。眼部检查：右眼睑水肿，结膜充血水肿，下方近角膜缘处小片球结膜苍白，鼻下方角膜基质浅层水肿，上皮剥脱。左眼无异常。

[提示] 患儿就诊时已是受伤后20分钟。

第1问：此时应立即采取的紧急处理措施是

A. 包扎患眼

B. 大量生理盐水冲洗患眼结膜囊

C. 羊膜移植

D. 维生素C结膜下注射

E. 前房穿刺

F. 球结膜切开

【解析】该患者为化学烧伤，因此紧急处理措施是尽快而充分地冲洗局部，维生素C结膜下注射不仅有利于中和致伤物质，且有助于组织修复。患者烧伤程度不重，无须有创处理。

[提示] 经大量生理盐水冲洗结膜囊后，进一步行详细眼部检查：视力检查不合作；右眼睑水肿，结膜充血水肿，下方近角膜缘处小片球结膜苍白，鼻下方角膜基质浅层水肿，上皮剥脱；前房、瞳孔、晶状体及眼底未见明显异常。左眼无异常。

第2问：目前考虑该患者的诊断是

A. 右眼酸烧伤Ⅰ度

B. 右眼碱烧伤Ⅰ度

C. 右眼酸烧伤Ⅱ度

D. 右眼碱烧伤Ⅱ度

E. 右眼酸烧伤Ⅲ度

F. 右眼碱烧伤Ⅲ度

【解析】干燥剂的成分为氧化钙，遇水变为呈碱性的氢氧化钙，因此该患者为碱烧伤。患者结膜小片缺血，角膜基质浅层水肿，属于Ⅱ度烧伤。

第3问：紧急处理后应采取的治疗措施是

A. 局部应用抗生素滴眼液预防感染

B. 局部应用维生素C滴眼液

C. 局部应用阿托品滴眼液扩瞳

D. 进行羊膜移植

E. 切除坏死结膜组织

F. 局部应用促上皮修复滴眼液

【解析】化学伤急性期的处理应主要包括抗感染、散瞳、促进上皮愈合等措施，局部应用维生素C滴眼液可促进组织愈合。

第4问：对该患者正确的预后判断是

A. 存在角膜缘缺血，预后差

B. 角膜缘缺血范围较小，预后良好

C. 痊愈后可能会遗留角膜薄翳

D. 后期会发生睑球粘连

E. 最终需行板层角膜移植提高视力

F. 痊愈后会遗留角膜白斑

【解析】该患者为Ⅱ度烧伤，预后良好，角膜水肿消退后可遗留角膜薄翳。

【案例12】患者，男性，28岁，电焊工。昨天夜里突然出现双眼畏光、眼痛、流泪，来院急诊。眼部检查：双眼视力0.3，双眼结膜睫状充血，角膜上皮弥漫点状糜烂，前房

答案：【案例11】 1. BD　2. D　3. ABCF　4. BC

深度正常,晶状体透明。

第1问:该患者初步诊断为

A. 角膜异物

B. 电光性眼炎

C. 角膜炎

D. 急性结膜炎

E. 虹膜睫状体炎

F. 急性闭角型青光眼

【解析】结合患者年龄、职业、发病时间、症状和体征,初步诊断为电光性眼炎。

第2问:目前应给予的治疗措施是

A. 局部滴表面麻醉剂

B. 局部应用抗生素滴眼液和眼膏

C. 局部应用皮质类固醇激素类滴眼液

D. 局部应用角膜生长因子滴眼液

E. 局部应用非甾体抗炎药滴眼液

F. 局部应用降眼压药物

【解析】电光性眼炎的治疗以止痛、防止感染、减少摩擦及促进上皮修复为原则。

第3问:对电光性眼炎的**错误**描述是

A. 其发病机制是紫外线对组织的光化学作用,使蛋白质凝固变性

B. 潜伏期一般24小时

C. 多数患者角膜遗留点状混浊

D. 发病时角膜上皮坏死脱落

E. 一般均可自愈

F. 该病又称雪盲

【解析】电光性眼炎的潜伏期一般为3~12小时,绝大多数患者无后遗症。

[提示]患者痊愈后继续从事本职工作,1个月再次就诊,主诉右眼突然出现眼前黑影1天,眼部检查:右眼视力0.8,左眼视力1.0;双眼角膜透明,前房清、深度正常,晶状体透明。右眼眼底视盘边界清,色泽尚可,黄斑区光反射不清。

第4问:为明确诊断应进行的检查是

A. 眼压测量

B. 视野检测

C. 光学相干断层扫描(OCT)

D. 超声生物显微镜(UBM)检查

E. 荧光素眼底血管造影(FFA)

F. 角膜地形图检测

【解析】眼底黄斑异常应采用 OCT 及 FFA 检查法,以进一步明确诊断。

[提示] OCT 检查:显示黄斑部葡萄膜上皮层断裂。

第5问:患者黄斑部葡萄膜上皮层断裂的原因为

A. 与黄斑部吸收大量紫外线有关

B. 眼底仅有葡萄膜吸收有色光

C. 眼底吸收大量光线产生热效应

D. 脉络膜新生血管(CNV)

E. 色素上皮脱离

F. 色素上皮变性

【解析】该病的发生主要与黄斑部吸收大量紫外线有关,眼底只有葡萄膜吸收红光、黄光、紫光、绿光等有色光,吸收大量光线产生热效应,从而导致葡萄膜上皮层断裂。

第6问:该患者目前的治疗措施是

A. 无特殊有效疗法

B. 维生素支持疗法

C. 扩血管治疗

D. 眼底激光治疗

E. 光动力疗法(PDT)

F. 眼内注射抗血管内皮生长因子(VEGF)药物

【解析】紫外线造成的眼底损伤无特殊有效疗法,通常给予维生素支持治疗和扩血管治疗。

答案:【案例12】 1. B 2. ABD 3. BC 4. CE 5. ABC 6. ABC

第7问：如该患者长期不注意职业防护，容易罹患的疾病是

A. 白内障　　　　B. 视网膜损伤

C. 黄斑变性　　　D. 翼状胬肉

E. 青光眼　　　　F. 角膜炎

【解析】长期的紫外线照射可导致白内障、视网膜损伤、黄斑变性、翼状胬肉的发生，而与青光眼、角膜炎的发生无关。

【案例13】患者，男性，16岁。主因双眼视野中心有暗点2天就诊，眼部检查：右眼视力0.5，左眼视力0.6，视力不能矫正；双眼角膜透明，前房深、房水清亮，晶状体透明；眼底视盘边界清，色尚可，黄斑区色暗，中心凹光反射消失。

第1问：为明确诊断，应选择的眼部检查是

A. 眼压测量

B. 视野检查

C. 光学相干断层扫描（OCT）

D. 超声生物显微镜（UBM）检查

E. 荧光素眼底血管造影（FFA）

F. 角膜地形图检测

【解析】患者视野有暗点，眼底黄斑部异常，因此需行视野、OCT及FFA检查，以明确诊断。

［提示］追问病史，患者自诉发病前曾裸眼观察过日蚀。

第2问：患者可能出现的检查结果是

A. 视野正常

B. 视野显示巨大的中心暗点

C. OCT正常

D. OCT显示黄斑中心凹下色素上皮损害

E. FFA正常

F. FFA显示黄斑区荧光素渗漏

【解析】结合患者病史分析，其眼部损伤由裸眼观察日蚀引起，考虑日光性视网膜病变，该损伤引起小的中心暗点视野难以发现，OCT及FFA检查结果可有明显异常。

［提示］OCT检查显示双眼黄斑中心凹下色素上皮损害。

第3问：最可能的诊断是

A. 中心性浆液型脉络膜视网膜病变

B. 中心性渗出性脉络膜视网膜病变

C. 日光性视网膜病变

D. 特发性浆液性色素上皮脱离

E. 特发性黄斑囊样水肿

F. 黄斑变性

【解析】结合患者病史、体征及辅助检查结果，可以明确诊断为日光性视网膜病变。

第4问：可采取的治疗措施是

A. 口服维生素类药物

B. 应用扩血管药物治疗

C. 全身或局部应用激素以减轻炎症反应

D. 出现严重的黄斑囊样水肿时可考虑采用手术治疗

E. 玻璃体腔注射抗血管内皮生长因子（VEGF）药物

F. 光动力疗法（PDT）

【解析】日光性视网膜病变无特效疗法。治疗主要包括口服维生素类和扩血管药物，以改善视网膜营养状态和血液循环。全身或局部应用激素，减轻炎症反应。

【案例14】患者，男性，30岁。主因"左眼被铁水烧伤3小时"入院。眼部检查：右眼未见异常。左眼视力光感；眼睑红肿，结膜大面积充血、水肿，部分睑球粘连，下方球结膜上可找到黑色铁末；角膜全层混浊，上皮完整；隐约可见虹膜，后部不清。

第1问：烧伤早期应采取的处理措施是

A. 大量生理盐水冲洗局部

B. 清除结膜囊异物

C. 用玻璃棒每日分离睑球粘连

D. 全身及局部应用抗生素预防感染

E. 局部应用阿托品滴眼液扩瞳

F. 全身激素冲击疗法

【解析】热烧伤的处理原则是防止感染，促进创面愈合，预防睑球粘连等并发症。该患者就诊时是伤后3小时，生理盐水冲洗已无意义。结膜囊有铁质异物残留，应予以清除。

［提示］患者经初步治疗1周后，复查：右眼下睑皮肤黑痂，下方球结膜苍白，部分睑球粘连，角膜混浊水肿，后部不清。

第2问：此时应采取的治疗措施是

A. 切除坏死结膜组织

B. 采用对侧眼的球结膜联合干细胞移植

C. 羊膜移植

D. 穿透性角膜移植

E. 板层角膜移植

F. 口唇黏膜移植

【解析】该患者结膜组织缺血坏死，高温的铁水损伤了眼表角膜缘干细胞，角膜混浊水肿明显，应采取坏死结膜组织切除、自体对侧球结膜联合干细胞移植，同时行羊膜移植，这有利于角膜修复。创伤早期不建议行角膜移植。

［提示］经自体对侧球结膜联合干细胞移植后，角膜水肿逐渐减轻，病情逐步稳定。

第3问：后期该患者可能会出现的并发症是

A. 睑球粘连

B. 瘢痕性睑外翻

C. 眼睑闭合不全

D. 角膜斑翳

E. 继发性青光眼

F. 视网膜脱离

【解析】热烧伤组织愈合后，可出现瘢痕性睑外翻、眼睑闭合不全、角膜斑翳、睑球粘连等。

［提示］1年后复查，患者眼部情况见图16-11。

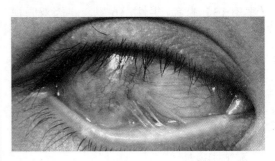

图 16-11

第4问：为改善患者视功能，可采用的手术治疗是

A. 角膜血管翳剥离

B. 羊膜移植

C. 角膜板层移植

D. 角膜缘干细胞移植

E. 穿透性角膜移植

F. 口唇黏膜移植

【解析】目前患者角膜血管翳明显，存在睑球粘连，手术应剥离角膜血管翳，同时行羊膜移植，可联合角膜缘干细胞移植，以重建角膜缘屏障。角膜斑翳需采用角膜板层移植去除。穿透性角膜移植的排斥反应大，不建议采用。

答案： 2. ABC　3. ABCD　4. ABCD

第十七章 防盲治盲

一、单选题

1. 世界卫生组织 2009 年 4 月通过的盲和视力损伤的标准中,"视力"是指
   A. 最好矫正视力
   B. 最佳矫正视力
   C. 戴镜视力
   D. 裸眼视力
   E. 日常生活视力

2. 世界卫生组织 2009 年 4 月通过的盲和视力损伤的标准中,"轻度视力损伤"列为
   A. 0 级　　　　B. 1 级
   C. 2 级　　　　D. 3 级
   E. 4 级

3. 世界卫生组织 2009 年 4 月通过的盲和视力损伤的标准中,"3 级盲"是指
   A. 日常生活视力低于"0.02",等于或好于"光感"
   B. 最好矫正视力低于"0.02",等于或好于"光感"
   C. 日常生活视力低于"0.05",等于或好于"0.02"
   D. 最好矫正视力低于"0.05",等于或好于"0.02"
   E. 最好矫正视力低于"0.1",等于或好于"0.05"

4. 以下**不属于**"低视力"这一术语定义内容的是
   A. 即使进行了治疗和 / 或标准的屈光矫正,视功能仍有损伤
   B. 视力为小于 0.3 至光感
   C. 或者以注视点中心,视野半径<5°
   D. 患者可以应用他的视力进行有计划的活动
   E. 患者有潜力应用他的视力完成任务

5. 就全球范围而言,目前导致视力损伤的首位原因是
   A. 白内障
   B. 未矫正屈光不正
   C. 青光眼
   D. 年龄相关性黄斑变性
   E. 角膜混浊

6. 关于视力损伤和盲,下列表述**不正确**的是
   A. 与高收入国家相比,低收入国家视力损伤的情况较为严重
   B. 全球范围内,大部分盲人生活在非洲上撒哈拉地区、中国和印度
   C. 可避免盲是指通过及时应用现有和恰当的措施就能得到预防或控制的致盲性眼病
   D. 全球范围内致盲的首要原因是白内障
   E. 2010 年,全球大约 80% 的盲人是可以避免的

答案: 1. E　2. A　3. C　4. C　5. B　6. B

7. 目前明确引起盲和视力损伤的主要危险因素包括
   A. 职业
   B. 体重指数
   C. 年龄
   D. 纬度
   E. 日照时间

8. 以下**不属于**可避免盲的是
   A. 白内障
   B. 未矫正屈光不正
   C. 沙眼
   D. 年龄相关性黄斑变性
   E. 河盲

9. 我国人群目前致盲的首位原因是
   A. 视网膜疾病
   B. 白内障
   C. 青光眼
   D. 角膜混浊
   E. 高度近视

10. 我国人群目前视力损伤的首位原因是
    A. 白内障
    B. 未矫正的屈光不正
    C. 视网膜疾病
    D. 青光眼
    E. 角膜混浊

11. 我国防盲治盲事业取得历史性成就的标志之一是白内障盲的年手术量超过了年新发病例数,实现了白内障盲的负增长,是在下列哪一年
    A. 2000 年
    B. 2001 年
    C. 2002 年
    D. 2003 年
    E. 2004 年

12. 解决白内障手术服务的措施**不包括**
    A. 提高手术的成功率
    B. 降低手术费用
    C. 集中解决积存的白内障盲人
    D. 优先治疗单眼白内障盲病例
    E. 提高白内障手术设备的利用率

二、多选题

1. 符合单眼盲的标准是
   A. 一只眼日常生活视力 0.03,另一只眼日常生活视力 0.08
   B. 一只眼日常生活视力 0.02,另一只眼日常生活视力 0.5
   C. 一只眼日常生活视力 0.01,另一只眼日常生活视力 0.8
   D. 双眼日常生活视力 0.05
   E. 双眼日常生活视力 0.03

2. 根据世界卫生组织 2009 年 4 月修改的标准,"低视力"定义中包括
   A. 进行了治疗和 / 或标准的屈光矫正,视功能仍有损伤
   B. 视力小于 0.3～0.05
   C. 视野直径<10°
   D. 患者仍然可以应用其残余视力进行有计划的活动
   E. 视力可以为光感

3. 符合世界卫生组织 2009 年 4 月通过的盲和视力损伤的标准中,双眼重度视力损伤的标准是
   A. 一只眼日常生活视力 0.05,另一只眼日常生活视力 0.08
   B. 一只眼日常生活视力 0.1,另一只眼日常生活视力 0.08
   C. 一只眼日常生活视力 0.01,另一只眼日常生活视力 0.08
   D. 双眼日常生活视力 0.05
   E. 双眼日常生活视力 0.03

答案: 7. C 8. D 9. B 10. B 11. B 12. D
1. ABC 2. ADE 3. AD

4. 以下符合日常生活视力定义的是
    A. 是指在日常的屈光状态下所拥有的视力
    B. 如果平时没有佩戴眼镜，裸眼视力就是日常生活视力
    C. 如果配了眼镜并经常戴用，即使戴着不合适，也将戴镜下的视力作为日常生活视力
    D. 如果配了眼镜并经常戴用，必须询问是否佩戴合适，再选择将裸眼视力，或者戴镜下的视力作为日常生活视力
    E. 如果日常生活中大部分时间并不戴用眼镜，就将裸眼视力作为日常生活视力

5. 根据 2017 年世界卫生组织公布的数据，造成全球中度及重度视力损伤的前五位原因包括
    A. 沙眼
    B. 河盲
    C. 白内障
    D. 未矫正屈光不正
    E. 年龄相关性黄斑变性

6. 社会经济发展状况与盲和视力损伤的患病率密切相关，是由于在社会经济发展状况差的地区存在哪些问题
    A. 卫生条件差
    B. 营养缺乏
    C. 寄生虫病流行
    D. 人口老龄化
    E. 眼保健设施普遍缺乏

7. "视觉 2020"行动是世界卫生组织和一些国际非政府组织于 1999 年发起的全球性防盲治盲行动，对于推动国际防盲工作具有重大意义。该行动主要考虑通过以下哪几方面的努力来解决可避免盲
    A. 预防和控制眼病
    B. 培训眼保健人员
    C. 加强现有的眼保健设施和机构
    D. 采用适当的防盲治盲技术，充分考虑可负担性
    E. 动员和开发人力与财力资源用于防盲工作

8. "视觉 2020"行动有 4 个五年计划，其启动时间往往决定了全球众多国家防盲专项工作的开展时间，包括
    A. 1999 年
    B. 2000 年
    C. 2005 年
    D. 2004 年
    E. 2010 年

9. 沙眼防治的 SAFE 战略包括
    A. 手术治疗睑内翻和倒睫
    B. 抗生素治疗
    C. 面部清洁
    D. 改善环境卫生
    E. 切断衣原体传播途径

10. 以下关于我国防盲治盲现状的表述中，**错误**的是
    A. 新中国成立后，沙眼得到大力防治，目前已得到控制
    B. 每年 6 月 6 日是"全国爱眼日"
    C. 白内障自 20 世纪 50 年代起被明确为我国致盲的主要原因
    D. 随着我国经济实力的增长，盲和视力损伤在我国已不再是重要的公共卫生问题

答案： 4. ABCE 5. CDE 6. ABCE 7. ABCDE 8. BCE 9. ABCD 10. CD

E. 我国的防盲工作得到了世界卫生组织和一些非政府组织的大力支持

11. 预防儿童盲的方针包括
    A. 出生后 3 个月开始进行眼部检查，并做好学龄前儿童眼病的筛查工作
    B. 早期处理先天性白内障、青光眼等眼病
    C. 加强遗传咨询，干预近亲结婚
    D. 促进富含维生素 A 的饮食
    E. 预防接种麻疹和风疹疫苗

12. 提高我国白内障手术效率应当采取以下哪些措施
    A. 因地制宜，采取符合各地实际情况的措施和方法
    B. 采取和各地社会经济发展水平相适应，能被个人所负担的技术
    C. 使盲和视力损伤者能有途径充分使用防盲治盲的服务措施
    D. 加强防盲治盲工作人员培训
    E. 合理调整眼科力量的布局

三、共用题干单选题

（1～4 题共用题干）

某医院眼科团队日前到本省内贫困山区的一所小学开展学生眼健康检查志愿者服务活动。该学校共有 5～14 岁的孩子 100 人。

1. 按照世界卫生组织 2009 年 4 月通过的盲和视力损伤的标准，以下检查结果和对应的判断正确的是
    A. 给每位孩子仔细验光矫正后发现：较好眼最好矫正视力等于或好于 0.3 者 95 人，判断为无或轻度视力损伤的比例为 95%
    B. 较差眼日常生活视力好于或等于 0.1，且低于 0.3 者共 25 人，判断为中度视力损伤的比例为 25%
    C. 有 2 名孩子双眼最好矫正视力都小于 0.3，且大于 0.05，判断为双眼低视力的比例为 2%
    D. 有 1 名孩子较好眼日常生活视力 0.08，判断其为重度视力损伤
    E. 双眼裸眼视力低于 0.05，且好于 0.02 的孩子有 2 名，判断为 3 级盲比例为 2%

2. 根据以上数据，可推测出导致该小学孩子们视力损伤首要的原因是
    A. 遗传性眼病
    B. 白内障
    C. 青光眼
    D. 早产儿视网膜病变
    E. 未矫正的屈光不正

3. 该团队同时完成了当年拟入学的 12 名 5 岁儿童眼部检查，发现其中有 3 例存在角膜混浊，导致这种情况的主要原因**不会**是
    A. 麻疹后角膜溃疡
    B. 单纯疱疹病毒感染
    C. 维生素 A 缺乏
    D. 新生儿眼炎
    E. 沙眼

4. 经过认真考察当地儿童的生活条件，该团队建议该山区家庭应重视给孩子补充维生素 A 以减少儿童盲，以下建议与预防维生素 A 缺乏**无关**的是
    A. 加强健康和营养教育，提高谷类食物中维生素 A 的含量
    B. 促进母乳喂养
    C. 预防接种麻疹疫苗

答案：　11. BCDE　12. ABCDE
　　　　1. D　2. E　3. E　4. E

D. 改善水的供应和环境卫生以预防腹泻

E. 出生时立即进行眼部检查，加强遗传咨询

四、案例分析题

【案例1】患者，女性，55岁。10年前眼部外伤后视力下降。近日在办理退休过程中，自行赴劳动力鉴定机构进行伤残鉴定。鉴定检查结果：右眼裸眼视力为指数/1m，最好矫正视力为0.05；左眼裸眼视力为0.02，最好矫正视力为0.2。患者随身携带了一副眼镜，嘱其佩戴后检查结果：双眼视力均为0.05。

第1问：按照世界卫生组织2009年4月通过的盲和视力损伤的标准，在确定该患者视力损伤的分类前，首先需要进行的工作是

A. 仔细询问该患者眼部外伤的诊疗过程

B. 详细检查患者双眼，明确导致视力损伤的眼病诊断

C. 询问患者是否在日常生活中的大部分时间佩戴现用眼镜

D. 询问患者是否觉得现用眼镜合适

E. 为患者进行视野检查

F. 明确患者的日常生活需求

【解析】世界卫生组织2009年盲和视力损伤的标准是根据日常生活视力来判断。日常生活视力指的是日常屈光状态下所拥有的视力。如果患者已经佩戴并经常戴用眼镜，无论他所佩戴的眼镜是否合适，都必须将戴镜下的视力作为日常生活视力。

第2问：按照世界卫生组织2009年4月通过的盲和视力损伤标准，该患者的视力损伤分级可能是

A. 1级

B. 2级

C. 3级

D. 4级

E. 5级

F. 9级

【解析】视力损伤2级是指重度视力损伤，较好眼日常生活视力低于0.1，且等于或好于0.05。视力损伤3级属于盲，较好眼日常生活视力低于0.05，且等于或好于0.02。由于题干中给出的条件无法确定该患者佩戴的眼镜是否日常长期佩戴，所以无法确定该患者的确切日常生活视力，因此，答案B或C均有可能。

第3问：按照世界卫生组织2009年的盲和视力损伤标准，可以确定该患者为

A. 重度盲

B. 中度盲

C. 重度视力损伤

D. 中度视力损伤

E. 轻度视力损伤

F. 低视力

【解析】低视力是指患者存在视功能损伤，进行矫正后视力仍小于0.3，但患者尚可应用其视力进行有计划的活动或完成任务（该患者为自行前往劳动力鉴定）。

第4问：根据世界卫生组织1973年的盲和视力损伤分类标准，为了能全面反映盲和视力损伤情况，可以将该患者分类为

A. 双眼盲

B. 单眼盲

C. 双眼低视力

D. 单眼低视力

E. 无视力损伤

F. 单眼盲+单眼低视力

【解析】1973年的标准中，采用的最佳矫

答案：【案例1】 1. C　2. BC　3. F　4. C

正视力,低视力指的是较好眼视力<0.3,较差眼视力≥0.05。所以根据题干资料,该患者分类明确。

【案例2】Amanda 是一位国际非政府慈善组织的负责人,她要定期分析全球防盲形势的变化,以明确后续的工作重点。2019 年 11 月,她又开始回顾世界卫生组织已经发布的公告,对其中的内容进行比较,并仔细分析可能原因。

第 1 问:根据 2017 年 10 月世界卫生组织公布的数据,Amanda 了解到

  A. 近视是中度及重度视力损伤的首要原因

  B. 致盲的首要原因是未行手术的白内障

  C. 致盲的前三位原因中包括糖尿病视网膜病变

  D. 因年龄相关性黄斑变性而致盲者占 4%

  E. 因青光眼而中度及重度视力损伤者占 21%

  F. 中度及重度视力损伤原因前五位不包括糖尿病视网膜病变

【解析】根据 2017 年 10 月世界卫生组织公布的数据,中度及重度视力损伤原因前五位依次是未矫正屈光不正、未行手术的白内障、年龄相关性黄斑变性(4%)、青光眼(2%)和糖尿病视网膜病变。致盲原因前三位依次是未行手术的白内障、未矫正的屈光不正(21%)和青光眼。

第 2 问:Amanda 发现全球盲情的特点有

  A. 盲患病率在发达国家约为 0.1% 左右,在发展中国家在 0.6% 以上

  B. 低视力患病率约为盲患病率的 5 倍

  C. 经济发达地区盲的首要原因为未矫正屈光不正

  D. 糖尿病视网膜病变是发展中国家的致盲主要原因

  E. 老年人群中盲患病率明显增高

  F. 随着全球各国对防盲治盲工作的高度重视,盲人数量正在逐渐减少

【解析】全球盲情具有以下特点:盲患病率在发达国家约 0.3% 左右,在发展中国家为 0.6% 以上;低视力患病率约为盲患病率的 2.9 倍;经济发达地区盲的主要原因是年龄相关性黄斑变性、糖尿病视网膜病变,而发展中国家以老年型白内障和感染性眼病为主。由于世界人口的增长和老龄化,盲人数仍在继续增加。

第 3 问:"视觉 2020,享有看见的权利"行动是目前全球最大的防盲治盲行动。Amanda 知道:以下**不符合**"视觉 2020"行动工作内容的是

  A. 预防和控制眼病

  B. 培训眼保健人员

  C. 加强现有的眼保健设施和机构

  D. 动员和开发人力及财力资源用于防盲工作

  E. 大力推动能高效解决白内障盲的超声乳化晶状体摘除手术技术

  F. 联合开展防盲治盲宣传活动

【解析】"视觉 2020"行动要求采用适当和能负担得起的技术。

第 4 问:Amanda 考虑所在组织可以协助政府开展"视觉 2020"行动中要求的人力培训工作,根据该行动要求,首先可以考虑的培训对象**不包括**

  A. 中级水平的防盲工作人员

  B. 高级水平的防盲工作人员

  C. 验光师

  D. 所在国家防盲项目的负责人

答案:【案例2】1. B　2. E　3. E　4. B

E. 小儿眼科医师

F. 眼科器械维修技术员

【解析】"视觉 2020"行动通过加强初级卫生保健服务,鼓励在各级卫生保健服务体系中开发从事眼保健服务的人力资源,其开发的重点是中级水平的人员,因为他们是实施防盲项目的骨干。

【案例3】2018 年,我国卫生行政部门组织专家组对西南某边远城市进行了盲和视力损伤的流行病学调查。该城市人口 100 万人,80% 为农村户口,60 岁以上人群共 30 万人。农村户口中"新农合"覆盖率为 80%。

第1问:根据我国流行病学特点,预期导致该城市人群盲和中重度视力损伤的病因可能包括

A. 白内障

B. 屈光不正

C. 视网膜疾病

D. 青光眼

E. 角膜混浊

F. 河盲

【解析】河盲有明显地域性,主要局限在西非。至今为止,我国尚无河盲发生。除河盲外,其他疾病都是我国导致盲和视力损伤的常见原因。

[提示] 调查结果显示:该地区双眼盲或单眼盲人数为 5 万人,其中因白内障致盲的人数为 3 万人。该地区视力损伤人数为 20 万,其中因白内障导致视力损伤的人数为 15 万。2018 年,该地区开展的眼科手术共 2 000 台,其中白内障手术数量为 500 台。

第2问:根据上述调查结果,该地区 2018 年的白内障手术率为

A. 0.33%

B. 0.25%

C. 0.02%

D. 0.005%

E. 500

F. 2 000

【解析】白内障手术率的定义是每年每 100 万人群中所行的白内障手术数。该地区 2018 年的白内障手术率计算过程为:(500/100 万)×1 000 000=500

[提示] 调查结果显示:该地区能开展白内障手术的医生未达本地区眼科医生总数的 1/3,在农村地区比例更低。白内障手术后手术眼日常生活视力达到 0.3 或以上的比例为 62%。

第3问:欲解决该地区白内障手术服务的主要措施应包括

A. 大力增加超声乳化白内障摘除及人工晶状体植入术在白内障手术中的比例

B. 主要针对新发的白内障盲人集中开展手术

C. 集中解决积存的白内障盲人,特别是农村人口

D. 提高白内障手术成功率,对白内障手术并发症的发生情况进行分析

E. 需花大力气培养白内障手术医师

F. 从邻近大城市组织医疗队进驻该城市,开展白内障复明手术专项工作

【解析】根据题干条件,A 选项在当地不符合现实情况。当地积存的白内障盲人数量巨大,应先集中解决积存盲人,而不是新发盲人,所以答案 B 不正确。其他答案均符合防盲服务的基本原则。

第4问:对降低该城市盲和视力损伤率的其他建议包括

答案:【案例3】 1. ABCDE 2. E 3. CDEF 4. ABCDEF

A. 改善乡村初级眼保健机构的设备和服务能力

B. 对白内障手术后的患者提供适宜的屈光矫正服务

C. 做好眼保健知识的普及工作,动员白内障患者接受手术

D. 研究符合该城市实际情况的防盲措施和方法

E. 采用各种方式降低白内障手术对个体和家庭的负担

F. 关注除白内障外的其他致盲性眼病的防治工作

第十八章　眼与全身性疾病

一、单选题

1. 患儿,男性,3岁。双侧晶状体脱位,指趾细长,虹膜震颤,心脏有杂音,应诊断为
   A. 同型胱氨酸尿症
   B. 马方综合征
   C. Axenfeld Rieger 综合征
   D. Sturge Weber 综合征
   E. Marchesani 综合征

2. 有关"鳄鱼泪"的正确描述是
   A. 指在咀嚼时发生神经损伤的对侧眼流泪现象
   B. 与三叉神经损伤后的神经纤维迷走再生有关
   C. 指在咀嚼时发生病侧流泪的现象
   D. 咀嚼时可伴有对侧眼睑裂开大
   E. 咀嚼时可伴有病侧睑裂开大

3. 与风疹最相关联的晶状体病变是
   A. 后发性白内障
   B. 并发性白内障
   C. 晶状体脱位
   D. 先天性白内障
   E. 褐色白内障

4. 可能会降低拉坦前列素滴眼液疗效的药物是
   A. 毛果芸香碱滴眼液

B. 地匹福林滴眼液
C. 噻吗洛尔滴眼液
D. 溴莫尼定滴眼液
E. 醋氮酰胺滴眼液

5. 关于肝豆状核变性(Wilson)的描述**不正确**的是
   A. 表现为角膜色素环(K-F 环),角膜缘处有 1~3mm 宽,棕黄色或略带绿色
   B. K-F 环位于角膜后弹力层及附近组织内,色素环与角膜缘间有一透明带
   C. 晶状体混浊多见于后囊下皮质
   D. 伴有眼肌麻痹、眼球震颤
   E. 伴有夜盲

6. 角膜缘周围新生血管形成,晚期整个角膜被浅层和深层的新生血管侵袭。可有脂溢性睑缘炎和结膜炎。见于
   A. 维生素 A 缺乏
   B. 维生素 B_1 缺乏
   C. 维生素 B_2 缺乏
   D. 维生素 C 缺乏
   E. 维生素 D 缺乏

7. 患者,女性,18 岁。智力低下,有癫痫病发作史。眼部查体:右眼睑及额面部血管瘤样改变,右眼压 38mmHg,脑血管造影示血管畸形。患者最可能的诊断是
   A. 眶尖综合征

答案: 1. B　2. C　3. D　4. A　5. C　6. C　7. C

B. 视网膜脑血管瘤病（VonHippel Lindau 病）

C. 脑 - 眼 - 皮肤血管瘤病（Sturge-Weber 综合征）

D. 结节性硬化病（Bourneville 病）

E. 神经纤维瘤病（VonRecklinghousen）

二、多选题

1. 可发生 Dalen Fuchs 结节的疾病是
   A. 福格特 - 小柳 - 原田综合征
   B. 白塞综合征
   C. Fuchs 综合征
   D. 结核性脉络膜炎
   E. 交感性眼炎

2. 有关急性视网膜坏死综合征的正确描述是
   A. 视网膜坏死灶常起始于周边部，逐渐向后极部扩展
   B. 常伴有活动性视网膜血管炎
   C. 后期不形成增殖性玻璃体视网膜病变
   D. 主要由疱疹病毒感染所致
   E. 一般不引起玻璃体混浊

3. 获得性免疫缺陷综合征（AIDS）的眼部并发症或病理改变有
   A. Kaposi 肉瘤
   B. 球结膜微血管异常
   C. 视网膜血管灌注异常
   D. 视网膜棉絮斑
   E. 巨细胞病毒性视网膜炎

4. 关于黄斑分裂和黄斑回避的正确描述是
   A. 黄斑回避见于脑皮质疾病
   B. 黄斑分裂见于视神经交叉后视束的病变
   C. 偏盲时注视点不受影响者称黄斑回避
   D. 黄斑分裂也见于视交叉前视神经病变

E. 黄斑分裂是指同侧偏盲的中心注视点完全二等分者

5. 关于眼部结核病描述**错误**的是
   A. 眼眶结核表现为疼痛、流泪和眼球突出，眶骨壁上下缘隆起
   B. 眼睑结核初期表现为大小不等的圆形结节，晚期冷脓肿形成并有瘘管和死骨形成
   C. 角膜结核表现为结核性角膜溃疡，病程短，不易复发
   D. 结核性葡萄膜炎表现为渗出性虹膜睫状体炎、急性全葡萄膜炎
   E. 视网膜结核表现为视网膜结核结节、结核性视网膜炎、结核性视网膜静脉周围炎、结核性视网膜动脉炎

6. 有关糖皮质激素的正确描述是
   A. 糖皮质激素对原发性闭角型青光眼更加敏感，更容易引起眼压升高
   B. 局部或全身长期使用激素可引起核性白内障
   C. 糖皮质激素可诱发或加重病毒性角膜炎
   D. 糖皮质激素可加重中心性浆液性脉络膜视网膜病变
   E. 糖皮质激素可加重大泡性视网膜脱离

7. 糖尿病引起的眼部并发症包括
   A. 白内障　　　　B. 屈光不正
   C. 虹膜睫状体炎　D. 闭角型青光眼
   E. 视网膜病变

三、共用题干单选题

（1～3题共用题干）

患儿，男性，3岁。由其父母发现右眼瞳孔发白。眼部检查无法配合，双眼球大小

答案：　1. AE　2. ABD　3. ABCDE　4. ABCE　5. BCD　6. CDE　7. ABCE

基本一致,眼局部无充血。否认家族史,母亲怀孕前 3 个月曾有发热病史。

1. 患儿可能的诊断**不包括**

　　A. Coats 病

　　B. 视网膜母细胞瘤

　　C. 先天性白内障

　　D. 慢性弓蛔虫性眼内炎

　　E. 早产儿视网膜病变(ROP)3 期 Plus

　　F. 原始玻璃体持续增生症(PHPV)

【解析】儿童白瞳症多见于 Coats 病、视网膜母细胞瘤、先天性白内障、慢性弓蛔虫性眼内炎。早产儿视网膜病变分为急性活动期、退行期及瘢痕期,瘢痕期 2 度未发生大范围视网膜脱离,一般不会出现白瞳症。

2. 关于患儿病变特征的描述**不正确**是

　　A. 血清学检查 IgG 抗体阳性

　　B. 视网膜有大小不一的细点或斑纹状棕黄色色素沉着

　　C. FFA 检查发现眼底色素改变的部位发生窗样荧光和荧光遮蔽

　　D. 视网膜色素改变一般不影响视网膜功能

　　E. 视网膜电图(ERG)检查结果可以正常

　　F. 视网膜出血和水肿渗出

【解析】风疹病毒感染会导致先天性白内障及色素性视网膜病变,血清学检查 IgG 抗体阳性有助于诊断,眼底检查视网膜出现大小不一的细点或斑纹状棕黄色色素沉着,呈细点或斑纹状,大小不一。荧光素眼底血管造影显示眼底色素改变的部位出现窗样荧光和荧光遮蔽。色素性视网膜病变预后好,一般不影响视网膜功能,ERG 检查结果可以正常。

3. 关于患儿预后的客观描述是

　　A. 术中暂不植入人工晶状体

　　B. 术后进行验光配镜 + 精细视功能训练,不需要弱视治疗

　　C. 如果并发斜视,先手术矫正斜视再治疗弱视

　　D. 术后激光治疗视网膜色素改变

　　E. 风疹性视网膜病变不需要治疗

　　F. 植入人工晶状体度数的选择不需要考虑对侧眼屈光状态

【解析】2 岁以下儿童人工晶状体植入时机存在争论,2 岁以上儿童可选择一期植入人工晶状体。植入人工晶状体度数的选择需要考虑对侧眼屈光状态,遵循双眼平衡的原则,充分考虑"近视漂移"和视觉发育敏感期视功能的训练。术后应首先治疗弱视,再治疗斜视。风疹性视网膜病变预后好,一般不影响视网膜功能,不需要治疗。

四、案例分析题

【案例 1】患者,女性,55 岁。因右眼眼痛畏光 15 天来诊,2 周前无明显诱因出现右眼痛,刺激症状明显,无脓性分泌物,无视力低下,无虹视,无眼眶痛等不适,曾于当地医院就诊。

第 1 问:患者**不需要**进一步做的眼表检查和询问是

　　A. 家族遗传病史

　　B. 角膜染色检查

　　C. Hess 屏检查

　　D. 泪膜破裂时间

　　E. 眼部用药史

　　F. 前节 OCT 检查

第 2 问:双眼非表麻泪液分泌量为 0mm/5min,泪膜破裂时间为 1~2 秒,**不需要**进一步检查的项目是

答案: 1. E　2. F　3. E

【案例 1】 1. C　2. E

A. 抗核抗体（ANA）检查

B. 抗 SSA/Ro

C. 抗 SSB/La

D. 类风湿因子（RF）

E. HIV 抗体检查

F. ESR

第 3 问：自身抗体报告显示抗核抗体，抗 SSA 和抗 SSB 均为阴性，暂不能确诊，尚需进一步检查项目

A. 有无口干症状

B. 唾液腺活检

C. 角膜共聚焦显微镜检查

D. 有无关节疼痛

E. 眼眶 MRI

F. 角膜刮片

第 4 问：唇腺活检结果显示唇腺腺体未见明显萎缩，个别脂肪细胞浸润，可见淋巴细胞浸润。最可能的诊断

A. 药物毒性角膜炎

B. 单纯疱疹病毒性角膜炎

C. Sjögren 综合征

D. 棘阿米巴角膜炎

E. Thygeson 浅层点状角膜病变

F. 非干燥综合征型干眼

【案例 2】患者，女性，48 岁。因右眼红肿不适 2 周，视物不清伴眼胀一周余来院检查。两周前曾因眼红不适诊断结膜炎治疗。抗生素眼液，抗病毒和非甾体抗炎药均无效，病情加重。

第 1 问：患者**不需要**进一步做的实验室及影像学检查或特殊检查是

A. 眼底照相　　　　B. 头颅 CT

C. OCT　　　　　　D. 眼部 B 超

E. 眼眶 MRI　　　　F. FFA

第 2 问：检查发现黄斑区水肿，视网膜色素上皮层脱离伴脉络膜水肿，FFA 示右眼后极部数个荧光渗漏点，眼眶 MRI 检查提示右眼上直肌增粗，最可能的诊断

A. 前葡萄膜炎

B. 急性结膜炎

C. 急性痛性眼肌麻痹

D. 甲状腺相关性眼病

E. 后巩膜炎伴继发浆液性视网膜脱离

F. 后葡萄膜炎

第 3 问：按照最可能的诊断，最佳治疗选择是

A. 营养神经药物

B. 口服促进微循环药物

C. 静脉抗病毒药物

D. 口服保护胃黏膜药物

E. 大量维生素 C

F. 大剂量糖皮质激素冲击治疗

第 4 问：甲泼尼龙冲击治疗（500mg）连续 3 天后患者右眼红肿，疼痛不适感显著缓解，视力无明显改善，但左眼出现眼前暗影，OCT 和 FFA 检查确诊左眼视网膜脱离，继续使用激素冲击治疗 3 天，眼部体征和症状无改善。正确治疗方案

A. 降眼压滴眼液

B. 大剂量抗病毒药物静脉治疗

C. 停止大剂量糖皮质激素冲击治疗

D. 营养视神经治疗

E. 抗病毒滴眼液

F. 大剂量糖皮质激素静脉冲击治疗

【案例 3】患者，女性，15 岁。因无痛性双眼视力下降 3 天就诊。眼部检查：右眼视力 0.02，左眼视力 0.08。屈光间质清亮，黄斑区可见黄白色渗出。

答案：　3. F　4. C　　【案例 2】1. B　2. E　3. F　4. C

第 1 问：患者进行了眼底照相（图 18-1，彩图见文末彩插图 18-1）和荧光素眼底血管造影（图 18-2），以下对图像特征的正确描述是

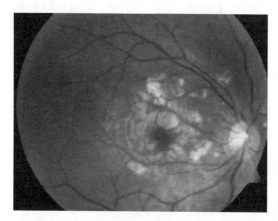

图 18-1

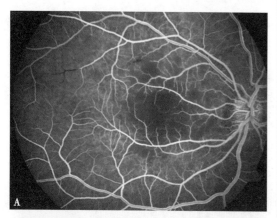

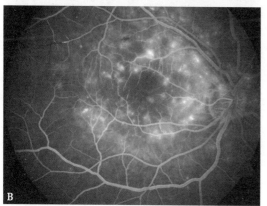

图 18-2

A. 黄斑区硬性渗出

B. 动脉栓塞

C. 荧光遮蔽

D. 透见荧光

E. 静脉串珠样改变

F. 黄斑囊样水肿

【解析】眼底照相图所示的黄斑区黄白色渗出为视网膜缺血所致的棉绒斑，而非真正渗出。荧光素眼底血管造影图 18-2A 显示右眼颞上分支动脉栓塞，远端不显影；黄斑区视网膜片状缺血坏死，遮蔽背景荧光；图 18-2B 显示血 - 视网膜屏障功能受损，黄斑区荧光素渗漏，而非透见荧光。本病主要损害的是小动脉，静脉受损少见。

[提示]患者入院 4 天后，进行了黄斑部光学相干断层扫描（OCT），如图 18-3 所示（彩图见文末彩插图 18-3）。

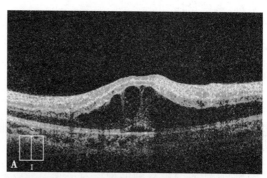

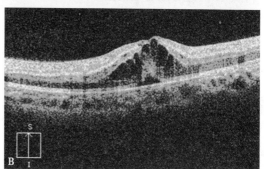

图 18-3

答案：【案例 3】 1. BCF

第2问：有关上述图像中的病变特征，描述正确的是

  A. 神经上皮层脱离

  B. 色素上皮层脱离

  C. 黄斑劈裂

  D. 脉络膜新生血管（CNV）

  E. 囊样黄斑水肿

  F. 黄斑出血

【解析】图显示黄斑中心凹下小范围的神经上皮层脱离，神经上皮层间大量囊腔形成，黄斑劈裂为神经上皮层间分离。

第3问：支持系统性红斑狼疮的诊断的阳性结果是

  A. 面部蝶形红斑

  B. 抗核抗体1∶3 200

  C. 无关节疼痛

  D. 口腔溃疡

  E. 眼底可见棉绒斑

  F. 黄斑裂孔

【解析】系统性红斑狼疮的特征性表现是面部蝶形红斑、黏膜溃疡，90%患者具有关节疼痛或者关节炎病史，血清学检查抗核抗体强阳性具有诊断意义。

［提示］根据上述检查结果，患者确诊为系统性红斑狼疮。

第4问：对患者最合适的治疗方法是

  A. 禁忌大剂量糖皮质激素冲击治疗

  B. 可口服小剂量糖皮质激素

  C. 血液透析去除体循环中的免疫复合物

  D. 可球后注射糖皮质激素

  E. 使用免疫抑制剂

  F. 全身使用抗生素

【解析】系统性红斑狼疮可口服小剂量糖皮质激素，亦可球后注射糖皮质激素治疗。如果伴有重要器官损害，可使用大剂量糖皮质激素冲击治疗，应用免疫抑制剂调节免疫状态，同时进行血液透析，以去除体循环中的免疫复合物，这对预后有帮助。

【案例4】患者，女性，50岁。左眼视物不清伴眼痛1个月。眼部检查：右眼视力1.0，左眼视力指数/30cm。眼压：右眼9mmHg，左眼8mmHg。右眼未见异常。左眼球结膜混合充血（++），角膜后KP（+），房水闪辉（+）。眼底模糊，有炎性渗出。

第1问：为了明确诊断，应完善的眼部检查是

  A. 眼部超声生物显微镜（UBM）检查

  B. 视野检查

  C. 荧光素眼底血管造影

  D. 眼眶CT

  E. 血清学检查

  F. 眼部B超

【解析】患者具有可疑葡萄膜或视网膜炎症表现，荧光素眼底血管造影、眼部B超、血清学检查均会有阳性体征，有助于诊断。UBM是主要针对眼前节的检查项目，可以明确房角、虹膜及睫状体的炎症等情况。进行视野检查无必要。

［提示］患者应用糖皮质激素及改善微循环药物治疗，疼痛症状消失，病情好转；右眼视力1.0，左眼视力0.3；结膜充血消退，KP（-），房水闪辉（-）。出院后3天，患者病情再次加重，给予糖皮质激素冲击治疗无效，双手、双脚出现蔷薇疹。血清学检查：循环免疫复合物升高，IgG升高。

第2问：此时患者应诊断为

  A. 福格特-小柳-原田综合征

  B. 系统性红斑狼疮

  C. 获得性免疫缺陷综合征

  D. 葡萄膜炎

答案： 2. AE 3. ABDE 4. BCDE 【案例4】1. ACEF 2. DE

E. 梅毒二期

F. 视神经炎

【解析】患者前期治疗有效,葡萄膜炎诊断明确。反复发作的葡萄膜炎致双手、双足出现蔷薇疹,这是梅毒二期的特征性表现。本例为梅毒感染所致的葡萄膜炎。

第3问:为明确诊断,患者应进行的检查是

A. 抗核抗体检测

B. 人类免疫缺陷病毒(HIV)抗体检测

C. 梅毒螺旋体抗体明胶颗粒凝集试验

D. 快速血浆梅毒环状卡片

E. 红斑狼疮细胞检测

F. 类风湿因子检查

【解析】根据患者典型的全身表现及梅毒螺旋体抗体明胶颗粒凝集试验阳性结果,可以确诊为梅毒感染。快速血浆梅毒环状卡片有助于诊断。

第4问:梅毒感染所致葡萄膜炎的正确治疗方法是

A. 早期给予视网膜激光光凝术

B. 大剂量青霉素治疗

C. 药物治疗无效时可行玻璃体切割术

D. 禁忌使用糖皮质激素

E. 局部散瞳治疗

F. 抗病毒治疗

【解析】梅毒螺旋体对青霉素敏感。激素治疗可以缓解局部炎症。药物治疗无效时,应果断进行玻璃体切割术。本病易致视网膜坏死,视网膜激光光凝易致孔源性视网膜脱离。

【案例4】患者,男性,23岁。因自感右眼前固定黑影就诊。眼部检查:右眼视力 0.7,矫正视力无提高;左眼视力 1.0。双眼未见其他眼前节异常,右眼底视盘和视网膜血管

正常,可见广泛散布的白色小圆形或卵圆形点。

第1问:该患者可能诊断为

A. 中心性浆液性脉络膜视网膜病变

B. 玻璃体混浊

C. 急性区域性隐匿性外层视网膜病变

D. 视网膜脱离

E. 多发性一过性白点综合征

F. 年龄相关性黄斑变性

【解析】玻璃体混浊为眼前黑影飘动,不予选择;年龄相关性黄斑变性为老年人常见疾病,本例为青壮年。

[提示]患者B超检查:双眼未见视网膜脱离光带。光学相干断层扫描(OCT):右眼示内层视网膜结构正常,外层视网膜可见椭圆体带不连续。

第2问:患者可能诊断为

A. 中心性浆液性脉络膜视网膜病变

B. 玻璃体混浊

C. 急性区域性隐匿性外层视网膜病变

D. 视网膜脱离

E. 多发性一过性白点综合征

F. 黄斑变性

【解析】未见视网膜脱离光带可排除视网膜脱离。OCT检查示内层视网膜结构正常,可排除中心性浆液性脉络膜视网膜病变。青年男性椭圆体带受损,急性区域性隐匿性外层视网膜病变和多发性一过性白点综合征均可出现。

第3问:多发性一过性白点综合征的诊断依据是

A. 吲哚菁绿脉络膜血管造影(ICGA)晚期可见大小不等的圆形强荧光

B. 视野检查提示生理盲点扩大

C. 发病前有感冒、发热病史

答案: 3. CD　4. BCE　【案例4】1. ACDE　2. CE　3. BCD

D. 人类白细胞抗原（HLA）-B51 异常

E. 视网膜电图（ERG）正常

F. 黄斑部出血

【解析】患者视野检查显示生理盲点扩大，ICGA 造影晚期可见大小不等、圆形弱荧光区，均具有诊断意义，HLA-B51 检查对该病诊断具有参考价值，ERG 可明显降低。

第4问：关于多发性一过性白点综合征预后的正确描述是

A. 该病为自限性疾病，可不予治疗

B. 可出现复发，但视力可恢复

C. 可发生视网膜下新生血管

D. 局部给予糖皮质激素治疗

E. 抗病毒治疗

F. 眼底激光视网膜光凝

【解析】多发性一过性白点综合征为自限性疾病，可不予治疗，少数患者出现复发，但视力可以恢复，偶尔可引发视网膜下新生血管。无需糖皮质激素、抗病毒和眼底激光光凝治疗。

【案例5】患者，男性，65 岁。诊断为右眼白内障，给予右眼超声乳化白内障吸出及人工晶状体植入术后，自感视物头晕，偶有视物重影。眼部检查：右眼视力 0.7，左眼视力 1.0。视物时喜闭左眼，呈面上抬位，左眼上睑迟落。甲状腺功能检查异常。未见其他异常。

第1问：患者应进行的眼部检查是

A. 眼眶 CT

B. 超声生物显微镜（UBM）检查人工晶状体位置

C. 红玻璃试验

D. 检测血糖，测量血压

E. 角膜曲率检测

F. 甲状腺功能检查

【解析】患者主诉视物时喜闭左眼，说明右眼白内障手术及人工晶状体植入无问题。在双眼下视物出现复视，BE 两项检查无帮助。根据患者病史可以判断其可能为双眼复像，故 AC 项对于判断眼部病变有诊断价值，而 D 和 F 项有助于寻找病因，排除全身问题导致的眼部病变。

［提示］红玻璃试验结果：双眼垂直复视，向上视物像距最大，外周像属于左眼。

第2问：针对该患者正确的诊断是

A. 左眼上直肌麻痹

B. 左眼下直肌限制

C. Graves 眼病

D. 人工晶状体半脱位

E. 右眼下直肌麻痹

F. 糖尿病性眼肌麻痹

【解析】红玻璃试验结果显示左眼上转受限，左眼上直肌麻痹、下直肌限制，均可导致左眼上转受限，Graves 眼病和糖尿病性眼病累及眼外肌也可以引起左眼上转受限。

第3问：患者诊断为左眼 Graves 眼病的依据是

A. 左眼瞬目反射增加

B. 眼眶 CT 提示左眼下直肌肌腹增粗

C. 左眼上睑迟落

D. 左眼外转受限

E. T_3、T_4 增加，血清促甲状腺激素（TSH）减少

F. 血糖升高

【解析】Graves 眼病患者瞬目反射减少，上睑迟落，多累及下直肌，外直肌累及少见，可伴有甲状腺功能亢进或减退。

第4问：关于 Graves 眼病的正确治疗方案是

A. 可全身及局部使用糖皮质激素冲击治疗

答案：　4. ABC　　【案例5】1. ACDF　2. ABCF　3. BCE　4. ACDF

B. 急性期可使用斜视矫正术治疗复视

C. 眼球突出明显,可进行眼眶减压术

D. 急性期可使用三面镜治疗复视

E. MRI 显示长 T_1、短 T_2 图像,提示预后较好

F. 病情稳定后行眼肌手术矫正复视

【解析】全身及局部应用糖皮质激素治疗或减轻急性期水肿,一般在炎症消退、病情稳定后(通常为 1 年)才考虑行眼肌手术矫正复视;眼球突出明显可进行眼眶减压术。MRI 显示长 T_1、短 T_2 图像,提示纤维化严重,预后较差。

【案例6】患儿,男性,3 岁。由其父母发现右眼瞳孔发白。眼部检查无法配合,双眼球大小基本一致,眼局部无充血。否认家族史,母亲妊娠头 3 个月曾有发热病史。

第1问:患儿可能的诊断是

A. Coats 病

B. 视网膜母细胞瘤

C. 先天性白内障

D. 慢性弓蛔虫性眼内炎

E. 早产儿视网膜病变(ROP)3 期 Plus

F. 原始玻璃体持续增生症(PHPV)

【解析】儿童白瞳症多见于 Coats 病、视网膜母细胞瘤、先天性白内障、慢性弓蛔虫性眼内炎。早产儿视网膜病变分为急性活动期、退行期及瘢痕期,瘢痕期 2 度未发生大范围视网膜脱离,一般不会出现白瞳症。

第2问:患儿可能出现的阳性检查结果是

A. 眼眶 CT 显示玻璃体腔钙化斑

B. 散瞳查眼底发现小动脉管壁呈囊样扩张,或为串珠状动脉瘤

C. 荧光素眼底血管造影发现双循环

D. 患者粪便检查发现弓蛔虫卵

E. 晶状体呈白色混浊

F. 前房积脓和玻璃体大量渗出

【解析】眼眶 CT 检查可见玻璃体腔钙化斑,这对视网膜母细胞瘤有诊断意义。眼底发现小动脉管壁呈囊样扩张,或为串珠状动脉瘤时,对诊断 Coats 病有意义。慢性弓蛔虫性眼内炎的诊断不成立,因为人体仅为弓蛔虫的中间宿主,不会出现排卵。荧光素眼底血管造影发现双循环,这是脉络膜黑色素瘤的特征性表现。前房积脓和玻璃体大量渗出疑为转移性眼内炎,亦可表现为白瞳症,但本例患者眼局部无炎症表现,无充血等症状。

[提示] 患儿最终确诊为风疹病毒感染致先天性白内障及色素性视网膜病变。

第3问:下列关于患儿病变特征的正确描述是

A. 血清学检查 IgG 抗体阳性

B. 视网膜有大小不一的细点或斑纹状棕黄色色素沉着

C. FFA 检查发现眼底色素改变的部位发生窗样荧光和荧光遮蔽

D. 视网膜色素改变一般不影响视网膜功能

E. 视网膜电图(ERG)检查结果可以正常

F. 视网膜出血和水肿渗出

【解析】风疹病毒感染会导致先天性白内障及色素性视网膜病变,血清学检查 IgG 抗体阳性有助于诊断,眼底检查视网膜出现大小不一的细点或斑纹状棕黄色色素沉着,呈细点或斑纹状,大小不一。荧光素眼底血管造影显示眼底色素改变的部位出现窗样荧光和荧光遮蔽。色素性视网膜病变预后好,一般不影响视网膜功能,ERG 检查结果可以正常。

[提示] 患儿择期进行了白内障手术,手术过程顺利。

答案:【案例6】 1. ABCDF 2. ABE 3. ABCDE

第4问:关于患儿预后的客观描述是

　　A. 术中暂不植入人工晶状体

　　B. 术后进行验光配镜＋精细视功能训练,积极治疗弱视

　　C. 如果并发斜视,先手术矫正斜视再治疗弱视

　　D. 术后激光治疗视网膜色素改变

　　E. 风疹性视网膜病变不需要治疗

　　F. 植入人工晶状体度数的选择不需要考虑对侧眼屈光状态

【解析】2岁以下儿童人工晶状体植入时机存在争论,2岁以上儿童可选择一期植入人工晶状体。植入人工晶状体度数的选择需要考虑对侧眼屈光状态,遵循双眼平衡的原则,充分考虑"近视漂移"和视觉发育敏感期视功能的训练。术后应首先治疗弱视,再治疗斜视。风疹性视网膜病变预后好,一般不影响视网膜功能,不需要治疗。

【案例7】患者,女性,65岁。1周前突然左眼视力下降。眼部检查:右眼视力0.8;左眼视力0.1,矫正视力不提高。左眼角膜透明,KP(-),Tyndall 征(-);晶状体轻度混浊;瞳孔直径4mm,对光反应稍迟钝;视盘颞上颜色偏淡,周围可见少量线状出血,杯盘比=0.3,黄斑中心凹光反射不清。

第1问:与患者视力下降可能相关的情况是

　　A. 贫血

　　B. 既往患有颈椎病

　　C. 高血压病史10年

　　D. 在当地医院诊断为颞动脉炎

　　E. 发现垂体区肿瘤

　　F. 高血脂

【解析】患者视盘部分颜色变淡,周围少量出血是前部缺血性视神经病变的特征表现。前部缺血性视神经病变是由于后睫状动脉循环障碍造成视神经乳头供血不足,引起眼部急性缺氧、水肿所致。前部缺血性视神经病变好发于中老年人,常双眼先后发病,间隔数周、数月或数年。一般多与高血压、动脉硬化、糖尿病、血液黏稠度增加、严重贫血、血压过低、眼内压增高等因素有关。高血脂可以导致血液黏稠度增加。垂体区肿瘤一般不会出现前部缺血性视神经病变。

第2问:有助于对患者诊断的检查结果是

　　A. 雷诺现象

　　B. 颈部多普勒检查显示椎动脉供血不足

　　C. 视野出现扇形缺损

　　D. 荧光素眼底血管造影示视盘早期强荧光

　　E. 眼球转动痛

　　F. 视盘OCT

　　[提示]根据上述检查结果,患者确诊为缺血性视神经病变。

【解析】缺血性视神经病变可伴有全身动脉血管循环障碍如雷诺现象、椎动脉供血不足。视野检查显示为象限盲或半盲,但不以水平或垂直正中线为界,是与生理盲点相连的弧形视野缺损。荧光素眼底血管造影早期,由于后睫状动脉循环障碍可呈现部分或全部视盘弱荧光;造影晚期可见视盘残留荧光。眼球转动痛是视神经炎的特征性表现。

第3问:应与下列疾病相鉴别的是

　　A. 球后视神经炎

　　B. Foster-Kennedy 综合征

　　C. 青光眼

　　D. 年龄相关性黄斑病变

　　E. 视盘血管炎

　　F. 视神经萎缩

答案: 4. BE 　【案例7】 1. ABCDF 　2. ABC 　3. ABCEF

【解析】缺血性视神经病变分为前段缺血性视神经病变和后段缺血性视神经病变。前段缺血性视神经病变的视盘部分或全部颜色变浅,需要与视盘血管炎鉴别;后段缺血性视神经病变的视盘无任何变化,需要与球后视神经炎、Foster-Kennedy 综合征、慢性青光眼所致的视神经萎缩相鉴别。

第 4 问:缺血性视神经病变一般采用的治疗措施是

A. 激素

B. 神经营养药物

C. 改善微循环,增加视神经血供

D. 升高眼压

E. 体外反搏治疗

F. 针对病因治疗

【解析】缺血性视神经病变首先要针对病因治疗,可使用激素类药物,以减轻缺血所致的水肿;使用神经营养药物,以改善微循环,增加视神经血供,降低眼压,改善视盘血供;体外反搏治疗可提高主动脉舒张压,改善椎动脉血供。

答案: 4. ABCEF

附录一 眼科学模拟试卷（副高级）

一、单选题

1. 角膜的屈光力及其占总屈光力的比例分别是
A. 19D, 1/3
B. 40D, 2/3
C. 43D, 3/4
D. 20D, 3/5
E. 19D, 2/3

2. 前房、后房容积分别是
A. 0.20ml, 0.06ml
B. 0.25ml, 0.07ml
C. 0.20ml, 0.07ml
D. 0.30ml, 0.06ml
E. 0.25ml, 0.05ml

3. 前部缺血性视神经病变的特点是
A. 视野缺损常表现为与生理盲点相连的扇形暗点
B. 多为年轻人发病
C. 晚期视盘多呈红色
D. 眼球运动时疼痛
E. 早期视盘表现多正常

4. 先天性睑裂狭小综合征不应出现的表现是
A. 上睑下垂
B. 逆向内眦赘皮
C. 内眦距离过大
D. 上睑内翻
E. 睑裂缩小

5. 对放射治疗最敏感的眼睑恶性肿瘤是
A. 皮脂腺癌
B. 基底细胞癌
C. 色素痣
D. 鳞状上皮细胞癌
E. 眼睑血管瘤

6. 泪道鼻腔吻合术使泪液流入
A. 下鼻道
B. 中鼻道
C. 上鼻道
D. 中鼻甲
E. 下鼻甲

7. 关于泪腺多形性腺瘤的影像学表现，**不正确**的是
A. 泪腺窝肿瘤
B. B超显示中高回声、边界不清楚的肿物
C. B超显示肿物加压不变形
D. CT显示泪腺窝扩大
E. CT显示肿块呈结节状，可有钙化

8. 超急性细菌性结膜炎的常见菌种是
A. 流感嗜血杆菌和脑膜炎奈瑟菌
B. 金黄色葡萄球菌和假单胞菌属
C. 金黄色葡萄球菌和肺炎链球菌
D. 淋病奈瑟菌和假单胞菌属
E. 淋病奈瑟菌和脑膜炎奈瑟菌

9. 关于过敏性结膜炎的正确描述是
A. 只表现为Ⅳ型变态反应
B. 不出现角膜损害
C. 结膜囊分泌物涂片发现嗜酸性粒细胞增多是诊断过敏性结膜炎的可靠方法
D. 抗组胺及细胞稳定剂滴眼液不能减轻症状
E. 药物不会引发过敏性结膜炎

10. **不能**使用糖皮质激素滴眼液的角膜病是
A. 病毒性角膜炎内皮型

B. 角膜基质炎

C. 真菌性角膜炎

D. 蚕食性角膜溃疡

E. 泡性角结膜炎

11. 圆锥角膜的临床表现中**没有**

　　A. Axenfeld 征　　　B. Vogt 条纹

　　C. Munson 征　　　D. Stocker 线

　　E. Fleischer 环

12. 酒渣鼻合并结节性巩膜外层炎时，变态反应的主要类型是

　　A. Ⅰ型变态反应

　　B. Ⅱ型变态反应

　　C. Ⅲ型变态反应

　　D. Ⅳ型变态反应

　　E. 混合型变态反应

13. 诊断 Wegener 肉芽肿最具特异性的抗体是

　　A. 抗核抗体（ANA）

　　B. 抗中性粒细胞胞质抗体（ANCA）

　　C. 人类白细胞抗原（HLA）B27

　　D. HLA-138

　　E. 抗核糖核蛋白抗体（RNP）

14. 由于发育延迟造成先天性巩膜扩张的胚胎组织是

　　A. 神经外胚叶　　　B. 表层外胚叶

　　C. 中胚叶　　　　　D. 脏壁中叶

　　E. 胚裂

15. 以下关于 Vogt-Koyanagi-Harada disease syndrome 正确的是

　　A. 单侧肉芽肿性全葡萄膜炎

　　B. 双侧肉芽肿性后葡萄膜炎

　　C. 单侧肉芽肿性后葡萄膜炎

　　D. 双侧肉芽肿性全葡萄膜炎

　　E. 双侧非肉芽肿性全葡萄膜炎

16. 下列有关 Fuchs 综合征的**错误**描述是

　　A. 中等大小或星形 KP

　　B. 虹膜脱色素

　　C. 可发生虹膜后粘连

　　D. 易发生并发性白内障

　　E. 白内障手术后视力预后好

17. 成年人最常见的眼内恶性肿瘤是

　　A. 脉络膜骨瘤　　　B. 脉络膜黑色素瘤

　　C. 视神经脑膜瘤　　D. 眼眶炎性假瘤

　　E. 脉络膜转移癌

18. 以下关于先天性无虹膜的叙述，**错误**的是

　　A. 通常累及双眼

　　B. 自幼即视力差

　　C. 常表现为畏光、眯眼和眼球震颤

　　D. 均为单独发病，不伴有眼部或全身异常

　　E. 多呈常染色体显性遗传

19. 先天性瞳孔异位常有的遗传倾向为

　　A. 常染色体显性遗传

　　B. 常染色体隐性遗传

　　C. X 性联显性遗传

　　D. X 性联隐性遗传

　　E. Y 染色体遗传

20. 下列关于原发性闭角型青光眼的发生机制论述，**不正确**的是

　　A. 瞳孔阻滞因素是其一个重要发病机制

　　B. 自主神经功能紊乱，瞳孔扩大加重瞳孔阻滞

　　C. 睫状肌调节痉挛，顶推根部虹膜向前

　　D. 瞳孔 7～8mm 时，瞳孔阻滞力最大

　　E. 眼轴短，前房结构相对拥挤

21. 原发性开角型青光眼的相关突变基因**不包括**

　　A. OPTN 基因　　　B. WDR36 基因

C. MYOC 基因　　D. TIGR 基因

E. Pax6 基因

22. Chandler 综合征**不包括**

A. 角膜内皮功能障碍

B. 角膜水肿

C. 前房角内皮化

D. 虹膜表面结节

E. 虹膜周边前粘连

23. 下列**不是** Sturge-Weber 综合征表现的是

A. 颜面血管瘤　　B. 先天性白内障

C. 脉络膜血管瘤　D. 脑膜血管瘤

E. 继发性青光眼

24. 关于高眼压症的描述，正确的是

A. 眼压超过正常水平，伴有视神经和视野的损害

B. 测得眼压升高即为高眼压症

C. 疑为高眼压症，应作角膜中央厚度测量排除角膜厚度的影响

D. 多数高眼压症发展为原发性开角型青光眼

E. 单眼眼底存在青光眼改变，对侧眼可诊断高眼压症

25. 超声乳化手术中，与灌注液的瓶高相关的指标是

A. 切口液体漏出的流量

B. I/A 吸出的流速

C. 负压吸引的大小

D. 前房内压力

E. 超声乳化的能量大小

二、多选题

1. 有关双目间接检眼镜特点的叙述中，**错误**的是

A. 双目间接检眼镜检查所看到的图像为倒像，上下反，左右不反

B. 双目间接检眼镜检查受屈光间质混浊影响较大

C. 双目间接检眼镜检查看到的图像有立体感

D. 双目间接检眼镜放大倍率低，可见眼底范围比直接检眼镜检查范围大

E. 三面镜检查时中央镜和三个反射镜看到的图像均为倒像

2. 下列可出现向心性视野缩小的疾病有

A. 视网膜色素变性　B. 青光眼晚期

C. 垂体病　　　　　D. 球后视神经炎

E. 癔症

3. 泪囊窝的主要组成骨是

A. 泪骨　　　　　　B. 鼻骨

C. 上颌骨　　　　　D. 腭骨

E. 额骨

4. 关于急性泪腺炎的临床特点，以下描述正确的是

A. 临床上十分常见

B. 上睑呈 S 形弯曲，皮肤红肿，上睑下垂

C. 耳前淋巴结肿大

D. CT 示泪腺扩大，边缘不规则

E. 局部炎症，极少出现发热，体温升高

5. 巩膜疾病的病理改变主要包括

A. 胶原纤维的变性、坏死

B. 出血

C. 炎性细胞浸润

D. 肿瘤性病变

E. 肉芽肿性增殖反应

6. 巩膜交联法治疗巩膜葡萄肿的原理是

A. 改变胶原的变性温度

B. 改变胶原的机械强度

C. 改变胶原抗蛋白降解能力

D. 改变巩膜细胞合成能力

E. 改变巩膜降解细胞外基质成分的能力

7. 脉络膜转移癌的特点包括

A. 患者可有明显视力下降,眼痛和头痛症状

B. 眼底见多发黄色病灶

C. 可伴有浆液性视网膜脱离

D. 脉络膜血流缓慢

E. 预后较好

8. 常见的葡萄膜先天异常包括

A. 无虹膜 　　B. 虹膜缺损

C. 虹膜新生血管 　　D. 脉络膜色素痣

E. 脉络膜缺损

9. 关于恶性青光眼的描述,正确的是

A. 最常发生于青光眼术后早期

B. 晶状体 - 虹膜隔前移

C. 睫状环阻滞

D. 阿托品滴眼液治疗有效

E. 可行虹膜周边切除治疗

10. 婴幼儿型先天性青光眼的典型三联征是

A. 眼压高 　B. 畏光 　　C. 睑痉挛

D. 前房深 　E. 流泪

11. 关于辐射性白内障的正确描述是

A. 电离辐射性白内障早期可表现为后囊膜斑点状混浊

B. 微波性白内障属于电离辐射性白内障

C. 红外线性白内障是一种职业性眼病

D. 职业人群微波性白内障的发生具有累积效应和潜伏期

E. 微波性白内障可表现为前囊膜下朝向赤道部的羽毛状混浊

12. 晶状体半脱位的体征有

A. 瞳孔区可见部分晶状体

B. 前房深浅不一

C. 虹膜震颤

D. 晶状体混浊

E. 继发青光眼

13. 以下常导致牵拉性视网膜脱离的疾病有

A. 视网膜中央动脉阻塞

B. 湿性年龄相关性黄斑病变

C. 糖尿病视网膜病变

D. 脉络膜渗漏综合征

E. 视网膜静脉周围炎

14. 视网膜中央动脉阻塞急性期的 FFA 表现包括

A. 视网膜动脉充盈时间明显延迟或可见视网膜中央动脉无荧光素染料

B. 视网膜和脉络膜均灌注不良

C. 视网膜动脉管腔内荧光素流变细,可呈节段状或搏动性充盈

D. 一些 CRAO 患眼黄斑周围小动脉荧光素充盈可突然中断如树枝折断,形成无灌注区

E. 发病数周后,FFA 可无明显异常表现

15. 视网膜色素变性的诊断依据包括

A. 进行性夜盲

B. 双眼视网膜典型色素改变

C. 向心性视野缩小

D. ERG 呈熄灭型

E. 视野呈鼻侧阶梯

16. 糖尿病视网膜病变的非增殖期表现是

A. 视网膜微血管瘤

B. 视网膜内出血

C. 视网膜前出血

D. 视网膜内微血管异常

E. 黄斑水肿

17. 有关视网膜毛细血管瘤的正确描述是

A. 本病常见于 10～30 岁的青少年

B. 早期，肿瘤体积小，未侵犯黄斑部，可以无任何症状

C. 随着血管瘤逐渐增大，黄斑区出现渗出水肿，导致视力下降

D. 眼底可见暗红色球形包块，有数根粗大迂曲的血管供应

E. 可以导致视网膜脱离

18. 以下关于 RB 的治疗，说法正确的有

A. 为提高患儿生存质量，一般不再主张早期眼球摘除

B. 肿瘤已占眼内容积的 50% 以上，保存疗法失败时应该行眼球摘除术

C. 眼球摘除时，视神经切除要大于10mm

D. 巩膜表面放射敷贴治疗优于外放射治疗

E. 转化疗仅作为晚期姑息治疗

19. 眼内屈光手术包括

A. 准分子激光手术

B. 有晶状体眼前房型人工晶状体植入术

C. 有晶状体眼后房型人工晶状体植入术

D. 飞秒激光小切口角膜透镜取出术（SMILE）

E. 屈光性晶状体置换术

20. 目前临床矫治老视主要的 3 种方式是

A. 框架眼镜　　B. 接触镜

C. 手术治疗　　D. 药物

E. 针灸按摩

三、共用题干单选题

（1～3 题共用题干）

患者，男性，36 岁。因右眼球突出 1 年、视力下降 2 周就诊。既往有甲状腺功能亢进病史、吸烟史。患者自述近 1 年来右眼球突出，睡眠时眼睑不能完全闭合。近 2 周来视力下降明显，伴眼痛，到当地医院就诊，予以氧氟沙星滴眼液治疗，效果不明显。查体：一般情况尚可。眼部检查：右眼矫正视力 0.1；眼球前突，眼睑轻度肿胀，上下眼睑退缩，闭合不全，球结膜轻度充血；角膜上皮点状脱落，前房中等深度，房水闪辉（-）；瞳孔圆，直径约 4mm，直接对光反应迟钝；眼底视盘边缘模糊，静脉迂曲（见下图，彩图见文末彩插图 13-2～13-4）。左眼稍前突，运动自如，眼底未见异常。

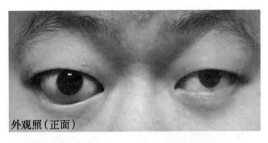

外观照（正面）

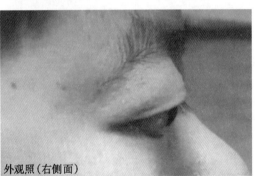

外观照（右侧面）

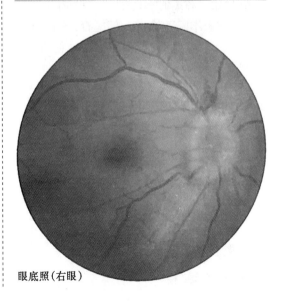

眼底照（右眼）

1. 患者初步诊断为
   A. 眶蜂窝织炎
   B. 眼眶横纹肌肉瘤
   C. 甲状腺相关性眼病
   D. 视神经乳头炎
   E. 眼眶炎性假瘤

2. 如采取手术治疗，患者的手术方案是
   A. 上睑退缩矫正术
   B. 睑裂缝合术
   C. 斜视手术
   D. 眼眶减压术
   E. 青光眼手术

3. **不建议**患者采取的诊疗措施是
   A. 内分泌检查
   B. 放射性碘治疗
   C. 戒烟
   D. 眼压监测
   E. 局部应用人工泪液

（4~7题共用题干）

患儿，女性，10岁。患儿自10年前出生时，家长即发现右眼颞侧部角结膜有1枚白色的小肿物，未予诊治，患儿视物未见明显异常，无其他不适症状。肿物随年龄增长，故来本院就诊。眼部检查：右眼视力0.2，左眼视力0.8。裂隙灯显微镜检查：右眼颞侧角巩膜缘处可见一粉白色隆起肿物，直径约5mm，侵及角膜基质层，表面光滑；前房水清，瞳孔对光反应（＋），晶状体透明，眼底未见明显异常。

4. 患者的初步诊断是
   A. 角膜白斑　　　B. 角膜皮样瘤
   C. 角膜溃疡　　　D. 角膜原位癌
   E. 角膜鳞状细胞癌

5. 患者需进行的检查**不包括**
   A. 眼前节照相
   B. 验光
   C. 荧光素眼底血管造影
   D. 眼前节光学相干断层扫描（OCT）
   E. 角膜共焦显微镜检查

［提示］患者电脑验光，右眼：SPH −0.50，CYL −4.50；左眼：SPH −1.00，CYL −0.50。综合验光：右眼0.6（−0.50DS/−4.00DC×168°），左眼1.0（−0.25DS/−0.50DC×180°）。患者眼前节照相见下图（彩图见文末彩插6-1）。

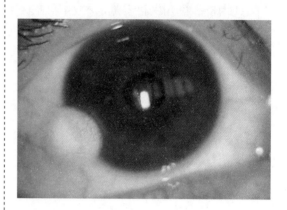

6. 根据以上检查结果，**不建议**患者选择的治疗方案是
   A. 无需特殊治疗
   B. 手术切除肿瘤组织
   C. 若肿瘤侵及较深，可行联合板层角膜移植术
   D. 肿瘤切除行病理检查
   E. 术后矫正散光

7. 以下关于该患者病理切片特征的正确描述**不包括**
   A. 位于角巩膜缘
   B. 是胚胎性皮样组织
   C. 内含纤维和脂肪组织
   D. 囊性肿块
   E. 可见上皮组织

（8~11题共用题干）

患者，男性，23岁。因右眼肿胀、上睑

下垂 20 余年就诊。查体：V$_{OD}$ 0.6，V$_{OS}$ 0.8。右眼上睑弥漫性肿胀，伴褐色斑片样色素沉着，上睑遮盖 1/2 瞳孔，肌力 5～6mm，Bell 征阴性，上转欠 1～2mm。左眼眼睑位置正常。否认外伤史、手术史。

8. 对本病临床诊断**不必要**的检查是

    A. CT   B. MRI

    C. 彩超   D. 眼底荧光造影

    E. 裂隙灯检查

9. 本病可能出现的临床表现**不包括**

    A. 上睑下垂

    B. 眼睑、眼眶占位性病变

    C. 眼眶骨质缺损

    D. Lisch 结节

    E. 低头试验阳性

10. 若本病 CT 检查提示，右眼上睑弥漫性肥厚，密度增高，与眶上方病变相连续，边界不清，侵犯上直肌、提上睑肌，眶上裂增宽，部分蝶骨大翼缺失，则该病最可能的诊断为

    A. 眼眶静脉畸形

    B. 神经纤维瘤病

    C. 眼眶炎性假瘤

    D. 眼眶神经鞘瘤

    E. 蝶骨嵴脑膜瘤

11. 若患者伴有耳鸣、听力减退、眩晕，MRI 提示双侧内听道口区占位，则该病的可能诊断为

    A. 神经鞘瘤

    B. 脑膜瘤

    C. Ⅰ型神经纤维瘤病

    D. 血管瘤

    E. 胶质瘤

（12～15 题共用题干）

【案例】某医院眼科团队日前到本省内贫困山区的一所小学开展学生眼健康检查志愿者服务活动。该学校共有 5～14 岁的孩子 100 人。

12. 按照世界卫生组织 2009 年 4 月通过的盲和视力损伤的标准，以下检查结果和对应的判断正确的是

    A. 给每位孩子仔细验光矫正后发现：较好眼最好矫正视力等于或好于 0.3 者 95 人，判断为无或轻度视力损伤的比例为 95%

    B. 较差眼日常生活视力好于或等于 0.1，且低于 0.3 者共 25 人，判断为中度视力损伤的比例为 25%

    C. 有 2 名孩子双眼最好矫正视力都小于 0.3，且大于 0.05，判断为双眼低视力的比例为 2%

    D. 有 1 名孩子较好眼日常生活视力 0.08，判断其为重度视力损伤

    E. 双眼裸眼视力低于 0.05，且好于 0.02 的孩子有 2 名，判断为 3 级盲比例为 2%

13. 根据以上数据，可推测出导致该小学孩子们视力损伤首要的原因是

    A. 遗传性眼病

    B. 白内障

    C. 青光眼

    D. 早产儿视网膜病变

    E. 未矫正的屈光不正

14. 该团队同时完成了当年拟入学的 12 名 5 岁儿童眼部检查，发现其中有 3 例存在角膜混浊，导致这种情况的主要原因**不会**是

    A. 麻疹后角膜溃疡

    B. 单纯疱疹病毒感染

    C. 维生素 A 缺乏

    D. 新生儿眼炎

    E. 沙眼

15. 经过认真考察当地儿童的生活条件,该团队建议该山区家庭应重视给孩子补充维生素 A 以减少儿童盲,以下建议与预防维生素 A 缺乏**无关**的是
    A. 加强健康和营养教育,提高谷类食物中维生素 A 的含量
    B. 促进母乳喂养
    C. 预防接种麻疹疫苗
    D. 改善水的供应和环境卫生以预防腹泻
    E. 出生时立即进行眼部检查,加强遗传咨询

四、案例分析题

【案例 1】患者,女性,63 岁。主诉:因"右眼视力下降 1 年半,左眼视力下降 8 个月,伴双眼视物变形"就诊。现病史:患者 1 年半前出现右眼视力下降,左眼视力下降 8 个月,伴视物变形,未曾诊治,今来门诊就诊。既往高血压病史 2 年,平素口服马来酸左旋氨氯地平 2.5mg/d,血压控制于 130/80mmHg;胆结石病史 20 年。眼科检查:视力:R 0.05,矫正不应,L 0.4,矫正视力 0.5。双眼晶状体皮质轻度混浊,右眼底视盘边界清,黄斑区中心凹黄白色病灶,周围见黄白色渗出,黄斑颞下方视网膜见片状灰色病灶,左眼底黄斑区可见中心凹黄色病灶和界限清晰的圆形色素上皮脱离灶,见下图(彩图见文末彩插图 12-42)。双眼眼压 20mmHg。

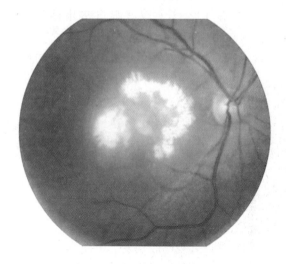
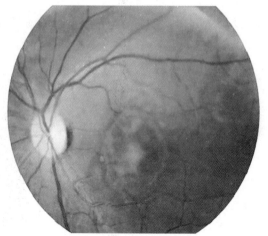

第 1 问:根据目前的病史及临床表现,患者右眼可能的诊断是
    A. 中心性浆液性脉络膜视网膜病变
    B. 湿性老年性黄斑变性
    C. 中心凹旁毛细血管扩张症
    D. 视网膜血管瘤样增生
    E. 息肉状脉络膜血管病变
    F. 年龄相关性白内障

第 2 问:为确定诊断,该患者接下来可以做

的辅助检查是
    A. 荧光素眼底血管造影
    B. 光学相干断层扫描血管成像
    C. 角膜内皮及人工晶状体度数测量
    D. 吲哚菁绿脉络膜血管造影
    E. 眼部 B 超
    F. 光学相干断层扫描

第 3 问:患者 FFA 及 OCT 检查结果如下图所示,则目前患者的诊断应为

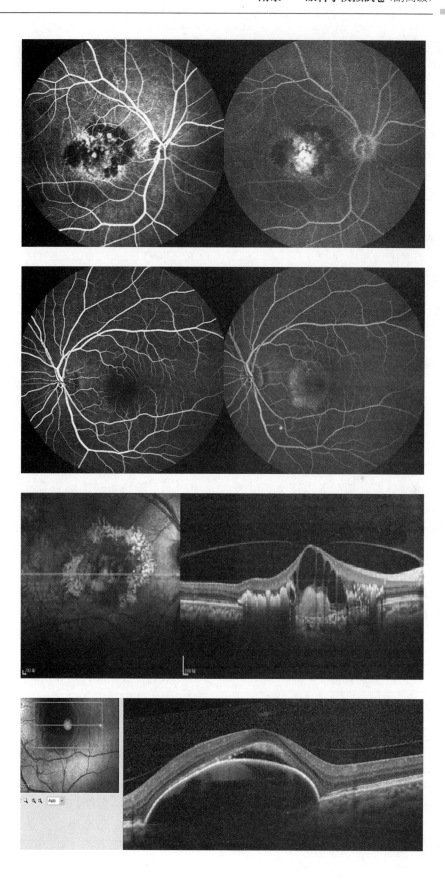

A. 双眼湿性老年性黄斑变性

B. 双眼白内障

C. 右眼中心凹旁毛细血管扩张症

D. 右眼湿性老年性黄斑变性，左眼中心性浆液性脉络膜视网膜病变

E. 右眼湿性老年性黄斑变性，左眼玻璃膜疣性 PED

F. 高血压

第 4 问：患者右眼诊断为湿性 AMD，根据 FFA 表现，患者的诊断应为

A. 焦点状 CNV　　　B. 隐匿性 CNV

C. 完全典型性 CNV　D. 斑状 CNV

E. 轻微典型性 CNV　F. 典型为主性 CNV

第 5 问：根据临床诊断，患者目前的治疗可考虑为

A. 双眼玻璃体腔注射抗 VEGF 治疗

B. 双眼 PDT 治疗

C. 右眼玻璃体腔注射抗 VEGF 治疗，左眼观察随诊

D. 右眼玻璃体腔注射抗 VEGF 治疗，左眼眼玻璃体腔注射地塞米松植入剂

E. 双眼玻璃体腔注射地塞米松植入剂

F. 补充叶黄素、抗氧化剂、微量元素等

第 6 问：患者左眼转变成湿性 AMD 的可能因素有

A. 右眼湿性 AMD

B. 高血压

C. 左眼较大软性玻璃膜疣

D. 吸烟

E. 患者年龄 63 岁

F. 胆结石病史

【案例 2】患者，男性，23 岁。因右眼视力下降 2 个月就诊。患者曾于 3 年前行双眼准分子激光原位角膜磨镶术（LASIK），手术后双眼裸眼视力正常。眼部检查：右眼裸

眼视力 0.3，左眼裸眼视力 1.0。眼压：右眼 11.2mmHg，左眼 13.1mmHg。双眼角膜透明，前房深度正常，房水透明，瞳孔圆，晶状体透明，视盘边界清晰，C/D 约 0.3。

第 1 问：该患者右眼视力下降的原因首先考虑为

A. LASIK 术后视力回退

B. 原发性圆锥角膜

C. 继发性圆锥角膜

D. 角膜 Haze

E. 原发性开角型青光眼

F. 弱视

第 2 问：为了明确诊断，该患者首先需完善的检查是

A. 主觉验光　　　B. 角膜厚度测量

C. 角膜地形图　　D. 眼前节照相

E. UBM　　　　　F. 视野检查

第 3 问：患者继发性圆锥角膜的诊断依据是

A. 曾行 LASIK

B. 术后视力下降

C. 术后随访角膜地形图显示曲率值异常增高

D. 术后随访角膜地形图显示角膜前后表面高度值异常增高

E. 眼前节照片显示角膜出现 Fleischer 环

F. 术后随访提示近视和散光度数增加

第 4 问：此疾病发生的高危因素是

A. 术前角膜形态不对称，下方较陡

B. 术前中央角膜厚度偏薄

C. 术中切削过深

D. 角膜基质床厚度剩余过少

E. 角膜瓣过厚

F. 揉眼习惯

【案例 3】患者，男性，9 岁。因"外伤后歪头视物伴头晕、恶心呕吐 2 天"就诊。眼部检查：双眼视力均 1.0。裂隙灯显微镜

检查:左侧眼睑皮肤青紫,双眼球结膜不充血,角膜透明,前房清,虹膜纹理清。瞳孔圆,对光反应灵敏,晶状体透明。直接检眼镜检查:视盘界清,黄斑区未见明显异常。

第1问:初步考虑患者的诊断是
A. 青光眼急性发作　B. 斜颈
C. 胃肠炎　　　　　D. 垂直旋转斜视
E. 麻痹性斜视　　　F. 限制性斜视
G. 间歇性斜视　　　H. 眼外伤
I. 颅内疾病

[提示]眼肌专科检查:眼位:33cm角膜映光大致正位。眼球运动:左眼上转、下转均受限。左侧瞳孔轻度散大。追问病史,患儿两日前在学校曾有跌伤史。

第2问:目前还需进行的检查是
A. 眼底光学相干断层扫描(OCT)
B. 眼压测量
C. 视野检查
D. 海德堡视网膜断层扫描(HRT)
E. 眼底照相
F. 前房角镜检查
G. 牵拉试验
H. Hess 屏检查
I. 同视机检查
J. 眼眶 CT
K. 荧光素眼底血管造影(FFA)

[提示]患者左眼被动牵拉试验(+)。眼眶CT检查结果见下图。

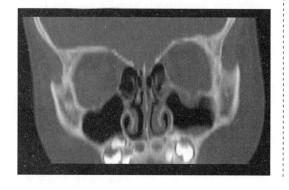

第3问:该患者可能的诊断是
A. 左眼第Ⅳ对脑神经不全麻痹
B. 左眼第Ⅲ对脑神经不全麻痹
C. 左眼眶骨折
D. 左眼麻痹性斜视
E. 左眼上直肌麻痹
F. 左眼下直肌麻痹
G. 左眼限制性斜视

第4问:下一步应对患者采取的治疗方案是
A. 观察并随访,暂不予处理
B. 验配三棱镜
C. 眼外肌肉毒菌素注射
D. 眼外肌手术治疗
E. 眼眶手术治疗
F. 给予神经营养药物,无需手术
G. 给予适量激素,消除眼眶组织水肿

【案例4】患儿,男性,12岁,学生。由家长代诉自幼向右侧方注视不便,经常用转头来代替。患儿足月顺产。其母孕期无特殊疾病史。眼部检查:双眼视力均1.0。双眼前节及眼底均未见明显异常。眼位:正前方角膜映光正位。眼球运动:右眼外转时明显受限,睑裂稍有开大,内转时轻度受限,合并有眼球上转时眼球后退、睑裂变小,其他方向运动正常;左眼各个方向运动正常。

第1问:为明确诊断和治疗,患儿首先应进行的检查项目是
A. 眼球运动检查　　B. 头部 MRI
C. 眼眶 CT　　　　 D. 眼位检查
E. 立体视检查　　　F. 血常规检查

[提示]患儿眼眶CT检查结果排除了眶内疾病,立体视检查结果正常。

第2问:该患儿初步诊断为
A. 右眼 Duane 眼球后退综合征Ⅰ型
B. 右眼 Duane 眼球后退综合征Ⅱ型
C. 右眼 Duane 眼球后退综合征Ⅲ型

D. 右眼外展神经麻痹

E. 右眼外肌纤维化

F. 右眼动眼神经麻痹

第3问：Duane 眼球后退综合征 I 型需要相鉴别的疾病是

A. 右眼外展神经麻痹

B. 重症肌无力

C. 眼外肌纤维化

D. Graves（甲状腺）眼病

E. 动眼神经麻痹

F. 线粒体病

第4问：目前患者应采取的治疗方案是

A. 无需处理

B. 手术治疗

C. 神经营养药物治疗

D. 按摩等物理治疗

E. 佩戴棱镜眼镜

F. 屈光矫正

【案例5】患者，男性，49 岁。因"右眼被塑料弹伤，视力明显下降 1 个月"就诊。眼部检查：右眼视力数指 / 眼前；光定位、色觉正常；眼睑启闭正常，泪道冲洗通畅；巩膜无黄染，结膜无充血，角膜透明；前房深，房水清，周深约 1/2CT，KP（−），房水闪光（−）；瞳孔圆，直径 4mm，对光反应灵敏；虹膜震颤（+）；晶状体脱位于下部玻璃体腔，玻璃体内见大量色素；眼底可见视盘边界清，颜色如常，C/D 比值正常，后极部视网膜平伏、色红，黄斑中心凹光反射可见。左眼视力 1.0，眼球未见异常。角膜内皮细胞计数：右眼 2 582 个 /mm², 左眼 2 971 个 /mm²。

第1问：初步考虑患者的诊断是

A. 眼球钝挫伤

B. 挫伤性青光眼

C. 外伤性白内障

D. 外伤性晶状体脱位

E. 视神经挫伤

F. 脉络膜挫伤

G. 眼内炎

H. 玻璃体积血

〔提示〕眼压：右眼 15mmHg（1mmHg= 0.133kPa）；左眼 17mmHg。患者受伤后未曾应用降眼压药。右眼 B 超未提示视网膜隆起。

第2问：下一步有必要对患者进行的检查是

A. 视野检查

B. 眼部超声生物显微镜（UBM）检查

C. 眼部 CT

D. 荧光素眼底血管造影（FFA）

E. 前房角镜检查

F. 视觉敏感度检测

第3问：目前考虑对患者实施的手术方案是

A. 玻璃体切割术

B. 单纯晶状体摘除术

C. 小梁切除术

D. 晶状体、玻璃体切割术

E. 晶状体、玻璃体切割术，术中探查眼底

F. 晶状体、玻璃体切割术，小梁切除术

〔提示〕完善术前准备后，予以晶状体、玻璃体切除，术中发现鼻上方周边部有视网膜牵引，形成 1PD 大小马蹄形裂孔。

第4问：需要进一步对患者采取的处理措施是

A. 晶状体、玻璃体切除后，予以硅油填充

B. 晶状体、玻璃体切除后，予以眼内注气

C. 晶状体、玻璃体切除后，予以裂孔周围激光光凝并眼内注气

D. 晶状体、玻璃体切除后，予以裂孔周围激光光凝并巩膜环扎

E. 晶状体、玻璃体切除后，予以裂孔周围激光光凝并巩膜环扎和硅油填充

F. 晶状体、玻璃体切除后，予以裂孔周围激光光凝并硅油填充

［提示］患者行"右眼晶状体切除＋玻璃体切除＋裂孔周围激光光凝＋注入C3F8"后3个月，右眼视力手动/40cm，+10.25D=0.8；眼压13mmHg。角膜透明，前房中等深度，虹膜完整，晶状体缺如，眼底视网膜平伏，上方视网膜裂孔封闭。左眼未见明显异常。

第5问：患者下一步的治疗方案是

  A. 佩戴角膜接触镜

  B. 缝线固定人工晶状体植入术

  C. 佩戴框架眼镜

  D. 前房型人工晶状体植入术

  E. 虹膜夹持型人工晶状体植入术

  F. 右眼晶状体摘除＋人工晶状体植入术，术后屈光目标参照左眼

【案例6】患者，女性，42岁，农民。因"左眼红痛，视物不清10余天"就诊。患者于10余天前感觉异物飞入左眼，异物性质不详。之后出现眼红、异物感、流泪，于当地医院就诊，检查未见明显异物，诊断"左眼角膜炎"，予以全身及局部抗生素药物治疗，但左眼红、痛症状逐渐加重，伴视力下降。眼部检查：右眼视力1.5，左眼视力HM/40cm，0.02；眼压：右眼15mmHg，左眼Tn。眼部体征如下图所示（彩图见文末彩插6-8）。

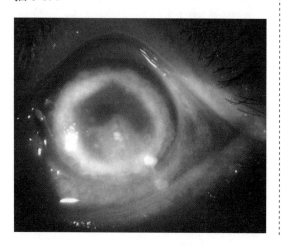

第1问：考虑该患者的临床诊断首选的是

  A. 急性结膜炎

  B. 细菌性角膜炎

  C. 真菌性角膜炎

  D. 病毒性角膜炎

  E. 棘阿米巴角膜炎

  F. 巩膜炎

第2问：为了进一步明确诊断，该患者还需要进行的检查是

  A. 角膜刮片，10%KOH湿片检查真菌

  B. 角膜刮片、吉姆萨染色检查细菌

  C. 细菌培养＋药物敏感试验

  D. 真菌培养＋药物敏感试验

  E. 棘阿米巴培养

  F. 活体共焦显微镜

第3问：下图为何种检查的检查结果

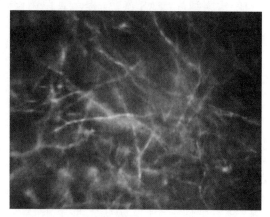

  A. 裂隙灯显微镜照相

  B. UBM

  C. 活体共焦显微镜检查

  D. 眼前节OCT

  E. ERG

  F. 角膜地形图

第4问：上图的结果提示本患者为何种病原体感染

  A. 细菌　　　　　　B. 真菌

C. 病毒　　　　　D. 棘阿米巴

E. 衣原体　　　　F. 螨虫

［提示］患者真菌培养为黄曲霉菌。

第5问：下图（彩图见文末彩插图6-10）是何种检查的检查结果，提示的信息是

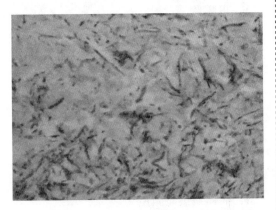

A. 角膜刮片，10%KOH 湿片检查真菌，提示真菌菌丝阳性

B. 角膜刮片，PAS 染色，提示真菌菌丝阳性

C. 真菌培养，提示真菌菌丝阳性

D. 细菌培养，革兰氏染色，提示革兰氏阳性细菌

E. 角膜移植术后组织切片，PAS 染色，提示真菌菌丝阳性

F. 棘阿米巴培养

【案例7】患儿，男性，5岁。手握铅笔时跌倒，致铅笔插入左眼，视物不见1小时余入院；病程中患儿呕吐2次，为胃内容物，呕吐物中带血，约20ml。患儿全身生命体征平稳，精神差。眼部检查：右眼未见异常。左眼视力无光感，眼睑肿胀，眼球固定，内眦部见一支3～4cm铅笔露出皮肤外，内侧下睑内翻，眼球突出；结膜轻度充血、水肿，角膜中央线状擦伤，前房深；瞳孔圆，直径约7mm，直接、间接对光反应未见，虹膜纹理清晰；晶状体、玻璃体透明；眼底视盘边界清，色泽尚可，C/D≈0.3，

后极部视网膜平伏，血管大致正常，黄斑中心凹光反射（−）。眼压：指测 Tn。眼眶CT示左侧眶内异物，异物内端在颅内，如下图所示。

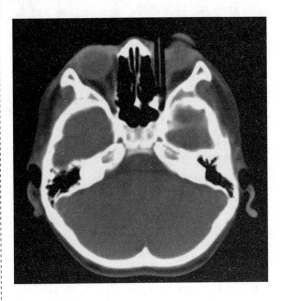

第1问：初步考虑患者的诊断是

A. 颅内异物（左侧）

B. 左眼眶异物

C. 左眶上裂综合征

D. 视神经挫伤

E. 眼球钝挫伤

F. 脉络膜挫伤

第2问：需要对患者进一步做的检查是

A. 眼部 MRI

B. 眼部 CT 血管造影（CTA）

C. 眼部数字减影血管造影（DSA）

D. 眼眶正侧位 X 线摄片

E. 视觉诱发电位（VEP）检查

F. 眼部 B 超

第3问：需要对患者实施的处理措施是

A. 密切监护下拔出铅笔

B. 脑外科会诊，明确病情，选择治疗方案

C. 介入科会诊，明确颅内血管损伤情况

D. 脑外科与眼科协作取出异物

E. 脑外科暴露颈部动脉，作结扎预案

F. 脑外科开颅探查，异物经入路拔出

［提示］脑外科与眼科医生协作，由脑外科医生暴露颈部动脉，作结扎预案；由眼科医生经入路拔出铅笔，笔长约9cm，位于眶 - 颅内约7cm，如下图所示（见彩图见文末彩插图16-2）。术后患儿全身生命体征平稳，给予甲钴胺、鼠神经生长因子（苏肽生）等神经营养支持治疗。术后3个月复查，左眼视力无光感，上睑轻度下垂，眼球各方向运动基本到位，眼底视网膜血管大致正常。

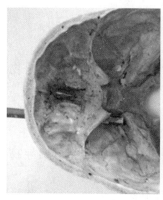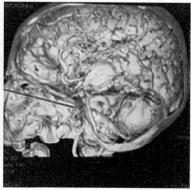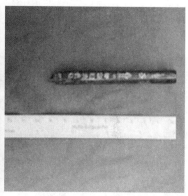

第4问：1年后患眼的视力仍为无光感，眼压15mmHg（1mmHg=0.133kPa）；眼球运动基本如常，外斜20△。眼底检查结果见下图（见彩图见文末彩插图16-3）；双眼眼轴长度基本相同。此时对患眼的诊断是

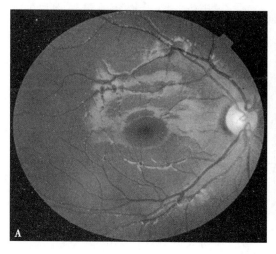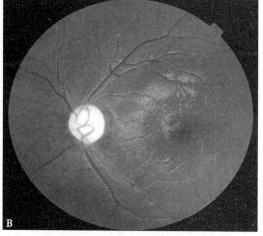

A. 左眼低视力

B. 左眼视神经萎缩

C. 左眼青光眼性视神经病变

D. 左眼球萎缩

E. 左眼失用性外斜视

F. 左眼外伤性视网膜脉络膜病变

【案例8】患者，男性，54 岁。主诉：因"右眼被异物击伤致视物模糊 5 小时"入院。现病史：5 小时前被异物击伤右眼，视物模糊。眼科检查：右眼视力 0.15（无法矫正），左眼视力 1.0。右眼球结膜充血，5 点钟方位角膜见一不规则裂口，虹膜嵌顿，前房稍浅；瞳孔呈梭形，对光反应消失；晶状体位置正，对应角膜创口位置的皮质呈白色混浊；玻璃体透明，直视下未见异物。左眼未见明显异常。右眼眶 CT 扫描见下图。

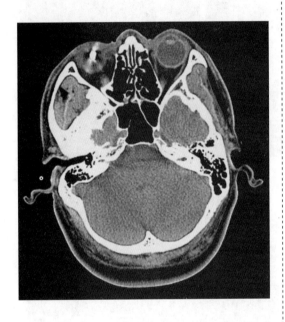

第 1 问：对该患者**不恰当**的治疗方案是：
　A. 角膜清创缝合联合虹膜还纳术
　B. 若异物性质稳定，可暂不取出
　C. 经睫状体平坦部磁铁试吸
　D. 外伤性白内障摘除、人工晶状体植入联合玻璃体手术取出异物
　E. 在最接近异物处的巩膜做切口取出异物并行冷冻
　F. 二期观察晶状体混浊和皮质溢出情况，以决定是否行白内障手术

第 2 问：如行睫状体平坦部磁铁试吸取异物法，下一步需采取的诊疗措施是

　A. 散瞳直接检眼镜下寻找异物
　B. 眼眶 CT 三维定位
　C. 眼眶 MRI 扫描定位
　D. 彩色超声定位
　E. 还纳脱出的虹膜，缝合角膜创口，并行角膜缘标记 X 线定位
　F. 还纳脱出的虹膜，缝合角膜创口，于操作便捷的位置行睫状体平坦部异物试吸

第 3 问：关于 X 线定位法的**错误**描述是
　A. 正位 X 线片可以准确地判断出异物所在的径线
　B. 正位 X 线片可以准确地测量出异物与矢状轴的距离
　C. 侧位 X 线片可以准确地测量出异物与角膜缘平面的距离
　D. 侧位 X 线片必须测量异物与矢状轴的垂直距离
　E. 侧位 X 线片可以准确地判断异物位于矢状面的上方或下方
　F. 冠状位 X 线片无法准确地测量出异物与角膜缘平面的距离
　G. 冠状位 X 线片必须测量异物与矢状轴的垂直距离
　H. 冠状位 X 线片可以准确地判断异物位于矢状面的上方或下方

第 4 问：行睫状体平坦部磁铁试吸取异物失败的常见原因是
　A. 定位有误
　B. 异物无磁性
　C. 时间太久或者炎症反应重，异物包裹
　D. 异物太大
　E. 异物太小
　F. 异物嵌顿在眼球壁上

第 5 问：对于该患者，如果行睫状体平坦部磁铁试吸取异物失败，应当如何处理

A. 随访观察

B. 方格法 X 线定位

C. 眼眶 MRI 定位

D. 眼球彩色超声定位

E. 行玻璃体手术取出异物

F. 眼球 B 超定位

【案例 9】患者，男性，40 岁，工人。主因工作中不慎将大量石灰水溅入左眼 1 小时就诊，受伤当时已用自来水冲洗。眼部检查：左眼结膜水肿，下方 1/2 球结膜苍白，角膜灰白色混浊，后弹力层皱褶，眼内情况不清楚。

第 1 问：患者就诊后应立即采取的处理措施是

A. 大量生理盐水冲洗

B. 反转结膜囊检查是否有异物残留

C. 切除坏死结膜组织

D. 结膜下注射维生素 C

E. 羊膜移植

F. 前房穿刺

第 2 问：碱烧伤急性期应采用的治疗药物主要包括

A. 局部和全身应用抗生素预防感染

B. 局部应用促进上皮修复滴眼液

C. 局部应用阿托品滴眼液扩瞳

D. 局部应用维生素 C 滴眼液

E. 局部应用非甾体类抗炎药滴眼液

F. 局部应用糖皮质激素类滴眼液

第 3 问：在治疗过程中，患者出现眼压升高的可能机制是

A. 小梁网受损

B. 前列腺素释放

C. 炎症渗出物堵塞 Schlemm 管

D. 瞳孔扩大导致前房角关闭

E. 表层巩膜静脉压增高

F. 房水生成增多

［提示］患者经药物治疗 1 周后，角膜混浊水肿改善不明显，出现角膜溃疡，但深度仅达角膜浅基质层。

第 4 问：此时需考虑实施的手术治疗方式是

A. 切除坏死结膜组织

B. 结膜移植

C. 羊膜移植

D. 自体唇黏膜移植

E. 角膜板层移植

F. 角膜全层移植

［提示］患者手术后角膜水肿较前减轻，病情逐渐稳定。

第 5 问：该患者晚期可能出现的并发症是

A. 角膜血管翳

B. 睑球粘连

C. 继发青光眼

D. 睑外翻或睑内翻

E. 并发性白内障

F. 干眼

【案例 10】2018 年，我国卫生行政部门组织专家组对西南某边远城市进行了盲和视力损伤的流行病学调查。该城市人口 100 万，80% 为农村户口，60 岁以上人群共 30 万。农村户口中"新农合"覆盖率为 80%。

第 1 问：根据我国流行病学特点，预期导致该城市人群盲和中重度视力损伤的病因可能包括

A. 白内障

B. 屈光不正

C. 视网膜疾病

D. 青光眼

E. 角膜混浊

F. 河盲

［提示］调查结果显示：该地区双眼盲或单眼盲人数为 5 万人，其中因白内障致盲的人数为 3 万人。该地区视力损伤人数

为 20 万人，其中因白内障导致视力损伤的人数为 15 万人。2018 年，该地区开展的眼科手术共 2 000 台，其中白内障手术数量为 500 台。

第 2 问：根据上述调查结果，该地区 2018 年的白内障手术率为

A. 0.33%

B. 0.25%

C. 0.02%

D. 0.005%

E. 500

F. 2 000

[提示] 调查结果显示：该地区能开展白内障手术的医生未达本地区眼科医生总数的 1/3，在农村地区比例更低。白内障手术后手术眼日常生活视力达到 0.3 或以上的比例为 62%。

第 3 问：欲解决该地区白内障手术服务的主要措施应包括

A. 大力增加超声乳化白内障摘除及人工晶状体植入术在白内障手术中的比例

B. 主要针对新发的白内障盲人集中开展手术

C. 集中解决积存的白内障盲人，特别是农村人口

D. 提高白内障手术成功率，对白内障手术并发症的发生情况进行分析

E. 需花大力气培养白内障手术医师

F. 从邻近大城市组织医疗队进驻该城市，开展白内障复明手术专项工作

第 4 问：对降低该城市盲和视力损伤率的其他建议包括

A. 改善乡村初级眼保健机构的设备和服务能力

B. 对白内障手术后的患者提供适宜的屈光矫正服务

C. 做好眼保健知识的普及工作，动员白内障患者接受手术

D. 研究符合该城市实际情况的防盲措施和方法

E. 采用各种方式降低白内障手术对个体和家庭的负担

F. 关注除白内障外的其他致盲性眼病的防治工作

【案例 11】患者，女性，65 岁。1 周前突然左眼视力下降。眼部检查：右眼视力 0.8；左眼视力 0.1，矫正视力不提高。左眼角膜透明，KP（−），Tyndall 征（−）；晶状体轻度混浊；瞳孔直径 4mm，对光反应稍迟钝；视盘颞上颜色偏淡，周围可见少量线状出血，杯盘比 =0.3，黄斑中心凹光反射不清。

第 1 问：与患者视力下降可能有关的情况是

A. 贫血

B. 既往患有颈椎病

C. 高血压病史 10 年

D. 在当地医院诊断为颞动脉炎

E. 发现垂体区肿瘤

F. 高血脂

第 2 问：有助于对患者诊断的检查结果是

A. 雷诺现象

B. 颈部多普勒检查显示椎动脉供血不足

C. 视野出现扇形缺损

D. 荧光素眼底血管造影示视盘早期强荧光

E. 眼球转动痛

F. 视盘 OCT

[提示] 根据上述检查结果，患者确诊为缺血性视神经病变。

第 3 问：应该与下列哪些疾病相鉴别

A. 球后视神经炎

B. Foster-Kennedy 综合征

C. 青光眼

D. 年龄相关性黄斑病变

E. 视盘血管炎

F. 视神经萎缩

第4问：缺血性视神经病变一般采用的治疗措施是

　　A. 激素

B. 神经营养药物

C. 改善微循环，增加视神经血供

D. 升高眼压

E. 体外反搏治疗

F. 针对病因治疗

参考答案与解析

一、单选题

1. C 角膜是最主要的眼屈光介质，相当于 43D 的凸透镜，晶状体为另一主要的屈光介质，相当于 19D 的凸透镜，眼球在静息状态下的总屈光力一般认为是 58～60D 之间，故角膜占总屈光力的比例为 3/4 左右。

2. A 前房指角膜后面与虹膜和瞳孔区晶状体前面之间的眼球内腔，容积约 0.2ml。后房为虹膜后面、睫状体内侧、晶状体悬韧带前面和晶状体前侧面的环形间隙，容积约 0.06ml。

3. A

4. D 先天性睑裂狭小综合征临床表现典型的四联症包括：上睑下垂、逆向内眦赘皮、内眦距离过大、睑裂缩小。

5. B

6. B

7. B 泪腺多形性腺瘤的 CT 一般显示泪腺窝半球形或椭圆形高密度块影，边界清楚，密度多均匀，少数伴有囊性变或钙化而密度不均匀，可被造影剂强化，因肿瘤生长长期压迫，造成泪腺窝扩大，眶骨凹陷，严重者可造成眼眶上壁局部骨质缺损，形成边缘硬化。泪腺多形性腺瘤 B 型超声：表现泪腺区类圆形或半球形病变，边界清楚，肿瘤内可见中等或较强回声，肿块加压不变形。

8. E 超急性细菌性结膜炎由奈瑟菌属细菌引起，主要包括淋病奈瑟菌和脑膜炎奈瑟菌，其特征为潜伏期短，病情进展迅速，结膜充血水肿伴有大量脓性分泌物。

9. C

10. C

11. D Stocker 线是在翼状胬肉头部附着的角膜上，可见淡黄色的沉积于胬肉头部前端的角膜上皮内的铁质沉着线。而 Fleischer 环是围绕圆锥角膜锥底的角膜上皮层内的环形淡棕色铁质沉着。圆锥角膜初期的中央角膜变敏感，而到完成期感觉变得迟钝，称为 Axenfeld 征。

12. D

13. B

14. C

15. D Vogt-Koyanagi-Harada syndrome，也叫福格特 - 小柳 - 原田综合征，是以双侧肉芽肿性全葡萄膜炎为主要特征的疾病，常伴有脑膜刺激征、听力障碍、毛发变白、白癜风等。

16. C

17. B 脉络膜黑色素瘤是葡萄膜恶性肿瘤最多的一种，也是成年人较常见的眼内恶性肿瘤，其患病率在我国居眼内恶性肿瘤中的第二位，仅次于视网膜母细胞瘤。

18. D 先天性无虹膜是少见的眼部先天异常，多呈常染色体显性遗传，常累及双眼，可伴有角膜、前房、晶状体、视网膜和视神经异常。临床表现主要为畏光、视力差和眼球震颤。

19. A 先天性瞳孔异位有常染色体显性遗传的倾向。

20. D

21. E

22. D Chandler 综合征是 ICE 综合征的一种，可出现角膜内皮病变，前房角和虹膜表面内皮化，虹膜周边前粘连等，当眼压增高时可出现角膜水肿，但一般不会出现虹膜表面结节。

23. B

24. C

25. D

二、多选题

1. ABE

2. ABDE 出现向心性视野缩小的常见于视网膜色素变性、青光眼晚期、球后视神经炎（周围型）、周边视网膜脉络膜炎等。还有癔症性视野缩小、色视野颠倒、螺旋状视野收缩等现象。

3. AC

4. BCD

5. ACE

6. ABC

7. ABCD 脉络膜转移生长较快 80% 可因肿瘤位于后极部而产生视力下降，压迫睫状神经从而有剧烈的眼痛头痛。视网膜下一个或几个灰黄色或黄白色结节状的扁平实性隆起。多为细胞团块，少间质及血管。晚期可发生渗出性网脱。预后差。

8. ABE 常见的葡萄膜先天异常包括：永存瞳孔膜、无虹膜、虹膜缺损和脉络膜缺损。

9. ABCD 恶性青光眼，又称睫状环阻塞性青光眼，发病机制主要为晶状体或玻璃体与水肿的睫状环相贴，后房房水不能进入前房所致，阿托品滴眼液可以麻痹睫状肌，晶状体 - 虹膜隔后移而缓解症状，单纯虹膜周边切除不能解除睫状环阻滞而无效。

10. BCE

11. ACD 辐射性白内障表现为后囊斑点状混浊或前囊下朝向赤道部的羽毛状皮质混浊，红外线白内障是一种职业性眼病，常发生于玻璃及炼钢工人中。微波属于非电离辐射，微波性白内障表现为后囊下皮质蜂窝状、片状混浊，具有累积效应及潜伏期。

12. ABC 晶状体半脱位瞳孔区可见部分晶状体，散大瞳孔后可见部分晶状体赤道部，该区悬韧带断裂。前房深浅不一致，虹膜震颤。

13. CE

14. ACDE

15. ABCD　视网膜色素变性属于光感受器细胞及色素上皮（RPE）营养不良性退行性病变。临床上以夜盲、向心性视野缩小、色素性视网膜病变和光感受器功能不良（ERG 呈熄灭型）为特征。因此正确答案为 ABCD 选项。

16. ABDE　非增殖型糖尿病视网膜病变的临床表现主要有：视网膜微血管瘤、视网膜内出血、硬性渗出、棉絮斑、毛细血管无灌注、视网膜内微血管异常、视网膜静脉串珠样改变、黄斑水肿。

17. ABCDE

18. ABCD　对部分 RB 患者化疗联合局部放疗或冷冻可起到很好的治疗效果。

19. BCE

20. ABC　老视的矫治主要有三种方式，分别是框架眼镜、接触镜和手术治疗。改善老视症状的最基本方法是使用框架眼镜，眼镜镜片包括单眼、双焦 / 三焦或渐进式强光镜片。用于老视的接触镜有两种矫正方式：同时视型和单眼视型。由于目前老视的机制不清，所以矫治老视的手术方式多样化。包括角膜激光手术，射频传导性热角膜成形术，巩膜扩张术，年龄相关性白内障或其他眼内屈光手术等。

三、共用题干单选题

1. C　本例患者具有甲状腺功能亢进病史，且具有甲状腺相关性眼病的典型表现（眼球突出、眼睑退缩、视神经压迫等），故诊断为甲状腺相关性眼病。

2. D　甲状腺相关性眼病的手术分为三大类：眼睑手术、斜视手术及眼眶减压术。该患者有压迫性视神经病变的表现，在甲状腺功能稳定的情况下，首选眼眶减压术，以挽救患者视功能。

3. B　甲状腺相关性眼病可能影响涡静脉回流，升高眼压；放射性碘治疗会加重眼部病情，应尽量避免。循证医学证据表明吸烟可加重眼部病情，戒烟有利于眼病恢复。戒烟应该作为甲状腺相关性眼病治疗的常规建议。

4. B　根据家长叙述患儿无不适症状，首先考虑排除角膜感染性病变。根据查体所见的肿瘤特点（为粉白色肿物，表面光滑），可暂时排除恶性肿瘤的可能性。肿物隆起、肿瘤特征明显，考虑排除角膜变性。

5. C　如诊断为角膜肿瘤，需评估肿瘤大小、体积、表面情况等，需进行眼前节照相，留存图像可为患者手术恢复后做对比。肿瘤会影响角膜曲率，需进行验光以评估肿瘤对角膜及视力的影响。角膜共焦显微镜检查以分析病变特征，眼前节光学相干断层扫描判断肿瘤浸润深度。

6. A　患者右眼散光度数较大，矫正视力不佳，患儿配镜不适，建议手术切除肿物，切除后需行病理切片以判定肿瘤类型。由于肿瘤侵及部位较深，应行板层角膜移植覆盖患处，术后应矫正散光。

7. D　以上描述均为角膜皮样瘤的组织病理学典型检查结果。

8. D

9. E

10. B

11. A

12. D

13. E

14. E

15. E

四、案例分析题

【案例1】

第1问：BCDEF　根据患者右眼眼底表现，黄斑区中心黄色病灶，周围绕以黄白色渗出，因未行进一步OCT及造影检查，导致黄斑区病变和渗出的疾病均有可能。而湿性AMD、PCV、RAP都可导致黄斑区的病灶及渗出改变；中心凹旁毛细血管扩张症也可导致黄斑的硬性渗出，因此不能排除。中心性浆液性脉络膜视网膜病变（简称中浆）一般黄斑区有神经上皮浅脱离暗区，可有散在黄白色点状改变，所以不考虑中浆。根据患者前节晶状体混浊，可诊断白内障。

第2问：ABDF　患者双眼眼底黄斑区病变，右眼黄斑区黄白色病灶及渗出，左眼黄斑区PED，需进一步行眼底相关检查如FFA、ICGA、OCTA或OCT等以确诊。患者双眼晶状体轻度混浊，暂不需要行白内障手术，无需行眼B超及人工晶体度数测量。因此，正确答案为ABDF。

第3问：BEF　患者右眼底造影提示黄斑区膜样强荧光，晚期明显荧光渗漏，结合OCT黄斑区内层视网膜水肿，外层团状高反射，RPE不连续，病灶两侧外层可见大量高反色渗出，可诊断为右眼湿性AMD；左眼眼底造影晚期黄斑区荧光积存，结合OCT黄斑区较大色素上皮脱离，其上神经上皮浅脱离，为玻璃膜疣性PED。因此该患者诊断为："右眼湿性老年性黄斑变性，左眼玻璃膜疣性PED"；患者双眼晶体轻度混浊，因此诊断"双眼白内障"，患者高血压病史，诊断"高血压"。

第4问：F　CNV根据造影分类分为：完全典型性CNV、隐匿性CNV、典型为主性CNV（CNV面积占整个病变50%以上）、轻微典型性CNV（CNV面积占整个病变50%以下）；本例血管造影CNV成分占整个病灶50%以上，因此选择典型为主性CNV。

第5问：CF　根据患者临床表现，诊断为"右眼湿性老年性黄斑变性，左眼玻璃膜疣性PED"，因此右眼可行玻璃体腔注射抗VEGF、PDT治疗，左眼为玻璃膜疣PED，对抗VEGF治疗不敏感，治疗效果差，因此不建议，可随诊观察，口服抗氧化剂、叶黄素等进行治疗，随诊观察变化，若病变转为湿性AMD可再行抗VEGF治疗。无用激素适应证，因此正确答案为CF。

第6问：ABCDE　非渗出性AMD转化为渗出性AMD因素包括：①对侧眼已发生渗出性AMD；②黄斑区多发大玻璃膜疣；③黄斑区局部色素增生；④ICGA分水带位于黄斑区或FA黄斑区存在多发若荧光玻璃膜疣；⑤年龄；⑥高血压；⑦吸烟；⑧黄斑区叶黄素降低等。该患者符合第①、②、⑤、⑥条。

【案例2】

第1问：AC　患者有LASIK手术史，术后初期视力正常，右眼缓慢无痛性视力下降，首先考虑视力回退。LASIK 手术造成角膜变薄，可能发生继发性圆锥角膜。患者术后早期视力正常，可排除弱视诊断。患者眼压正常，杯盘比正常，可排除青光眼诊断。患者角膜透明，排除角膜 Haze 诊断。

第 2 问：ABCD 主觉验光可初步明确为视力回退或继发性圆锥角膜，而角膜厚度测量、角膜地形图、眼前节照相可进一步明确诊断。

第 3 问：ABCDEF 依据患者有 LASIK 手术史、典型圆锥角膜临床体征（视力、屈光度数、角膜地形图的变化及眼前节照片）。

第 4 问：ABCDEF 患者术前角膜形态不对称且下方较陡，术前中央角膜厚度偏薄，术中切削过深，角膜基质床厚度剩余过少，角膜瓣过厚，揉眼习惯均为发生继发性圆锥角膜的高危因素。

【案例 3】

第 1 问：DEFH 非共同性斜视是眼性斜颈的常见原因，非共同性斜视包括麻痹和限制因素所致的眼球运动异常。

第 2 问：GHIJ 需明确非共同性斜视所致眼性斜颈的原因，患者有明确外伤史，应注意排除有无眼眶骨折导致限制性斜视的可能。

第 3 问：CG 眼眶骨折所致限制性斜视应与麻痹性斜视区别，麻痹性斜视患者被动牵拉试验正常。

第 4 问：EG 眼眶骨折手术指征包括复视、眼球运动受限及眼球内陷等，该患者有明显的眼球运动受限，并有代偿头位，应考虑眼眶整复术，以解除限制因素。

【案例 4】

第 1 问：CDE 患儿右方视物不便，提示眼外肌疾病可能性大；眼眶 CT 可以排除眶内疾病，立体视检查对治疗有一定指导意义。

第 2 问：A 本例患儿特征性的眼球运动基本可以确诊为 Duane 眼球后退综合征，根据其内转时轻度受限，可排除 Duane 眼球后退综合征Ⅱ型和Ⅲ型。

第 3 问：A 展神经麻痹多合并大角度内斜视，而且不会有内转受限，本例患者为正位且有内转受限。

第 4 问：A 患者注视正前方无斜视且无明显代偿头位，双眼视功能正常，因此无需任何处理。

【案例 5】

第 1 问：AD 玻璃体未见明显混浊与出血，眼内炎及玻璃体积血可基本排除。

第 2 问：BE 视力仅为指数，视野及视觉敏感度检测的参考价值有限。

第 3 问：E 本例未用降眼压药物，眼压也不高，无挫伤性青光眼，因此不需行小梁切除术。

第 4 问：C 非必要时不予硅油注入，一般裂孔行周围激光光凝加注气治疗即可。

第 5 问：BDE 脱位的晶状体、玻璃体切除后，患者无晶状体、无后囊，行缝线固定人工晶状体植入术及虹膜夹持型人工晶状体植入术均可，但操作难度略大。

【案例 6】

第 1 问：BCE 根据患者植物性外伤后发病、亚急性进行性加重的发病特点，结合图片显示的角膜灰白色溃疡、免疫环等特点，本例最符合真菌性角膜炎的诊断，但是细菌性角膜炎也可以出现灰白色浸润，而棘阿米巴角膜炎则有环形角膜浸润的特征，因此在此阶段要全面考虑，并注意进行鉴别诊断。

第 2 问：ABCDEF 真菌性角膜炎首选角膜刮片检查，并做真菌培养 + 药物敏感试验，以明确病因，指导临床用药。活体共焦显微镜检查是一种无创性检查，对真菌性角膜炎的诊断有帮助。另外，对细菌、阿米巴的检测有利于鉴别诊断。本例患病毒性角膜炎的可能性小，可以不做病毒抗原检测。嗜酸性粒细胞常见于过敏性结膜炎。

第 3 问：C 这是一张活体共焦显微镜检查的图像。

第 4 问：B 上图显示角膜基质中大量菌丝样结构，结合照片和体征，该患者为真菌性角膜炎。

第 5 问：D 真菌的细胞壁富含多糖，可以被过碘酸希夫（PAS）染成紫红色，从而更容易被观察到。感染性角膜炎患者行治疗性角膜移植术中切下的病变角膜，应常规做细菌、真菌培养和药敏试验外，同时应行组织切片，PAS 染色，真菌菌丝阳性提示真菌性角膜炎诊断，有助于明确诊断。

【案例 7】

第 1 问：ABCDE 眼底检查未见眼底出血等明显脉络膜挫伤体征。

第 2 问：ABC 由于异物的位置深达颅中窝，可能伤及重要颅内动脉血管，需要明确异物与颅内重要血管的关系。

第 3 问：BCDE 由于异物的位置深达颅中窝，可能伤及重要颅内动脉血管，手术难度和风险大，需要多学科会诊协作。

第 4 问：BE

【案例 8】

第 1 问：BE 该患者异物位于玻璃体前部且较大，因此，可以选择从睫状体平坦部磁铁试吸，或者直接行外伤性白内障摘除、人工晶状体植入联合玻璃体手术取出异物。睫状体平坦部磁铁试吸的优点为操作简单、手术造成的二次创伤较小，尤其适用于基层医院。白内障联合玻璃体手术避免了二次手术，适合于玻璃体手术技术较成熟的医院。由于异物较大，因此，这两种术式的成功率均较高，没必要采用后径路摘除法，避免对视网膜、脉络膜造成手术源性创伤。

第 2 问：BE 该患者角膜创口有葡萄膜嵌顿，因此应尽快手术，有条件的医院首选眼眶CT 三维定位，于最接近异物的点钟位切开睫状体平坦部试吸。无条件的医院可以先还纳嵌顿的虹膜，缝合角膜创口，同时缝合角膜缘定位环，行 X 线定位。

第 3 问：ABFH 拍摄侧位 X 线片的目的是：可以准确地测量出异物与角膜缘平面的距离，判断异物位于水平面的上方或下方，通过测量异物与矢状轴的垂直距离校正正位 X 线片的误差。拍摄冠状位 X 线片的目的是：可以准确地测量出异物与角膜缘平面的距离，判断异物位于矢状面的内侧或外侧，通过测量异物与矢状轴的垂直距离，结合侧位 X 线片校正正位 X 线片的误差。

第 4 问：ABCEF 吸力的大小和异物体积成正比，所以越小的异物，磁铁对其产生的吸力越小，越难吸出。

第 5 问：BE　睫状体平坦部磁铁试吸取异物失败，有条件的医院可以直接改行玻璃体手术直视下取出异物，方格 X 线定位法是一种术中辅助定位法，可以更精确地定位异物，增加异物取出的概率。

【案例 9】

第 1 问：ABDF　在碱烧伤急救时，及时彻底冲洗局部能将烧伤程度减轻至最低，早期前房穿刺可减轻对眼内组织的损害，维生素 C 结膜下注射有助于组织修复。

第 2 问：ABCDF　碱烧伤早期的治疗药物主要包括抗感染、散瞳、激素类药物，激素具有抑制炎症反应和新生血管形成、促进上皮愈合等作用。

第 3 问：ABCE　碱烧伤后早期眼压升高的机制主要包括：碱引起表层巩膜静脉压升高，小梁网受损，炎症渗出物堵塞 Schlemm 管及前列腺素释放。

第 4 问：ABC　对早期酸碱化学伤等引起的角膜缘缺血、球结膜坏死、持续性角膜上皮缺损、角膜基质水肿混浊、部分睑球粘连和浅层角膜溃疡等患者，可以采用切除坏死结膜组织，联合结膜移植和羊膜覆盖于角膜表面的治疗措施，对于控制炎症、减少睑球粘连、预防感染等有明显效果。

第 5 问：ABCDEF　重度碱烧伤患者由于其眼表面损伤严重，常出现严重的角膜血管翳、睑球粘连、继发性青光眼、睑外翻、睑内翻等并发症，也可引起并发性白内障。由于碱烧伤导致杯状细胞丢失过多，副泪腺遭到破坏，可发生干眼。

【案例 10】

第 1 问：ABCDE　河盲有明显地域性，主要局限在西非。至今为止，我国尚无河盲发生。除河盲外，其他疾病都是我国导致盲和视力损伤的常见原因。

第 2 问：E　白内障手术率的定义是每年每 100 万人群中所行的白内障手术数。该地区 2018 年的白内障手术率计算过程为：（500/100 万）×1 000 000=500。

第 3 问：CDEF　根据题干条件，A 选项在当地不符合现实情况。当地积存的白内障盲人数量巨大，应先集中解决积存盲人，而不是新发盲人，所以答案 B 不正确。其他答案均符合防盲服务的基本原则。

第 4 问：ABCDEF　根据题干条件，以上答案都符合防盲服务的基本原则。

【案例 11】

第 1 问：ABCDF　患者视盘部分颜色变淡，周围少量出血是前部缺血性视神经病变的特征表现。前部缺血性视神经病变是由于后睫状动脉循环障碍造成视神经乳头供血不足，引起眼部急性缺氧、水肿所致。前部缺血性视神经病变好发于中老年人，常双眼先后发病，间隔数周、数月或数年。一般多与高血压、动脉硬化、糖尿病、血液黏稠度增加、严重贫血、血压过低、眼内压增高等因素有关。高血脂可以导致血液黏稠度增加。垂体区肿瘤一般不会出现前部缺血性视神经病变。

第 2 问：ABC　缺血性视神经病变可伴有全身动脉血管循环障碍如雷诺现象、椎动脉供血不足。视野检查显示为象限盲或半盲，但不以水平或垂直正中线为界，是与生理盲点相连的弧形视野缺损。荧光素眼底血管造影早期，由于后睫状动脉循环障碍可呈现部分或全部视盘弱荧光；造影晚期可见视盘残留荧光。眼球转动痛是视神经炎的特征性表现。

第3问：ABCEF　缺血性视神经病变分为前段缺血性视神经病变和后段缺血性视神经病变。前段缺血性视神经病变的视盘部分或全部颜色变浅，需要与视盘血管炎鉴别；后段缺血性视神经病变的视盘无任何变化，需要与球后视神经炎、Foster-Kennedy综合征、慢性青光眼所致的视神经萎缩相鉴别。

第4问：ABCEF　缺血性视神经病变首先要针对病因治疗，可使用激素类药物，以减轻缺血所致的水肿；使用神经营养药物，以改善微循环，增加视神经血供，降低眼压，改善视盘血供；体外反搏治疗可提高主动脉舒张压，改善椎动脉血供。

附录二 眼科学模拟试卷（正高级）

一、多选题

1. 关于双行睫的说法，**错误**的是
   - A. 可散发或呈常染色体隐性遗传
   - B. 是一种异型发育或返祖现象
   - C. 附加睫毛由睑板腺变异形成，睑板腺被睫毛毛囊取代
   - D. 只见于下睑
   - E. 出现角膜刺激症状的患者可采用电解附加睫毛毛囊或手术矫正内倒睫毛

2. 关于鳞状细胞癌的说法，正确的是
   - A. 多发于年轻人，男性多于女性
   - B. 好发于睑缘皮肤黏膜移行处。发展快，侵袭性强
   - C. 初起时呈疣状、结节状或乳头状，逐渐增大，成为菜花状
   - D. 表面有溃疡，溃疡边缘饱满稍外翻
   - E. 可直接或沿神经浸润眼眶，扩散至周围淋巴结及远端转移

3. 以下关于眼睑皮脂腺癌的描述，正确的是
   - A. 占眼睑恶性肿瘤第二位，多发于睑板腺和睑缘毛囊周围的 Zeis 腺
   - B. 多发于中老年女性，上睑，与睑板腺囊肿相似
   - C. 发生于眼睑的皮脂腺癌有全身转移倾向
   - D. 组织学上分 5 种类型：分化型、鳞状细胞型、基底细胞型、腺样型、梭形细胞型
   - E. 以手术切除为主，对放疗化疗均敏感

4. 关于细菌性结膜炎的临床表现，描述正确的是
   - A. 急性滤泡状结膜炎伴有卡他性或黏液脓性渗出物是多数细菌性结膜炎的特征性表现
   - B. 最初单眼发病，通过手接触传播后波及双眼
   - C. 分泌物早期多为黏稠丝状，随病情进展便呈黏液性或脓性
   - D. 偶有眼睑水肿，累及角膜时可有视力下降
   - E. 白喉杆菌可引起睑结膜真膜形成，去除易出血，愈合后不留瘢痕

5. 2013 年中华医学会眼科分会角膜病学组提出了我国干眼的分类，将其分为
   - A. 水液缺乏型　　B. 泪液动力学异常型
   - C. 蒸发过强型　　D. 混合型
   - E. 黏蛋白缺乏型

6. 可以应用糖皮质激素滴眼液治疗的细菌性角膜炎是
   - A. 淋球菌性角膜炎
   - B. 铜绿假单胞菌性角膜炎
   - C. 金黄色葡萄球菌性边缘性角膜炎
   - D. 细菌性角膜炎消退期
   - E. 肺炎链球菌性角膜炎

7. 国际 Behcet 病研究组制定的白塞综合征诊断标准为：①复发性口腔溃疡（1 年复发 3 次以上）；②以下哪四项中的两项

A. 复发性生殖器溃疡或瘢痕

B. 神经系统损害

C. 皮肤损害

D. 眼部损害

E. 皮肤过敏反应试验阳性

8. 感染导致急性视网膜坏死综合征的病毒是

A. 巨细胞病毒

B. 风疹病毒

C. 水痘 - 带状疱疹病毒

D. 单纯疱疹病毒

E. EB 病毒

9. 目前，关于脉络膜恶性黑色素瘤的治疗，说法正确的是

A. 肿瘤体积小，厚度 1mm，直径 3mm，可定期观察

B. 肿瘤位于后极部，厚度 7mm，直径 15mm，可行激光光凝术

C. 肿瘤位于赤道部，厚度 5mm，直径 8mm，可行放射性敷贴治疗

D. 肿瘤位于周边部，厚度 2mm，直径 7mm，可局部切除

E. 以上均正确

10. 有助于原发性闭角型青光眼早期诊断的检查是

A. 暗室激发实验　　B. 饮水实验

C. 俯卧实验　　　　D. 散瞳实验

E. 复相检查

11. 关于正常眼压性青光眼的正确描述是

A. 正常眼压性青光眼只能采用药物治疗

B. 眼压在正常范围内，但是其昼夜波动较大，平均眼压偏于正常范围的高限

C. 视野损害较易侵犯中央注视点

D. 视野损害以视野上半缺损较为多见

E. 视野局限性缺损者较多，且损害较深，边界较陡

12. 青光眼微创手术包括

A. Schlemm 管切开及扩张术

B. Ahmed 引流阀植入术

C. 内窥镜下睫状体光凝术

D. XEN 青光眼引流管植入术

E. 小梁消融术

13. 白内障术后远期的并发症中，可能与撕囊口过小有关的包括

A. 后囊膜混浊

B. 囊袋皱缩

C. IOL 囊袋复合体半脱位

D. IOL 撕囊口嵌顿

E. IOL 混浊

14. 关于糖尿病性白内障，以下说法正确的是

A. 真性糖尿病性白内障多见于 1 型的青少年糖尿病患者，多双眼发病

B. 糖尿病性白内障可出现近视

C. 糖尿病性白内障可出现远视

D. 糖尿病性白内障早期病情可逆

E. 合并 NPDR 的糖尿病性白内障患者若有术后阅读需要可植入多焦人工晶状体

15. 可引起药物性白内障的药物是

A. 甲泼尼龙琥珀酸钠

B. 四环素

C. 氯丙嗪

D. 毛果芸香碱

E. 曲伏前列素

16. 晶状体脱位产生的并发症包括

A. 严重的屈光不正　　B. 葡萄膜炎

C. 青光眼　　　　　　D. 视网膜脱离

E. 角膜混浊

17. 细菌性眼内炎的给药途径包括

A. 结膜下注射　　　B. 滴眼液频繁滴眼

C. 玻璃体腔内注射　D. 全身途径给药

E. 外用

18. 关于玻璃体后脱离，<u>**不正确**</u>的是
    A. 单纯玻璃体后脱离需要手术治疗
    B. 眼前黑影飘动，闪光感
    C. 可引起视网膜脱离
    D. 视力减退
    E. 眼底检查可见视盘前下方一半透明的近环行混浊

19. 以下关于黄斑囊样水肿的正确描述是
    A. 黄斑囊样水肿是一种独立的眼病
    B. 白内障术后的黄斑囊样水肿是因玻璃体向前移位牵拉视网膜、累及毛细血管引起
    C. 光学相干断层扫描（OCT）、眼底自发荧光、荧光素眼底血管造影（FFA）都可以反映囊样水肿的程度
    D. 玻璃体腔内注射曲安奈德可以缓解黄斑囊样水肿
    E. 糖尿病黄斑囊样水肿可以通过全视网膜光凝术治疗

20. 玻璃体-黄斑交界面的疾病包括
    A. 特发性黄斑前膜
    B. 玻璃体-黄斑牵拉
    C. 特发性黄斑裂孔
    D. 黄斑毛细血管扩张症
    E. 黄斑假孔

21. 孔源性视网膜常见于下列哪些疾病
    A. 外伤　　　　　B. 眼内肿瘤
    C. 青光眼术后　　D. 病理性近视
    E. 糖尿病视网膜病变

22. 关于 Leber 遗传性视神经病变的治疗，说法正确的是
    A. 目前尚无特效疗法
    B. 抗氧化治疗是目前最广泛应用的方法之一
    C. 基因治疗是目前研究的热点

D. 补充雄激素对本病有一定疗效
E. 健康的生活方式如戒烟戒酒、食用新鲜食物、体育锻炼对减缓本病发展有益

23. 关于视神经脊髓炎，下列说法正确的是
    A. 单侧或双侧视神经炎与急性脊髓炎同时或相继发生是本病特征性表现
    B. 多急性起病，视力在数小时或数日内急剧下降
    C. 发病人群以青壮年居多，女性多发
    D. 脊髓病灶多以脊髓周围受累为主
    E. 该病可能机制为：AQP4-Ab 与 AQP4 特异性结合，在补体参与下使少突胶质细胞坏死，最终导致星形胶质细胞的损伤以及髓鞘脱失

24. 导致瞳孔缩小的疾病是
    A. 黑矇性瞳孔强直
    B. Argyll-Robertson 瞳孔
    C. 有机磷中毒
    D. 氰化物中毒
    E. Horner 综合征

25. 下列关于甲状腺相关性眼病的说法，<u>**不正确**</u>的是
    A. 手术顺序通常为先眼眶减压，再眼肌手术，最后眼睑手术
    B. 诊断甲状腺相关性眼病需同时伴有甲状腺功能异常
    C. 甲状腺相关性眼病常累及眼外肌，出现眼球运动障碍和复视
    D. 严重的眼球突出可导致眼睑闭合不全，引起暴露性角膜炎、角膜溃疡
    E. 眼外肌增粗的程度与炎症程度一致

26. 甲状腺相关性眼病的病理改变包括
    A. 白细胞浸润
    B. 淋巴细胞浸润

C. 葡萄糖胺聚糖沉积

D. 组织纤维化

E. 组织水肿

27. 眼眶横纹肌肉瘤的特征是

A. 暴露性角膜溃疡

B. 肿瘤可向颅内生长

C. B 型超声显示肿瘤内回声强而分布均匀

D. CT 可见眶内软组织密度病变和骨破坏

E. 对放射治疗不敏感

28. 促使外斜视发展的因素有

A. 随年龄增长眼眶开散增大

B. 紧张性集合能力降低

C. 视觉抑制发生

D. 融合性控制能力增加

E. 调节力减退

29. 间歇性外斜视的分型包括

A. 基本型　　　B. 分开过强型

C. 集合不足型　　D. 类似分开过强型

E. 类似集合不足型

30. 动眼神经麻痹常见的体征是

A. 眼球运动受限　　B. 内斜视

C. 外斜视　　　　D. 瞳孔散大

E. 上睑下垂

二、案例分析题

【案例 1】患者，男性，55 岁。发现双眼外侧视物遮挡 2 天。眼科检查：双眼视力 1.0，眼压双眼 12mmHg，裂隙灯显微镜和眼底检查均未见明显异常。

第 1 问：请问下一步首选的检查是

A. 视野检查　　　　B. OCT 检查

C. 立体视觉检查　　D. FFA 检查

E. VEP 检查　　　　F. 对比敏感度检查

第 2 问：视野检查结果如下图所示，患者的视野改变特征是

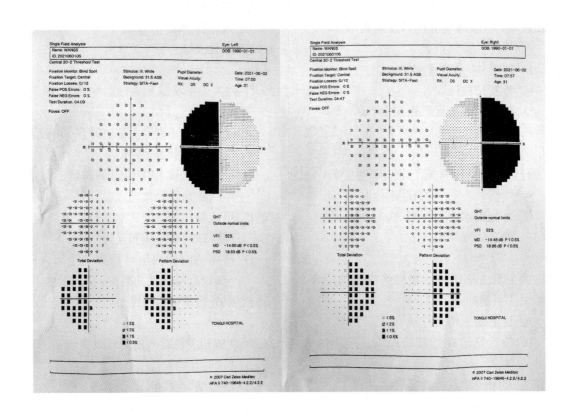

A. 中心暗点　　　B. 旁中心暗点

C. 颞侧偏盲　　　D. 环形暗点

E. 鼻侧阶梯　　　F. 管状视野

第3问：请问下一步首选应做的检查是

A. 头颅CT检查

B. 头颅MRI检查

C. 头颅MRV检查

D. 腰椎穿刺

E. 脑电图检查

F. 经颅多普勒检查

第4问：考虑患者可能罹患的疾病是

A. 视束病变

B. 视交叉病变

C. 缺血性视神经病变

D. 青光眼

E. 癔症

F. 高度近视

【案例2】患者，男性，76岁。主诉：右眼突然睁不开、眼红、眼胀1个月，无进行性加重。否认青光眼家族史、眼外伤史。眼部检查：右眼视力0.1，眼压36.3mmHg（1mmHg=0.133kPa）；右眼上睑下垂，眼睑肿胀，角膜映光右眼−15°，眼球各方向活动受限，巩膜血管扩张迂曲，前房深，晶状体混浊（++），眼底C/D=0.4。眼球突出度：右眼16mm，左眼12mm。

第1问：患者可能的诊断是

A. 可疑青光眼

B. 共同性外斜

C. 第Ⅲ、Ⅳ、Ⅵ对脑神经不全麻痹

D. 重症肌无力

E. 上睑下垂

F. 进行性眼外肌麻痹

第2问：为明确诊断，患者需要做的辅助检查是

A. 光学相干断层扫描（OCT）

B. 前房角镜检查

C. 眼部超声生物显微镜（UBM）检查

D. 角膜厚度测量

E. 中心视野检查

F. 眼部超声

［提示］患者中心视野和视网膜神经纤维层厚度正常，前房角为宽角开放，小梁网色素Ⅰ级，眼部超声未见特殊异常，角膜厚度520μm。追问病史，得知患者可听到耳内呼呼的响声，夜间更明显；听诊眶区可闻及收缩期吹风样杂音，压迫患侧颈动脉时，杂音消失。

第3问：根据患者目前情况，还需要进一步做的检查是

A. 眼部OCT

B. 眼眶CT

C. 头颅数字减影血管造影（DSA）

D. 眼部磁共振血管造影（MRA）

E. 头颅MRI

F. 眼部UBM

［提示］眼眶CT检查见眼上静脉和眼外肌增粗，MRI显示海绵窦增大，因为患者年龄较大，未进行DSA检查。

第4问：患者最终诊断为

A. 开角型青光眼

B. 硬脑膜海绵窦瘘

C. 第Ⅲ、Ⅳ、Ⅵ对脑神经不全麻痹

D. 重症肌无力

E. 上睑下垂

F. 进行性眼外肌麻痹

第5问：硬脑膜海绵窦瘘的眼部表现是

A. 动眼神经麻痹性上睑下垂

B. 眼球运动障碍

C. 眼压升高

D. 巩膜血管扩张迂曲

E. 眼球突出

F. 眼外肌和眼上静脉增粗

【案例3】患者，男性，51岁。发现右眼上睑结节1个月余就诊。眼部检查：左眼未见异常。右眼视力1.0，右眼上睑皮下可扪及一黄豆大小圆形结节，边界清，质地较韧，与皮肤无粘连，无压痛；相应的睑结膜面结节呈紫红色，余无异常。

第1问：患者最可能的诊断是

A. 睑腺炎

B. 眼睑皮脂腺囊肿

C. 睑板腺囊肿

D. 眼睑皮样囊肿

E. 睑缘炎

F. 眼睑色素痣

第2问：患者最佳的治疗方案是

A. 热敷

B. 滴用抗生素滴眼液

C. 口服抗生素

D. 手术切除

E. 随访观察

F. 术后肿物送病理检查

第3问：病例检查结果：无菌性慢性肉芽肿性炎症，其外由纤维组织包裹，囊内含睑板腺分泌物及慢性炎症细胞浸润。病例诊断为睑板腺囊肿。睑板腺囊肿最需要与以下哪种疾病相鉴别

A. 睑板腺炎

B. 眼睑皮脂腺囊肿

C. 眼睑皮脂腺癌

D. 眼睑基底细胞癌

E. 眼睑色素痣恶变

F. 眼睑鳞状上皮细胞癌

第4问：皮脂腺癌的组织病理学特征是

A. 癌细胞是由小的、形状规则的细胞组成的坚固小叶组成，细胞嗜碱性，胞浆缺乏，细胞核为卵圆形，癌细胞形态一致，无退行性变，无有丝分裂象

B. 癌细胞含有小空泡，使胞质呈空泡状，核分裂象明显，且常呈高有丝分裂活性

C. 分化良好的肿瘤其细胞为多边形，具有丰富的嗜酸性胞质和明显深染的细胞核，细胞核大小不等，染色特性不一

D. 组织特征是异常角化和角化不良的细胞、角化珠和细胞间桥共存

E. 癌巢的外围细胞常呈放射状排列，称为"栅栏状"

F. 是无包膜的浸润性肿块，油红O染色可证实脂质的存在，免疫组化染色有助于诊断

【案例4】患者，男性，17岁。发现左眼下睑结节1周。眼部检查：右眼未见异常。左眼视力1.0，左眼下睑有一小米粒大小、半透明、珍珠样小硬结，轻度隆起，无压痛，与局部皮肤无粘连，相应睑结膜无异常，余异常发现。

第1问：患者最可能的诊断是

A. 睑板腺囊肿

B. 眼睑皮脂腺囊肿

C. 眼睑皮样囊肿

D. 眼睑基底细胞癌

E. 眼睑色素痣

F. 眼睑鳞状上皮细胞癌

[提示] 给予患者热敷治疗，1个月间肿物变大，由小米粒长至黄豆粒大，又继续增至玉米粒大，局部呈紫色，隆起、无压痛，周边较硬。

第2问：根据硬结生长特点，目前患者最可能的诊断是

A. 睑板腺囊肿感染

B. 眼睑皮脂腺囊肿感染

C. 眼睑皮脂腺癌

D. 眼睑基底细胞癌

E. 眼睑色素痣恶变

F. 眼睑鳞状上皮细胞癌

第 3 问：目前患者最佳的处理方案是

A. 热敷治疗

B. 局部抗生素滴眼液

C. 手术切除

D. 激光治疗

E. 口服抗生素

F. 病理学检查

[提示] 进行下睑肿物切除术后，肿物组织送病理学检查。病理报告：左眼下睑基底细胞癌，癌细胞距切线近。

第 4 问：患者下一步的治疗方案是

A. 继续观察

B. 抗感染治疗

C. 速行眼睑肿物扩大切除术及组织病理学检查

D. 冷冻治疗

E. 放射治疗

F. 化学药物治疗

【案例 5】患儿，男性，出生 4 个月。家长发现其出生后右眼溢泪，无分泌物。检查发现右眼泪道冲洗有阻力，冲洗液全部由另一泪点反流，不伴分泌物，无吞咽动作，余未见异常。

第 1 问：患者可能诊断为

A. 泪总管阻塞　　　B. 鼻泪管阻塞

C. 鼻泪管狭窄　　　D. 慢性泪囊炎

E. 急性泪囊炎　　　F. 泪小管阻塞

G. 泪小点狭窄

[提示] 患儿出生后 4 个月，父母未曾带其就医，未行任何保守治疗。

第 2 问：下列关于治疗方法和预后的叙述，**不正确**的是

A. 尽快手术治疗

B. 挤压泪囊区

C. 滴用抗生素滴眼液

D. 半岁后行泪道探通术

E. 坚持按摩泪囊区数周

F. 部分患儿可自愈

[提示] 患儿无明显结膜充血。

第 3 问：如泪道冲洗结果是冲洗液全部由另一泪小点反流并伴黏液脓性分泌物时，应考虑的疾病是

A. 泪总管阻塞

B. 鼻泪管阻塞伴炎症

C. 鼻泪管狭窄

D. 泪道通畅

E. 泪小管阻塞

F. 泪小点狭窄

第 4 问：此时应对该患儿采取的正确治疗方案是

A. 禁行泪道冲洗或探通

B. 可考虑扩张术

C. 考虑行鼻腔泪囊吻合术

D. 保守治疗无效可考虑泪道探通

E. 局部冷敷

F. 应用糖皮质激素滴眼液

【案例 6】患者，女性，50 岁。因右眼睑外上方包块 1 年，视力下降、复视 1 个月就诊。患者于 1 年前，发现右眼睑肿大，后触及一软性包块且缓慢增大。近 1 个月，出现眼球突出、视力下降、复视情况。眼部检查：右眼视力 0.6，左眼视力 1.0。右眼球向鼻下方突出，眼球突出度 15mm，向颞上方转动受限。右眼睑外上方可触及实质性包块，无压痛。右眼球结膜轻度水肿、充血，角膜透明，前房深度正常，晶状体透明，眼底检查

未见异常。

第1问：患者最可能的诊断是

A. Graves 眼病

B. 急性泪腺炎

C. 炎性假瘤

D. 泪腺多形性腺瘤

E. 泪腺腺瘤

F. 泪腺腺样囊性癌

第2问：为明确诊断，患者应做的眼部检查是

A. 眼部B超

B. 眼部超声活体显微镜检查

C. 眼眶CT扫描

D. 荧光素眼底血管造影

E. 眼眶核磁共振检查

F. 视觉诱发电位检查

[提示] 患者检查结果：眼眶CT：右眼眶泪腺区类圆形、边界清楚软组织肿物，内密度均匀，泪腺窝轻度扩大，泪腺窝骨质变薄。由此高度怀疑为泪腺多形性腺瘤。

第3问：对于泪腺多形性腺瘤的治疗方案是

A. 术前需行活组织病理学检查，以明确肿物性质后再行手术治疗

B. 仅应用抗生素治疗

C. 静脉应用皮质类固醇治疗

D. 手术完整切除泪腺肿物

E. 局部放射治疗

F. 术后辅助化疗

第4问：对于泪腺多形性腺瘤的正确描述是

A. 多发生于青年女性

B. 怀疑为多形性腺瘤的患者，术前需行活组织病理学检查

C. B超扫描显示泪腺区类圆形或半球形病变，边界清楚，肿瘤内回声中等或较强回声

D. CT扫描显示泪腺窝半球形或椭圆形高密度块影，边界清楚，均质或不均质，可被造影剂强化，因肿瘤长期压迫，泪腺窝可扩大，泪腺窝骨壁变薄，甚至缺失，少数可呈虫噬样

E. 多采用外侧开眶术，在手术显微镜下细心从骨膜外完整切除肿瘤及其导管包膜，以减少复发或恶变

F. 一般病程较长，肿瘤生长缓慢，无疼痛；少数患者可有压痛或自发痛

[提示] 该患者5年后，右眼睑外上方再次出现包块，肿物生长迅速，触之疼痛，行眼眶CT检查，显示眶缘骨质明显破坏。

第5问：该患者初步拟诊为

A. 泪腺多形性腺瘤

B. 急性泪腺炎

C. 炎性假瘤

D. Graves 眼病

E. 泪腺腺瘤

F. 泪腺多形性腺瘤

第6问：目前该患者的治疗方案是

A. 激光治疗

B. 仅应用抗生素治疗即可

C. 仅应用糖皮质激素治疗即可

D. 手术彻底切除肿物

E. 术后局部外放射治疗

F. 术后辅助应用化疗药物

【案例7】患者，女性，52岁。近一年来感觉双眼干涩，异物感，睁眼困难，同时伴有口干，关节痛，皮肤皮疹等症状。眼部检查：右眼视力0.5，左眼视力0.3；裂隙灯显微镜检查：可见双眼无分泌物；结膜干燥；角膜上皮点状混浊，晶状体轻度混浊；眼底未见异常。

第1问：患者最可能的诊断是

A. 结膜炎　　　　B. 角膜炎

C. Sjögren 综合征　　D. 角膜异物

E. 干眼　　　　　　　F. 虹膜睫状体炎

第 2 问：该患者还需要做的检查是

 A. 泪膜破裂时间

 B. 心电图检测

 C. 泪液分泌试验

 D. 角膜荧光素染色

 E. 风湿免疫科会诊

 F. 眼部超声生物显微镜（UBM）检查

 ［提示］眼部检查和风湿免疫科会诊结果：该患者口干，眼干燥持续 3 个月以上，吞咽干性食物困难，每日需用人工泪液滴眼 3 次或 3 次以上，Schirmer I 试验阳性，角膜荧光染色阳性，抗 SSA 阳性，确诊为干燥综合征。

第 3 问：对于 Sjögren 综合征引起的干眼症状，可以采取的治疗措施是

 A. 佩戴眼罩减少泪液蒸发

 B. 使用自家血清滴眼

 C. 应用人工泪液

 D. 封闭泪小点

 E. 使用促进泪液分泌药物

 F. 重症患者使用绷带型角膜接触镜

第 4 问：患者平时生活中应注意的问题是

 A. 规律生活，劳逸结合

 B. 避免长时间使用空调

 C. 调节自身免疫力

 D. 热水洗脸

 E. 药店买保健滴眼液

 F. 尽量避免眼部在空气中暴露时间过长

【案例 8】患者，男性，49 岁。因左眼反复红、肿、痛及视物模糊 5 年，加重 3 天就诊。既往有类风湿性关节炎 9 年，常有腕、手、足及膝关节疼痛，近 2 周加重。全身检查：双腕关节肿胀变形，活动轻度受限。眼部

检查：右眼视力 0.8，左眼视力 0.05；眼压：右眼 18mmHg（1mmHg=0.133kPa），左眼 48mmHg。双眼球无转动痛，各方向运动正常。右眼未见异常。左眼睑轻度水肿痉挛，结膜混合充血，血管怒张，下方结膜水肿；角膜轻度雾样水肿；中央及周边前房极浅，房角镜检查显示前房角全周关闭（右眼宽房角）；瞳孔直径 5mm，对光反应迟钝，瞳孔区未见明显渗出；晶状体周边皮质楔形混浊；眼底视盘边界清，C/D=0.3，颞侧视网膜见放射状水肿，黄斑中心凹光反射消失。

第 1 问：患者可能的诊断是

 A. 闭角型青光眼

 B. 类风湿关节炎

 C. 急性视神经炎

 D. 开角型青光眼

 E. 虹膜睫状体炎

 F. 脉络膜视网膜炎

 G. 白内障

 H. 巩膜炎

 I. 眼眶炎性假瘤

第 2 问：为了明确诊断，应进行的辅助检查是

 A. 超声生物显微镜检查

 B. 眼部 B 超

 C. 眼眶 CT

 D. 荧光素眼底血管造影（FFA）

 E. 血清免疫学检查

 F. 膝关节影像学检查

 G. 视觉电生理检查

 H. 眼前节 OCT

 I. 电脑视野检测

 ［提示］UBM 检查显示左眼前房深度 0.2mm，晶状体厚度 4mm，周边前房角关闭，虹膜膨隆，全周睫状体水肿，睫状上腔渗液，眼部 B 超示左眼球后巩膜增厚，脉络膜水肿，呈"T"形征，眼眶 CT 示左眼球后壁增厚，边缘模糊，未见肿物。FFA 检查：

左眼动静脉早期弱荧光，未见荧光素渗漏。电脑视野检查：示散在暗点。血清免疫学检查：示抗核抗体(−)，抗中性粒细胞浆抗体(−)，血红细胞沉降率 58mm/h，类风湿因子(+)，血尿酸 265μmol/L。双腕关节 X 线检查：示关节侵蚀性缺损，周围骨质疏松。

第 3 问：结合上述检查结果，可确诊的疾病是

A. 急性原发性闭角型青光眼

B. 急性眼眶炎性假瘤

C. 后巩膜炎合并继发性闭角型青光眼

D. 急性视神经炎

E. 类风湿性关节炎

F. 急性脉络膜视网膜炎

G. 白内障

H. Wegener 肉芽肿

I. 痛风

第 4 问：该患者出现高眼压的可能机制是

A. Schlemm 管周围淋巴细胞浸润，影响房水流出速度

B. 前房中炎性细胞浸润阻塞小梁网及前房角

C. 睫状体脉络膜渗出导致虹膜 - 晶状体隔前移，致使周边前房角关闭

D. 周边虹膜前粘连及前房角新生血管形成

E. 房水黏滞性增加

F. 晶状体肿胀

第 5 问：根据上述诊断，应酌情采用的药物治疗是

A. 全身使用皮质类固醇制剂

B. 全身使用脱水剂和（或）碳酸酐酶抑制剂

C. 滴用散瞳眼液

D. 滴用毛果芸香碱滴眼液

E. 滴用皮质类固醇眼液

F. 滴用非甾体抗炎眼液

G. 滴用降眼压眼液

H. 全身使用非甾体抗炎药

【案例 9】患者，男性，43 岁。双眼无痛性视力缓慢下降 1 年，无其他不适。患者为炼钢厂工人，无糖尿病、高血压病史，无眼科疾病史。眼部检查：右眼视力 0.2，左眼视力 0.3。眼压：右眼 15.3mmHg（1mmHg=0.133kPa），左眼 16.6mmHg。双眼球结膜无充血，角膜透明，中央前房深度 4CT，房水清亮；裂隙灯显微镜检查示双眼晶状体后囊中央斑点状混浊。眼底窥不清。

第 1 问：患者的初步诊断是

A. 年龄相关性白内障

B. 化学伤白内障

C. 先天性白内障

D. 辐射性白内障

E. 并发性白内障

F. 代谢性白内障

第 2 问：患者的白内障可能属于的类型是

A. 电离辐射性白内障

B. 电击性白内障

C. 微波性白内障

D. 红外线性白内障

E. 紫外线性白内障

F. 化学伤白内障

第 3 问：该患者最佳的治疗方式为

A. 囊外白内障摘除 + 人工晶状体植入术

B. 囊内白内障摘除 + 人工晶状体植入术

C. 超声乳化白内障吸除 + 人工晶状体植入术

D. 应用谷胱甘肽滴眼液

E. 服用维生素 C

F. 服用维生素 B_2

第 4 问：手术中可能出现的并发症是

A. 浅前房

B. 虹膜损伤，前房积血

C. 晶状体后囊膜破裂，玻璃体脱出

D. 角膜内皮损伤

E. 后弹力层脱离

F. 晶状体后囊膜混浊

［提示］患者行超声乳化白内障吸除联合人工晶状体植入术后第 2 天，测右眼眼压 33mmHg。

第 5 问：患者眼压升高的原因可能是

A. 前房积血

B. 晶状体皮质残留

C. 炎症反应

D. 瞳孔阻滞

E. 黏弹剂残留

F. 术前已存在青光眼

［提示］裂隙灯显微镜检查显示右眼角膜雾状水肿（+），房水闪辉（+），前房内见一小片状晶状体皮质残留，约 2mm×1mm 大小。

第 6 问：针对患者目前眼部检查情况，合理的治疗方式包括

A. 应用糖皮质激素滴眼液进行抗感染治疗，并严密观察

B. 患者为术后第 2 天，无论残留的晶状体皮质有多少都不应当再次手术进行前房冲洗

C. 滴用降眼压药物，并监测眼压

D. 必要时全身使用降眼压药物

E. 炎症及眼压无法控制时再次手术，吸出残余皮质

F. 行激光周边虹膜切除术

【案例 10】患者，男性，34 岁。左眼被钥匙砸伤后视力下降 9 个月就诊。9 个月前左眼被钥匙砸伤，伤后眼痛，视物不见。在当地医院经药物治疗后好转出院。3 个月前因左眼眼压高在当地医院行左眼抗青光

眼手术治疗，自述术后眼压控制尚可，但视力逐渐下降。全身检查未见异常。眼部检查：右眼视力 0.4，矫正 1.0；眼压 15mmHg；左眼视力光感，矫正无效；眼压 17mmHg。右眼未见其他异常。左眼结膜无充血，上方滤过泡扁平；角膜透明，前房中深；瞳孔圆，直径 3mm，对光反应（+）；虹膜纹理清，上方周边虹膜切除口通畅；晶状体白色混浊、震颤；眼底窥视不清。双眼外观、眼位及运动均正常。

第 1 问：为明确诊断，患者需进一步做的眼部检查是

A. 散瞳检查

B. 眼部 B 超

C. 角膜内皮细胞计数

D. 视觉电生理检查

E. 眼部超声生物显微镜（UBM）检查

F. 眼眶 CT

［提示］患者左眼散瞳后发现晶状体向颞侧移位，8 点半至 12 点钟方位悬韧带离断，如下图所示（彩图见文末彩插图 10-1）；UBM 检查：左眼上方虹膜根切口通畅，可见滤过通道内口；晶状体与睫状突距离不等，晶状体向颞侧移位，鼻侧及上方悬韧带回声不连续。左眼 B 超未见明显异常。

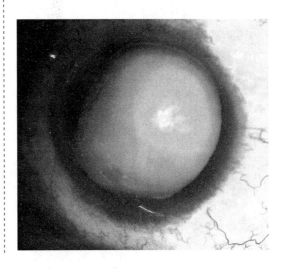

第2问：该患者临床诊断为

  A. 左眼外伤性白内障

  B. 左眼晶状体半脱位

  C. 左眼抗青光眼术后

  D. 左眼球钝挫伤

  E. 左眼虹膜震颤

  F. 右眼屈光不正

第3问：该患者左眼的最佳处理方式为

  A. 保守治疗

  B. 白内障囊内摘除（ICCE）＋悬吊式人工晶状体植入术

  C. 单纯白内障摘除术

  D. 超声乳化白内障吸除＋囊袋张力环（CTR）植入＋人工晶状体植入术

  E. 后路晶状体切除术

  F. 超声乳化白内障吸除＋人工晶状体植入术

［提示］该患者的手术方案：超声乳化白内障吸除＋囊袋张力环植入＋人工晶状体植入术。

第4问：超声乳化白内障吸除＋囊袋张力环植入＋人工晶状体植入术的手术要点是

  A. 切口方位的选择应尽量避免悬韧带断裂处

  B. 前房注入黏弹剂，尤其在悬韧带松弛处将玻璃体向后压

  C. 连续环形撕囊

  D. 充分水分离及水分层

  E. 超声乳化的参数设置应低流量、低负压、高灌注

  F. 维持稳定的眼压，保持前房深度

  G. 人工晶状体植入前，检查CTR是否在囊袋内

［提示］患者术后眼部恢复良好，如下图所示（彩图见文末彩插图10-2），视力0.8，眼压正常。2年后自觉视力逐渐下降，无其他不适。

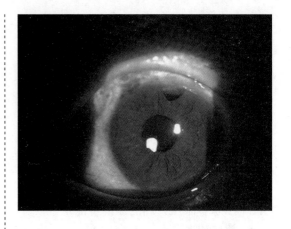

第5问：患者目前最可能存在的问题是

  A. 屈光不正

  B. 迟发型眼内炎

  C. 后发性白内障

  D. 青光眼

  E. 视网膜脱离

  F. 视神经萎缩

【案例11】患者，男性，29岁。发现右眼眼前黑影飘动8天，视力明显下降2天。既往全身无重要脏器疾病史。眼部检查，V_{OD} 0.6（-6.5DS），前房深，Tyn（-），晶状体透明，玻璃体混浊，可见少量积血。原瞳下视盘颞侧近视弧形斑，后极部视网膜模糊可见，未见明显异常。V_{OS} 1.0（-6.25DS），前房深，晶体透明，玻璃体轻，原瞳下视盘颞侧近视弧形斑，后极部视网膜正常。双眼眼压正常。

第1问：门诊首诊时，为帮助诊断，首先要给予的检查是

  A. 双散瞳眼底检查

  B. 眼部光学相干断层扫描（OCT）

  C. 荧光素眼底血管造影（FFA）

  D. 眼部超声生物显微镜（UBM）检查

  E. 眼部B超

  F. 眼视网膜电图（ERG）及视觉诱发电位（VEP）

第2问：可能考虑的疾病为

    A. 孔源性视网膜脱离

    B. 视网膜静脉周围炎

    C. 后巩膜炎

    D. 葡萄膜渗漏综合征

    E. 福格特 - 小柳 - 原田综合征

    F. 玻璃体后脱离

第3问：双眼散瞳检查发现右眼玻璃体絮状出血，周边视网膜可见数处血管周围白鞘或白线状，周围有多处出血及渗出灶。左眼周边颞上方也可见小血管周围白鞘，视网膜少量小片状出血点。B超仅提示左眼玻璃体混浊，未见视网膜脱离。最可能的诊断是

    A. 孔源性视网膜脱离

    B. 视网膜静脉周围炎

    C. 后巩膜炎

    D. 葡萄膜渗漏综合征

    E. 福格 - 小柳 - 原田综合征

    F. 玻璃体后脱离

第4问：接下去最需要考虑做的辅助检查为

    A. 光学眼部相干断层扫描（OCT）

    B. 荧光素眼底血管造影（FFA）

    C. 眼部超声生物显微镜（UBM）检查

    D. 眼部B超检查

    E. 眼视网膜电图（ERG）及视觉诱发电位（VEP）

    F. 眼眶CT

第5问：患者的荧光素眼底血管造影检查提示：视网膜周边部可见大片无灌注区和新生血管，左眼颞上方周边视网膜少数静脉扩张，管壁荧光着染，未见无灌注区，下一步治疗方案是

    A. 肺部CT、结核菌素试验等排除结核

    B. 给予活血化瘀药保守治疗，根据病情变化评估是否行玻璃体切割手术

    C. 双眼视网膜激光光凝

    D. 右眼视网膜无灌注行激光光凝治疗

    E. 尽快给予右眼玻璃体切割手术

    F. 排除皮质类固醇使用禁忌证后全身使用皮质类固醇治疗

【案例12】患者，男性，30岁，公司职员。以双眼视力差10余年就诊。眼部检查：右眼裸眼视力0.1，左眼裸眼视力0.08；矫正视力不提高。眼压：右眼15mmHg（1mmHg=0.133kPa），左眼16mmHg。双眼前节未见异常，屈光间质透明。眼底照相见下图（彩图见文末彩插图12-26）。

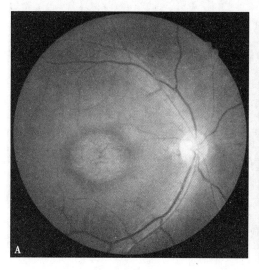
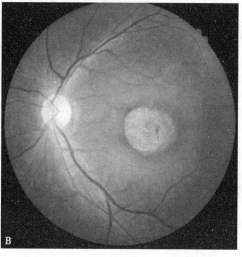

第1问：该患者需要详细询问的病史是

A. 年龄相关性黄斑变性（AMD）家族史

B. 内科病史（尤其是高血压，糖尿病）

C. 眼外伤史

D. 药物和营养补充剂的使用状况，饮食状况

E. 上一代是否有近亲结婚史

F. 同胞中是否有视力差者

［提示］患者荧光素眼底血管造影（FFA）和吲哚菁绿脉络膜血管造影（ICGA）结果见下图。

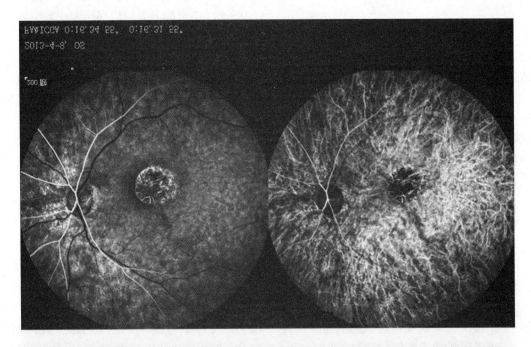

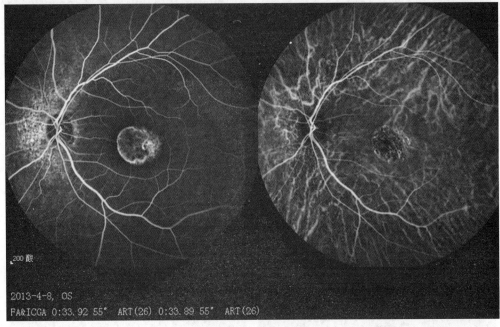

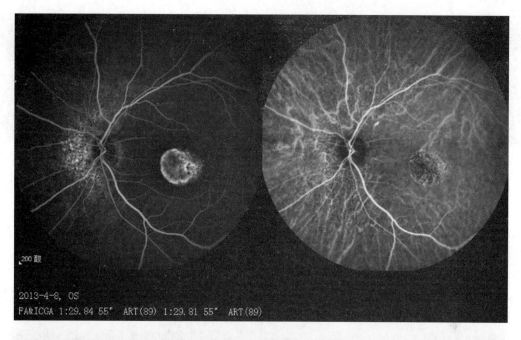

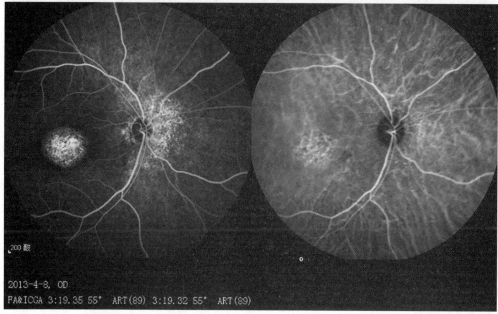

第 2 问：该患者可能的病变有

A. 黄斑区色素上皮萎缩

B. 黄斑区微血管瘤

C. 黄斑水肿

D. 脉络膜新生血管

E. 脉络膜毛细血管萎缩

F. 息肉样脉络膜血管病变（PCV）

［提示］患者光学相干断层扫描（OCT）图像见下图。

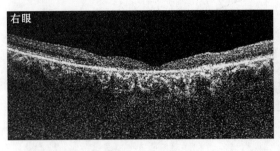 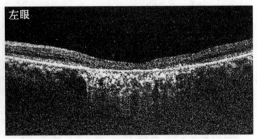

右眼　左眼

第3问：患者视力差的原因是
　　A. 黄斑部色素上皮萎缩合并视锥细胞缺失
　　B. 黄斑部色素上皮萎缩合并视杆细胞缺失
　　C. 黄斑部脉络膜新生血管（CNV）
　　D. 黄斑部脉络膜出血
　　E. 视网膜神经纤维层萎缩
　　F. 脉络膜萎缩

第4问：该患者的诊断是
　　A. Stargardt病
　　B. Best病
　　C. 视网膜色素变性
　　D. 高度近视性黄斑病变
　　E. 特发性CNV
　　F. 高度近视继发CNV

第5问：该患者的正确治疗方法是
　　A. 球内注射抗血管内皮生长因子药物
　　B. 行球内注气术
　　C. 球内注射曲安奈德
　　D. 光动力疗法
　　E. 玻璃体切割术
　　F. 继续观察

【案例13】患者，男性，54岁。因突发左眼飞蚊增多伴视力下降1天门诊就诊，无糖尿病及高血压病史。最佳矫正视力OD 1.0，OS 0.02。
第1问：此时应及时安排的检查为
　　A. 散瞳眼底检查
　　B. 免散瞳眼底照相

　　C. 裂隙灯检查
　　D. 荧光素眼底血管造影
　　E. 吲哚菁绿脉络膜血管造影
　　F. 眼部B超

第2问：眼部B超提示大量玻璃体混浊积血，进一步追问病史，患者近期有上呼吸道感染病史，剧烈咳嗽1周，为进一步明确诊断应做的检查是
　　A. 荧光素眼底血管造影
　　B. 吲哚菁绿脉络膜血管造影
　　C. OCT
　　D. OCTA
　　E. UBM
　　F. VEP

第3问：安排患者行荧光素眼底血管造影后显示，大量出血遮蔽黄斑，视盘及下方视网膜，上方视网膜血管显影未见明显异常，患者出现玻璃体积血的原因可能是
　　A. Eale病
　　B. 息肉样脉络膜血管病变
　　C. 视网膜分支静脉阻塞
　　D. 视网膜大动脉瘤
　　E. 视网膜脱离
　　F. 糖尿病视网膜病变

第4问：现阶段给予最好的治疗是
　　A. 抗结核治疗
　　B. 玻璃体腔注射抗VEGF药物
　　C. 玻璃体手术清除积血

D. 口服活血化瘀药物

E. 密切观察，排除内科疾病，眼科每周复查

F. 视网膜激光光凝

第 5 问：患者于 1 周后视力有所恢复至 0.3，但仍有明显遮挡感，至 2 周后，感上方视野固定遮挡感，此时需尽快行的检查是

A. 散瞳眼底检查

B. 免散瞳眼底照相

C. 裂隙灯检查

D. 荧光素眼底血管造影

E. 吲哚菁绿脉络膜血管造影

F. 眼部 B 超

第 6 问：第二次 B 超提示玻璃体不均匀混浊，伴下方视网膜脱离，此时需进行的治疗为

A. 视网膜裂孔激光治疗复位视网膜

B. 玻璃体腔注射抗 VEGF 药物清除玻璃体积血

C. 玻璃体切割手术清除积血复位视网膜

D. 外路视网膜脱离修复手术

E. 口服活血化瘀药物

F. 口服糖皮质激素

【案例 14】患儿，男性，2 岁。足月顺产，否认吸氧史，无外伤史。家长发现患儿右眼瞳孔区黄白色反光 2 个月就诊。眼部检查：右眼眼压 T+1，左眼眼压 Tn。右眼混合充血，角膜轻度水肿，虹膜少许新生血管，瞳孔欠圆，直径约 5mm，对光反应迟钝，玻璃体腔内可见黄白色肿物。

第 1 问：为明确诊断，患儿一般需要行的检查是

A. 光学相干断层扫描（OCT）

B. CT 扫描

C. 荧光素眼底血管造影（FFA）

D. 眼部 B 超

E. 视野检查

F. 超声生物显微镜（UBM）检查

［提示］眼部 CT 扫描：示右眼球略增大，玻璃体腔内可见球形实质性占位病变，且肿物内具有钙化斑。

第 2 问：该患儿目前应诊断为

A. 视网膜母细胞瘤

B. 永存原始玻璃体增生症

C. 早产儿视网膜病变

D. Coats 病

E. 脉络膜黑色素瘤

F. 视网膜毛细血管瘤

第 3 问：根据患儿临床表现，目前病变应属于

A. A 期

B. B 期

C. C 期

D. D 期

E. E 期

F. F 期

第 4 问：如果患儿头颅及双眼 CT 检查显示右眼球内占位性病变，而头颅及眼眶未见肿物转移灶。肝、胆、脾、双肾检查，未见明显肿瘤转移。此时对该患儿右眼的治疗方案是

A. 全身化疗

B. 眼球摘除术

C. 局部冷冻术

D. 光凝治疗

E. 局部放射治疗

F. 外放射治疗

第 5 问：如果眼底检查，发现左眼赤道部有一 2mm×3mm 大小白色肿物，那么左眼治疗方案为

A. 全身化疗

B. 眼球摘除术

C. 局部冷冻术

D. 光凝治疗

E. 局部放射治疗

F. 外放射治疗

【案例15】患者，男性，42 岁。主因左眼球突出 3 年就诊，无其他不适。全身检查未见异常。眼科检查：左眼远视力 0.5，近视力 1.0，眼球突出度检查：右眼 13mm，左眼 17mm，眶距 108mm；左侧眶压（++）；提上睑肌功能正常，眼球运动各方向正常，眼前节未见明显异常，眼底视盘边界清，色淡红，动脉稍细。右眼未见异常。

第 1 问：为明确诊断，应对患者进行的检查是

A. 眼部 B 型超声

B. 眼眶 CT 扫描

C. 眼眶 MRI 检查

D. DSA

E. CDI

F. FFA

G. OCT

第 2 问：患者 B 型超声及 CT 扫描图像如下图所示，该患者最可能的诊断是

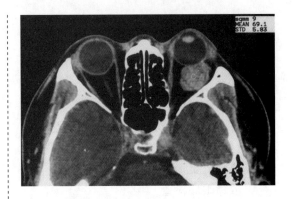

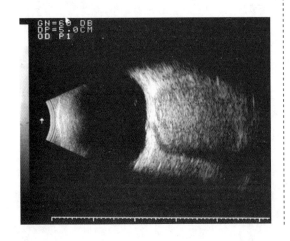

A. 神经鞘瘤

B. 视神经脑膜瘤

C. 海绵状血管瘤

D. 多形性腺瘤

E. 腺样囊性癌

F. 静脉性血管瘤

G. 淋巴瘤

第 3 问：该患者诊断为海绵状血管瘤，根据 CT 图像，需要进行鉴别的疾病是

A. 神经鞘瘤

B. 炎性假瘤

C. 单纯性囊肿

D. 多形性腺瘤

E. 视神经脑膜瘤

F. 皮样囊肿

第 4 问：对该患者最佳的治疗方案是

A. 手术切除

B. 放射治疗

C. 化学治疗

D. 生物治疗

E. ^{125}I 粒子植入治疗

F. 手术、放疗、化疗联合治疗

G. 伽马刀治疗

第 5 问：如果选择手术治疗，首先考虑的手术入路是

A. 外侧开眶术

B. 内、外联合开眶术

C. 内侧开眶术

D. 经结膜入路开眶术

E. 经睫毛下切口

F. 经额开眶术

第 6 问：手术治疗可出现的眼部并发症是

A. 上睑下垂

B. 压迫性视神经萎缩

C. 复视

D. 眼球萎缩

E. 视网膜中央动脉阻塞

F. 角膜上皮剥脱

参考答案与解析

一、多选题

1. ACD　双行睫可以散发或呈常染色体显性遗传，可见于双眼的上下睑。

2. BCDE

3. ABCD　眼睑皮脂腺癌恶性程度高，对放疗化疗均不敏感。一经确诊，即考虑手术切除；只有对于手术禁忌或局部切除术后复发者可行眼部放射治疗。

4. BD　急性乳头状结膜炎伴有卡他性或黏液脓性渗出物是多数细菌性结膜炎的特征性表现，最初单眼发病，通过手接触传播后波及双眼，偶有眼睑水肿，累及角膜时可有视力下降，分泌物早期为较稀的浆液状，随着杯状细胞分泌黏液及炎症细胞和坏死上皮细胞的增加，分泌物变成黏液性及脓性。白喉杆菌可引起结膜真膜形成，去除后创面粗糙，易出血，由于损伤往往累及结膜基质层，因此常有结膜瘢痕形成。

5. ABCDE

6. CD

7. ACDE　国际 Behcet 病研究组制定的诊断标准为：①复发性口腔溃疡（1 年复发 3 次以上）；②以下四项中的两项，包括复发性生殖器溃疡或瘢痕、皮肤损害、眼部损害、皮肤过敏反应试验阳性。虽然 Behcet 病可以出现神经系统损害，但不被包括在国际 Behcet 病研究组制定的诊断标准中。

8. CD

9. ACD　初诊患者肿瘤体积小或中等大小并生长缓慢者，可定期观察。激光光凝术的肿瘤高度不应超过 5D，范围不超过 30°、不能近视盘或在视网膜中央血管环内。放射治疗适用于较小的生长活跃的肿瘤、中等或更大但远离黄斑及视盘的肿瘤、一眼已失明患眼仍有一点视力的肿瘤。脉络膜黑色素瘤局部切除适应证：①经过观察生长活跃，瘤体大小尚未超过 4 个睫状突范围。②瘤体逐渐增大位于眼球后极而近赤道或赤道部前，直径不超过 15mm 者。

10. ABCD

11. BCDE

12. ACDE

13. BC　撕囊口过小，IOL 更不容易移位，所以不容易嵌顿。囊袋皱缩严重的患者后期会出现囊袋复合体的半脱位。

14. ABCD　真性糖尿病性白内障多见于 1 型的青少年糖尿病患者，多双眼发病，发展迅速；糖尿病性白内障常伴有屈光改变：血糖升高时，晶体吸水变凸，出现近视，血糖降低时，晶体脱水变扁而出现远视；糖尿病性白内障早期病变若控制血糖，晶状体混浊可部分消退；合并糖尿病视网膜病变是多焦人工晶状体的绝对禁忌证。

15. ACD　大量长期糖皮质激素如甲泼尼龙等的应用，可扰乱晶状体 Na^+-K^+-ATP 酶活性，晶状体非水溶性蛋白质含量增高，产生白内障。氯丙嗪可以起晶状体及角膜毒性，产生白内障。缩瞳剂毛果芸香碱可使氧化磷酸化过程受到抑制，乳酸含量增加，晶状体内水钠潴留，发生白内障。四环素、降眼压药物曲伏前列素一般不会引起白内障。

16. ABCDE　晶状体脱位不仅产生严重的屈光不正，尚可引起下述并发症：葡萄膜炎、继发性青光眼、视网膜脱离、角膜混浊。

17. ABCD　细菌性眼内炎能迅速而严重的破坏眼组织、损坏视功能，因此一旦怀疑细菌性眼内炎，即应积极治疗。眼内炎的治疗包括药物治疗和必要时的手术治疗。药物治疗时给药的途径包括：结膜下或球旁注射、药液滴眼、玻璃体腔内注射和全身途径给药。

18. AD　玻璃体和视网膜内界膜的分离称玻璃体后脱离，临床上十分常见，一般不影响视力，单纯玻璃体后脱离无需特殊治疗，但是要散瞳详查眼底，了解有无视网膜裂孔形成，以便及时激光封闭，避免发展成视网膜脱离。

19. BCD

20. ABCE

21. AD　孔源性视网膜脱离是视网膜裂孔导致玻璃体液进入视网膜下引起的视网膜神经上皮与色素上皮的分离，病理性近视的常见并发症为周边视网膜格子样变性或裂孔，外伤往往直接导致视网膜撕裂 / 破裂都可形成孔源性视网膜脱离。

22. ABCE

23. ABC　视神经脊髓炎的脊髓病灶多以脊髓中央受累为主；该病可能机制为：AQP4-Ab 与 AQP4 特异性结合，在补体参与下使星形胶质细胞坏死，最终导致少突胶质细胞的损伤以及髓鞘脱失。

24. BCE　黑矇性瞳孔强直及氰化物中毒导致瞳孔散大。

25. BE　患者甲状腺功能可以正常、亢进或减退。眼外肌增粗的程度与炎症程度可以不一致。

26. BCDE

27. ABD

28. ABCE

29. ABCD

30. ACDE　动眼神经支配上直肌、内直肌、下直肌、瞳孔括约肌，分别起上转、内转、下转、缩小瞳孔的作用，因而麻痹时可出现上述情况。

二、案例分析题

【案例1】

第1问：A　患者主诉双眼外侧视物遮挡首先考虑做视野检查判断视野是否有缺损以及缺损的部位和特点。

第2问：C　由视野图可见患者的视野改变特征是颞侧偏盲。

第 3 问：B   视野检查显示典型的双眼颞侧偏盲，提示视交叉部位病变可能性大，故首选头颅 MRI 检查。

第 4 问：B   视野检查显示典型的双眼颞侧偏盲，提示视交叉部位病变可能性大。

【案例 2】

第 1 问：ACE   眼压高考虑可疑青光眼；右眼上睑下垂，角膜映光右眼 −15°，眼球各方向活动差，为突然发病，但未进行性加重，考虑为第Ⅲ、Ⅳ、Ⅵ对脑神经不全麻痹。

第 2 问：ABCDEF   由于患者眼压高，故需进行青光眼的各项排除检查。OCT 主要检查视网膜神经纤维层厚度。

第 3 问：BCDE   "患者听到耳内呼呼的响声，夜间更明显"，听诊眶区可闻及收缩期吹风样杂音，压迫患侧颈动脉时，杂音消失。提示为海绵窦瘘。最具有诊断价值的是 DSA，头颅 MRI、眼眶 CT 及 MRA 也可有特征性的表现。

第 4 问：B   患者无外伤史，老年人突发性疾病多见于硬脑膜海绵窦瘘，可以引起第Ⅲ、Ⅳ、Ⅵ对脑神经麻痹，导致上睑下垂、眼球运动障碍；眼部静脉回流障碍导致眼压升高、眼外肌增粗、巩膜血管扩张迂曲、眼上静脉增粗和眼球突出。

第 5 问：ABCDEF   硬脑膜海绵窦瘘可以引起第Ⅲ、Ⅳ、Ⅵ对脑神经麻痹，导致上睑下垂、眼球运动障碍；眼部静脉回流障碍导致眼压升高、眼外肌增粗、巩膜血管扩张迂曲、眼上静脉增粗和眼球突出。

【案例 3】

第 1 问：C   患者右眼上睑可扪及一黄豆粒大小包块，界清，与皮肤无粘连，无压痛，相应睑结膜面呈紫红色，符合睑板腺囊肿的临床诊断。

第 2 问：DF   治疗睑板腺囊肿的最佳方法是手术切除。由于患者年龄较大，最好取样做病理检查，以排除眼睑恶性肿瘤。

第 3 问：C   反复发生的睑板腺囊肿需要进行活检，注意睑板腺癌的可能。

第 4 问：BF   皮脂腺癌组织病理学特征：无包膜的浸润性肿块，癌细胞含有小空泡，使胞质呈空泡状，核分裂象明显，且常有高有丝分裂活性。油红 O 染色可证实脂质的存在。免疫组化染色有助于皮脂腺癌的诊断。

【案例 4】

第 1 问：B   根据患者左眼下睑小硬结特征，初步考虑为眼睑皮脂腺囊肿。

第 2 问：D   眼睑基底细胞癌多见于老年人，20～40 岁偶发。男性多于女性。好发于下睑。病程长，发展慢，无疼痛不适。病变初起呈一轻度隆起、半透明、珍珠样小硬结，周围血管曲张，表面有痂皮、鳞屑，肿瘤前部可超出其血液供应过度生长，继而中央形成溃疡、糜烂、出血。溃疡边缘隆起内卷，外观呈火山口状，表面有毛细血管及痂皮，揭之易出血。色素性基底细胞癌具有上述特征，而且富含色素，似黑痣恶变，易误诊为恶性黑色素瘤。溃疡可向深部发展，晚期侵犯结膜、泪器、眼球、眼眶及鼻窦，很少向远处转移。该患者虽年仅 17 岁。但根据局部硬结生长特点，不能排除基底细胞癌的诊断。

第 3 问：CF   手术切除和肿物病理学检查是目前最佳的处理方案。

第 4 问：CE   患者第一次手术切除不彻底，需尽快进行眼睑肿物扩大切除术，术中肿物需送快速病理检查,以确定切缘有无癌细胞,因癌细胞距切缘有一定的安全距离。基底细胞癌对放射治疗敏感。

【案例5】

第1问:B 新生儿最常见的泪道阻塞部位是鼻泪管下部Hasner瓣膜。

第2问:A 该疾病有一定自愈率,应先采用保守治疗,不必急于手术。

第3问:B 当有泪囊炎时,可产生黏液脓性分泌物。当冲洗泪道时,由于鼻泪管阻塞,冲洗液会从另一泪小点反流,泪囊中的黏液脓性分泌物也会随之排出。

第4问:D 在保守治疗无效的情况下,泪道探通术即可以达到有效治疗目的。

【案例6】

第1问:D 患者为泪腺区肿物,其生长缓慢,无压痛,考虑为良性肿物,而在泪腺肿物中,泪腺多形性腺瘤发病率较高。

第2问:ACE 对于泪腺区肿物最有诊断价值的是CT、B超及核磁共振检查。

第3问:D 对于泪腺多形性腺瘤,如果术前行活组织病理学检查,可增加其复发概率及癌变的概率,一般高度怀疑泪腺多形性腺瘤的患者不建议术前行活组织病理学检查。泪腺多形性腺瘤最主要的治疗方法是手术完整切除肿物。一般术后不行放疗及化疗。

第4问:CDEF 泪腺多形性腺瘤的高发人群为中年人,男性略多。术前行活组织病理检查,可能增加其复发、癌变的概率,治疗方法主要是外侧开眶术,在手术显微镜下细心从骨膜外完整切除肿瘤及其导管包膜,以减少复发或恶变。泪腺多形性腺瘤生长缓慢,B超可显示泪腺区类圆形或半球形病变,边界清楚,肿瘤内回声中等或较强回声。CT扫描显示泪腺窝半球形或椭圆形高密度块影,边界清楚,均质或不均质,可被造影剂强化,因肿瘤长期压迫,泪腺窝可扩大,泪腺窝骨壁变薄,甚至缺失。

第5问:F 泪腺多形性腺瘤于5年后复发,肿物生长迅速,触之疼痛;眼眶CT扫描显示有骨质改变,此时应考虑有恶变的可能。

第6问:DE 泪腺多形性腺癌的恶性程度很高,患者预后很差,一旦怀疑为该病,术中应行冰冻病理检查,确诊后再行根治性手术,切除范围较大,术后可辅助放疗。

【案例7】

第1问:C Sjögren综合征又称干燥综合征,是一个主要累及外分泌腺体的慢性炎症性自身免疫性疾病,又名自身免疫性外分泌腺体上皮细胞炎或自身免疫性外分泌病。临床除有唾液腺和泪腺受损,致其功能下降,从而出现口干,眼干外,尚有其他外分泌腺及腺体外其他器官受累,进而出现多系统损害症状。该患者为更年期女性,除双眼干涩外,还存在口干,关节痛等全身症状,应考虑诊断为Sjögren综合征。

第2问:ACDE Sjögren综合征除了做干眼检查外,还应请风湿免疫科会诊,有利于干眼的治疗。

第3问:ABCDE

第4问:ABCDF Sjögren综合征患者应尽量增加泪液分泌和减少泪液蒸发,如使用人工泪液,减少空调和暖气的使用,避免眼部在空气中暴露时间过长,佩戴硅胶眼罩及湿房镜,轻症患者还可以使用绷带性角膜接触镜。

【案例8】

第1问：ABFGH　患者无瞳孔相对传导阻滞，视盘边界清楚，可排除C选项，中央及周边前房极浅，可排除D选项，瞳孔直径5mm，前房无渗出，可排除E选项，眼球无转动痛，可排除I选项。因患者结膜血管混合充血，血管怒张，下方结膜水肿，相应部位视网膜水肿，结合患者有类风湿性关节炎的病史，应考虑巩膜炎症。

第2问：ABCDEFHI　患者突然出现左眼高眼压，结膜充血水肿明显，为了解眼球及眼眶内病变，应性眼部影像学检查如眼眶CT或MRI等，为了解目前类风湿性关节炎病变情况及其活动性，应行病变关节的影像学检查及血清免疫学检查，故选B、C、F检查。为观察患者前房角、睫状体等眼前段情况，可行A、H等项检查。因患者瞳孔直径达5mm，已满足FFA检查的要求，无需散瞳亦可行FFA检查，由于患者出现视网膜水肿，应行FFA检查以明确视网膜及脉络膜血管的病变情况，故选D。由于眼部检查未发现视盘水肿等急性视神经炎表现，可不必行G检查。

第3问：CEG　A/B超显示典型的后巩膜炎影像学改变，结合CT检查可排除B、D选项；UBM检查发现全周睫状体水肿，睫状上腔渗液引起了继发性的前房角关闭，可排除A选项；FFA证实左眼无荧光素渗漏，可排除F选项，全身检查结果可排除H、I选项。

第4问：ABCE　患者前房角镜检查未发现前房角新生血管形成，UBM检查示晶状体厚度正常（4mm），因此可排除D、F选项。

第5问：ABCEFGH　该患者患有类风湿性关节炎、后巩膜炎及继发性青光眼，因此，可全身及局部应用皮质类固醇及非甾体抗炎药。由于患者眼压高，可使用降眼压眼液，但其高眼压是由于睫状体脉络膜渗出导致了虹膜-晶状体隔前移，进而引起继发性前房角关闭，如使用毛果芸香碱滴眼液将加重病情，因此禁用此类缩瞳药物。使用散瞳眼液可改善瞳孔阻滞，缓解虹膜-晶状体的前移，从而使眼压下降，故排除D选项。

【案例9】

第1问：D　根据患者的职业特点、临床表现及眼部检查所见，应诊断为辐射性白内障。

第2问：D　患者为炼钢厂工人，接触红外线热辐射的可能性较大，正确答案为D。

第3问：C　结合患者病史及眼部检查情况，拟行右眼超声乳化白内障吸除联合人工晶状体植入术。

第4问：ABCDE　白内障术中并发切口渗漏可引起浅前房，切口隧道过短及手术器械损伤虹膜可导致虹膜脱出、损伤及出血，器械损伤角膜内皮可引起角膜水肿，器械进出基质层与后弹力层之间会导致后弹力层脱离。晶状体后囊膜混浊为术后并发症，因此不选F项。

第5问：ABCDEF　该患者眼压升高存在上述多种因素，其中黏弹剂残留是术后眼压升高的常见原因。

第6问：ACDE　根据提示，患者术后因晶状体皮质残留导致眼压升高的可能性较大。对于有少量晶状体皮质残留，眼压轻、中度升高，无其他严重并发症者，可首先考虑保守治疗，给予加强抗感染、降眼压治疗，监测眼压及病情变化，促进残留的皮质吸收。如残留皮质过大，或长期无法吸收，伴反复炎症及眼压升高，而且药物无法控制时，可考虑再次手术，吸除残留的晶状体皮质。患者高眼压并非浅前房和前房角关闭引起，激光周边虹膜切除术不能解决问题，故不选 F 项。

【案例 10】

第 1 问：ABCDE　散瞳检查可以明确晶状体的位置；眼部 B 超可以了解玻璃体、视网膜情况；对于内眼手术而言，术前最好进行角膜内皮细胞计数检测，特别是患者曾眼压增高且进行过手术；视觉电生理检查可以评估视网膜和视神经功能，有助于判断预后；UBM 检查可以了解前房角、睫状体及晶状体悬韧带的情况；该患者为钥匙砸伤，其眼部外观、眼位及运动均正常，说明眼眶受伤的可能性不大，所以不必进行眼眶 CT 检查。

第 2 问：ABCDF　虹膜震颤是晶状体半脱位的眼部体征之一，不能作为临床诊断。

第 3 问：D　该患者左眼外伤后 9 个月，病情稳定，可以考虑在白内障摘除的同时植入人工晶状体，手术时要尽量减小切口。患者比较年轻，估计晶状体皮质较为松软，可以将其吸除，又因患者晶状体半脱位，且脱位范围至少 4 个钟点位，应该考虑行囊袋张力环植入术。

第 4 问：ABCDFG　施行晶状体半脱位的白内障手术时，超声乳化的参数设置应该是低流量、低负压、低灌注。灌注瓶应在较低的位置。灌注瓶高时将会产生高灌注压和高眼压，压力迫使液体从悬韧带离断处流进玻璃体腔，使后房压力增加，前房变浅，玻璃体脱出；但灌注瓶的位置也不能太低，以保持眼内灌注液与流出液平衡为准，否则，前房压力低于后房压力也会导致玻璃体脱出。

第 5 问：C　该患者比较年轻，术后视力逐渐下降，无其他不适，很可能发生了后发性白内障。

【案例 11】

第 1 问：A　视力下降，玻璃体混浊，首先要散瞳检查视网膜情况，患者矫正 0.6，散瞳后基本能判别原因。

第 2 问：ABF　由于有轻度的玻璃体积血，孔源性视网膜脱离以及玻璃体后脱离患者玻璃体牵拉导致视网膜血管破裂而出血，视网膜静脉周围炎则多数是由于周边视网膜新生血管膜牵拉出血。患者年龄 29 岁，但有高度近视，玻璃体后脱离可以提前发生。

第 3 问：B　视网膜静脉周围炎多为健康青年男性患者，常双眼发作。本病特点是反复发作的视网膜玻璃体积血。主要累及视网膜周边部，血管旁白鞘，广泛周边无灌注区及新生血管形成。

第 4 问：B　荧光造影有助于该疾病的诊断，显示受累的视网膜小静脉管壁染色，荧光素渗漏，可见毛细血管扩张及微血管瘤，如果周边部有大片状毛细血管无灌注区和严重渗漏荧光素的新生血管，则应对该患者进行视网膜激光光凝治疗。

第 5 问：ABDF　右眼视力 0.6，暂时可给予药物保守治疗以及视网膜无灌注区激光光凝治疗；双眼视网膜有活动性改变建议辅以全身激素治疗，激素治疗前必须排除其结核等可能的感染因素。左眼 FFA 未见无灌注区，无需激光光凝治疗。

【案例12】

第1问：EF 患者30岁，视力差10余年，矫正视力不提高，可能少年时代就已经发病；双眼病变十分对称，均为黄斑部椭圆形萎缩区伴有黄色斑点，应考虑为遗传性黄斑营养不良，青少年性黄斑营养不良多为常染色体隐性遗传，多发生于近亲婚配的子女，因此重点需询问家族中是否有相似发病者，是否有近亲结婚情况。

第2问：AE FFA图像显示为黄斑部斑驳状强荧光，这是因为视网膜色素上皮萎缩导致窗样缺损状的透见荧光，视网膜黄色斑点浓厚时，表现为遮蔽荧光的小点。动态观察左眼FFA和ICGA，可见黄斑部"牛眼"状色素上皮萎缩区中，脉络膜粗大血管异常明显，提示脉络膜毛细血管萎缩。

第3问：A 从OCT图像清晰可见黄斑色素上皮变薄，其上IS/OS层光带消失，对应的细胞核层（外核层）消失。黄斑部的光感受器细胞为视锥细胞，故选A项。黄斑部脉络膜的信号增强，是由于此处视网膜色素上皮萎缩，检测光线的穿透力增强，反射信号增强，并不是脉络膜血管异常。

第4问：A Stargardt病是遗传性黄斑营养不良中最常见的一种，多在青少年期发病，以双眼中心视力下降及对称性黄斑部进行性萎缩为主要表现，眼底特征是黄斑区中心凹反光消失，色素紊乱，呈金箔样反光，逐渐形成横椭圆形的色素上皮萎缩区，可出现黄色斑点。OCT显示病变区RPE和光感受器萎缩，神经上皮层菲薄。FFA早期可出现散在的点状透见荧光，晚期可出现与萎缩灶大小相符的牛眼状透见荧光。病变晚期ICGA表现为脉络膜毛细血管萎缩。该患者的眼底表现，OCT、FFA和ICGA检查结果均符合Stargardt病。

第5问：F Stargardt病是一种原发于视网膜色素上皮层的常染色体隐性遗传病，目前尚无有效疗法。

【案例13】

第1问：BCF 根据患者主诉，考虑玻璃体视网膜病变可能性大，安排此3种检查为无创性快速眼科检查为佳。

第2问：A 尽管B超提示玻璃体积血，但是荧光素眼底血管造影仍可在显示出血遮挡较少的视网膜血管形态，可能为进一步诊断提供线索，吲哚菁绿脉络膜血管造影显影能力弱，受出血遮挡不能很好地显示脉络膜血管形态。

第3问：BC 就患者的年龄和发病特点考虑息肉样脉络膜血管病变可能引起大出血导致严重玻璃体积血，而下方的视网膜分支静脉阻塞也可被出现遮蔽了病变血管，视网膜大动脉瘤的患者多数有严重的高血压病史且年纪偏大，视网膜脱离在B超中应该有所提示，Eale病患者的荧光素眼底血管造影往往显示多个象限的静脉血管渗漏，荧光素染色或无灌注区。

第4问：DE 对于新发玻璃体积血患者（非外伤引起）一般不需立即行手术治疗，可给予口服活血化瘀药物治疗加速出血吸收，并密切观察积血吸收情况，每周复查以进一步明确诊断并预防并发症发生。

第5问：AF 此例患者出现固定遮挡感，应考虑到视网膜脱离的可能性，之前的玻璃体积血多为视网膜裂孔牵拉血管破裂所致,因出血遮挡裂孔不能及时发现裂孔,随着出血的逐渐吸收和玻璃体液化牵拉裂孔导致视网膜脱离,因此血散瞳检查视网膜状态,B 超有利于显示视网膜脱离与否。

第 6 问:C 患者已经形成视网膜脱离,激光可能受出血遮挡的影响不能完全控制脱离视网膜范围,D 选项虽然有助于视网膜复位但是不能有效清除积血,B 选项难以复位视网膜。

【案例 14】

第 1 问:BD 本例为 2 岁患儿,具有白瞳症、眼压高,无外伤史,此时应排除眼内占位病变的可能性,一般可根据条件行双眼 CT、B 超检查,此 2 种检查在诊断球内占位病变中具有重要价值,且费用较低,对于视网膜母细胞瘤而言,CT 具有确诊价值。其余检查对诊断价值不大,且患儿年龄小,不易操作。

第 2 问:A 对于无眼外伤史而眼球内有明显钙化者,一般应首先考虑有视网膜母细胞瘤的可能。

第 3 问:E 患儿右眼混合性充血,瞳孔散大,眼压高,提示患儿视网膜母细胞瘤病变处于 E 期。

第 4 问:AB 以化疗为基础辅以眼科局部治疗是目前视网膜母细胞瘤的治疗原则。该患儿眼部充血,则说明病变已经处于 E 期,保留眼球价值不大,就眼科治疗而言首选眼球摘除术为妥。

第 5 问:AD 左眼肿物位于赤道部,且体积较小,激光较冷冻手术后反应小,为此,首选激光治疗,鉴于患儿双眼视网膜母细胞瘤,故需要全身化疗,以防止复发。

【案例 15】

第 1 问:ABCE 患者眼球突出首先考虑眶内占位病变,B 型超声检查可显示病变内回声、回声衰减等声学特性;CT 扫描可揭示病变的位置、形状、密度及与周围结构的关系,以及眶骨有无增生、凹陷或破坏;MRI 可以确定肿物有无颅内蔓延,而且不同性质的肿瘤在 T_1WI 和 T_2WI 显示的信号不同,为诊断提供更多信息;彩色多普勒超声(CDI)可以显示病变内血流信号及血流频谱,对鉴别实体性和囊性病变有帮助,根据病变内血流情况,对有些疾病具有定性诊断意义。

第 2 问:C CT 显示海绵状血管瘤多位于肌肉圆锥内,边界清楚,但不光滑,可有小的突起,如土豆状,密度为均质。B 型超声显示肿瘤呈类圆形,边界清楚,内回声强而分布均匀,声衰减中等。此种 B 型超声图像对海绵状血管瘤具有定性诊断意义。

第 3 问:ABE 神经鞘瘤、炎性假瘤均可发生于肌肉圆锥内,且呈类圆形,边界清楚,均质。视神经脑膜瘤可沿视神经呈块状生长,遮蔽视神经。而单纯性囊肿 B 型超声为无回声或低回声;多形性腺瘤发生于泪腺区,位于眼眶第二间隙;皮样囊肿多发生于眶外上方颞额缝骨膜下。

第 4 问:A 因患者有明显的眼球突出,CT 显示肿瘤位于眶前部,周围有脂肪组织,说明肿瘤无明显粘连,且海绵状血管瘤易完整摘除,术后极少复发,所以适合于手术切除。

第 5 问:D CT 显示眶尖部有透明脂肪区,说明肿瘤与周围组织无明显粘连,无需分离；海绵状血管瘤包膜与肿瘤内纤维组织相延续，钳夹肿瘤组织，不易破裂，因此选择结膜切口，只要暴露肿瘤的前端，即可将肿瘤轻轻牵出。手术损伤小，时间短，无明显可见瘢痕。

第6问：ABCEF　手术时为暴露肿瘤，往往用脑压板牵拉周围组织，造成肌肉、神经、血管长时间压迫，从而导致上睑下垂、压迫性视神经病变、眼外肌麻痹、复视、视网膜中央动脉阻塞。结膜入路手术时，睑裂开大，如不注意保护角膜，常因干燥导致角膜上皮剥脱。

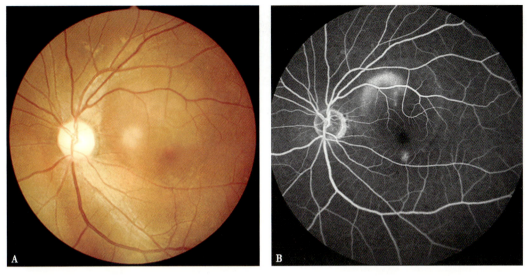

图 2-1

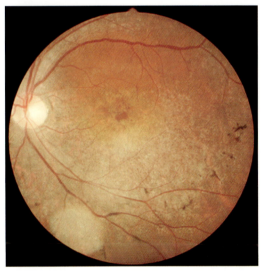

图 2-2

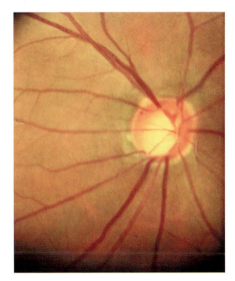

图 2-6

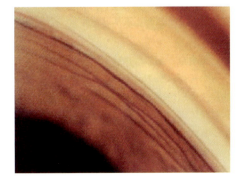

图 2-8

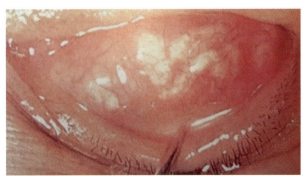

图 3-1

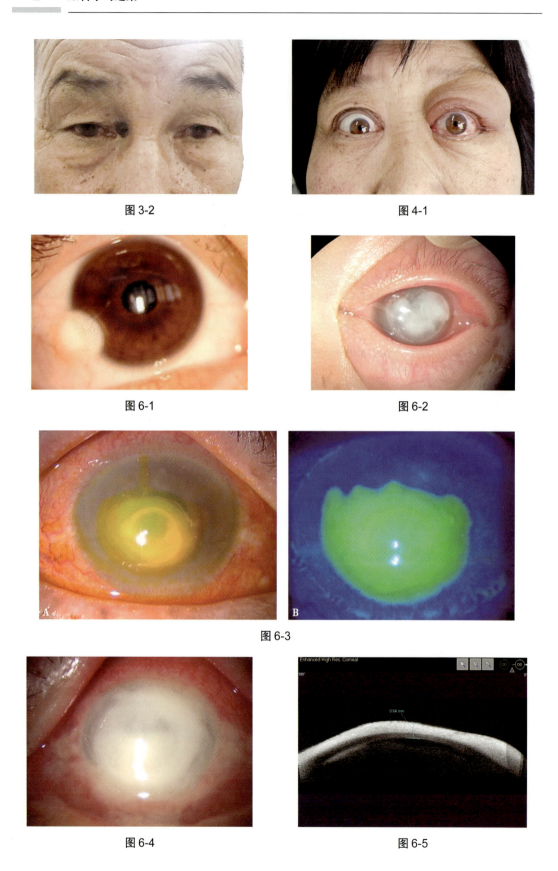

图 3-2

图 4-1

图 6-1

图 6-2

图 6-3

图 6-4

图 6-5

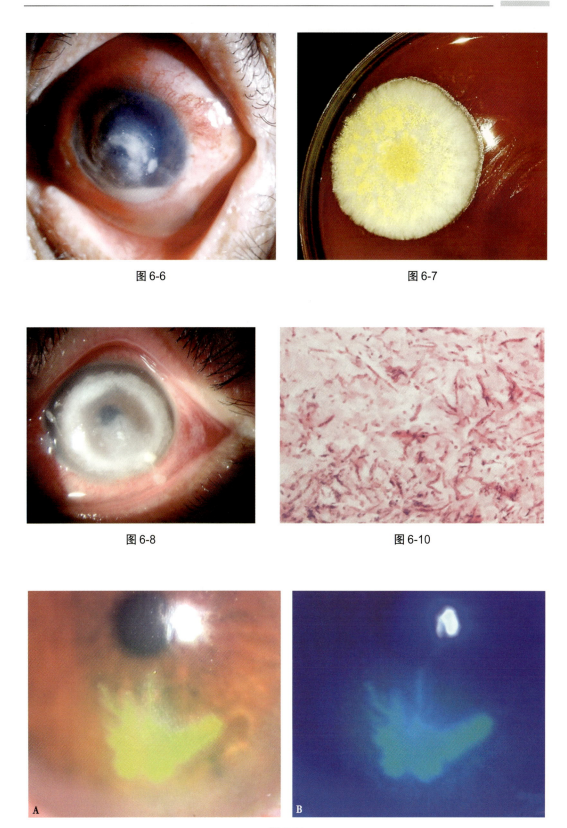

图 6-6

图 6-7

图 6-8

图 6-10

A
B

图 6-11

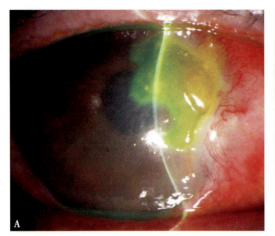 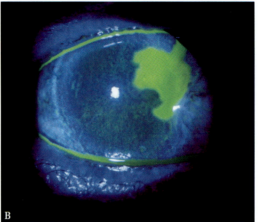

图 6-12

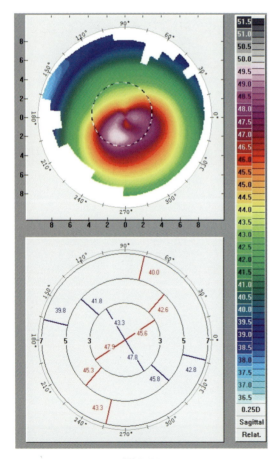 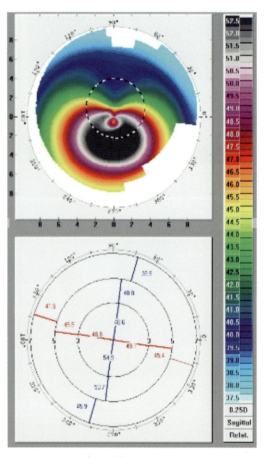

图 6-13   图 6-14

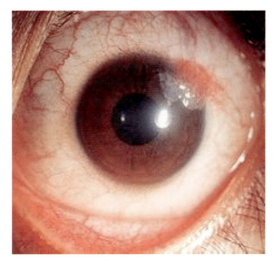

图 6-15

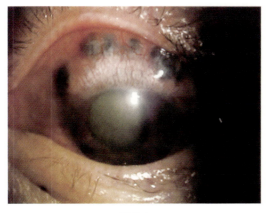

图 7-1

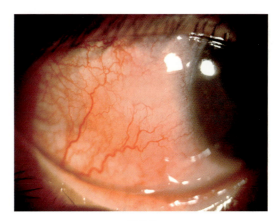

图 7-2

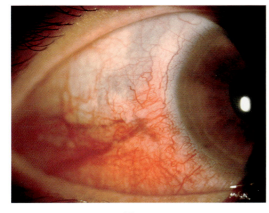

图 7-3

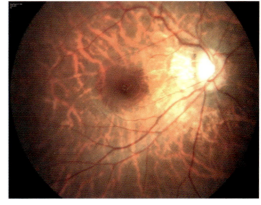

图 7-4

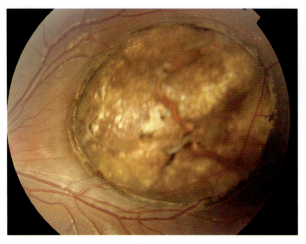

图 8-1

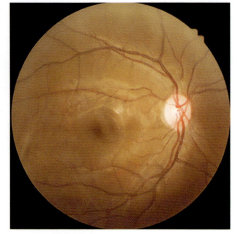

图 8-2

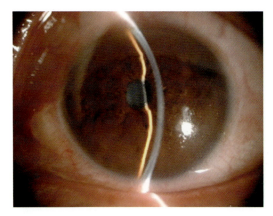

图 8-4

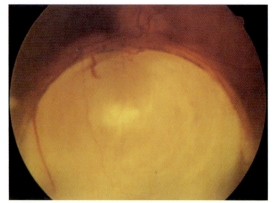

图 8-5

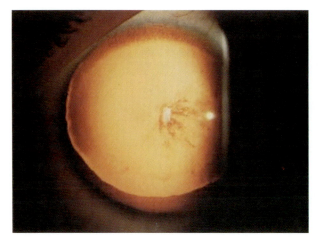

图 8-6

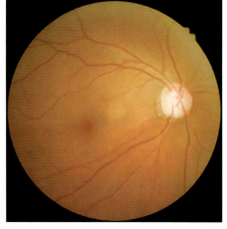

图 9-1

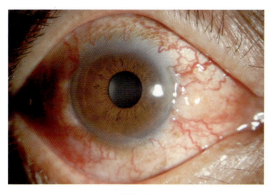

图 9-6

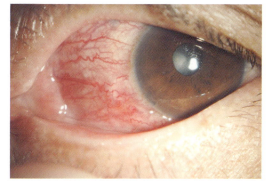

图 9-8

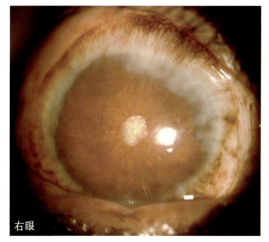

右眼

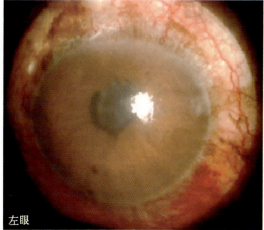

左眼

图 9-9

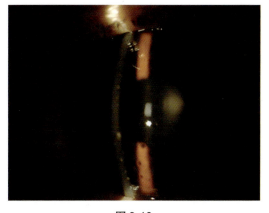

图 9-10

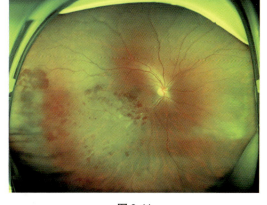

图 9-11

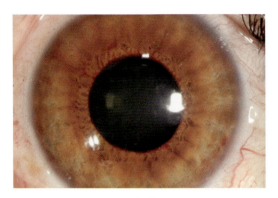

图 9-12

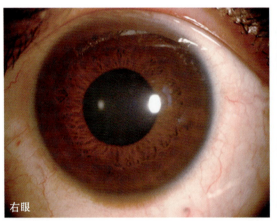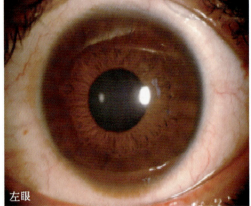

右眼   左眼

图 9-13

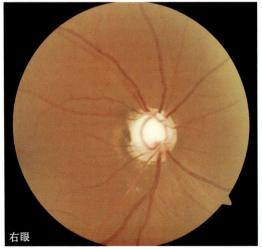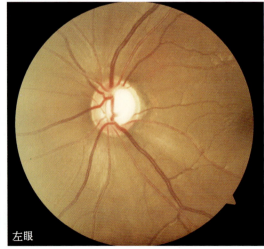

右眼   左眼

图 9-14

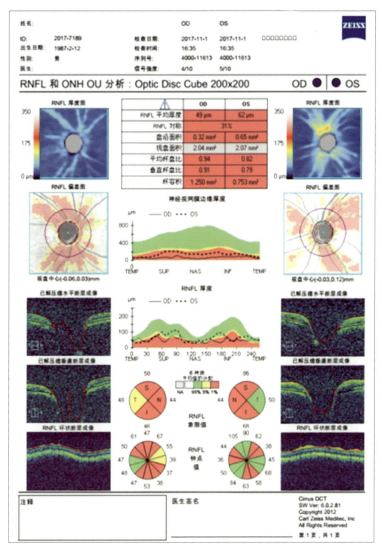

图 9-16

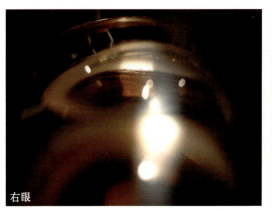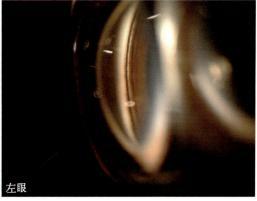

图 9-17

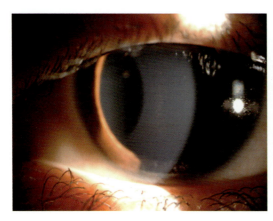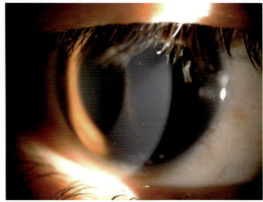

图 9-18

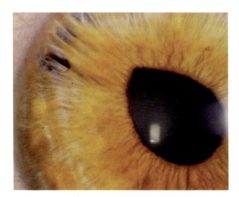

图 9-19

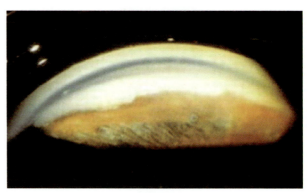

图 9-20

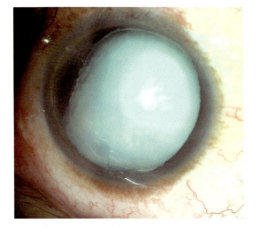

图 10-1

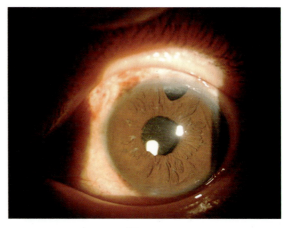

图 10-2

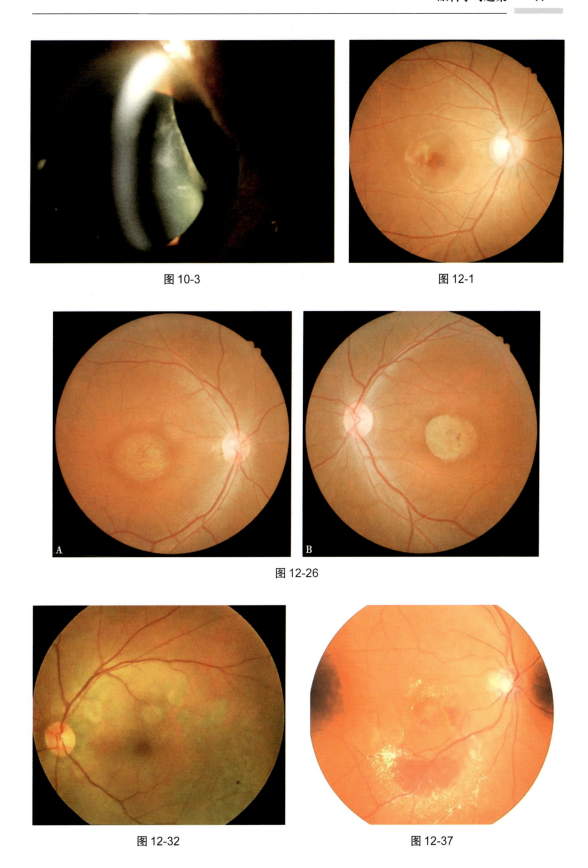

图 10-3

图 12-1

图 12-26

图 12-32

图 12-37

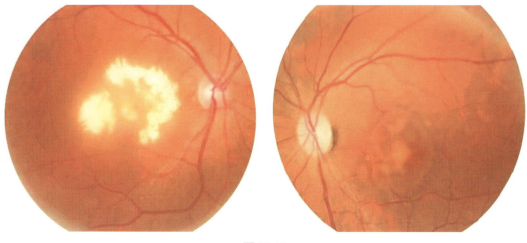

图 12-42

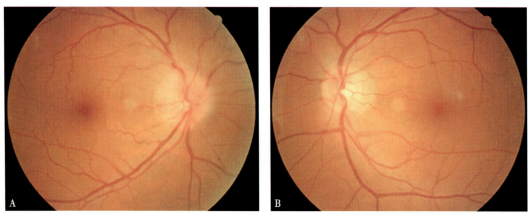

图 12-45

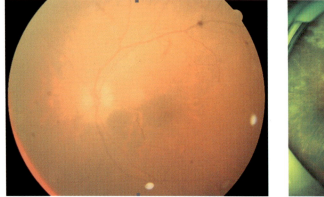

图 12-47

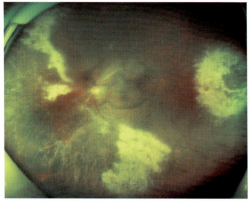

图 12-49

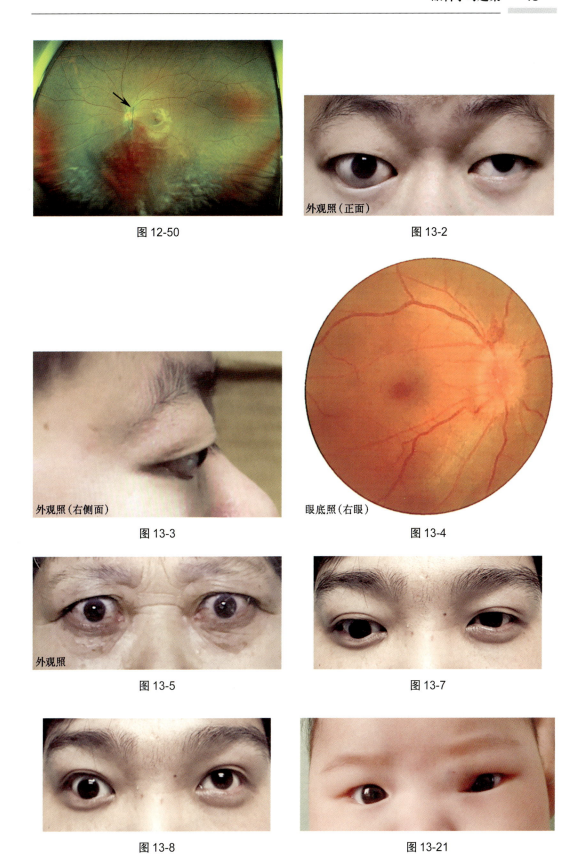

图 12-50

外观照（正面）

图 13-2

外观照（右侧面）

图 13-3

眼底照（右眼）

图 13-4

外观照

图 13-5

图 13-7

图 13-8

图 13-21

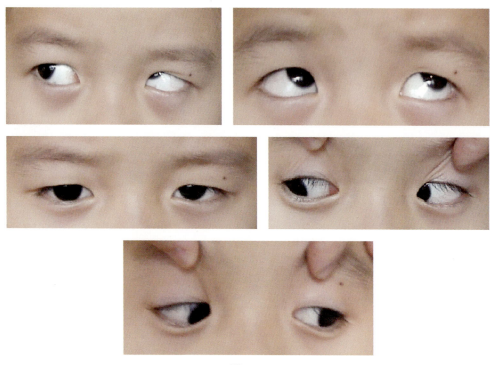

图 15-1

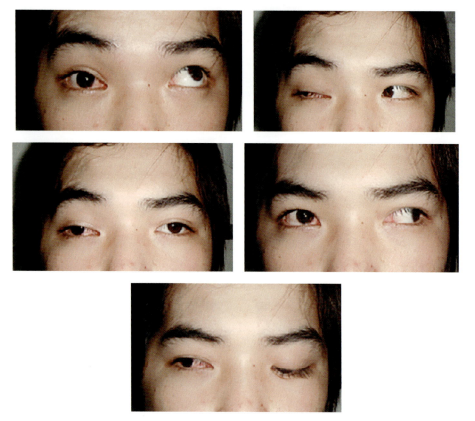

图 15-2

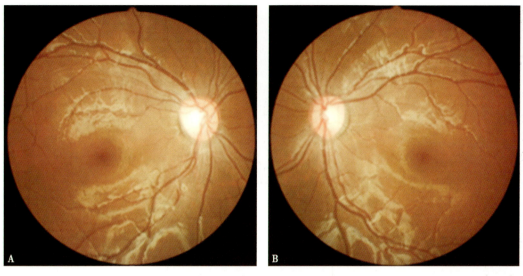

图 15-5

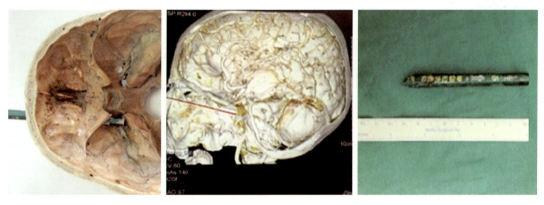

图 16-2

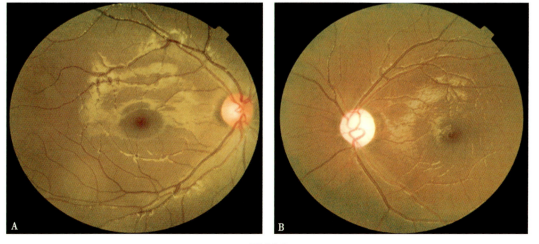

图 16-3

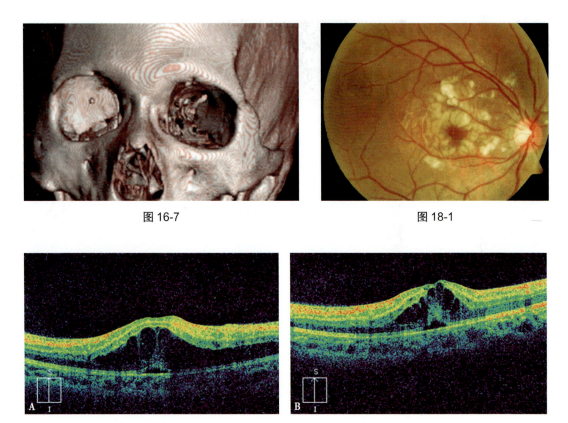

图 16-7

图 18-1

图 18-3